国家卫生健康委员会"十四五"规划教材

全国高等中医药教育教材

供护理学、康复治疗学等专业用

U0292266

医用化学与生物化学

护理

第3版

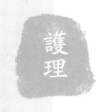

主 编 柯尊记

副主编 赵筱萍 赵京山 孙 聪 王艳杰 张学礼

编 委（按姓氏笔画排序）

于红莲（济宁医学院） 陈美娟（南京中医药大学）

王艳杰（辽宁中医药大学） 陈晓玲（浙江中医药大学）

牛 奔（大连医科大学） 郑 纺（天津中医药大学）

田 原（山东中医药大学） 孟庆华（陕西中医药大学）

史 锐（辽宁中医药大学） 赵 敏（湖北中医药大学）

朱 鑫（河南中医药大学） 赵京山（河北中医学院）

孙 聪（长春中医药大学） 赵筱萍（浙江中医药大学）

李 璐（安徽中医药大学） 柯尊记（上海中医药大学）

杨金蓉（成都中医药大学） 姜 玲（黑龙江中医药大学）

杨奕樱（贵州中医药大学） 姚惠琴（宁夏医科大学）

张学礼（上海中医药大学） 樊慧杰（山西中医药大学）

张春蕾（黑龙江中医药大学佳木斯学院）

秘 书 韦璐瑶（上海中医药大学）

人民卫生出版社

·北京·

图书在版编目（CIP）数据

医用化学与生物化学/柯尊记主编. —3 版. —北京：人民卫生出版社，2021.7（2023.11 重印）

ISBN 978-7-117-31653-8

Ⅰ.①医… Ⅱ.①柯… Ⅲ.①医用化学-高等学校-教材②生物化学-高等学校-教材 Ⅳ.①R313②Q5

中国版本图书馆 CIP 数据核字（2021）第 135169 号

人卫智网	www.ipmph.com	医学教育、学术、考试、健康，购书智慧智能综合服务平台
人卫官网	www.pmph.com	人卫官方资讯发布平台

医用化学与生物化学
Yiyong Huaxue yu Shengwu Huaxue
第 3 版

主　　编：柯尊记
出版发行：人民卫生出版社（中继线 010-59780011）
地　　址：北京市朝阳区潘家园南里 19 号
邮　　编：100021
E – mail：pmph @ pmph.com
购书热线：010-59787592　010-59787584　010-65264830
印　　刷：中农印务有限公司
经　　销：新华书店
开　　本：850×1168　1/16　印张：24　插页：1
字　　数：629 千字
版　　次：2012 年 6 月第 1 版　　2021 年 7 月第 3 版
印　　次：2023 年 11 月第 4 次印刷
标准书号：ISBN 978-7-117-31653-8
定　　价：76.00 元

打击盗版举报电话：010-59787491　E-mail：WQ @ pmph.com
质量问题联系电话：010-59787234　E-mail：zhiliang @ pmph.com

修 订 说 明

为了更好地贯彻落实《中医药发展战略规划纲要(2016—2030年)》《中共中央国务院关于促进中医药传承创新发展的意见》《教育部 国家卫生健康委 国家中医药管理局关于深化医教协同进一步推动中医药教育改革与高质量发展的实施意见》《关于加快中医药特色发展的若干政策措施》和新时代全国高等学校本科教育工作会议精神,做好第四轮全国高等中医药教育教材建设工作,人民卫生出版社在教育部、国家卫生健康委员会、国家中医药管理局的领导下,在上一轮教材建设的基础上,组织和规划了全国高等中医药教育本科国家卫生健康委员会"十四五"规划教材的编写和修订工作。

为做好新一轮教材的出版工作,人民卫生出版社在教育部高等学校中医学类专业教学指导委员会、中药学类专业教学指导委员会和第三届全国高等中医药教育教材建设指导委员会的大力支持下,先后成立了第四届全国高等中医药教育教材建设指导委员会和相应的教材评审委员会,以指导和组织教材的遴选、评审和修订工作,确保教材编写质量。

根据"十四五"期间高等中医药教育教学改革和高等中医药人才培养目标,在上述工作的基础上,人民卫生出版社规划、确定了第一批中医学、针灸推拿学、中医骨伤科学、中药学、护理学5个专业100种国家卫生健康委员会"十四五"规划教材。教材主编、副主编和编委的遴选按照公开、公平、公正的原则进行。在全国50余所高等院校2 400余位专家和学者申报的基础上,2 000余位申报者经教材建设指导委员会、教材评审委员会审定批准,聘任为主编、副主编、编委。

本套教材的主要特色如下:

1. 立德树人,思政教育 坚持以文化人,以文载道,以德育人,以德为先。将立德树人深化到各学科、各领域,加强学生理想信念教育,厚植爱国主义情怀,把社会主义核心价值观融入教育教学全过程。根据不同专业人才培养特点和专业能力素质要求,科学合理地设计思政教育内容。教材中有机融入中医药文化元素和思想政治教育元素,形成专业课教学与思政理论教育、课程思政与专业思政紧密结合的教材建设格局。

2. 准确定位,联系实际 教材的深度和广度符合各专业教学大纲的要求和特定学制、特定对象、特定层次的培养目标,紧扣教学活动和知识结构。以解决目前各院校教材使用中的突出问题为出发点和落脚点,对人才培养体系、课程体系、教材体系进行充分调研和论证,使之更加符合教改实际、适应中医药人才培养要求和社会需求。

3. 夯实基础,整体优化 以科学严谨的治学态度,对教材体系进行科学设计、整体优化,体现中医药基本理论、基本知识、基本思维、基本技能;教材编写综合考虑学科的分化、交叉,既充分体现不同学科自身特点,又注意各学科之间有机衔接;确保理论体系完善,知识点结合完备,内容精练、完整,概念准确,切合教学实际。

4. 注重衔接,合理区分 严格界定本科教材与职业教育教材、研究生教材、毕业后教育教材的知识范畴,认真总结、详细讨论现阶段中医药本科各课程的知识和理论框架,使其在教材中得以凸显,既要相互联系,又要在编写思路、框架设计、内容取舍等方面有一定的区分度。

5. 体现传承,突出特色　本套教材是培养复合型、创新型中医药人才的重要工具,是中医药文明传承的重要载体。传统的中医药文化是国家软实力的重要体现。因此,教材必须遵循中医药传承发展规律,既要反映原汁原味的中医药知识,培养学生的中医思维,又要使学生中西医学融会贯通,既要传承经典,又要创新发挥,体现新版教材"传承精华、守正创新"的特点。

6. 与时俱进,纸数融合　本套教材新增中医抗疫知识,培养学生的探索精神、创新精神,强化中医药防疫人才培养。同时,教材编写充分体现与时代融合、与现代科技融合、与现代医学融合的特色和理念,将移动互联、网络增值、慕课、翻转课堂等新的教学理念和教学技术、学习方式融入教材建设之中。书中设有随文二维码,通过扫码,学生可对教材的数字增值服务内容进行自主学习。

7. 创新形式,提高效用　教材在形式上仍将传承上版模块化编写的设计思路,图文并茂、版式精美;内容方面注重提高效用,同时应用问题导入、案例教学、探究教学等教材编写理念,以提高学生的学习兴趣和学习效果。

8. 突出实用,注重技能　增设技能教材、实验实训内容及相关栏目,适当增加实践教学学时数,增强学生综合运用所学知识的能力和动手能力,体现医学生早临床、多临床、反复临床的特点,使学生好学、临床好用、教师好教。

9. 立足精品,树立标准　始终坚持具有中国特色的教材建设机制和模式,编委会精心编写,出版社精心审校,全程全员坚持质量控制体系,把打造精品教材作为崇高的历史使命,严把各个环节质量关,力保教材的精品属性,使精品和金课互相促进,通过教材建设推动和深化高等中医药教育教学改革,力争打造国内外高等中医药教育标准化教材。

10. 三点兼顾,有机结合　以基本知识点作为主体内容,适度增加新进展、新技术、新方法,并与相关部门制订的职业技能鉴定规范和国家执业医师(药师)资格考试有效衔接,使知识点、创新点、执业点三点结合;紧密联系临床和科研实际情况,避免理论与实践脱节、教学与临床脱节。

本轮教材的修订编写,教育部、国家卫生健康委员会、国家中医药管理局有关领导和教育部高等学校中医学类专业教学指导委员会、中药学类专业教学指导委员会等相关专家给予了大力支持和指导,得到了全国各医药卫生院校和部分医院、科研机构领导、专家和教师的积极支持和参与,在此,对有关单位和个人表示衷心的感谢!希望各院校在教学使用中,以及在探索课程体系、课程标准和教材建设与改革的进程中,及时提出宝贵意见或建议,以便不断修订和完善,为下一轮教材的修订工作奠定坚实的基础。

人民卫生出版社

2021 年 3 月

◆◇◆ 前　言 ◆◇◆

《医用化学与生物化学》第2版在全国使用近5年,获得了各使用院校的一致好评。为了更好地贯彻落实《关于深化医教协同进一步推进医学教育改革与发展的意见》《中医药发展战略规划纲要(2016—2030年)》和新时代全国高等学校本科教育工作会议精神,推进高等学校加快"双一流"建设,把握新时代要求,全面振兴本科教育,做好新一轮高等中医药教育教材建设工作,人民卫生出版社在教育部、国家卫生健康委员会、国家中医药管理局领导下,组织了《医用化学与生物化学》第3版的编写工作。

在编写过程中,我们按照全国高等中医药教育(本科)国家卫生健康委员会"十四五"规划教材修订要求,既遵照高等中医药院校教育教学改革和发展的需要,又按照全国高等中医药院校各专业的培养目标,同时结合学科发展,确立本教材的编写内容。为推进我国高等中医药教育教学改革及相关学科深入发展,深化医药卫生体制改革,加快科技成果应用,结合培养"应用型""技能型"人才的要求,针对护理学、康复治疗学等专业的教学特点,在坚持"三基""五性"的基础上,更加突出"精、新、实、适",第3版修订主要从以下几方面进行:

(1) 为适应教学需求,对某些章节给予适当的补充,如"有机化学基础"一章中补充了现代价键理论知识。

(2) 部分章节增加了思政元素,以加强学生的思想政治教育。

(3) 在各章的修订过程中,适当补充或链接最新进展和新成果。

(4) 增强相关知识的连贯性和衔接性,并密切联系临床实践、生活、营养与健康等,使学生在相对少的教学时数下,也能获得较好的学习效果。

本教材分为绪论、上篇和下篇。上篇为医用化学(第一～六章),下篇为生物化学(第七～十九章)。上篇包括溶液(第一章)、有机化学基础(第二章)和生物分子——糖、脂、蛋白质和核酸化学(第三～六章)。第一章主要包括溶液浓度的表示法、电解质的电离与溶液酸碱性、缓冲溶液、溶液的渗透压等基本无机化学知识;第二章主要介绍与医学关系密切的醇、酚、醛、酮、羧酸、胺类及具有复合功能基的有机化合物的基础知识;第三～六章主要介绍糖、脂、蛋白质和核酸的化学组成、结构与生理功能。上篇"医用化学"主要为学习下篇"生物化学"奠定基础。下篇主要包括物质代谢(第七～十二章)、遗传信息传递(第十三～十五章)和专题医学生化(第十六～十九章)。第七～十二章主要包括维生素与酶的基本组成、性质及其在物质代谢中的特殊作用,糖、脂、蛋白质三大营养物的代谢过程与能量生成关系;第十三～十五章包括复制、转录、翻译三大基本过程;第十六～十九章主要包括血液生化、肝胆生化、水盐代谢和酸碱平衡。在编写过程中,注意将化学和生化基础理论知识与常见病、多发病(如糖尿病、心血管疾病、肝性脑病、黄疸、痛风、肿瘤、阿尔茨海默病等)的发病过程及临床诊断、防治和药物作用等联系起来,为学生将来从事相关工作提供重要的基础理论知识,提高护理、康复、营养保健等人才的综合素质。

本教材由长期从事教学与科研工作的一线教师编写,具体分工为:柯尊记负责编写绪论,朱鑫负责编写第一章,孟庆华负责编写第二章第一节,牛奔负责编写第二章第二～四节,史锐负责编写第二章第五~七节,姚惠琴负责编写第三章,樊慧杰负责编写第四章,孙聪负责编写第五章,杨奕樱负责编写第六章,姜玲负责编写第七章,郑纺负责编写第八章,陈美娟负责编写第九章,王艳杰负责编写第十章,李璐负责编写第十一章,张春蕾负责编写第十二章,赵敏负责编写第十三章,于红莲负责编写第十四章,陈晓玲负责编写第十五章,杨金蓉负责编写第十六章,赵筱萍负责编写第十七章,赵京山负责编写第十八章,田原负责编写第十九章,张学礼负责编写实验教学,韦璐瑶担任编写秘书。本教材编写过程中得到人民卫生出版社的指导、上海中医药大学教务处和基础医学院的关心和帮助,书中插图和部分化学结构式由人民卫生出版社美术编辑绘制和修正。在此,全体编委对以上各单位、部门及个人给予本教材的大力支持和无私奉献表示衷心感谢。

《医用化学与生物化学》(第 3 版)教材的主要使用对象为中医药院校本科护理学、康复治疗学、营养学等专业及其他非医学类专业学生,同时也可供相关专业非中医药院校本科学生自学和复习使用,亦可供其他医药学院校医用化学与生物化学教师教学参考之用。

将医用化学与生物化学整合为一体是高等中医药院校本科非临床医学类专业教学改革的初步尝试,教材内容尚需接受课堂教学和医院临床工作实践的检验,热情欢迎专家、同行和广大师生给予诚恳的帮助和提出宝贵的意见,使之不断完善,特致谢意!

编者

2021 年 4 月

◇◇◇ 目　　录 ◇◇◇

上篇　医　用　化　学

下篇 生物化学

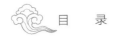

绪　论

医用化学(medical chemistry)主要研究与医药学有密切联系的物质组成、结构、性质及其化学变化规律。**生物化学**(biochemistry)是采用化学的原理与方法研究生物体的化学组成、结构及其在生命活动过程中化学变化规律的科学,从而在分子水平揭示生命现象的化学本质,即"生命的化学"。生物化学的研究也运用物理学、细胞学、生理学、免疫学、遗传学、生物工程学和生物信息学等多学科的理论和技术,反之,生物化学的理论与技术也越来越多地用于生理、病理、药理、微生物、免疫、遗传学等研究,使之与多学科交叉、相互联系和相互促进。

一、化学与生物化学发展简史

(一)化学对人类社会发展的贡献

化学是一门历史悠久又富有活力的学科。早在数千年前,人类就开始借助火,利用黏土烧制陶瓷器具,利用矿石冶炼青铜器,利用木炭炼铁,以及用天然染料染色,酿酒等。这些技术的应用有力地推动了当时社会的发展和进步。尤其是我国古代四大发明中的火药与造纸术,都是化学发展的标志性产物,是中华民族对人类文明的重大贡献。近代,著名科学家侯德榜(1890—1974)作为我国化学工业的奠基人之一和世界制碱业的权威,发明了侯氏制碱法,主持建成亚洲第一座纯碱厂,1926 年中国"红三角"牌纯碱入万国博览会,获金质奖章。20 世纪 40~50 年代,侯德榜又发明了连续生产纯碱与氯化铵的联合制碱工艺,以及碳化法合成氨流程制碳酸氢铵化肥工艺,并使之在 20 世纪 60 年代实现了工业化和大面积推广。

随着社会发展,人们越来越擅于运用化学的观点来观察和思考社会问题,用化学知识来分析和解决社会问题,如粮食问题、能源问题、环境污染等。德国物理化学家 Haber Fritz 于 1908 年开创高压合成氨,如今可以利用空气、水、煤、石油、天然气等生产合成氨,进而用于生产氮肥(约 80%)或作为化工原料(约 20%)。用合成氨生产的氮肥(如尿素等),给农作物提供了更多的养料,使粮食增产 1 倍以上。合成氨方法的发明是 20 世纪科学领域中最辉煌的成就之一,为此,1918 年 Haber Fritz 被授予诺贝尔化学奖。氮肥可使粮食增产,但杀虫剂、除草剂等的作用也是毋庸置疑的。由于使用化学农药,我国每年挽回粮食作物损失约占总产量的 7%,挽回棉花损失占总产量的 18% 左右,这对于人口众多、耕地面积越来越少的我国,在缓解人口与粮食矛盾方面发挥了极其重要的作用。由高分子化学发展而形成的三大合成材料——塑料、合成橡胶、合成纤维制成的日常用品如服装、鞋帽、脸盆、大棚膜、装饰板、橡皮、轮胎、电线电缆等不胜枚举。由石油化工生产的产品已有 3 000 多种,涉及轻工、军工、建筑、包装、纺织、电子、农药、医药等许多领域。药物化学家起初从细菌、植物、动物体材料中提取有一定疗效的化学药物,后来对天然药物进行结构改造或人工合成,生产了大量的临床有效药物,如青霉素、阿司匹林、普鲁卡因、磺胺类药、蒿甲醚等,这给人类的健康提供了强有力的保障。1972 年,中国中医研究院研究员屠呦呦带领的科研团队结合古代用药经验,从黄花蒿中提取了一种治疗疟疾的药物——青蒿素,拯救了全球数百万人的生命。为了表彰屠呦呦所做的贡献,2011 年授予其拉斯克奖,2015 年授予其诺贝尔生理学或医学奖,屠呦呦成为首位获得诺贝尔生理学或医学奖的华人。化学在改善人民生活、提高人类健康等方面做出了巨大的贡献。

思政元素

祖国是科学研究的坚强后盾

科学是无国界的,科学家是有祖国的! 资本对利益的无限追求使得科学创新的成果被滥用。当正当、合理的权益被侵犯,当为人类科学事业奋斗的赤诚之心被抹黑,必须旗帜鲜明地表达抗议,毫不犹豫地维护应有的合法权益。祖国强大,人民才会在国际合作中得到应有的尊重。中国的科技创新事业需要中国科学家在祖国的大地上造就,中国科学家也身体力行地为全球科学事业做贡献。

（二）生物化学发展简史与进展

生物化学这一名词在 1882 年就已经有人使用,但直到 1903 年,当德国化学家卡尔·纽伯格（Carl Neuberg）使用后,"生物化学"这一词汇才被广泛接受。生物化学的发展过程大致分为三个阶段:首先是研究确定生物体的物质组成、结构与性质,这一阶段可以称为叙述生物化学（descriptive biochemistry）或静态生物化学。在了解了生物体的物质组成后,自然就逐步深入到研究这些物质在体内的化学变化（即代谢变化）,以及酶、维生素、激素等在代谢过程中的作用,这一阶段被称为动态生物化学（dynamic biochemistry）。随着研究的不断深入,人们认识到代谢变化主要是在细胞内进行的,不同的组织细胞由不同的物质构成,因而具有不同的代谢变化,以致不同类别的组织、器官具有不同的生理功能。从整体角度来研究器官、组织、细胞、化学组成及其代谢变化与生命活动的关系被称为功能生物化学（functional biochemistry）。生物化学的三个阶段是其发展的必经过程,它们之间相互联系、相互依从。如果没有对生物体组成的了解,物质代谢的研究就无从着手。如果没有代谢变化的知识,功能生物化学就难以发展。

18 世纪中叶,瑞典科学家 Carl W. Scheele 对动植物各种组织化学成分进行了分析,这为生物化学的研究奠定了基础。19 世纪到 20 世纪初生物化学取得了很大的进展,对从氨基酸到蛋白质、从葡萄糖到糖原,以及脂类等组成、性质及其在生物体内的化学反应过程都有了一定的了解,并逐步认识到酶、维生素和激素在其中的重要作用。20 世纪 20～50 年代,由于放射性同位素示踪、层析、离心等技术的应用,使生物化学向深度与广度进一步发展。1926年,美国 James B. Sumner 第一个成功分离到结晶脲酶,首次证明酶是蛋白质,1937 年又得到过氧化氢酶结晶,1946 年被授予诺贝尔奖。1933 年和 1937 年,德国生物化学家 Hans

A. Krebs 相继发现了解除氨毒的鸟氨酸循环和产生能量的三羧酸循环,1953 年获得诺贝尔奖。1944 年,美国生物学家 Colin M. MacLeod 和 Maclyn McCarty 进行了肺炎双球菌体外转化实验,证明 DNA 是遗传信息的载体。20 世纪 50 年代后,生物化学进入突飞猛进的发展时期。1953 年,James D. Watson 和 Francis H. Crick 提出了 DNA 双螺旋结构的分子模型,成为生物化学发展进入分子生物学时代的重要标志,1962 年被授予诺贝尔奖。1955 年,Arthur Kornberg 在大肠杆菌中发现了催化 DNA 复制的 DNA 聚合酶,1959 年又有人发现了 DNA 指导的 RNA 聚合酶,通过近 10 年的研究,1966 年 Marshall Nirenberg 等多位生物化学家确定了代表 20 种氨基酸的全部遗传密码,并在 1968 年提出了遗传信息传递的中心法则(DNA→RNA→蛋白质)。1967 年发现了 T₄ 噬菌体 DNA 连接酶,1970 年发现了流感嗜血杆菌中的限制性核酸内切酶 Hind Ⅱ。利用这些工具酶,1973 年首次将经限制酶切割的病毒 SV40 DNA 片段和噬菌体 DNA 片段连接起来构成 DNA 重组体,并将重组 DNA 导入大肠杆菌进行克隆,成功实现了不同物种间性状的转移。重组 DNA 技术彻底打破了不同种属间不可逾越的鸿沟,可将动物与植物、细菌与人的基因缝合在一起构成重组 DNA,以创造新的优良品种。1977 年,Herbert W. Boyer 的实验室成功地用基因工程方法将人工合成的人生长抑素(somatostatin)基因导入大肠杆菌中,并表达出蛋白质。1978 年,美国哈佛大学 Walter Gilbert 等将老鼠的胰岛素基因与质粒连接起来,构成重组 DNA 导入大肠杆菌以表达胰岛素,并于 1981 年投放市场。1983 年,Kary B. Mullis 等建立了体外扩增 DNA 的技术——聚合酶链反应(polymerase chain reaction,PCR)技术,并于 1993 年获诺贝尔奖。由于 PCR 技术操作简单、灵敏度高、特异性强,具有极高的扩增效率,使该技术广泛用于基因克隆、基因诊断等领域。例如,PCR 技术已用于检测病毒、细菌及肿瘤诊断、法医鉴定等。2003 年,美、日、德、法、英和中国科学家联合宣布人类基因序列图,这不仅为人类全部基因定位建立了一个开放框架,而且为分离鉴定人类疾病相关基因提供了参照模板。2005 年,美国国家癌症研究所宣布启动癌症基因组的研究,以期为人类疾病中死亡率最高的肿瘤的诊断与治疗提供可能的新靶标。2005 年,由中国、日本、美国和法国等 10 个国家和地区共同完成了水稻基因组"精细图",这一成果可以与人类基因组相媲美,因为世界过半人口以大米为主食,人类可以借助水稻基因组数据开发高产优质、抗旱、抗病强的优良品种,解决粮食问题。2006 年起,由中国牵头或作为核心参与者,相继启动了马铃薯基因组、番茄基因组和烟草基因组等测序计划,都取得了可喜的成果。基因组 DNA 碱基序列蕴含的遗传信息决定着生物的产生与发展,以及各种生命现象的产生。2015 年的诺贝尔化学奖授予瑞典科学家 Tomas Lindahl、美国科学家 Paul Modrich 和土耳其科学家 Aziz Sancar,以表彰他们从分子水平上揭示了细胞是如何修复损伤的 DNA 及如何保护遗传信息。他们的研究工作为我们了解活体细胞如何工作提供了最基本的认识,有助于很多实际应用(如新癌症疗法)的开发。

　　20 世纪 90 年代初期开始实施的人类基因组计划,经过各国科学家近 10 年的努力,取得了巨大的成就,先后完成了十余种模式生物(从大肠杆菌、酿酒酵母到线虫)基因组全序列的测定工作,2003 年成功地完成了人类所有基因的全序列测定。明确了人类的全部遗传密码即基因组序列之后,研究生物基因组和如何利用基因的过程中逐步形成了一个新的学科——基因组学(genomics),包括基因作图、测序和整个基因组功能分析的遗传学分支。该学科提供基因组信息以及相关数据系统利用,试图解决生物、医学和工业领域的重大问题。

　　基因组学在基因活性和疾病的相关性方面为人类提供了有力根据,但实际上大部分疾病并不完全是因为基因改变所造成,而且基因的表达方式错综复杂,同一个基因在不同条件、不同时期可能会起到完全不同的作用。这些方面的问题,基因组学是无法回答的。所以,随着人类基因组计划的逐步完成,基因组研究形成了两个分支:以全基因组测序为目标的结构基因组学(structural genomics)和以基因功能鉴定为目标的功能基因组学(functional genomics),又被称为后基因组(postgenome)研究,成为系统生物学(systems biology)的重要方法。

系统生物学是后基因组计划的重要组成之一,希望实现从基因到细胞、组织、个体的各个层次的整合,涵盖基因组学、蛋白质组学和代谢物组学。蛋白质组(proteome)的研究试图比较细胞在不同生理或病理条件下蛋白质表达的异同,对相关蛋白质进行分类和鉴定,分析蛋白质间相互作用和蛋白质的功能。代谢组学(metabonomics)由英国伦敦帝国理工学院Jeremy Nicholson 教授创立,主要是对特定细胞生理过程遗留下的特殊化学指纹的系统研究,更具体地说,是对小分子代谢物组的整体研究。由于方法学的发展,代谢物组学得到迅速发展并渗透到多个领域,如疾病诊断、医药研制开发、营养食品科学、毒理学、环境学、植物学等与人类健康护理密切相关的领域。为加速这些基础生物医学知识在临床医学中的应用,一个新的医学概念被提出,即转化医学(translational medicine),它是将基础医学研究和临床治疗连接起来的一种新的思维方式,是近两三年来国际医学健康领域出现的新概念,类似的有个性化医学(personalized medicine)、精准医疗(precision medicine),其本质都是通过基因组、蛋白质组等组学技术和其他医学前沿技术,对于大样本人群与特定疾病类型进行分析、鉴定、验证,从而找到特异的生物标记物,并应用这些标记物精确寻找到疾病的原因和治疗的靶点。精准医疗能够对一种疾病的不同状态和过程进行精确分类,最终实现对于疾病和特定患者进行个性化精准治疗的目的,提高疾病诊治与预防的效率。

从 20 世纪 20 年代开始,我国生化学家吴宪进行了血液分析研究,创立了血滤液制备和血糖测定方法,针对蛋白质变性是由于其结构发生了变化提出了国际公认的蛋白质变性学说,并进行了食草与食肉动物的比较研究,证明食草动物的生长、发育较差,植物蛋白的营养价值低于动物蛋白,首次制定了中国人保持身体健康所需营养的最低限度。刘思职教授在抗原抗体复合物及免疫沉淀方面做出了重要贡献。20 世纪 60 年代,湖南杂交水稻研究中心就开始了优质杂交水稻的培育,2002 年我国科学家独立自主绘制出水稻基因组工作框架图,中国科学家做出的突出贡献获得了国际科学权威的高度评价。被誉为"杂交水稻之父"的袁隆平院士,从 1973 年起领衔开启了超级杂交水稻的培育,2011 年他试验并推广的杂交水稻平均亩产高达 926.6kg,这不仅有助于解决中国人的粮食问题,而且为全世界减少饥饿做出了卓越贡献。1965 年,我国生物化学家率先人工合成了有生物活性的蛋白质——结晶牛胰岛素;1974 年用 X 线衍射法精确分析了猪胰岛素晶体结构,分辨率达 0.18nm;1981 年成功地合成了酵母丙氨酰转运核糖核酸。2003 年,我国作为世界人类基因组计划国际大协作成员国,完成了 1% 人类基因组的测序工作。我国在生物技术领域中(如基因工程药物、基因工程疫苗、转基因农作物、转基因动物等)取得了一批又一批具有自主知识产权的重大研究成果,这为我国生物化学发展奠定了坚实基础,并不断推动着我国生物化学向国际一流水平发展。

二、化学与生物化学和医药学的关系及学习目的意义

(一)化学与医药学的关系

医用化学是研究物质的组成、结构、性质及其在医药学中应用的一门科学。化学分析和合成的发展又不断促进着医药学的进步。早在 1797 年,英国化学家 Humphry Davy 发现了笑气(氧化亚氮,N_2O),并发现其具有止痛作用,1844 年,笑气被美国一位牙医用于牙科手术麻醉。后来发现乙醚具有更有效的麻醉作用,但易挥发而不易控制,随后促进了合成药的发展,将乙烯与乙醚合成为乙烯基乙醚,麻醉效果好、毒性小,被用于临床外科,后来又合成了许多更好的麻醉剂。麻醉剂的广泛应用是当代外科学发展的重要基础之一。阿司匹林是具有一百多年历史的解热镇痛药,最早是由德国化学家 Felix Hoffmann 于 1897 年利用从柳树

皮提取的水杨酸与醋酸酐合成的。阿司匹林不仅具有解热、镇痛、抗炎、抗风湿的作用,而且后来发现它还具有扩张血管、防治心脑血管病等作用,为人类健康做出了重要贡献。1928 年英国细菌学家 Alexander Fleming 目睹了第一次世界大战大批战士死于伤口感染,促使他去寻找有效的抗菌药物,发现青霉素能够杀死多种细菌,但不破坏人体细胞。此后,英国生化学家 Ernst B. Chain 和病理学家 Howard Florey 进行了进一步研究,在第二次世界大战中,青霉素的使用拯救了无数伤口感染的士兵。当时,有人将青霉素与原子弹、雷达并列看作第二次世界大战期间的三大科学发明。1945 年,英国化学家 Dorothy C Hodgkin 利用 X 射线晶体仪测定了青霉素的分子结构,为人工合成奠定了基础。1932 年,德国药物化学家 Gerhard Domagk 发现了一种红色偶氮染料——百浪多息,使一位基本处于无望的细菌性败血症女孩得以康复,后来发现百浪多息必须在体内分解为对氨基苯磺酰胺才具有杀菌作用。在此基础上,现今的化学家已经制备了许多新型的磺胺类药(如磺胺甲噁唑,SMZ)用于临床感染性疾病的治疗。1972 年,我国中医研究院研究员屠呦呦结合古代用药经验,从黄花蒿中获得了一种治疗疟疾的新药物——青蒿素,拯救了全球数百万人的生命。化学及化学药物对于人类生命与健康的贡献不胜枚举。

（二）生物化学与医药学的关系

生物化学的目标是从分子水平阐明生物体内所发生的化学反应,这需要了解构成生物体的物质组成、化学结构与性质,研究这些物质在机体内所进行的化学反应及其生理功能。当组成生物体的某些物质成分或结构发生异常变化、物质在体内的化学反应发生异常或平衡失调时,即预示着机体可能会发生病变。如临床通过血糖或尿糖的检测,可以帮助诊断糖尿病,血脂、血胆固醇的检测可以帮助诊断高脂血症,血浆甲胎蛋白(α-fetoprotein, AFP)的检测可用于普查原发性肝癌,血清丙氨酸转氨酶(alanine aminotransferase, ALT)的检测可以帮助诊断急性肝炎。血红蛋白 β 链一级结构异常将导致镰状细胞贫血。免疫球蛋白都是糖蛋白,如果糖基化发生异常,会改变免疫球蛋白的抗原性,引起自身免疫病。体内组织细胞的癌基因或抑癌基因突变,往往会导致某些恶性肿瘤的发生。体内的化学反应绝大多数需要酶的催化作用,如果酶活性被抑制或先天缺乏某些酶,则会导致代谢反应异常引起相应的疾病或先天性代谢缺陷。如有机磷中毒引起胆碱酯酶受抑,使乙酰胆碱神经递质过度积聚而导致神经毒性;煤气中毒引起细胞色素氧化酶受抑,导致细胞呼吸中断而致死。先天缺乏酪氨酸酶引起黑色素生成减少,导致白化病;先天缺乏葡萄糖-6-磷酸脱氢酶使体内还原性物质生成减少,抗氧化损伤能力低下而导致蚕豆病等。可以说临床所有疾病都是机体物质的分子组成、化学反应及其反应过程发生异常的表现。因此,通过医用化学与生物化学的学习,了解生物体物质的分子组成与结构、化学反应异常或紊乱的环节并设法进行纠正,是临床有效治疗疾病的依据。

（三）学习医用化学与生物化学的目的意义

随着化学与生物化学在临床疾病的诊断、治疗及卫生保健等方面应用的逐步扩展,医学进入了分子水平时代,即分子医学(molecular medicine)。能够从分子水平研究生命现象,阐明机体生长、发育、分化及组织细胞的结构、功能;观察人与病原体及人与自然环境之间的关系;分析疾病发生发展的机制,尤其许多重大疾病、常见病、多发病(如糖尿病、高脂血症、肝性脑病、痛风、肿瘤、分子病等)的发病机制都可用化学与生物化学知识加以诠释。化学与生物化学理论和技术已逐步渗透到医药卫生各个领域。无论是基础医学还是临床医学,各学科的研究都涉及物质分子的变化,应用化学与生物化学的理论与技术,从分子水平解决各学科存在的问题,从而产生了"分子遗传学""分子病理学""分子肿瘤学""分子免疫学""分子血液学""分子药理学""分子毒理学"等一批新的交叉学科或分支学科,化学与生物化学正日益成为医药学类各学科的共同语言。

医用化学与生物化学除了帮助阐明疾病发生发展的机制及帮助诊断疾病外,亦有利于有效药物的研制和临床疾病的有效治疗。如根据细菌对一种维生素——叶酸的合成过程与人类从食物中获取叶酸的差别,人工合成磺胺类药以抑制细菌体内叶酸的合成,使细菌缺乏叶酸而不能合成核酸,进而抑制细菌的生长、繁殖,而人体不受影响。又如临床发现有些新生儿由于肝功能发育不全而易引起高胆红素血症导致黄疸,根据胆红素在体内的代谢转化过程,可用苯巴比妥类药物合并清蛋白治疗新生儿黄疸。许多抗癌药如 5-氟尿嘧啶(5-flu-orouracil,5-FU)、氨甲蝶呤(methotrexate,MTX)等,以及抗痛风药别嘌呤醇等,都是根据竞争性抑制原理而设计的抗代谢物。利用化学与生物化学知识和技术研制合成的化学与生化药物占据了临床使用药物的绝大部分。

　　由此可见,医用化学与生物化学是一门重要的医药学基础课程,为后续其他医药学类课程的学习奠定基础。因此,学好医用化学与生物化学具有重要而深远的意义。

三、本课程学习的重点与学习指导

(一)学习重点

　　应根据医用化学与生物化学的不同侧重点,掌握常用的化学和生物化学知识。本书上篇为医用化学,包括无机化学与有机化学两大部分。无机化学部分学习的重点在于各类分散系的比较、溶液浓度表示法、溶液浓度的换算与稀释、弱电解质的电离平衡与同离子效应、溶液的酸碱性、缓冲溶液和渗透现象与医学的关系等;有机化学部分学习的重点在于各类有机化合物的命名,与医学关系密切的有机化合物的组成、结构与主要化学性质,糖、脂类、蛋白质和核酸的组成、结构、性质和功能。下篇为生物化学,包括糖、脂和蛋白质三大营养物与能量代谢,与遗传信息传递相关的复制、转录与翻译过程,以及血液生化、肝胆生化、水盐代谢和酸碱平衡等专题医学生化三大部分内容。三大营养物与能量代谢部分学习的重点在于糖、脂类和蛋白质在体内的代谢途径、关键酶、生理意义及产能情况,同时包括酶和维生素的组成、结构与功能,以及酶、维生素在三大营养物代谢中的重要作用;遗传信息传递部分学习的重点在于参与复制(DNA 生物合成)、转录(RNA 生物合成)及翻译(蛋白质生物合成)的主要成分与作用,复制、转录与翻译的主要过程及其生物学意义;专题医学生化部分则根据血液生化、肝胆生化、水盐代谢和酸碱平衡各章的学习要点进行复习、巩固。

(二)学习指导

　　医用化学与生物化学课程内容定位在分子水平,其性质微观、抽象,化学结构式、化学反应方程式和化学名词多,知识点多。在学习过程中,除了认真听课、积极思考之外,在理解的基础上,必须根据各大部分、各章节的侧重点、基本概念和特点及时复习、巩固、巧记。重要有机化合物的命名、结构式、计算题需要勤练,重要代谢途径需要梳理,重要知识点需要归纳、比较,代谢途径的关键环节、关键酶、重要产物及其生理意义可与临床病理现象、典型疾病相联系,以加深对医用化学与生物化学基本理论、基本知识和基本技能的理解和掌握。总之,只要学习方法得当,善于思考、分析、归纳、总结,遇到难点、疑点积极与同学、老师讨论、交流,一定会轻松愉快地学好医用化学与生物化学。

●(柯尊记)

重难点解析

扫一扫,
测一测

复习思考题

1. 何谓医用化学与生物化学?
2. 试述化学和生物化学与医药学的关系。
3. 试述医用化学与生物化学学习的主要内容、学习的目的和意义。

上　篇

医用化学

第一章

溶　液

学习目标

1. 通过分散系的学习,理解生物体内的一些生理现象、临床用药的原理及合理选择剂型。

2. 通过溶液浓度表示方法和溶液渗透压的学习,能够分析、解决临床工作中常见的生理盐水、输液、消毒液、稀释液等使用过程中遇到的问题。

3. 通过弱电解质溶液的电离和缓冲溶液的学习,理解电解质溶液在维持人体正常的生理活动中所起的重要作用。

4. 通过溶液及相关知识的学习,为后续的血液生化、水盐代谢等知识的学习,以及生理、病理、药理、临床检验等其他课程的学习奠定一定的基础。

溶液(solution)通常指物质分散到液体中所形成的一种体系。溶液在医疗实践、科学研究及日常生活中有着十分重要的作用。如人体内60%以上是体液,即含有各种电解质及有机物的水溶液;医疗过程中所用的葡萄糖注射液、生理盐水、口服药液、碘酒、各种注射剂等都是溶液;体内的化学反应都在溶液中进行;科研中所用的化学试剂绝大多数需配成溶液。因此,掌握溶液的基本知识对医药学各学科及相关研究工作都非常重要。

第一节　分　散　系

一种或几种物质以微粒的形式分散到另一种物质中所形成的体系称为**分散系**(dispersed system)。分散系中被分散的物质称**分散相**(dispersed phase),分散相所处的介质称**分散介质**(dispersed medium),或称为**分散剂**(dispersing agent)。分散相如果是以单个分子或离子分散在分散介质中,两相间无界面存在,称为均相(homogeneous phase)或单相分散系;分散相是多个分子或离子的聚集体,两相间有明显界面存在,则称为非均相(inhomogeneous phase)或多相分散系。

按照分散相粒子直径的大小可将分散系分为粗分散系、胶体分散系和分子或离子分散系三类。

一、粗分散系

分散相粒子的直径大于100nm的分散系称为粗分散系。由于粗分散系的分散相粒子较大,因此具有不能透过滤纸和半透膜(semi-permeable membrane)、浑浊、不均匀、不稳定、易沉聚等特点。

粗分散系包括悬浊液（suspension）和乳浊液（emulsion）。悬浊液的分散相是固体，分散介质为液体。如普鲁卡因青霉素、醋酸可的松等，因为它们不稳定、易沉淀，所以注射前必须摇匀才能使用。乳浊液的分散相与分散介质均为液体，如乳白鱼肝油、松节油搽剂等。乳浊液一般不稳定，放置不久会出现分层现象。肥皂、洗涤剂等能使乳浊液稳定，这种作用称为乳化作用（emulsification），能使乳浊液稳定的物质称乳化剂（emulsifier）。人体内的胆汁酸盐是一类乳化剂，能使摄入的油脂较稳定地分散在水中，以利于脂肪的消化与吸收。

二、胶体分散系

分散相粒子直径在 1~100nm 之间的分散系称为胶体分散系。胶体分散系的分散相粒子能透过滤纸，但不能透过半透膜。胶体分散系可分为溶胶（collosol）和高分子溶液（macromolecular solution）。以多个分子、原子或离子的聚集体为分散相所形成的胶体分散系称为溶胶，属多相分散系，如氢氧化铁溶胶；以单个大分子为分散相所形成的胶体分散系称为高分子溶液，属单相分散系，如蛋白质、核酸及可溶性淀粉等所组成的溶液。

（一）溶胶

溶胶的分散相粒子是许多分子、原子或离子的聚集体，与分散介质之间存在界面，在光学、动力学和电学等方面具有一些特性。

1. 光学性质　当聚光光束通过暗处的溶胶时，从侧面可以看到一条明亮的光柱（图1-1），这种现象是丁铎尔在 1869 年发现的，被称为**丁铎尔效应**（Tyndall effect）。

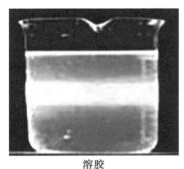

溶胶

图1-1　丁铎尔效应

丁铎尔效应与分散相粒子的大小及入射光的波长有关。胶体粒子的直径略小于入射光波长，当光通过溶胶时，则发生明显的散射作用，从侧面可见明亮的光柱，即丁铎尔效应。而粗分散系和小分子分散系均无丁铎尔效应。因此，利用丁铎尔效应可以区别溶胶与其他分散系。

2. 布朗运动　在高倍显微镜下观察溶胶时，可以见到胶体粒子做不规则运动，这种运动叫作布朗运动（Brown movement）。布朗运动是胶体粒子受到不同方向的分散剂分子对其不同程度的撞击所形成。布朗运动使胶体粒子具有扩散现象，与此同时，胶体粒子因重力作用而发生沉降现象，粒子越小，扩散越快，沉降越慢。当扩散与沉降的两个相反作用达到平衡时，称沉降平衡。使用超速离心机可以加速溶胶达到沉降平衡。

3. 电泳现象　若将 $Fe(OH)_3$ 溶胶放入装有两个电极的 U 形管中，通电流后，可以看到 $Fe(OH)_3$ 胶粒向阴极移动。若换上 As_2S_3 溶胶，则 As_2S_3 胶粒向阳极移动。表明胶体粒子带有正电荷或负电荷。这种带电粒子在电场作用下向相反电极方向移动的现象称为**电泳**（electrophoresis）。胶粒带有电荷的原因是：①胶粒的总表面积大，吸附力较强，很容易吸附与其组成类似的离子而带电荷，用明矾净水就是利用 $Al(OH)_3$ 胶粒很强的吸附作用，吸附水中的杂质和其他胶粒；②胶粒与分散介质接触时，表面分子发生解离。

由于溶胶的胶粒带有同种电荷，彼此互相排斥，阻止了胶粒互相接近而聚集成较大粒子；同时，胶粒表面的离子吸附水分子，在其表面形成水化膜，也能阻止胶粒之间的聚集。因此，同种电荷和水化膜是溶胶稳定的两个重要因素，但以前者为主。减弱或破坏使溶胶稳定的两个因素，胶粒即聚集成大的粒子而沉降，这个现象称为溶胶的聚沉。使溶胶聚沉的主要方法有：①加入少量电解质（electrolyte）；②加入带相反电荷胶粒的溶胶。用盐卤点豆腐就是利用电解质使溶胶发生凝聚。用三氯化铁止血，是利用了电解质促使血液胶体凝聚的原理。

（二）高分子溶液

高分子溶液与溶胶最大的区别在于以单个高分子分散在分散介质中，分散相与分散介质之间没有界面，比溶胶稳定，丁铎尔效应不明显。高分子溶液也具有溶胶的一些特性，如不能透过半透膜、扩散速度较慢等。同时，高分子溶液经蒸发或冷却后，往往可凝成一种弹性的半固体物质，称为凝胶。

高分子溶液的溶质分子（如蛋白质、多糖、核酸等）具有许多亲水基团，很容易吸附水分子，使每个分子的周围形成一层水化膜，这层水化膜比胶体粒子水化膜更厚、更牢固。因此，水化膜是高分子溶液稳定的主要因素，也是高分子溶液比溶胶更稳定的原因。在高分子溶液中加入大量的电解质，可使高分子化合物从溶液中沉淀析出，这种现象称**盐析**（salting out）。其主要原理是大量电解质使高分子化合物脱水及中和高分子化合物所带的电荷。

人体的血液、淋巴液等都含有蛋白质等高分子化合物，同时还含有氯化钠、葡萄糖等小分子化合物。因此，体液是一种比较复杂的溶液。

三、分子或离子分散系

分散相粒子的直径小于1nm的分散系称为分子或离子分散系。这类分散系的分散相是以单个小分子或离子分散在分散介质中的，分散相和分散介质之间无界面，属均相分散系，因此具有均匀、透明、稳定的特点，分散相粒子扩散速度快，能透过半透膜。通常所指的溶液就属于这类分散系，也称为真溶液，如葡萄糖溶液、氯化钠溶液等。真溶液中的分散相称**溶质**（solute），分散介质称**溶剂**（solvent）。各类分散系的比较见表1-1。

表1-1　各类分散系的比较

分散系类型		分散相粒子直径	分散相粒子组成	主要特性	实例
粗分散系	悬浊液	大于100nm	固体颗粒	多相、浑浊、不稳定、易聚沉或分层、不能透过滤纸和半透膜、无丁铎尔效应	泥浆
	乳浊液		液体颗粒		乳汁
胶体分散系	溶胶	1~100nm	胶体粒子（分子、离子、原子聚集体）	多相、不均匀、相对稳定、不易聚沉、扩散慢、能透过滤纸、不能透过半透膜、有丁铎尔效应	Fe（OH）$_3$、硫化砷等溶胶
	高分子溶液		单个高分子	单相、均匀、稳定、不聚沉、扩散慢、能透过滤纸、不能透过半透膜、丁铎尔效应不明显	蛋白质、核酸等水溶液
分子或离子分散系（真溶液）		小于1nm	小分子或离子	单相、均匀、稳定、扩散快、能透过滤纸和半透膜、无丁铎尔效应	生理盐水、NaOH溶液、葡萄糖溶液等

第二节 溶液浓度的表示法

在一定量的溶液或溶剂中所含溶质的量,叫作溶液的浓度。医学上表示溶液浓度的方法有很多,过去常用的表示方法有摩尔浓度(M)、当量浓度(N)、重量克分子浓度(m)、质量百分浓度(g/dl)、体积百分浓度(ml/dl)等,现在用国际单位制(SI)表示,常用的有质量分数、体积分数、质量浓度、物质的量浓度等。为了叙述方便,以下内容都将以"物质 B"来表示某种溶质。

一、质量分数

质量分数(mass fraction)用符号 ω_B 或 $\omega(B)$ 表示,指溶质 B 的质量(m_B)与溶液的总质量(m)之比,即一定质量的溶液中溶质 B 的质量所占的比例。方程式表示为:

$$\omega_B = \frac{m_B}{m} \qquad\qquad 式(1\text{-}1)$$

质量分数无单位,可用小数或百分数表示。

例 1-1 将 50g 葡萄糖($C_6H_{12}O_6$)溶于 950g 蒸馏水中配成溶液,计算该葡萄糖溶液中葡萄糖的质量分数。

解:根据式(1-1)得:

$$\omega_{C_6H_{12}O_6} = \frac{m_{C_6H_{12}O_6}}{m} = \frac{50g}{50g+950g} = 0.05(5\%)$$

二、体积分数

体积分数(volume fraction)用符号 φ_B 或 $\varphi(B)$ 表示,指物质 B 的体积(V_B)与相同温度和相同压力下的溶液总体积(V)之比。方程式表示为:

$$\varphi_B = \frac{V_B}{V} \qquad\qquad 式(1\text{-}2)$$

体积分数也没有单位,其值也用小数或百分数表示。

例 1-2 配制 1 000ml 消毒用酒精(CH_3CH_2OH),$\varphi_B = 0.75$,需无水乙醇多少毫升?

解:根据式(1-2)得:

$$V_{CH_3CH_2OH} = V \times \varphi_{CH_3CH_2OH} = 1\ 000ml \times 0.75 = 750ml$$

量取 750ml 无水乙醇,用蒸馏水稀释至 1 000ml,即为消毒用酒精。

三、质量浓度

质量浓度(mass concentration)用符号 ρ_B 或 $\rho(B)$ 表示,指物质 B 的质量(m_B)除以溶液的体积(V)。方程式表示为:

$$\rho_B = \frac{m_B}{V} \qquad\qquad 式(1\text{-}3)$$

质量浓度的 SI 单位为 $kg \cdot m^{-3}$,常用的单位是 $g \cdot L^{-1}$、$mg \cdot L^{-1}$ 和 $\mu g \cdot L^{-1}$,习惯用 g/L、 mg/L 和 μg/L。

例 1-3 某患者静脉滴注了 $\rho_B = 9.0g/L$ 的生理盐水（NaCl）1 瓶，$\rho_B = 50g/L$ 的葡萄糖溶液 2 瓶，每瓶溶液为 500ml。该患者补充 NaCl 和葡萄糖各多少克？

解：根据式(1-3)得：

$$m_{NaCl} = \rho_{NaCl} \times V = 9.0g/L \times 0.5L = 4.5g$$

$$m_{C_6H_{12}O_6} = \rho_{C_6H_{12}O_6} \times V = 50g/L \times 0.5L \times 2 = 50g$$

四、物质的量浓度

（一）物质的量

由于参与化学反应的单个原子或分子都是极小的微粒，不能直接称量，而实际工作中又是以可以称量的物质进行反应的。因此，化学上引入了物质的量这一特殊物理量，将极小的微粒与可以称量的物质联系起来。物质 B 的物质的量（amount of substance）用符号 n_B 表示，单位为摩尔（mol）。

国际上规定，1mol 粒子集体所含的粒子数与 0.012kg ^{12}C 中所含的碳原子数相同，约为 6.02×10^{23}，把 1mol 任何粒子的粒子数叫作阿伏伽德罗常数，符号为 N_A，通常用 $6.02 \times 10^{23}mol^{-1}$ 表示。这里的粒子可以指原子、分子、离子、电子或其他粒子，也可以是这些粒子的特殊组合。例如：1mol 的氢原子含有约 6.02×10^{23} 个氢原子；1mol 的水含有约 6.02×10^{23} 个水分子；1mol 的 OH^- 含有约 6.02×10^{23} 个氢氧根离子等。尽管阿伏伽德罗常数的数值很大，但用摩尔表示物质的量的单位使用起来非常方便。

（二）摩尔质量

摩尔质量（molar mass）用符号 M_B 表示，指 1mol 物质 B 的质量，其单位为 g/mol。1mol 任何物质均含有 6.02×10^{23} 个微粒，但不同微粒的质量不一样，故 1mol 不同物质的质量也不一样。如同一打铅笔与一打苹果的质量是不同的。物质的摩尔质量在数值上等于相对原子质量或相对分子质量。如：氢原子的摩尔质量是 1g/mol；水的摩尔质量是 18g/mol；OH^- 的摩尔质量是 17g/mol。

物质的量 n_B 与物质的质量 m_B 及物质的摩尔质量 M_B 之间的关系可用公式表示如下：

$$n_B = \frac{m_B}{M_B}$$

式(1-4)

例 1-4 某血液样品中含 10mg 钙离子（Ca^{2+}）和 100mg 葡萄糖，计算该样品中 Ca^{2+} 和葡萄糖的物质的量。

解：已知 Ca^{2+} 的摩尔质量为 40g/mol，葡萄糖的摩尔质量为 180g/mol。

根据式(1-4)得：

钙离子的物质的量：$n_{Ca^{2+}} = \dfrac{m_{Ca^{2+}}}{M_{Ca^{2+}}} = \dfrac{0.01g}{40g/mol} = 0.25mmol$

葡萄糖的物质的量：$n_{C_6H_{12}O_6} = \dfrac{m_{C_6H_{12}O_6}}{M_{C_6H_{12}O_6}} = \dfrac{0.1g}{180g/mol} = 0.556mmol$

（三）物质的量浓度

物质的量浓度（amount of substance concentration）用符号 c_B 或 $c(B)$ 表示，指溶质 B 的物质的量（n_B）除以溶液的体积（V）。方程式表示为：

$$c_B = \frac{n_B}{V} \qquad 式(1-5)$$

物质的量浓度的常用单位为 mol/L、mmol/L、μmol/L。物质的量浓度可以简称为浓度,医学上不特别指明时,浓度即为物质的量浓度。

在使用物质的量浓度时,必须指明物质 B 的基本单元,如:

$$c_{Ca^{2+}} = 2.5mmol/L, \quad c_{H_2SO_4} = 1mmol/L, \quad c_{\frac{1}{2}H_2SO_4} = 0.1mmol/L$$

例 1-5　100ml 血清中含有 90mg 葡萄糖($C_6H_{12}O_6$),计算该血清中葡萄糖的物质的量浓度。

解:已知葡萄糖的摩尔质量 M_B 是 180g/mol。

根据式(1-4)及式(1-5)得:

$$n_{C_6H_{12}O_6} = \frac{m_{C_6H_{12}O_6}}{M_{C_6H_{12}O_6}} = \frac{0.09g}{180g/mol} = 0.5mmol$$

$$c_{C_6H_{12}O_6} = \frac{n_{C_6H_{12}O_6}}{V} = \frac{0.5mmol}{0.1L} = 5.0mmol/L$$

世界卫生组织建议,在医学上表示体液的组成时,对于已知 M_B 的物质,其浓度用 c_B 表示;而对于 M_B 未知的物质的浓度则用 ρ_B 表示。

五、溶液浓度的相互换算

(一)质量浓度（ρ_B）与物质的量浓度（c_B）的换算

因为

$$\rho_B = \frac{m_B}{V}, c_B = \frac{n_B}{V}, n_B = \frac{m_B}{M_B}$$

所以

$$c_B = \frac{\rho_B}{M_B} \qquad 式(1-6)$$

例 1-6　100ml 乳酸钠溶液中含有乳酸钠 5.6g,计算该溶液的质量浓度和物质的量浓度。

解:已知乳酸钠的摩尔质量为 112g/mol。

$$\rho_B = \frac{m_B}{V} = \frac{5.6g}{0.1L} = 56g/L$$

$$c_B = \frac{\rho_B}{M_B} = \frac{56g/L}{112g/mol} = 0.5mol/L$$

(二)质量分数（ω_B）与物质的量浓度（c_B）的换算

由于质量分数是以质量为基准,而物质的量浓度以体积为基准,因此 c_B 和 ω_B 之间的换算需要将质量(m)与体积联系起来的物理量——密度(ρ)(单位为 kg/L)。

因为

$$\omega_B = \frac{m_B}{m}, m = \rho \times V, c_B = \frac{n_B}{V}$$

所以

$$c_B = \frac{\omega_B \times \rho}{M_B} \qquad 式(1-7)$$

例 1-7　质量分数为 3% 的碳酸钠(Na_2CO_3)溶液密度为 1.03g/ml,计算其质量浓度和物质的量浓度。

解:已知 Na_2CO_3 的摩尔质量 $M_B = 106g/mol$。

1L Na_2CO_3 溶液的质量为:$m = 1L \times 1.03kg/L = 1\ 030g$

质量分数为 3% 的 Na_2CO_3 溶液含溶质 Na_2CO_3 的质量为:

$$m_{Na_2CO_3} = \omega_{Na_2CO_3} \times m = 3\% \times 1\ 030g = 30.9g$$

$$\rho_{Na_2CO_3} = \frac{m_{Na_2CO_3}}{V} = \frac{30.9g}{1L} = 30.9g/L$$

$$c_B = \frac{\omega_B \times \rho}{M_B} = \frac{0.03 \times 1\ 030g/L}{106g/mol} = 0.292mol/L$$

六、溶液的稀释

（一）由浓溶液稀释成稀溶液

根据溶液稀释的特点,稀释前后,溶质的物质的量不变,并且稀释前后的浓度与体积的单位必须一致。得:

$$c_1V_1 = c_2V_2 \qquad\qquad 式(1-8)$$
$$\rho_1V_1 = \rho_2V_2 \qquad\qquad 式(1-9)$$
$$\varphi_1V_1 = \varphi_2V_2 \qquad\qquad 式(1-10)$$
$$\omega_1m_1 = \omega_2m_2 \qquad\qquad 式(1-11)$$

例 1-8 如何用 φ_B 为 95% 的酒精溶液配制 φ_B 为 75% 的消毒酒精 500ml?

解:设需要 95% 酒精 Vml

根据式(1-10)得:$95\% \times V = 75\% \times 500ml$

则:$V = 395ml$

量取 95% 的酒精 395ml,加水稀释至 500ml,即得 75% 的消毒酒精。

（二）由较浓溶液和较稀溶液共同配制某一中间浓度的溶液

同样根据稀释前后溶质的物质的量不变,得公式如下:

$$c_1V_1 + c_2V_2 = c_3(V_1 + V_2) \qquad\qquad 式(1-12)$$

式中:c_1V_1 为较浓溶液的浓度和所取的体积,c_2V_2 为较稀溶液的浓度和所取的体积,c_3 为混合后溶液的浓度,忽略混合后溶液体积的变化,则混合后溶液体积为 $V_1 + V_2$。

例 1-9 现有 φ_B 为 0.95 和 φ_B 为 0.10 的酒精溶液,要配制 φ_B 为 0.75 的酒精溶液 1\ 000ml,各取上述浓度的酒精溶液多少毫升?（混合前后溶液体积改变不计）

解:设需要 $\varphi_B = 0.95$ 的酒精溶液 V_1ml,$\varphi_B = 0.10$ 的酒精溶液 V_2ml

已知:$c_1 = 0.95, c_2 = 0.10, c_3 = 0.75, V_1 + V_2 = 1\ 000ml$

根据式(1-12)得:$0.95 \times V_1 + 0.1 \times V_2 = 0.75 \times 1\ 000ml$

计算得:$V_1 = 765ml, V_2 = 235ml$

第三节 电解质的电离与溶液酸碱性

电解质指在水中或熔融状态下能够导电的化合物。根据其在水溶液中导电能力的强弱分为强电解质(strong electrolyte)和弱电解质(weak electrolyte)。**强电解质**在水溶液中全部电离成离子,如大部分盐类($NaCl$ 、 $CaCl_2$)、强酸(HCl 、 H_2SO_4)、强碱〔 $NaOH$ 、 KOH 、 $Ba(OH)_2$ 〕等。**弱电解质**在水溶液中只部分电离成离子,如弱碱($NH_3 \cdot H_2O$)、弱酸(HCN 、 HAc)等。

人体体液中含有许多电解质离子,如 Na^+ 、 K^+ 、 Ca^{2+} 、 Mg^{2+} 、 Cl^- 、 HCO_3^- 、 CO_3^{2-} 、 $H_2PO_4^-$ 、 HPO_4^{2-} 、 PO_4^{3-} 、 SO_4^{2-} 等。这些离子在体内的含量与人体的多种生理功能密切相关。

一、弱电解质的电离平衡

(一)电离平衡

弱电解质在水溶液中的电离过程是可逆的。以 $NH_3 \cdot H_2O$ 为例,当 $NH_3 \cdot H_2O$ 溶于水时,一部分 $NH_3 \cdot H_2O$ 电离成 NH_4^+ 和 OH^- ;同时,由于离子的运动,在水中 NH_4^+ 和 OH^- 互相碰撞而彼此吸引,重新结合成分子。当 $NH_3 \cdot H_2O$ 电离成离子的速度(正反应)和离子重新结合成分子的速度(逆反应)相等时,即溶液中 $NH_3 \cdot H_2O$ 和 NH_4^+ 及 OH^- 的浓度不再改变时的状态称为电离平衡状态,简称**电离平衡**(ionization equilibrium)。

$$NH_3 \cdot H_2O \rightleftharpoons NH_4^+ + OH^-$$

弱电解质的电离平衡是动态的、有条件的,当条件改变,如反应物或生成物的浓度改变、温度改变等,可使电离平衡移动,直到建立新的平衡。

思政元素

化学与唯物辩证法

化学中的平衡非常常见,如化学反应平衡、电离平衡、水解平衡、溶解平衡等。这些平衡既有共性,如平衡是动态的,又有不同的特性,如描述的对象或过程不同。在学习过程中,如果将它们进行横向比较,进行演绎和归纳,便可发现它们之间的共性及各自特性,从而将复杂问题简单化。

在化学中,蕴含着丰富深刻的哲学原理,例如唯物主义物质观、普遍性和特殊性的关系与对立统一及否定之否定规律等辩证法思想。在化学学习过程中,从辩证的视角看待化学概念、原理与方法,将促进对化学理论的深入理解,同时逐步形成哲学层面的理论与观念,从而为将来转化为科学研究的创新模式奠定基础。

(二)电离度

弱电解质在溶液中的电离程度可用电离度(degree of ionization)表示。在平衡状态下,已电离的弱电解质分子数与原有弱电解质分子总数的百分比称为**电离度**,用符号 α 表示。

$$\alpha = \frac{\text{已电离的弱电解质分子数}}{\text{原有弱电解质分子总数}} \times 100\% \qquad \text{式(1-13)}$$

例如,25℃,0.1mol/L 的 HAc 溶液中,有 1.32×10^{-3} mol/L HAc 分子电离成 H^+ 和 Ac^- 离子。它的电离度是 $\alpha = \frac{1.32 \times 10^{-3}}{0.1} \times 100\% = 1.32\%$ 。

弱电解质电离度的大小主要取决于电解质的本性,同时受浓度、温度的影响。弱电解质溶液浓度越低,电离生成的离子相互间碰撞形成分子的机会越少,其电离度就越大;当温度升高时,平衡向吸热方向移动,而多数电解质电离时都要吸收热量,因此电离度增大。在表示各种电解质电离度大小时,应注明浓度和温度。

（三）电离常数

弱电解质在溶液中的电离程度也可用电离常数（ionization constant）来表示。在一定温度下，弱电解质在溶液中的电离达到平衡时，电离生成的各种离子浓度（以反应方程式中化学计量数为指数的幂）的乘积，与溶液中未电离分子的浓度（以反应方程式中化学计量数为指数的幂）的比值是一个常数，即电离平衡常数，简称**电离常数**，用 K_i 表示。弱酸的电离常数用 K_a 表示，弱碱的电离常数用 K_b 表示。

如某弱电解质 AB 在水溶液中达到电离平衡时：

$$AB \rightleftharpoons A^+ + B^-$$

$$K_i = \frac{[A^+][B^-]}{[AB]} \qquad\qquad 式（1\text{-}14）$$

K_i 的大小反映弱电解质的电离程度，K_i 值越小，电离程度越小。K_i 不受浓度影响，而与温度有关。

对于多元弱酸，其电离是分步进行的，电离常数可用 K_{a1}、K_{a2}、K_{a3} 等表示。例如：

$$H_3PO_4 \rightleftharpoons H^+ + H_2PO_4^- \qquad K_{a1} = \frac{[H^+][H_2PO_4^-]}{[H_3PO_4]} = 6.9 \times 10^{-3}$$

$$H_2PO_4^- \rightleftharpoons H^+ + HPO_4^{2-} \qquad K_{a2} = \frac{[H^+][HPO_4^{2-}]}{[H_2PO_4^-]} = 6.2 \times 10^{-8}$$

$$HPO_4^{2-} \rightleftharpoons H^+ + PO_4^{3-} \qquad K_{a3} = \frac{[H^+][PO_4^{3-}]}{[HPO_4^{2-}]} = 4.8 \times 10^{-13}$$

通常 $K_{a1} > K_{a2} > K_{a3}$，一般以 K_{a1} 作为多元弱酸的电离常数。

电离度和电离常数都可以表示弱电解质的电离程度，两者之间存在一定的关系，$K_i = c \times \alpha^2$，c 为弱电解质的初始浓度。

（四）同离子效应

如上所述，弱电解质的电离平衡是动态的、有条件的。如改变反应物或生成物的浓度，可使电离平衡移动，直到建立新的平衡。例如：测得 0.1mol/L HAc 溶液 pH≈3，当加入少量固体 NaAc 时，测得此溶液 pH≈5。

$$HAc \rightleftharpoons H^+ + \boxed{AC^-}$$
$$NaAc \longrightarrow Na^+ + \boxed{AC^-}$$

这是因为，当加入 NaAc 时，NaAc 为强电解质，在溶液中电离生成 Ac^-，使溶液中 $[Ac^-]$ 大大增加。Ac^- 与溶液中原有的 H^+ 结合生成 HAc，使平衡向生成 HAc 方向移动，以建立新的动态平衡，因而 HAc 的电离度下降了。在新的平衡状态下，溶液中 $[H^+]$ 显著减少，而 $[HAc]$ 相应增大，使溶液 pH 由 3 上升至 5。

在弱电解质溶液中加入与该电解质具有相同离子的强电解质，会使该电解质的电离度下降，这种现象叫**同离子效应**（common ion effect）。

二、水的离子积和溶液的酸碱性

（一）水的离子积

水是极弱的电解质，其电离方程式为：

$$H_2O \Longleftrightarrow H^+ + OH^-$$

当反应达到平衡时,其电离常数为:

$$K_i = \frac{[H^+][OH^-]}{[H_2O]}$$ 式(1-15)

由于水的解离很弱,可以将$[H_2O]$近似地看作一个常数,因此在一定温度下,$[H^+] \times [OH^-] = K_i \times [H_2O] = $常数。此常数称为**水的离子积**,用符号$K_w$表示。此关系适合任何水溶液,即在一定温度下,任何水溶液中$[H^+] \times [OH^-]$始终为一常数。在25℃时,$K_w = 1.0 \times 10^{-14}$。

例 1-10　计算 25℃时,0.01mol/L NaOH 溶液中$[OH^-]$和$[H^+]$。

解:因为　　$NaOH \rightarrow Na^+ + OH^-$

所以　　$[OH^-] = [NaOH] = 0.01mol/L$

$$[H^+] = \frac{K_w}{[OH^-]} = \frac{1.0 \times 10^{-14}}{0.01} = 1.0 \times 10^{-12}(mol/L)$$

（二）溶液的酸碱性

溶液的酸碱性可以用$[H^+]$表示。如果$[H^+] = [OH^-] = 1.0 \times 10^{-7}mol/L$,这种溶液称为中性溶液。25℃时,纯水的$K_w = 1.0 \times 10^{-14}$,$[H^+]$和$[OH^-]$相等,都是$1.0 \times 10^{-7}mol/L$,因此纯水是中性的。任何溶液,在一定温度下,$[H^+] \times [OH^-] = K_w$,当$[H^+]$上升,则$[OH^-]$下降,此时,$[H^+] > 1.0 \times 10^{-7}mol/L > [OH^-]$,这种溶液称为酸性溶液(acid solution);当$[H^+]$下降,则$[OH^-]$上升,此时,$[OH^-] > 1.0 \times 10^{-7}mol/L > [H^+]$,这种溶液则称为碱性溶液(alkaline solution)。

（三）溶液的 pH

在实际应用中,经常会遇到$[H^+]$很小的溶液,为方便起见,往往用 pH 表示溶液的酸碱度。所谓 pH 就是溶液中氢离子浓度的负对数,即:

$$pH = -lg[H^+]$$ 式(1-16)

对应于 pH,还有 pOH 和 pK_w,表示为:

$$pOH = -lg[OH^-]$$ 式(1-17)

$$pK_w = -lgK_w$$ 式(1-18)

因为$[H^+] \times [OH^-] = K_w$,$K_w = 1 \times 10^{-14}$,所以 pH+pOH=p$K_w$=14。

pH 和 pOH 都可以表示溶液的酸碱性,但习惯用 pH 表示。pH 越小,酸性越强,pH 越大,碱性越强。pH 范围在 0~14 之间,其与溶液的酸碱性关系如下:

pH<7,酸性　　　$[H^+] > 1.0 \times 10^{-7}mol/L$

pH=7,中性　　　$[H^+] = 1.0 \times 10^{-7}mol/L$

pH>7,碱性　　　$[H^+] < 1.0 \times 10^{-7}mol/L$

溶液 pH 一般可用 pH 试纸来测定,用待测溶液浸润该试纸,试纸即显示出一定颜色,与该 pH 试纸所附标准色谱比较,便可测得溶液的 pH。如需要精确测定 pH,则可选用 pH 计直接测定。

三、体液 pH 在医学上的意义

人体内各处体液的 pH 是不同的,如胃液呈酸性,肠液偏碱性,血液 pH 为 7.35~7.45

（表 1-2）。体内各处体液 pH 的不同对于维持特定环境的酶活性（详见第八章）及特殊功能具有重要意义。

表 1-2　正常人体各种体液的 pH

体液	pH	体液	pH
血液	7.35~7.45	大肠液	8.3~8.4
唾液	6.5~7.5	乳汁	6.6~7.6
胃液	1.0~3.0	泪水	≈7.4
胰液	7.4~8.4	脊髓液	7.3~7.5
小肠液	≈7.6		

临床上，血液 pH 小于 7.35 或大于 7.45 分别称为酸中毒（acidosis）或碱中毒（alkalosis）。酸碱中毒都将对机体产生严重影响。人们日常饮食以产酸食物（糖、脂、蛋白质等）为主，如果忽略了蔬菜、水果等碱性食物的摄入，将会使机体形成酸性体质，使身体处于亚健康状态，如不能及时纠正，会引发一系列严重疾病。因此，在日常生活中应注意荤素搭配的健康饮食。

体液 pH 也会影响药物的吸收。多数药物为弱酸盐或弱碱盐，pH 通过影响药物的解离状态而影响吸收率，通常解离状态的药物不易吸收，非解离状态的药物易吸收。如服用碳酸氢钠使胃液 pH 升高，可使碱性药物在胃中的吸收增加，而酸性药物的吸收则减少。因此，服用药物应注意合理配伍，谨慎用药。

第四节　缓 冲 溶 液

缓冲溶液

从表 1-3 可见，在 NaCl 溶液中加入少量强酸或强碱后，其 pH 发生了很大变化，而在 HAc-NaAc 混合溶液中加入少量的强酸或强碱，其 pH 没有明显变化。这种能够抵抗外加少量强酸或强碱而保持溶液 pH 几乎不变的作用称为**缓冲作用**（buffer action），具有缓冲作用的溶液称为**缓冲溶液**（buffer solution）。

表 1-3　不同溶液的缓冲作用实验结果

溶液	NaCl 溶液 （10ml，0.1mol/L）	HAc-NaAc 溶液 （10ml，0.1mol/L）
pH	7.0	4.75
加入 1ml 0.1mol/L HCl 后的 pH	2.0	4.65
加入 1ml 0.1mol/L NaOH 后的 pH	12.0	4.85

一、缓冲溶液的组成

缓冲溶液是由一对物质组成，其中一种为抗酸成分，另一种为抗碱成分。构成抗酸和抗碱成分的往往是弱酸及其对应的盐、弱碱及其对应的盐、多元酸的酸式盐及其对应的次级盐。

1. 弱酸及其对应的盐

醋酸/醋酸钠：CH_3COOH（HAc）/CH_3COONa（NaAc）

碳酸/碳酸氢钠:H_2CO_3/$NaHCO_3$

2. 弱碱及其对应的盐

氨水/氯化铵:$NH_3 \cdot H_2O$/NH_4Cl

苯胺/盐酸苯胺:$C_6H_5NH_2$/$C_6H_5NH_2 \cdot HCl$

3. 多元酸的酸式盐及其对应的次级盐

磷酸二氢钠/磷酸氢二钾:NaH_2PO_4/K_2HPO_4

碳酸氢钠/碳酸钠:$NaHCO_3$/Na_2CO_3

二、缓冲作用的原理

缓冲溶液之所以能够维持溶液的 pH 几乎不变,是因为缓冲溶液中的抗酸成分能够抵抗外来少量的酸,抗碱成分能够抵抗外来少量的碱。现以人体血液中的 H_2CO_3/$NaHCO_3$ 缓冲溶液为例加以说明。

H_2CO_3 是弱电解质,在溶液中只有部分电离成 H^+ 和 HCO_3^-;$NaHCO_3$ 是强电解质,在溶液中完全电离成 Na^+ 和 HCO_3^-,其电离过程如下:

$$H_2CO_3 \rightleftharpoons H^+ + HCO_3^-$$
$$NaHCO_3 \longrightarrow Na^+ + HCO_3^-$$

由于同离子效应,达到平衡时,使溶液中 H_2CO_3 分子和 HCO_3^- 离子的浓度大大增加。当加入少量强酸时,HCO_3^- 与 H^+ 结合生成酸性较弱的 H_2CO_3,即平衡向左移动,使溶液中 H^+ 浓度不因加入强酸而明显升高,保持溶液 pH 基本不变,因此 HCO_3^- 为抗酸成分。相反,当加入少量强碱时,OH^- 与 H_2CO_3 解离出来的 H^+ 结合成 H_2O,由于 H^+ 不断被消耗,大量的 H_2CO_3 不断解离出 H^+,平衡向右移动,使溶液的 H^+ 浓度不因加入强碱而明显下降,溶液的 pH 仍保持基本不变。因此 H_2CO_3 为抗碱成分。

缓冲溶液可以抵抗外加的少量强酸或强碱,使溶液中的 H^+ 或 OH^- 浓度不发生明显变化,因而具有缓冲作用。但是,缓冲溶液其缓冲能力是有一定限度的,当外来的酸性或碱性物质过多时,缓冲溶液中的抗酸成分或抗碱成分将被耗尽而失去缓冲作用。

三、缓冲溶液的 pH 计算

以 H_2CO_3/$NaHCO_3$ 缓冲溶液为例来推导缓冲溶液 pH 的计算公式。

$$H_2CO_3 \rightleftharpoons H^+ + HCO_3^-$$
$$NaHCO_3 \longrightarrow Na^+ + HCO_3^-$$

在此缓冲溶液中,H_2CO_3 为弱酸,本来电离度就不大,加入大量的强电解质 $NaHCO_3$ 后,产生同离子效应而使 H_2CO_3 电离度变得更小。因此可以认为 H_2CO_3 分子几乎没有电离,故上式中 $[H_2CO_3]$ 可以看作弱酸的总浓度。同时,溶液中的盐 $NaHCO_3$ 全部电离,因此溶液中 HCO_3^- 可以认为就等于 $NaHCO_3$ 的总浓度。

电离平衡时有下列关系:

$$K_a = \frac{[H^+][HCO_3^-]}{[H_2CO_3]} = \frac{[H^+][\text{盐}]}{[\text{酸}]}$$

即

$$[H^+] = K_a \times \frac{[\text{酸}]}{[\text{盐}]}$$

两边取负对数得:

$$pH = pK_a + \lg \frac{[\text{盐}]}{[\text{酸}]} \qquad \text{式}(1\text{-}19)$$

式(1-19)为缓冲溶液 pH 的近似计算公式,称为韩德森-哈塞尔巴赫(Henderson-Hasselbalch)方程式,简称为**韩-哈方程式**。

式中盐和酸的浓度为混合溶液中盐和酸的浓度,而不是盐和酸混合前的浓度。由于 $[\text{盐}] = n_{\text{盐}}/$溶液的总体积 V,$[\text{酸}] = n_{\text{酸}}/$溶液的总体积 V,代入式 1-19,缓冲溶液的 pH 计算公式也可表示为:

$$pH = pK_a + \lg \frac{n_{\text{盐}}}{n_{\text{酸}}} \qquad \text{式}(1\text{-}20)$$

当酸和盐在混合前的浓度相等,则上式可改写为:

$$pH = pK_a + \lg \frac{V_{\text{盐}}}{V_{\text{酸}}} \qquad \text{式}(1\text{-}21)$$

式中 $V_{\text{盐}}$ 和 $V_{\text{酸}}$ 为盐和酸混合前的体积。

根据韩-哈方程式可知,当缓冲溶液加水稀释时,由于盐和酸的浓度受到同等程度的稀释,缓冲溶液的 pH 几乎不变。

若缓冲溶液中的缓冲对为弱碱及其对应的盐,其 pH 的计算可改写为:

$$pOH = pK_B + \lg \frac{[\text{盐}]}{[\text{碱}]} \qquad \text{式}(1\text{-}22)$$

$$pH = pK_w - pOH \qquad \text{式}(1\text{-}23)$$

例 1-11 1L 缓冲溶液中含有 0.1mol HAc 和 0.2mol NaAc,试计算此溶液的 pH。已知 25℃时,HAc 的 $K_a = 1.76 \times 10^{-5}$。

解:

$$pH = pK_a + \lg \frac{[\text{盐}]}{[\text{酸}]}$$

$$= -\lg(1.76 \times 10^{-5}) + \lg \frac{0.2}{0.1}$$

$$= 4.75 + 0.3$$

$$= 5.05$$

四、缓冲溶液在医学上的意义

如前所述,人体血液的 pH 总是恒定在 7.35～7.45 的狭小范围内,这对于维持细胞正常代谢及生理功能的正常发挥具有重要意义。正常情况下,食物的消化、吸收,各类物质的代谢转化作用等,会产生大量的酸性或碱性物质,这些酸性或碱性物质进入血液并没有引起 pH 发生明显变化,除了肺和肾参与调控外,血液是缓冲酸碱物质影响的第一道防线。

正常情况下,血液中 $[\text{NaHCO}_3]$ 约为 24mmol/L,$[\text{H}_2\text{CO}_3]$ 约为 1.2mmol/L,两者之比为 20:1,H_2CO_3 的 $pK_{a1} = 6.1$,将这些数据代入式(1-19),得血液 pH 为 7.4。可见,只要保持血液中 $[\text{NaHCO}_3]$ 和 $[\text{H}_2\text{CO}_3]$ 正常浓度比 20:1,pH 即可维持在正常范围(详见第十九章)。

第五节 溶液的渗透压

一、渗透现象

在日常生活中可观察到一些现象,如淡水鱼与咸水鱼不能互换生活环境,人在淡水中游泳需带上游泳镜,否则会觉得眼球胀痛等,这些现象与细胞膜的半透膜性质及溶液的渗透压有关。

半透膜是一种只允许某些物质透过而不允许另外一些物质透过的特殊性质的膜。生物体内的细胞膜、血管壁、膀胱膜等均属于半透膜。如图1-2所示,设有一容器,中间用半透膜隔开成两部分,分别放入等体积的水和蔗糖溶液。半透膜两侧的水分子可自由通透,而蔗糖分子则不能。经过一段时间后,发现糖水的液面比纯水的液面高。这是由于单位体积内纯水的水分子数目比糖水的水分子数目多,相同时间内,从纯水扩散到糖水中的水分子比从糖水扩散到纯水中的水分子多,其净结果是水分子扩散入糖水中,导致糖水的液面升高。这种溶剂分子通过半透膜由纯溶剂扩散入溶液或由稀溶液扩散入浓溶液的现象称为渗透现象,简称**渗透**(osmosis)。由于渗透作用,糖水的液面逐渐增高,其净水压力也随之增大,从糖水扩散到纯水中的水分子也在不断增多,当液面升到一定高度时,进出膜两边的水分子数相等,达到渗透平衡。

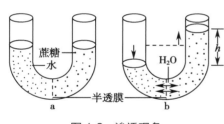

图1-2 渗透现象

半透膜的存在和膜两侧溶液浓度不相等是产生渗透现象的两个必要条件。

用半透膜把纯溶剂与溶液隔开,必然会发生渗透现象,为了防止渗透现象的产生,必须在溶液的液面上方施加额外的压力,这种恰能阻止渗透产生的额外压力称为**渗透压**(osmotic pressure)。或者说,渗透压即膜两边的水位差所表示的静水压力。显然,溶液浓度越大,其渗透压越大。如果图1-2中半透膜的两边放置的是两种不同浓度的蔗糖溶液,也能观察到类似的现象。

二、渗透压与溶液浓度的关系

渗透压是溶液的重要性质,常用渗透浓度(osmotic concentration)来表示溶液渗透压力的大小。渗透浓度是溶液中产生渗透效应的各种溶质粒子的总浓度,可用符号 c_{os} 表示,单位为 mol/L 或 mmol/L。mmol/L 习惯上用毫渗量(mOsm/L)表示。在一定温度下,渗透压力的大小只与单位体积内的溶质颗粒数目成正比,而与溶质的本性无关。因此,对于任何非电解质溶液,在相同温度下,只要物质的量浓度相等,它们的渗透压力也相等,即渗透浓度相等。但对于电解质溶液,单位体积溶液中的溶质颗粒数目要比相同浓度的非电解质溶液多,所以渗透压力、渗透浓度也大。

例1-12 求 $\rho_B = 50g/L$ 的葡萄糖溶液的渗透浓度。

解:葡萄糖的摩尔质量 $M_B = 180g/mol$

根据式(1-6): $\rho_B = c_B \times M_B$

$$c_{os} = c_B = \frac{\rho_B}{M_B} = \frac{50g/L}{180g/mol} = 0.278mol/L = 278mmol/L$$

即50g/L的葡萄糖溶液渗透浓度为278mOsm/L。

笔记栏

例1-13 求生理盐水的渗透浓度。

解:已知生理盐水 $\rho_B = 9g/L$,$M_B = 58.5g/mol$

因氯化钠是强电解质,$NaCl \rightarrow Na^+ + Cl^-$,生理盐水的渗透浓度为:

$$c_{os} = c_{Na^+} + c_{Cl^-} = 2c_{NaCl} = 2 \times \frac{\rho_{NaCl}}{M_{NaCl}} = 2 \times \frac{9g/L}{58.5g/mol} = 0.308mol/L = 308mmol/L$$

即生理盐水的渗透浓度为308mOsm/L。

三、渗透压的生理意义

(一)等渗、低渗和高渗溶液

溶液的渗透压高低是相对的。医学上的等渗、低渗和高渗溶液都是以血浆渗透压为标准而定的。临床上规定,凡渗透压在280~320mOsm/L范围内的溶液均为**等渗溶液**(isotonic solution),如生理盐水(9g/L的NaCl溶液)、50g/L的葡萄糖溶液等,都是等渗溶液。渗透浓度高于320mOsm/L的为**高渗溶液**(hypertonic solution),渗透浓度低于280mOsm/L的为**低渗溶液**(hypotonic solution)。

临床为患者输液时,通常需要输入等渗溶液。正常情况下,红细胞内液和血浆是等渗的。若大量输入高渗溶液,血浆渗透压高于红细胞内液的渗透压,红细胞内的水分透过细胞膜进入血浆,造成红细胞皱缩。皱缩的红细胞可互相凝结成团,容易在小血管内形成血栓。若大量输入低渗溶液,红细胞内液的渗透压高于血浆渗透压,血浆中的水分向红细胞渗透,使红细胞膨胀甚至破裂,医学上称为溶血现象。因此,无特殊情况下,临床上大量输液时必须输入等渗溶液。图1-3为红细胞在等渗、高渗和低渗溶液中的形态变化。

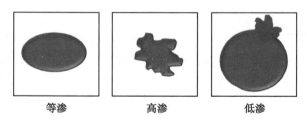

等渗　　　　　高渗　　　　　低渗

图1-3 红细胞在等渗、高渗和低渗溶液中的形态变化

(二)晶体渗透压和胶体渗透压

血浆中既有小分子和离子(如葡萄糖、尿素、Na^+、K^+等),也有大分子蛋白质等。医学上把小分子和离子所产生的渗透压称为**晶体渗透压**(crystalloid osmotic pressure),而把大分子所产生的渗透压称为**胶体渗透压**(colloid osmotic pressure)。正常血浆中的渗透压以晶体渗透压为主,胶体渗透压很小。这是因为血浆中的小分子或离子的颗粒数远高于大分子蛋白质的颗粒数。

晶体渗透压和胶体渗透压在体内所起的作用不同。细胞膜只允许水分子透过而不允许大分子蛋白质和无机离子自由通透,而晶体渗透压又远高于胶体渗透压,因此,晶体渗透压是影响细胞膜内外水分流动的主要因素。但是血管壁与细胞膜的通透性不同,除了大分子蛋白质不能透过外,其他小分子和离子均能自由透过。因此,血浆胶体渗透压虽小,但它是影响血管内外水分流动的主要因素,在保持有效循环血量及组织间水平衡方面具有特别重要的意义(详见第十八章)。

知识链接

临床补液计算与注意点

临床工作中,对电解质和酸碱平衡紊乱的患者常要进行液体疗法,使体液重新恢复平衡状态。临床上常根据溶液中电解质所具有的渗透压进行计算。因钠离子占细胞外液阳离子总量的90%,其浓度是影响细胞外液渗透压的主要因素,为了方便,临床上常从检查血钠浓度来推算血浆和体液的渗透压。输液的一个重要原则是输入的液体应促使体液恢复或保持正常渗透压,因此,应该根据患者的体液状态选择渗透压合适的混合液。临床使用的混合溶液多为不同渗透压的含钠液,一般由0.9%氯化钠溶液、5%或10%葡萄糖溶液、1.4%碳酸氢钠溶液或1.87%乳酸钠溶液之中的2~3种按不同比例组成。

以配制2:3:1含钠液500ml为例来说明。需生理盐水500ml×2/6=167ml,10%葡萄糖溶液500ml×3/6=250ml,1.4%碳酸氢钠溶液500ml×1/6=83ml。即用生理盐水167ml、10%葡萄糖溶液250ml、1.4%碳酸氢钠溶液83ml混合,便可得到2:3:1含钠液500ml。

（朱 鑫）

重难点解析

扫一扫,
测一测

复习思考题

1. 举例说明缓冲溶液的作用机理。

2. 为什么临床大量静脉输液要考虑用等渗溶液?

3. 欲配制体积分数 $\varphi_B = 0.75$ 的消毒酒精200ml,需无水乙醇和蒸馏水各多少毫升?

4. 欲配制 pH = 7.4 的磷酸缓冲溶液 1 000ml,需用 0.1mol/L Na_2HPO_4 和 0.1mol/L NaH_2PO_4 溶液各多少毫升?（H_3PO_4 的 $Ka_2 = 6.2×10^{-8}$）

◆◇◆ 第二章 ◆◇◆

有机化学基础

学习目标

1. 能够对各类有机化合物进行命名。
2. 掌握各类有机化合物的结构与主要化学性质。
3. 了解与医学关系密切的有机化合物及主要用途。

有机化合物(organic compound)是含碳的化合物及其衍生物,简称有机物,其组成都含有碳和氢元素,有些还含有氧、硫、氮、磷和卤素等。但并非所有含碳化合物都是有机物,如一氧化碳、二氧化碳、碳酸及碳酸盐等,都属于无机化合物。**有机化学**(organic chemistry)是研究有机化合物的组成、结构、性质及其制备与应用等的一门科学。

有机化学是生命科学不可缺少的基础学科。人体的组成成分除了水和无机盐以外,绝大部分是有机物,如糖、脂、蛋白质、核酸等。生命过程从本质上看是一系列相互协调、彼此制约的化学变化的综合体现,如果这些物质发生变化,或化学反应异常,就会引发某些疾病;疾病的诊断方法多数是基于有机化学原理和技术而建立的;用于防病治病的药物绝大多数是有机物,中药的有效成分大多也是有机物。因此,有机化学与医药学关系密切。

第一节　有机化合物概述

组成有机化合物的元素尽管为数不多,但有机化合物的数量却极为庞大,迄今已逾1 000 万种,这主要是由于构成有机化合物的碳原子结构及其性质的特殊性所致。

一、有机化合物的结构表示

分子结构(molecular structure)的含义包括分子中各原子的排列次序、分子中各原子间的相互结合方式及分子中各原子在空间的排列方式。有机化合物常见表示方法如下:

（一）分子式和结构式

分子式是以元素符号表示分子组成的式子。由于它不能明确表示分子的结构,在有机化学中应用甚少。表示分子中各原子相互连接的排列次序及结合方式的化学式称为**结构式**(constitutional formula)。例如分子组成是 C_2H_6O 的化合物可以是结构不同的两个化合物。

$$\begin{array}{ccc} & H & H \\ & | & | \\ H- & C- & C-OH \\ & | & | \\ & H & H \end{array} \qquad \begin{array}{ccc} & H & H \\ & | & | \\ H- & C-O-C- & H \\ & | & | \\ & H & H \end{array}$$

　　　　乙醇　　　　　　　　甲醚

结构式在推测和说明有机化合物的理化性质时极为重要,在有机化学中的应用最多。为简便起见,常将结构式中相同原子或原子团进行合并,以结构简式表示。链状有机物常用结构简式表示,如上述乙醇的结构简式为 CH_3—CH_2—OH 或 CH_3CH_2OH,甲醚的结构简式为 CH_3—O—CH_3 或 CH_3OCH_3,即结构简式中的短线可以省去。此外,环状有机化合物经常以骨架式表示(图 2-1)。

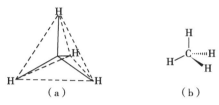

图 2-1　结构式、结构简式与骨架式表示方法

（二）构型和构型式

结构式只能在平面上表示分子中各原子或原子团的排列次序和结合方式,是二维的。但分子结构是立体的,应当用三维表示法。例如最简单的甲烷分子,碳原子位于正四面体的中心,四个氢原子位于正四面体的四个顶点,H—C—H 间的键角均为 $109°28'$（图 2-2a）。

在具有确定结构的分子中,各原子在空间的排列称为分子的**构型**（configuration）。为了在平面上表示有机化合物分子的立体结构,通常把两个在纸平面上的键用实线画出,

图 2-2　甲烷中各原子的空间排列及构型式

把在纸平面前方的键用粗实线或楔形实线表示,在纸平面后方的键用虚线或楔形虚线表示,这种三维式就是构型式（图 2-2b）。

二、有机化合物分类

有机化合物数量众多,类型复杂,为了便于学习、研究,一般以有机化合物的碳链骨架和官能团为基础,进行分类。

按照有机分子碳原子的结合方式即碳链骨架,有机化合物的第一种分类法如下:

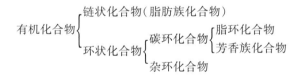

链状化合物之所以称为脂肪族化合物,是因为这类化合物最早是从具有长链结构脂肪酸的脂肪中分离出来的。芳香族化合物是具有芳香性的一类化合物,在有机化学发展的初期,这类化合物是从树脂或香脂中得到的,而且它们多具有芳香气味,所以称为芳香族化合物。通常这类化合物以苯环为基本结构元,但是具有苯环的化合物不一定都有芳香味,而有芳香味的化合物也不一定含有苯环。所以,芳香族化合物中的"芳香"二字已不是指芳香气味,而是指这类化合物具有"芳香性",即具备结构稳定,难加成、氧化,易发生取代的化学性质。

有机化合物的化学性质除了与它们的碳链骨架有关外,主要取决于分子中某些特殊的原子或原子团。这些能决定化合物基本化学性质的原子或原子团称**特性基团**（characteristic group）,也可称为**官能团**或**功能基**（functional group）。含有相同官能团的化合物具有基本相似的化学性质,所以第二种分类法是把官能团作为主要参考标准对有机化合物进行分类（表 2-1）。

表 2-1　有机化合物的官能团及分类

官能团	名称	分类名
>C＝C<	双键	烯烃
—C≡C—	三键	炔烃
—OH	羟基	醇（脂肪族）、酚（芳香族）
—O—	醚键	醚
—CHO	醛基	醛
>C＝O	酮基	酮
—COOH	羧基	羧酸
—SO$_3$H	磺基	磺酸
—NO$_2$	硝基	硝基化合物
—NH$_2$	氨基	胺
—CN	氰基	腈
—X（F、Cl、Br、I）	卤素	卤代物

三、有机化合物结构基础

（一）现代价键理论

由于构成有机化合物的碳原子与其他原子结合时,易形成共价键,因此共价键是有机化合物中最常见的化学键。

共价键的本质是电性的。斯莱特(John C. Slater)和鲍林(Linus C. Pauling)将对于 H$_2$ 分子的讨论应用到其他双原子和多原子分子上,建立了现代价键理论(valence bond theory, VBT),也称为电子配对法。现代价键理论指出,两个原子相互接近时,其外层能量相近、且具有自旋方向相反的未成对电子的原子轨道只要满足对称性匹配,发生重叠后,两核间电子云密度增大,系统能量降低,就形成稳定的共价键。

成键时,每个原子所能形成的共价键数目取决于该原子中的单电子数目,因此共价键具有饱和性;同时,原子轨道总是尽可能地沿着轨道伸展方向相互重叠,且重叠越多,核间电子云密度越大,体系能量越低,形成的共价键越稳定(原子轨道最大重叠原理),因此共价键具有方向性。

（二）共价键的类型

为满足最大重叠原理,成键时原子轨道的重叠方式不同,形成的共价键类型就不同。

1. σ 键　两个原子轨道沿着键轴相互靠近,发生"头碰头"的轨道重叠时,形成的共价键称为 σ 键(图 2-3a)。σ 键具有以下特点:①轨道重叠部分呈轴对称分布,即沿键轴呈圆柱形对称分布,故 σ 键可绕对称轴自由旋转,而不影响键的强度和键与键之间的角度,因此以 σ 键结合的物质常有构象异构现象,如在后续章节中会学到环己烷有船式构象和椅式构象;②σ 键能单独存在于分子中;③σ 键重叠程度较大,牢固,不易断裂,性质较稳定,不易起化学反应。

2. π 键　当两个原子轨道沿着键轴相互靠近,发生"肩并肩"的重叠时,形成 π 键(图 2-3b)。π 键具有以下特点:①由轨道侧面重叠而成,重叠部分沿着键轴反对称,故形成 π 键的两原子不能相对自由旋转,否则 π 键将被破坏,因此以 π 键结合的物质(如烯烃)就可能产生顺反异构现象;②π 键电子云分布在分子平面上下,受核束缚力小,具有较大流动性,易

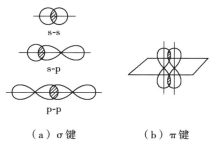

（a）σ键　　（b）π键

图 2-3　σ 键与 π 键形成示意图

受外界影响而发生极化；③π 键不能单独存在于分子中，只能与 σ 键共存；④π 键重叠程度比 σ 键小，不如 σ 键牢固，易断裂，易起化学反应。

σ 键和 π 键是众多共价键类型中最重要、最基础的两类，通常共价单键为 σ 键；由于 π 键不能单独存在，故共价双键中，一个是 σ 键，一个是 π 键；共键三键中，一个是 σ 键，另外两个是 π 键。

（三）键参数

表征有机分子中共价键某些性质的参数有键长、键角、键能及键的极性等，这些参数对说明有机化合物的结构和性质有十分重要的意义。

有机化合物成键原子及成键的类型不同，其键长也不相同。例如，C—C、C＝C 及 C≡C 的键长分别是 0.154nm、0.133nm 和 0.121nm，即单键最长，双键次之，三键最短。

键角的大小与分子的空间构型有关。例如，烷烃的 H—C—C 或 H—C—H 的键角都接近 109°28′；烯烃是平面型分子，H—C—H 或 H—C—C 的键角接近 120°；炔烃是线型分子，其 H—C—C 的夹角为 180°。键角是影响化合物性质的因素之一，从键角大小可推断有机分子的几何构型。而键能越大，则有机分子中的共价键越牢固。

极性共价键的共用电子对的电子云不是平均地分布在两个原子核之间的，而是靠近电负性较大的原子，使它带部分负电荷（用 δ⁻ 表示）；电负性较小的原子则带部分正电荷（用 δ⁺ 表示）。例如，一氯甲烷 CH_3—Cl，电负性较大的氯原子带部分负电荷，碳带部分正电荷。两个原子的电负性相差越大，键的极性越强。键的极性可导致分子的极性。通过极性键结合的双原子分子是极性分子；通过极性键结合的多原子分子是否有极性，则与分子的几何构型有关。键的极性能够影响物质的理化性质，它不仅与物质的熔点、沸点和溶解度有关，而且还能决定在这个键上能否发生化学反应或发生什么类型的反应，并影响与其相连化学键的反应活性。

（四）有机物分子中的原子轨道杂化

按照现代价键理论，C 原子最多只能形成 2 个共价键，与事实不符。为了说明多原子分子成键数目和空间构型的问题，1931 年鲍林等人在价键理论的基础上提出了**杂化轨道理论**（hybrid orbital theory），在成键能力、分子的空间构型等方面丰富和发展了现代价键理论。

大部分主族元素的原子 ns 与 np 轨道能级相近，常采用 sp 类型的杂化方式成键。过渡元素的原子具有能级相近的 $(n-1)d$、nd 轨道，可采用 dsp 和 spd 类型的杂化方式成键。下面以 C、N、O 原子为例来讨论 sp 类型的 3 种杂化及成键方式，以便在学习中更好地理解有机物分子的空间结构。

1. sp^3 杂化　1 个 ns 轨道和 3 个 np 轨道杂化，形成 4 个 sp^3 杂化轨道。4 个 sp^3 杂化轨道沿正四面体的四个顶点分布，如图 2-4 所示，空间构型为正四面体。

有机物分子中的饱和 C 原子，如 CH_4 分子中的 C 原子，轨道排布式为 $1s^2 2s^2 2p^2$，在成键过程中，它的 1 个 2s 电子被激发到空的 2p 轨道上，2s 轨道和 3 个 2p 轨道杂化形成 4 个能量相等、空间重新分布的 sp^3 杂化轨道（遵从最小

图 2-4　sp^3 杂化轨道形成示意图

排斥原理），4 个新的 sp^3 杂化轨道在各自伸展方向上分别与 H 原子的单电子 1s 轨道"头碰头"重叠形成 4 个 σ 键，键角为 109°28′，即 CH_4 为正四面体型分子，如图 2-5。

2. sp^2 杂化　1 个 ns 轨道和 2 个 np 轨道杂化，形成 3 个 sp^2 杂化轨道。3 个杂化轨道沿平面三角形的三个顶点分布，如图 2-6。

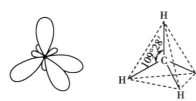

图 2-5　CH_4 分子形成示意图

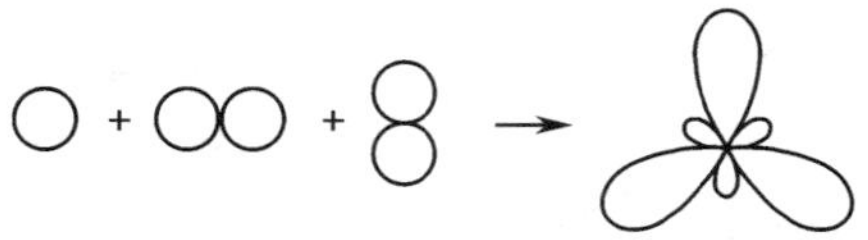

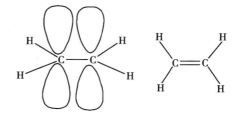

图 2-6　sp^2 杂化轨道形成示意图

有机物分子中的双键 C 原子,如 C_2H_4 分子中的 C,在成键过程中,1 个 2s 电子激发到空的 2p 轨道上,1 个 s 轨道和 2 个 p 轨道参与杂化,形成 3 个 sp^2 杂化轨道。3 个杂化轨道沿平面三角形的三个顶点分布;其中 2 个新的 sp^2 杂化轨道在各自伸展方向上分别与 2 个 H 原子的单电子 1s 轨道"头碰头"重叠形成 2 个 C—H σ 键,1 个新的 sp^2 杂化轨道与另一个和它相同杂化类型的 C 原子的 sp^2 杂化轨道"头碰头"重叠,形成 C—C σ 键;两个 C 原子未参与杂化的 p 轨道上各有 1 个单电子,"肩并肩"重叠形成 C—C π 键,即 C_2H_4 分子为平面构型,如图 2-7。

图 2-7　C_2H_4 分子形成示意图

3. sp 杂化　1 个 ns 轨道和 1 个 np 轨道参与杂化,形成 2 个 sp 杂化轨道。如图 2-8 所示,为满足最小排斥原理,两个杂化轨道尽量远离,呈直线形分布。

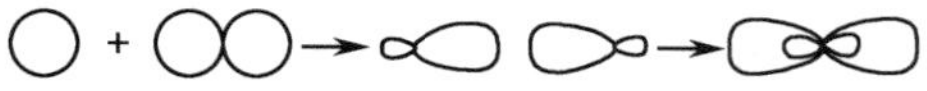

图 2-8　sp 杂化轨道形成示意图

有机物分子中的三键 C 原子,如 C_2H_2 分子中的 C,在成键过程中,1 个 2s 电子激发到空的 2p 轨道上,1 个 s 轨道和 1 个 p 轨道参与杂化,形成 2 个 sp 杂化轨道。2 个杂化轨道 180° 伸展,分别与 1 个 H 原子的单电子 1s 轨道、另一个相同杂化方式的 C 原子的 sp 杂化轨道"头碰头"重叠形成 1 个 C—H σ 键和 1 个 C—C σ 键;未参与杂化的 2 个 p 轨道上各有 1 个单电子,在两个 C 原子间"肩并肩"重叠形成 2 个 C—C π 键,即 C_2H_2 分子为直线型,如图 2-9。

杂化轨道还有等性杂化和不等性杂化之分。以上讨论的 3 种 sp 类型的杂化中,参与杂化的原子轨道杂化前后各有 1 个单电子,得到的杂化轨道组成完全相同,这种杂化是等性杂化。具有孤对电子的原子轨道也可以参与杂化,得到的新轨道部分被不参与成键的孤对电子占据,形成不同的杂化轨道,称不等性杂化,如 NH_3 分子和 H_2O 分子的形成。

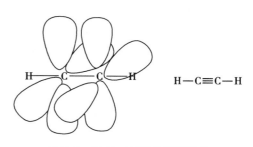

图 2-9　C_2H_2 分子形成示意图

杂化轨道理论合理解释了共价键的饱和性和方向性。杂化轨道参与形成的共价键都是 σ 键,而分子的空间构型主要取决于分子中的 σ 键,所以根据成键原子的杂化轨道类型就可以推断有机物分子或官能团的空间构型。

（五）共价键的断裂方式与有机反应的类型

1. 共价键的断裂方式　任何一个有机反应过程都包含原有化学键的断裂和新键的形成。共价键的断裂方式有均裂(homolysis)和异裂(heterolysis)两种。

（1）均裂:共价键断裂后,两个键合原子共用的一对电子由两个原子各保留一个,这种键的断裂方式叫均裂。由均裂生成的带有未成对电子的原子或原子团叫自由基或游离基。

有自由基参加的反应叫作自由基反应,这种反应往往由光、高温或过氧化物所引发。自由基反应是高分子化学中的一个重要的反应,它也参与许多生理或病理过程。

$$-\overset{|}{\underset{|}{C}} : X \xrightarrow{\triangle \text{ 或 } hv} -\overset{|}{\underset{|}{C}} \cdot + X \cdot$$

(2)异裂:共价键断裂后,其共用电子对只归属于原来生成共价键的两部分中的一部分,这种键的断裂方式叫作异裂。该反应一般在极性溶剂中进行,往往被酸、碱或极性溶剂所催化。通过共价键的异裂而进行的反应叫作离子型反应。它有别于无机化合物瞬间完成的离子反应,通常发生于极性分子之间,通过共价键的异裂而完成。

C 原子与其他原子间的 σ 键断裂时,可得到碳正离子或碳负离子:

$$-\overset{|}{\underset{|}{C}} : X \longrightarrow :X^- + -\overset{|}{\underset{|}{C}}{}^+ \text{(碳正离子)}$$

$$-\overset{|}{\underset{|}{C}} : Y \longrightarrow Y^+ + -\overset{|}{\underset{|}{C}}{}^- \text{(碳负离子)}$$

碳正离子是亲电的,在反应中它们总是进攻电子云密度较大的部位,所以是一种亲电试剂(electrophilic reagent)。碳负离子是亲核的,在反应中它们往往寻求质子或进攻一个正电荷的中心以中和其负电荷,是亲核试剂(nucleophilic reagent)。由亲电试剂的进攻而发生的反应叫**亲电反应**;由亲核试剂的进攻而发生的反应叫**亲核反应**。

2. 有机反应的类型　有机化学反应可根据反应物与产物之间的关系分为取代反应、加成反应、消去反应、异构化反应和氧化还原反应等类型。

(1)取代反应(substitution reaction):连接在 C 原子上的一个原子或官能团被另一个原子或官能团置换的反应叫**取代反应**。在反应中,该 C 原子上有一个 σ 键断裂和一个新的 σ 键生成。

$$CH_3-CH_2Br+OH^- \longrightarrow CH_3-CH_2OH+Br^-$$

(2)加成反应(addition reaction):两个原子加到一个 π 键上形成两个 σ 键的反应叫**加成反应**。

$$R-CH=CH_2+Br_2 \longrightarrow R-\overset{|}{\underset{Br}{C}}H-\overset{|}{\underset{Br}{C}}H_2$$

(3)消去反应(elimination reaction):一般地说,位于两个相邻 C 原子上的两个 σ 键断裂,并在这两个原子之间形成一个 π 键的反应叫**消去反应**。

$$CH_3-CH_2Br \longrightarrow CH_2=CH_2+HBr$$

(4)异构化反应(isomerization reaction):一个化合物通过原子或原子团的转移而转变为它的异构体的反应叫作**异构化反应**。

$$\underset{CH_2-O-PO_3H_2}{\overset{CHO}{H-\overset{|}{\underset{|}{C}}-OH}} \longleftrightarrow \underset{CH_2-O-PO_3H_2}{\overset{CH_2-OH}{\overset{|}{C}=O}}$$

(5)氧化还原反应(oxidation-reduction reaction):在有机化学中,**氧化**一般指有机物得氧或脱氢的过程,**还原**指有机物失氧或加氢的过程。因此,烃变成醇、醇变成醛都是氧化反应,它们各自的逆过程就是还原反应。

$$\underset{\underset{H}{|}}{\overset{\overset{H}{|}}{R-C-H}} \underset{还原}{\overset{氧化}{\rightleftharpoons}} \underset{\underset{H}{|}}{\overset{\overset{H}{|}}{R-C-OH}} \underset{还原}{\overset{氧化}{\rightleftharpoons}} \overset{\overset{O}{\|}}{R-C-H} \overset{氧化}{\longrightarrow} \overset{\overset{O}{\|}}{R-C-OH}$$

第二节 烃

由碳和氢两种元素组成有机化合物叫作碳氢化合物,简称为**烃**(hydrocarbon)。烃是许多其他有机化合物的母体,因此有机化合物可视为烃及其衍生物。

根据碳原子之间的连接方式不同,可将烃分为开链烃和环烃;根据碳原子连接的键的类型,又可分为饱和烃和不饱和烃,饱和烃以碳碳单键相连,不饱和烃又可分为碳碳双键相连的烯烃及碳碳三键相连的炔烃。

一、烷烃

碳碳单键相连的烃分子中碳原子结合的氢原子数目达到最高限度,称为饱和烃,即**烷烃**(alkane)。烷烃分子组成通式为 C_nH_{2n+2}(n 为正整数)。

(一)烷烃的命名

有机化合物的英文命名依据 1892 年日内瓦国际纯粹与应用化学联合会(International Union of Pure and Applied Chemistry,IUPAC)的规则,后经多次修改,为世界各国普遍采用。随着有机化学学科日益发展,我国的有机化合物中文命名法则是根据中文的特点,遵照 IUPAC 规则拟定的。1960 年发布了《有机化学物质的系统命名原则》,1980 年增补修订为《有机化学命名原则》。近年来,中国化学会有机化合物命名审定委员会对传统《有机化学命名原则》(1980)进行了进一步的修订和完善,2017 年发布了《有机化合物命名原则 2017》,与国际接轨,以适应有机化学学科的发展需要。

烷烃的命名原则是各类有机化合物命名的基础。烷烃的命名通常分为普通命名法(common nomenclature)和系统命名法(systematic nomenclature)两种。

1. 普通命名法 通常根据碳原子的总数将烷烃称为"某烷",碳原子的个数为 1~10 时分别用天干数甲、乙、丙、丁、戊、己、庚、辛、壬、癸表示,如 C_4H_{10} 叫丁烷;若碳原子数超过 10 个,则用中文数字表示,如 $C_{11}H_{24}$ 叫十一烷。

为了区别异构体,直链烷烃用"正"表示,支链烷烃若碳链一末端带有两个甲基的特定结构用"异"表示,带有三个甲基的特定结构则用"新"表示。例如:

$$CH_3CH_2CH_2CH_2CH_3 \qquad \underset{\underset{CH_3}{|}}{CH_3CH_2CHCH_3} \qquad \underset{\underset{CH_3}{|}}{\overset{\overset{CH_3}{|}}{CH_3-C-CH_3}}$$

　　　（正）戊烷　　　　　　　异戊烷　　　　　　　新戊烷

普通命名法简单方便,但只适合一些结构比较简单的烷烃,对于比较复杂的烷烃一般使用系统命名法。

在烷烃分子中,碳原子与碳原子之间的结合方式可能不同。如:

$$\underset{\underset{\overset{|}{CH_3}\overset{}{}\overset{7}{}}{\overset{}{\underset{\overset{|}{CH_3}}{}}}{\overset{\overset{6}{CH_3}}{\overset{|}{\underset{}{\overset{1}{CH_3}-\overset{2}{C}-\overset{3}{CH}-\overset{4}{CH_2}-\overset{5}{CH_3}}}}}$$

在上述结构中,碳原子不仅能与另外 1 个碳原子相连,还可与 2 个、3 个、4 个碳原子相连,因此,有 4 种不同类型的碳原子:①在分子中只与另外一个碳原子相连的碳原子,称伯碳原子(primary carbon)(或以 1°表示),例如 C-1、5、6、7、8,伯碳原子上连接的氢原子称伯氢;②与另外两个碳原子直接相连的碳原子,称仲碳原子(secondary carbon)(或以 2°表示),例如 C-4,仲碳原子上连接的氢原子称仲氢;③与另外三个碳原子直接相连的碳原子,称叔碳原子(tertiary carbon)(或以 3°表示),例如 C-3,叔碳原子上连接的氢原子称叔氢;④与另外四个碳原子直接相连的碳原子,称季碳原子(quatenary carbon)(或以 4°表示),例如 C-2,季碳原子上不能连接氢原子。不同碳原子上连接的氢原子,其反应活性是不同的。

当烃分子失去一个或 n 个 H 原子后剩余的基团叫作**烃基**(hydrocarbyl),烷基的通式可用 R—表示。常见的烃基如下:

CH_3-	甲基	$CH_3CH_2CH_2CH_2-$	丁基
$-CH_2-$	亚甲基(甲烯基)	$CH_3-CH-CH_2-$ (CH₃)	异丁基
$-CH=$	次甲基(甲炔基)		
CH_3CH_2-	乙基	CH_3-CH_2-CH- (CH₃)	仲丁基
$CH_3CH_2CH_2-$	丙基		
CH_3-CH- (CH₃)	异丙基	CH_3-C- (CH₃ 上下)	叔丁基

2. 系统命名法　　直链烃的系统命名法和普通命名法基本相同,把普通命名法中的"正"字去掉即可。有侧链的烷烃,侧链看作取代基,即烷基。本书沿用传统系统命名法,烷烃命名的关键在于如何确定主链和取代基位置,原则如下:

(1)选主链(母体):选择最长的碳链为主链,根据主链碳原子数称为某烷,支链作为取代基。当同时有几个等长的主链时,则选择含取代基最多的碳链为主链。

(2)将主链编号:从最靠近取代基的一端开始给主链编号,如果主链有两个以上取代基,应使取代基的位次之和最小。

(3)写名称:将取代基的位次(用阿拉伯数字表示)、相同取代基的数目(用中文数字表示)、取代基的名称依次写在母体名称前面。阿拉伯数字之间用逗号,阿拉伯数字和汉字之间用"-"短线相连。如有两个以上取代基,则按取代基原子序数(或原子团)由小到大的顺序排列以命名;如果主链上有相同的取代基时,则用中文数字将取代基合并,但各取代基的位次仍须标出,且用","隔开。例如:

4-乙基辛烷

3-甲基-5-乙基-4-丙基壬烷

2,3,4-三甲基己烷

常见烷基的优先次序是:甲基<乙基<丙基<异丙基<叔丁基。

（二）烷烃的结构

甲烷是最简单的烷烃分子。实验证明甲烷分子有 4 个 C—H 键,键长、键能相等,4 个键角也相等,提示甲烷是以 C 为中心的正四面体结构。为了解释甲烷的正四面体结构,鲍林在价键理论的基础上提出了杂化轨道(hybrid orbital)理论。杂化轨道理论认为在 C 原子与 H 原子形成甲烷(CH_4)分子的过程中,首先 C 原子价层 1 个 2s 电子吸收一部分能量被激发到 2p 空轨道上,然后由 1 个 2s 轨道和 3 个 2p 轨道混合起来,重新组合成 4 个能量相等的 sp^3 杂化轨道。这种组合成新轨道的过程称为"杂化"。

sp^3 杂化轨道电子云形状既不同于 s 电子云的球形"○",也不同于 p 电子云的哑铃形"∞",而是一头大一头小的葫芦形"∞"。在 CH_4 形成过程中,由 sp^3 杂化轨道电子云的大头与氢原子的 1s 球形轨道电子云发生重叠"○○○",这样,重叠程度最大,形成的是最稳定的 σ 键。CH_4 分子中 4 个 sp^3 杂化轨道对称轴之间的夹角为 109°28′,呈正四面体,C 原子位于正四面体的中心。

烷烃中碳原子所连 4 个原子或原子团不是在同一平面上,而是在空间分布成四面体,这就决定了烷烃分子中碳原子的排列不是直线形的。在结晶状态时,烷烃碳原子的排列呈锯齿状。如庚烷中碳原子的排列如下:

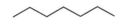

由于烷烃中的 σ 键可以自由旋转,导致分子中的原子或原子团在空间不同的排列方式称为**构象**(conformation)。例如乙烷的许多构象中,有两种典型构象:一种是交叉式构象,另一种是重叠式构象。

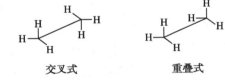

交叉式　　　　　重叠式

乙烷优势构象

乙烷的交叉式构象,三对氢原子距离最远,也最为稳定;而重叠式构象,三对氢原子距离最近,也最不稳定。因此,乙烷分子中,交叉式构象为优势构象,大多数乙烷分子以这种形式存在。

（三）烷烃的化学性质

烷烃是饱和烃,无论碳碳键或碳氢键都结合得比较牢固(都是 σ 键),在一般条件下,化学性质比较稳定,与大多数试剂如强酸、强碱、强氧化剂、强还原剂等都不起化学反应。烷烃碳氢之间电负性差别小,整个分子电子云分布较均匀,不易发生异裂反应(即离子型反应),但在足够能量条件下,如加热或光照,容易发生均裂反应(即游离基反应)。

如氯气(Cl_2)在光照条件下发生均裂,生成高能量的活泼游离基(2Cl·),与甲烷发生连续的卤代反应:

$$H-C-H \xrightarrow[\text{(均裂)}]{\text{光照} \nearrow HCl} H-C-Cl \xrightarrow{\text{光照} \nearrow HCl} H-C-Cl \xrightarrow{\text{光照} \nearrow HCl} H-C-Cl \xrightarrow{\text{光照} \nearrow HCl} Cl-C-Cl$$

碳链较长的烷烃发生卤代反应时,由于卤素可取代不同的氢原子,得到的各种卤代烃较为复杂。卤代反应中,烷烃氢原子被取代的相对活性遵循叔氢>仲氢>伯氢次序。究其原因,在于烷基游离基的稳定性遵循 3°>2°>1°>CH₃·次序。

（四）重要的烷烃

甲烷（methane）也称为沼气或坑气，是无色、无味、难溶于水、易燃烧的气体。当矿井内的甲烷含量达 5.5%~14% 时，遇明火会引起爆炸，即瓦斯爆炸。甲烷可作为燃料，也是一种重要的化工原料。

天然气是由 1~4 个碳的烷烃组成，汽油是由 5~10 个碳的烷烃组成，煤油是由 12~18 个碳的烷烃组成，液体石蜡是由 18~24 个碳的烷烃组成，而半固体凡士林则是由 18~22 个碳的烷烃组成。

二、烯烃和炔烃

烯烃（alkene）和炔烃（alkyne）分子中碳原子没有全部被氢饱和，这类烃分子中氢原子数少于饱和烷烃氢原子数，因此被称为**不饱和烃**（unsaturated hydrocarbon）。若 C 原子之间以双键相连，烃分子中出现碳碳双键（C＝C）的不饱和烃叫作**烯烃**，由于链状烯烃比相应烷烃少两个氢原子，其分子通式为 C_nH_{2n}（n 为正整数）；若 C 原子之间以三键相连，烃分子中出现碳碳三键（C≡C）的不饱和烃则叫作**炔烃**，炔烃比同碳数的烯烃少两个氢原子，通式为 C_nH_{2n-2}（n 为正整数）。

（一）烯烃和炔烃的命名

烯烃和炔烃的命名与烷烃相似，要点如下：

1. 选主链　选择含有双键或三键的最长碳链为主链，从靠近双键或三键的一端开始编号（保持双键或三键位次最小）。

2. 将主链编号　从靠近双键或三键一端开始为主链碳原子用阿拉伯数字依次编号，写在某烯或某炔之前，并加一短线"-"隔开。

3. 写出烯或炔的完整名称　取代基的位置、数目和名称写在烯烃或炔烃之前；若双键或三键位置正好在主链分子中央，则主链碳原子编号应保持取代基位次最小。例如：

$$\overset{1}{C}H_3\overset{2}{C}H=\overset{3}{C}H\overset{4}{C}H\overset{5}{C}H_3$$
$$\underset{CH_3}{|}$$

4-甲基-2-戊烯

$$\overset{5}{C}H_3-\overset{4}{C}H_2-\overset{3}{C}≡\overset{2}{C}-\overset{1}{C}H_3$$

2-戊炔

$$\overset{1}{C}H_3-\overset{2}{C}=\overset{3}{C}H-\overset{4}{C}H_3$$
$$\underset{CH_3}{|}$$

2-甲基-2-丁烯

$$\overset{1}{C}H≡\overset{2}{C}-\overset{3}{C}H-\overset{4}{C}H_3$$
$$\underset{CH_3}{|}$$

3-甲基-1-丁炔

烯烃失去一个氢原子后剩余的基团叫作烯基（alkenyl）。如：

$$CH_3CH=CH-\qquad CH_2=CH-CH_2-\qquad CH_2=\underset{\underset{CH_3}{|}}{C}-$$

1-丙烯基　　　2-丙烯基或烯丙基　　1-甲基乙烯基或异丙烯基

（二）烯烃与炔烃的结构

乙烯（CH₂＝CH₂）分子的每个碳原子均有 3 个 sp² 杂化轨道，其中碳碳之间各以 1 个 sp² 杂化轨道沿键轴方向重叠形成 C—C σ 键，每个碳原子又各以 2 个 sp² 杂化轨道与 2 个氢原子沿键轴方向重叠形成 2 个 C—H σ 键，键与键之间的夹角均为 120°，分子中 6 个原子处于同一平面，所以乙烯为平面结构。乙烯分子中每个碳原子还剩 1 个未参与杂化的 p 轨道，垂直于分子平面，以侧面相互平行重叠形成 π 键。

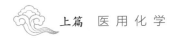

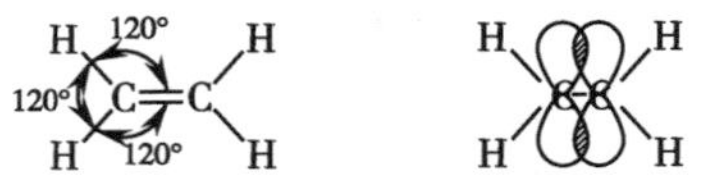

乙炔（H—C≡C—H）分子的每个碳原子均有 2 个 sp 杂化轨道，其中碳碳之间各以 1 个 sp 杂化轨道沿键轴方向重叠形成 C—C σ 键，每个碳原子又各以 1 个 sp 杂化轨道与 1 个氢原子沿键轴方向重叠形成 1 个 C—H σ 键，键与键之间的夹角均为 180°，因此乙炔是直线分子。乙炔分子中每个碳原子还剩 2 个未参与杂化的 p 轨道，互相垂直于 C—C σ 键轨道对称轴，电子云侧面相互重叠形成 2 个 π 键。

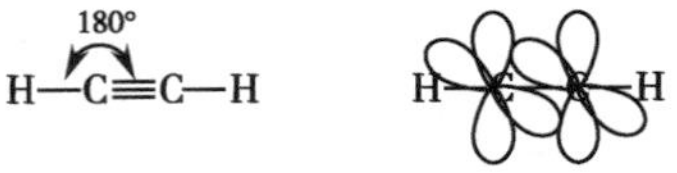

烯烃和炔烃的同分异构除碳链异构，还有双键或三键位置异构。考虑到空间结构，在双键上两个碳原子所连接的原子或原子团不同时，会产生两种不同的排列方式，例如：

由于分子中双键受到限制而不能自由旋转，使受限制碳原子连接的原子或原子团在空间排列不同而产生的同分异构现象，叫作**顺反异构**（cis-trans isomerism）。对顺反异构体命名时，若两个受限碳原子连接的相同或相似原子、原子团分布在双键同侧，称为顺式构型，如上式（a）被命名为顺-2-丁烯；反之，则为反式构型，如上式（b）被命名为反-2-丁烯。

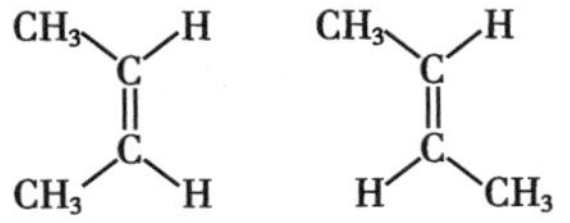

必须指出，并不是所有含双键的烯烃都有顺反异构。产生顺反异构的条件除了分子中存在限制键旋转的因素外，每个受限碳原子还要连接不同的原子或原子团。脂环化合物环的结构和双键一样，限制着碳原子的自由旋转，只要两个碳原子连接的原子或原子团不相同则具有顺反异构体。

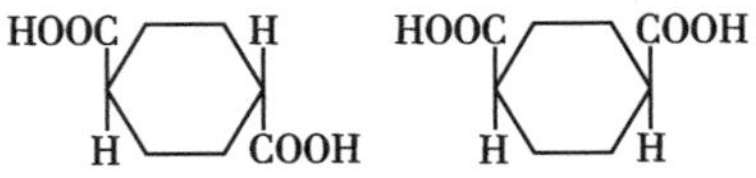

顺反异构体不仅存在理化性质的差别，其生物活性也往往不同。对生物体而言，一般只有顺反异构体中的一种表现出生物活性；很多具有顺反异构的药物，往往也只有其中一种具有药效。

（三）烯烃和炔烃的化学性质

烯烃和炔烃的不饱和键中都存在 π 键，其电子云重叠程度较低，不牢固，易断裂而发生氧化、加成和聚合等化学反应。

1. 氧化反应 烯烃和炔烃较烷烃易氧化，得到的氧化产物随氧化剂、反应条件及分子结构不同而不同。以烯烃为例，在高锰酸钾作用下：

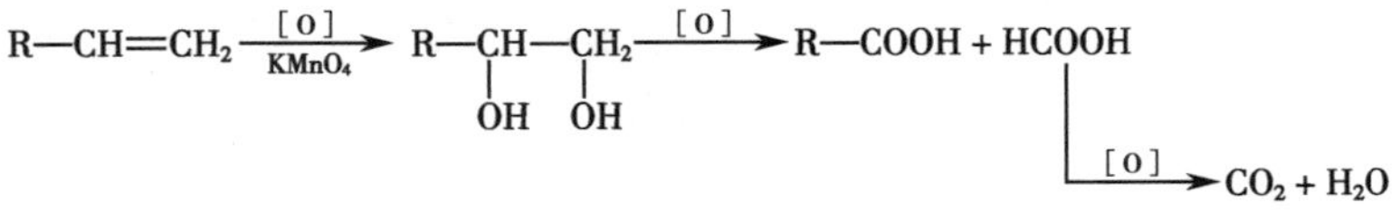

反应可使高锰酸钾的紫色很快褪去，并生成棕褐色的二氧化锰沉淀，因此可用于不饱和

键的鉴定。

2. 加成反应　在适当条件下,烯烃和炔烃能与氢气、卤素、卤化氢、硫酸等发生加成反应。如:

$$R—CH{=}CH_2 + Br_2 \longrightarrow R—\underset{Br}{\underset{|}{CH}}—\underset{Br}{\underset{|}{CH_2}}$$

此反应实质是烯烃分子中 π 键断裂,2 个溴原子分别加在 2 个碳原子上,生成二溴代烷烃。该反应能使红棕色的溴立刻褪色,因此常用于鉴定有机物中是否存在不饱和键。

根据烯烃分子的反应历程看,此加成反应属于离子型亲电加成反应。首先,Br_2 发生异裂生成 $Br^+ + Br^-$,然后 Br^+、Br^- 依次与烯烃双键碳原子发生亲电加成反应。

不对称的不饱和烃(如烯烃)和卤化氢(H—X)加成时,X—总是优先加在含氢原子较少的双键碳原子上,H—加在含氢原子较多的双键碳原子上,称此为 Markovnikov **规则**,简称**马氏规则**。因此,不对称烃与卤化氢以生成下列优势产物为主。

$$R—CH{=}CH_2 + HBr \longrightarrow R—\underset{Br}{\underset{|}{CH}}—CH_3$$
$$（优势产物）$$

生成优势产物的原因在于反应中间体碳正离子稳定性遵循 $3° > 2° > 1° > CH_3^+$ 的次序,生成越稳定的中间产物,越有利于终产物的形成。

3. 聚合反应　工业上常用烯烃和炔烃作为原料,通过聚合反应合成塑料、橡胶等。

$$nCH_2{=}CH_2 \xrightarrow{\text{催化剂}} +CH_2—CH_2 \mathbin{\big)}_n$$

（四） 重要的烯烃和炔烃

1. 乙烯(ethylene)　乙烯($CH_2{=}CH_2$)是一种略带甜味、稍有气味的无色气体,易燃烧。乙烯是重要的化工原料,也是植物的内源性激素,可以促进果实的成熟。和乙烯一样,丙烯(propylene)也是重要的化工原料,可聚合生成聚丙烯,与乙烯共聚生成乙丙橡胶,苯烃化可生成异丙苯,水合生成异丙醇,氧化生成环氧丙烷等。

2. 乙炔(acetylene)　乙炔($CH{\equiv}CH$)是最简单的炔烃,也是一种基本有机合成原料,俗称风煤或电石气,在室温下是无色、极易燃气体,在烧焊金属方面有广泛的应用。

3. 1,3-丁二烯($CH_2{=}CH—CH{=}CH_2$)　分子中含有两个 C≡C 的烃,叫作二烯烃(diolefin),由于单、双键交叉排列的结构特点,又被称为**共轭二烯烃**。共轭二烯烃 1,3-丁二烯分子中 C 原子均以 sp^2 杂化形成 3 个 C—C σ 键、6 个 C—H σ 键。除此以外,每个碳原子还剩一个未参与杂化的 p 轨道,以侧面相互重叠,构成一个大 π 键,称为共轭 π 键。这里由于4 个 C 原子靠得很近,使电子云发生了共有化、平均化,从而使单键变短、双键变长,键平均化,体系趋于稳定,故其化学性质较烯烃稳定,这种出现于分子内的相互影响叫作**共轭效应**(conjugative effect)。若共轭效应发生于两个 π 键之间就称为 π-π 共轭。由于其特殊结构,1,3-丁二烯与卤素、卤化氢等起加成反应,会生成 1,2 加成和 1,4 加成两种产物。1,3-丁二烯是合成橡胶的重要原料。1,3-丁二烯具有麻醉等作用,长期接触可引起头痛、头晕、失眠、记忆力减退等症状。

三、环烃

环烃(cyclic hydrocarbon)指分子中有碳原子首尾相连,形成具有环状结构的烃,根据其结构和性质可分为脂环烃(alicyclic hydrocarbon)和芳香烃(aromatic hydrocarbon)。

（一）脂环烃

1. 脂环烃的分类与命名　根据碳原子连接的键的类型，脂环烃有饱和的环烷烃和不饱和的环烯烃、环炔烃；根据环的数目，又有单环和多环脂环烃之分。这里主要介绍单环脂环烃。

单环环烷烃的命名与烷烃类似，根据环中碳原子的数目称之为“环某烷”，只在某烷前加一“环”字，如果环上有取代基，则要保持取代基位次最小；如果环上有不同取代基，则以小取代基作为“1”位。例如：

环丙烷　环丁烷　环戊烷　环己烷　1-甲基-2-乙基环己烷

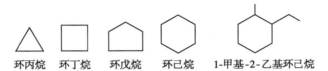

单环环烯烃或环炔烃的命名，根据碳环原子数称为“环某烯”或“环某炔”，编号保持不饱和键位次最小。例如：

环戊炔　3-甲基-5-乙基环己烯

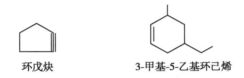

2. 脂环烃的结构与化学性质　以单环环烷烃为例，介绍脂环烃的结构与化学性质。环烷烃中的碳原子呈 sp^3 杂化状态，它们的杂化轨道之间的夹角应为 109°28′。

就环丙烷而言，其结构为三角形环，键角为 60°，为了恢复到 109°28′这个正常夹角而使分子内产生角张力。角张力是环丙烷分子内能较高、环不稳定的主要因素之一。环丁烷（四元环）与环丙烷（三元环）相似，分子中也存在着角张力，所以三、四元环较不稳定，从而使它们的化学性质比较活泼，易开环，发生与烯烃加成相似的化学反应。五元环和六元环则由于它们的碳碳杂化轨道可以保持或基本保持较小的角张力和最大限度的重叠，且成环的原子并不在同一平面上，故内能小、稳定性相对较大。

六元环的立体构型有船式和椅式两种典型构象。在环己烷的构象中，4 个碳原子在同一平面上，另两个碳原子在平面同侧的为船式，分别在两侧的则为椅式，其中椅式构象稳定性更高，为优势构象。

船式　椅式

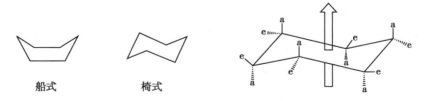

环己烷的椅式构象中，12 个 C—H 键可分为如上右图所示：a 键（竖键或直立键）与 e 键（横键或平伏键）两种类型。如果环己烷上有取代基，取代基处在 e 键较为稳定。如果环己烷上有多个取代基，则大基团处在 e 键较为稳定。

环烷烃性质类似于直链烷烃，能与卤素起取代反应。环烯烃的化学性质则与烯烃相似。

（二）芳香烃

芳香烃简称芳烃，因有特殊的芳香性而得名。通常芳香烃指结构中含有苯环的苯型芳香烃，也有不含苯环的非苯芳香烃。

1. 苯的结构　苯的分子式是 C_6H_6，推测其结构为：

或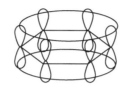

从上述结构分析,苯类似于具有单、双键交替的不饱和烃,应该具有烯烃的性质。但实验证明,苯不能与溴起加成反应,也不能被高锰酸钾氧化。因此,苯不具有烯烃的性质,较稳定。

研究发现苯分子具有平面正六边形结构,分子的键角、键能、键长均相等,可以表示为:

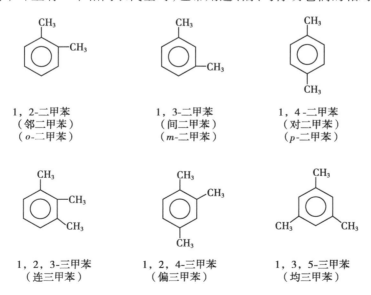

分子杂化轨道理论认为,苯分子中 6 个碳原子均为 sp^2 杂化,相互重叠,形成 6 个 C—C σ 键和 6 个 C—H σ 键。键角均为 120°,是个环平面分子。每个碳原子还剩一个未参与杂化的 p 轨道,它们垂直于环平面,相互间以侧面重叠,形成一个闭合的大 π 键,均匀分布在环平面上下。苯的大 π 键电子云为共轭体系,从而使键长、键能平均化,使苯环结构较稳定,不易被氧化,也不易发生加成反应,而易于发生苯环上氢原子的亲电取代反应,而且苯环还具有一些特殊的光谱特征。这些特性被称为"芳香性"。

2. 单环芳烃 分子中含有一个苯环的芳烃称为单环芳烃,包括苯及其同系物。

(1) 单环芳烃的命名:单环芳烃命名一般以苯环为母体,烃基作为取代基,其余的原则类似烷烃的命名。当苯环上有两个相同取代基时,也常用邻或 o-、间或 m-、对或 p-标明它们的相对位次;当苯环上有 3 个相同取代基时,也常用连、偏、均标明它们的相对位次。

<table>
<tr><td>1,2-二甲苯
(邻二甲苯)
(o-二甲苯)</td><td>1,3-二甲苯
(间二甲苯)
(m-二甲苯)</td><td>1,4-二甲苯
(对二甲苯)
(p-二甲苯)</td></tr>
<tr><td>1,2,3-三甲苯
(连三甲苯)</td><td>1,2,4-三甲苯
(偏三甲苯)</td><td>1,3,5-三甲苯
(均三甲苯)</td></tr>
</table>

当芳烃失去一个氢原子,所剩下的原子团叫芳基(aryl),可用 Ar—表示。

(2) 单环芳烃的化学性质:苯的化学结构较稳定,不易起加成反应,不易被高锰酸钾氧化。但烃基苯可被高锰酸钾氧化,凡是烃基上有 α-H 的,最终苯环被氧化成苯甲酸。在一定条件下,单环芳烃易发生取代反应。苯的取代反应很多,如卤代、硝化、磺化、傅氏反应(即烷基化反应)等,其反应机理为亲电取代反应。

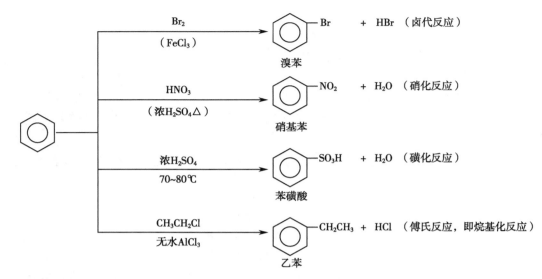

（3）重要的单环芳烃：苯（benzene）为无色液体，有特殊气味，易燃烧，是一种很好的有机溶剂，也是重要的化工原料。甲苯（methylbenzene）为无色、易燃、易挥发液体，可作为有机溶剂，也可用来生产 2,4,6-三硝基甲苯，俗称"TNT"，是一种烈性炸药。二甲苯（dimethyl benzene）存在三种同分异构体，有着各自的工业用途。

3. 多环芳烃 分子中含有两个及以上苯环的芳烃称为多环芳烃。根据苯环连接方式，又可分为联苯、多苯代脂肪烃及稠环芳烃三类。其中多见的是稠环芳香烃，有萘（naphthalene）、蒽（anthracene）、菲（phenanthrene）等，化学结构分别如下：

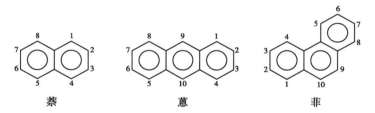

萘分子中每个碳原子均为 sp^2 杂化，未参与杂化的 p 轨道侧面重叠，构成 π 电子云共轭体，其分子为平面结构。根据实验测出，萘分子中碳原子可以分为两类：C-1、4、5、8 电子云密度高，为 α-碳原子；C-2、3、6、7 电子云密度低，为 β 碳原子，在 α-碳原子上易发生亲电取代反应。

蒽分子中碳原子可以分为三类：C-1、4、5、8 为 α-碳原子，C-2、3、6、7 为 β 碳原子，C-9、10 为 γ 碳原子，γ 碳原子电子云密度最高，亲电取代反应易发生在 γ 碳上，在一定条件下，可被氧化成 9,10-蒽醌。

菲和蒽的分子式均为 $C_{14}H_{10}$，互为同分异构体。对于菲，取代反应易发生在 C-9、C-10 位。菲的衍生物环戊烷多氢菲为类固醇，是构成胆固醇、胆酸、肾上腺皮质激素、维生素 D 等生命物质的母体结构（详见第四章）。

环戊烷多氢菲

由 4 个以上苯环稠合而成的多环芳香烃,存在于煤焦油、沥青、烟草焦油及汽车尾气中。多环芳香烃进入体内被活化为环氧化物后,大多具有致癌性(carcinogenicity)。

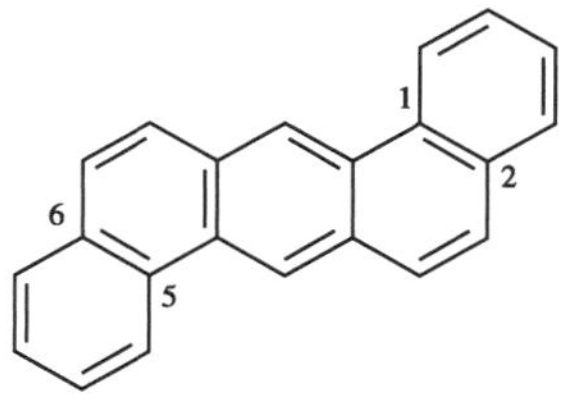

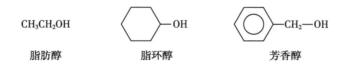

1,2,5,6-二苯并蒽 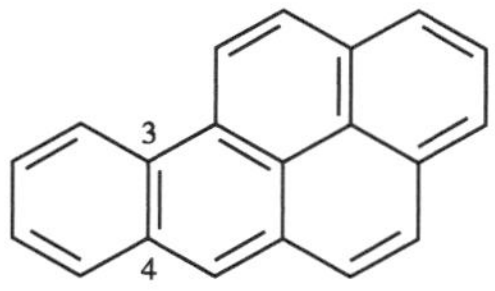   3,4-苯并芘

第三节 醇、酚和醚

醇(alcohol)、酚(phenol)、醚(ether)均属于烃类化合物的含氧衍生物。醇和酚分子中都含有相同的官能团——羟基(hydroxyl group),烃中的氢被羟基取代的化合物称为醇,一般以通式 R—OH 表示;芳香烃中苯环上的氢被羟基取代的化合物称为酚,一般以通式 Ar—OH 表示,由于羟基接连在芳香烃上,这种结构特点使酚的性质与醇不完全相同;醚是醇或酚的衍生物,它可看作醇式或酚式羟基上的氢被烃基取代的化合物,通式为 R—O—R'。

一、醇

醇分子中的羟基(—OH)是醇的官能团,称为醇羟基。

(一)醇的分类

醇可根据烃基、羟基所连碳原子的类型、羟基数目等方法进行分类。

1. 根据醇分子中烃基的不同,可分为脂肪醇、脂环醇及芳香醇等。

CH_3CH_2OH

脂肪醇   脂环醇   芳香醇

2. 根据羟基所连接的碳原子种类不同,分为伯(1°)、仲(2°)和叔(3°)醇。—OH 连接在伯碳原子上所生成的醇为伯醇,—OH 连接在仲碳原子上所生成的醇为仲醇,—OH 连接在叔碳原子上所生成的醇为叔醇。

伯醇   仲醇 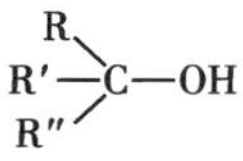   叔醇

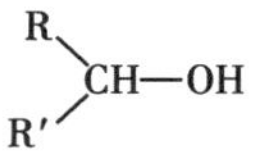

3. 根据羟基数目的不同,分为一元醇、二元醇、三元醇等,含两个或两个以上羟基的醇又称为多元醇。

(二)醇的命名

1. 选主链   选择连有羟基碳原子在内的最长碳链为主链,根据主链碳原子数称为某醇。

2. 将主链编号   从靠近羟基的一端开始编号,羟基位次用阿拉伯数字标明,支链或其他取代基按“次序规则”列出。

CH₃CHCH₂CH₃   CH₃CHCH₂CH₂OH

（结构式）

2-丁醇   3-甲基-1-戊醇   3-苯基-2-丁醇

3. 不饱和醇的命名　选择连有羟基同时含有双键或三键碳原子在内的碳链为主链,编号时应以羟基位次为最小。例如:

3-丙基-4-戊烯-1-醇

4. 多元醇的命名　选择包括连有尽可能多的羟基的碳链作主链,依羟基数称某二醇、某三醇等。若羟基连在不同碳原子上,且羟基数与主链碳原子数相同时可以不必标明羟基位次。例如:

1,2-丙二醇   丙三醇   环己六醇

（三）醇的化学性质

醇的官能团是由氢氧两原子构成的羟基。氧原子的电负性较大,吸电子的能力较强,所以醇分子中的 C—O 键和 O—H 键都有明显的极性。键的极性有利于 C—O 键和 O—H 键的断裂,发生异裂反应,所以 C—O 键和 O—H 键都比较活泼,多数反应都发生在这两个部位。

（结构式：易断裂）

由于羟基吸电子的能力强,使 C—OH 共用电子对的电子云偏向羟基方向,于是—OH 带 δ^-,C 带 δ^+,形成极性共价键。这种吸电子性并不到此为止,C 的正电性又可吸引相邻 C 的共用电子对发生偏移,使部分电子云偏向该 C,从而使相邻 C 电子云密度下降。这种由于分子中存在电负性不同的原子或基团,使电子云沿着分子链向某一方向偏移（向电负性强的一侧偏移）的现象称为**诱导效应**(inductive effect)。σ 键电子云偏移（诱导效应）一般沿分子链传递 3 个碳原子,以后可忽略不计。

对于一个具体的分子,其诱导方向一般选择 C—H 为标准,比较电负性大小而定。如果某原子或原子团的电负性大于 C—H 中的氢原子,常为吸电基团或亲电基团,例如 F、Cl、Br、I、—OH 等;如果某原子或原子团的电负性小于 C—H 中的 H 原子,则为斥电子基团或供电基团,例如—CH₃、—C₂H₅、—CH(CH₃)₂ 等。由吸电基团引起的诱导反应,称为吸电诱导效应或亲电诱导效应,用"$-I$"表示;由斥电基团引起的诱导反应,称为斥电诱导效应或供电诱导效应,用"$+I$"表示。

由于诱导效应,醇中与羟基邻近的碳原子上的氢也能参与某些反应。

1. 与活泼金属的反应　醇与活泼金属反应,生成醇化物并释放氢气。醇与金属钠的反应不如水与钠反应时那样剧烈。这是由于烃基的斥电子作用,使羟基中氧原子上的电子云密度增加,降低了 O—H 键的极性。由此可见,烃基的斥电子能力越强,醇羟基中氢原子的

活泼性越低,与金属钠的反应就越缓慢。故伯、仲、叔醇与钠反应,伯醇的反应速率最快,其次为仲醇,叔醇反应速率最慢。

2. 氧化反应　醇分子中的 α-碳原子(即与—OH 相连的 C)上若有氢原子时,该氢原子受羟基的影响,比较活泼易于被氧化。例如,伯醇氧化生成醛,醛继续氧化生成羧酸;仲醇氧化生成酮;叔醇由于没有 α-氢原子,在同样条件下不易被氧化。

$$CH_3-\underset{\underset{H}{|}}{\overset{\overset{H}{|}}{C}}-O\!-\!H \xrightarrow{[O]} CH_3-\overset{O}{\overset{\|}{C}}\!\!-H \quad + H_2O$$

乙醇(伯醇) 　　　　　乙醛

$$\xrightarrow{[O]} CH_3-\overset{O}{\overset{\|}{C}}\!\!-OH$$

乙酸

$$CH_3-\underset{\underset{H}{|}}{\overset{\overset{CH_3}{|}}{C}}-O\!-\!H \xrightarrow{[O]} CH_3-\overset{O}{\overset{\|}{C}}\!\!-CH_3 + H_2O$$

2-丙醇(仲醇) 　　　　丙酮

乙醇遇重铬酸钾溶液后,能使橙色溶液变为绿色,利用这一反应原理制作的呼吸分析仪,可用于酒精快速检测。

3. 与氢卤酸的反应　醇与氢卤酸作用时,醇中的羟基可被卤素取代,生成卤代烃和水。

$$R\!-\!OH + HX \longrightarrow R\!-\!X + H_2O$$

同一种氢卤酸与不同的醇作用时,反应速率是:叔醇>仲醇>伯醇。如用无水氯化锌作催化剂,浓盐酸可与叔醇立即反应,生成的卤代烃因不溶于反应试剂而呈混浊;如与仲醇反应,需几分钟才呈混浊;如与伯醇反应,则几小时也不见混浊。因此利用上述不同的反应速率,可作为区别伯、仲、叔醇的一种化学方法。

4. 脱水反应　醇与浓硫酸共热发生脱水反应,产物随反应条件及醇的类型而不同。在较高温度下,主要发生分子内的脱水(消去反应)生成烯烃;而在稍低温度下,则发生分子间脱水生成醚。

$$\underset{\underset{H}{|}\;\;\underset{OH}{|}}{CH_2\!-\!CH_2} \xrightarrow[170℃]{浓H_2SO_4} CH_2\!\!=\!\!CH_2 + H_2O$$

$$C_2H_5\!-\!OH + H\!-\!OC_2H_5 \xrightarrow[140℃]{浓H_2SO_4} C_2H_5\!-\!O\!-\!C_2H_5 + H_2O$$

人体代谢过程中,某些含羟基的化合物在酶的催化下也会发生分子内脱水形成含有双键的化合物。

有些仲醇及叔醇的脱水可能生成两种烯烃。例如:

$$CH_3\!-\!\underset{\underset{OH}{|}}{CH}\!-\!CH_2\!-\!CH_3 \xrightarrow[H_2SO_4\,(1:1)]{-H_2O}$$

　　　　　　　→ $CH_2\!\!=\!\!CH\!-\!CH_2\!-\!CH_3$ 19%
　　　　　　　　　　1-丁烯

　　　　　　　→ $CH_3\!-\!CH\!\!=\!\!CH\!-\!CH_3$ 81%
　　　　　　　　　　2-丁烯

2-丁醇

实验证明,醇脱水生成烯烃的反应,主要产物是碳碳双键上连烃基最多的烯烃,该规律称 Saytzeff 规则。

5. 酯化反应　醇与酸脱水生成酯的反应叫作酯化。

$$R'O \!-\! \overline{H \;+\; H} \!-\! \overset{\displaystyle O}{\overset{\|}{C}} \!-\! R \;\underset{}{\overset{H^+}{\rightleftharpoons}}\; R \!-\! \overset{\displaystyle O}{\overset{\|}{C}} \!-\! OR' \;+\; H_2O$$

醇与羧酸的酯化反应是可逆的,而且反应速率很慢,需用酸作催化剂。例如:

$$C_2H_5\!-\!OH \;+\; CH_3\!-\!\overset{\displaystyle O}{\overset{\|}{C}}\!-\!OH \;\underset{水解}{\overset{酯化}{\rightleftharpoons}}\; CH_3\!-\!\overset{\displaystyle O}{\overset{\|}{C}}\!-\!OC_2H_5 \;+\; H_2O$$

醇也可与无机含氧酸如硝酸、亚硝酸、硫酸和磷酸等作用,失去 1 分子水而生成无机酸酯。例如:

$$RCH_2CH_2\!-\!\overline{OH \;+\; H}\!-\!O\!-\!PO_3H_2 \;\longrightarrow\; RCH_2CH_2\!-\!O\!-\!PO_3H_2 \;+\; H_2O$$

含有无机酸酯的物质广泛存在于人体内。如存在于软骨中的硫酸软骨素具有硫酸酯结构,组成细胞的重要成分核酸及磷脂中都含有磷酸酯的结构,体内某些物质代谢过程也往往通过形成磷酸酯作为中间产物。

（四）重要的醇

1. 甲醇(methanol)　最初由木材干馏制得,俗称木精。甲醇为无色透明液体,能与水及多数有机溶剂混溶。甲醇是常见的有机溶剂,也是一种重要的化工原料。甲醇有毒,误服少量能使双目失明,过多则中毒致死。

2. 乙醇(ethanol)　是酒的主要成分,俗称酒精(alcohol)。75%乙醇水溶液能使细菌蛋白质脱水变性,临床上将其作为外用消毒剂。

3. 丙三醇(glycerol)　俗称甘油,为无色、吸湿性强、有甜味的黏稠液体。甘油有润肤作用,在医药领域甘油可用作溶剂,如酚甘油、碘甘油等。

4. 苯甲醇(benzenemethanol)　又名苄醇,常以酯的形式存在于植物香精油中。它是无色液体,有芳香味,微溶于水,可与乙醇、乙醚混溶。苯甲醇具有微弱的麻醉作用和防腐作用,也可作为局部止痒剂。

二、酚

酚中的羟基(—OH)称为酚性羟基。

（一）酚的分类和命名

酚可以根据分子中所含羟基数目的不同分为一元酚、二元酚、三元酚等,二元以上的酚叫多元酚。

酚的命名通常是在酚字前加上芳环名称,以此作母体,标以取代基的位次、数目和名称。例如:

苯酚　　　3-甲基苯酚　　　1-萘酚
　　　　　（间甲基苯酚）　　（α-萘酚）

邻苯二酚　　　1,4-苯二酚　　　2,4,6-三硝基苯酚
（儿茶酚）　　（对苯二酚）　　（苦味酸）

（二）酚的化学性质

酚羟基与苯环上的 sp^2 杂化碳原子直接相连,这与醇的化学性质有相似之处,但由于酚的羟基氧原子的未共用电子对与苯环的共轭作用,不但使苯酚成稳定化合物,而且也有利苯酚羟基氢的解离,这又与醇有很明显的差异。

1. **弱酸性**　苯酚表现出弱酸性,酚性羟基的氢除能被金属取代外,还能与强碱溶液生成盐(如酚钠)和水。

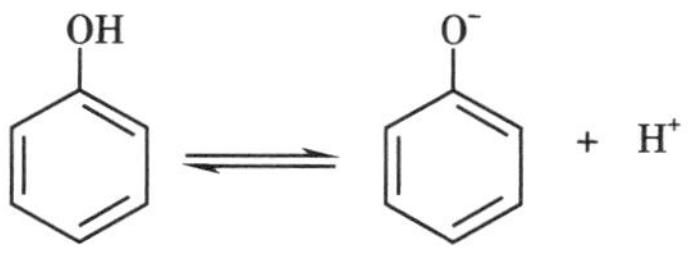

苯氧基负离子

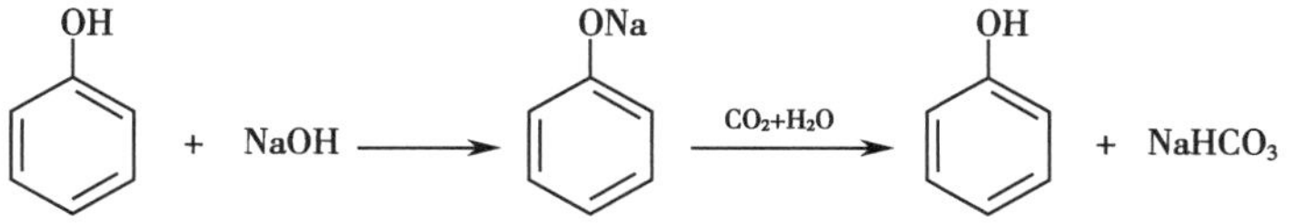

混浊　　　　　　　　　　澄清　　　　　　　　又混浊

若在苯酚钠的水溶液中通入二氧化碳,即有游离苯酚析出,表明苯酚的酸性弱于碳酸。实验室里常利用这一特性区别酚与羧酸(羧酸酸性强于碳酸,羧酸钠与二氧化碳不反应),也可用这种方法对中草药中酚类成分与羧酸类成分进行分离。

2. **与三氯化铁的反应**　大多数酚能与三氯化铁($FeCl_3$)的稀水溶液发生显色反应。不同的酚与三氯化铁反应呈现不同的颜色。例如,苯酚、间苯二酚与三氯化铁溶液作用均显紫色,甲基苯酚与三氯化铁溶液作用呈蓝色,邻苯二酚、对苯二酚与三氯化铁溶液作用呈绿色,α-萘酚与三氯化铁溶液作用为紫色沉淀,β-萘酚与三氯化铁溶液作用则为绿色沉淀等。此显色反应常用以鉴别酚类。

研究表明,凡具有 $>C=C-OH$ 结构的烯醇型化合物均能与三氯化铁溶液发生反应,生成配位化合物,显示不同颜色。

3. **苯环上氢原子的取代反应**　苯环连有羟基后,环的活泼性增加,易与卤素、硝酸、硫酸等发生取代反应,取代基一般进入羟基的邻位和对位。例如溴水加入苯酚中,立即生成2,4,6-三溴苯酚的白色沉淀,此反应较灵敏,常用于苯酚的定性鉴别。

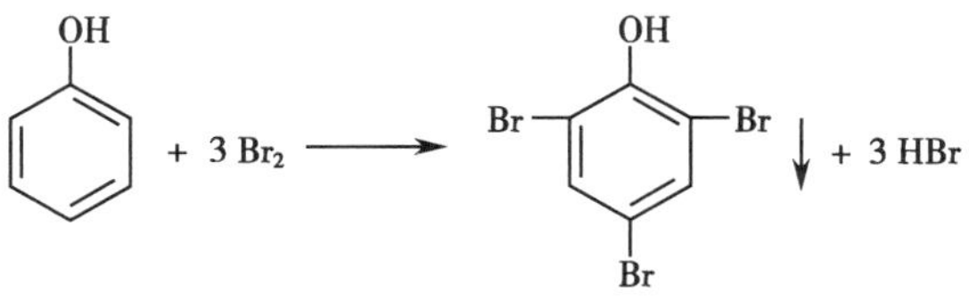

4. **氧化反应**　酚类易被氧化,但产物复杂。纯苯酚系无色结晶,在空气中放置后,逐渐氧化变为粉红色、红色或暗红色。苯酚如被强氧化剂酸性重铬酸钾氧化,则生成对苯醌。

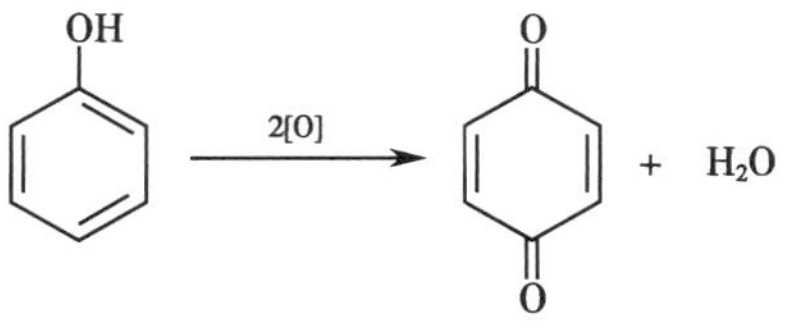

对苯醌

（三）重要的酚

1. 苯酚（phenol）　最初从煤焦油中得到,也称石炭酸。它是无色结晶,有特殊气味。常温下微溶于水,68℃以上则可完全溶解;易溶于乙醇、乙醚、苯等有机溶剂。苯酚有腐蚀性,接触后会使局部蛋白质变性,沾到皮肤上可用酒精洗涤。

2. 甲酚（methylphenol）　由煤焦油中得到,又称煤酚,有邻、间、对三种异构体。它们都有苯酚气味,杀菌力比苯酚强。医药领域常用的消毒剂"煤酚皂液"就是含50%左右的三种甲酚混合物的肥皂水溶液,又称来苏尔（lysol）。

3. 2,4,6-三硝基苯酚（2,4,6-trinitrophenol）　俗称苦味酸（picric acid）。其乙醇溶液涂于动物皮毛上不易褪色,常用于给动物做标记。

4. 苯二酚（dihydroxybenzene）　苯二酚有三种异构体,都是无色结晶。其中邻苯二酚（俗称儿茶酚）存在于儿茶酚胺神经递质或激素（如肾上腺素）分子中。

三、醚

（一）醚的分类和命名

醚的官能团是醚键（C—O—C）,醚键的氧连接两个烃基。如果两个烃基相同时称为单醚,通式为 R—O—R 或 Ar—O—Ar。两个烃基不同时称为混醚,通式为 R—O—R′ 或 R—O—Ar。

单醚命名是烃基的名称后面加上"醚"字,省略"二"字即可;混合醚的命名是将较小的烃基名称放在较大烃基名称前面;如果有一个烃基是链状的,另一个是芳香烃基时,则把芳香烃基名称放在前面。例如:

$$CH_3—CH_2—O—CH_2—CH_3$$

乙醚

$$CH_3—CH_2—O—CH_3$$

甲乙醚

苯醚

苯甲醚

（二）醚的化学性质

由于醚键相当稳定,所以醚是比较稳定的化合物,其稳定性仅次于烷烃。醚与金属钠无反应,对碱及还原剂相当稳定。因此,醚常作为有机溶剂。

含有 α-氢原子的烷基醚由于受烃氧基的影响,在空气中放置时会逐渐被氧气氧化,生成过氧化物。过氧化物性质不稳定、温度较高时能迅速分解而发生爆炸。因此,在使用醚类时,应尽量避免暴露于空气中或接触明火。贮存时,宜放入棕色瓶中,并可加入少量抗氧化剂（如对苯二酚）,以防止过氧化物的生成。

（三）重要的醚

乙醚（ethylether）为无色液体,极易挥发、燃烧,故使用时要特别小心,防止接近明火。乙醚是一种应用很广泛的有机溶剂,在提取中草药中某些脂溶性的有效成分时,常使用乙醚作溶剂。纯净乙醚在外科手术中是一种吸入性全身麻醉剂。

第四节　醛、酮和醌

醛、酮、醌都含有羰基（$—\overset{O}{\overset{\|}{C}}—$）,统称羰基化合物。

一、醛和酮

羰基处于碳链末端,即与 1 个氢原子和 1 个烃基相连的化合物叫作醛(aldehyde)(甲醛例外,它的羰基与两个氢原子相连),可用通式 $R—\overset{\overset{O}{\|}}{C}—H$ 表示。"$—\overset{\overset{O}{\|}}{C}—H$"称为醛基,是醛的官能团,可简写为—CHO。

羰基位于碳链中间,即与 2 个烃基相连的化合物叫作酮(ketone),可用通式 $R—\overset{\overset{O}{\|}}{C}—R'$ 表示。酮分子中的羰基也称为酮基,位于碳链中间。

(一)醛和酮的命名

1. 普通命名法 简单的脂肪醛按分子中的碳原子数目,称为某醛。例如:

$$H—\overset{\overset{O}{\|}}{C}—H \qquad CH_3—CH_2—CH_2—\overset{\overset{O}{\|}}{C}—H$$

甲醛 　　　　　　　丁醛

简单的酮可按羰基两侧所连接的两个烃基名称命名。例如:

$$CH_3—\overset{\overset{O}{\|}}{C}—CH_2—CH_3 \qquad CH_3—CH_2—\overset{\overset{O}{\|}}{C}—CH_2—CH_3$$

甲乙酮 　　　　　　　二乙酮

2. 系统命名法 对结构比较复杂的醛、酮则用系统命名法命名。命名时先选择包括羰基碳原子在内的最长碳链作主链,称为"某醛或某酮"。从醛基一端或从靠近酮基一端开始对主链碳原子进行编号。由于醛基一定在碳链的链端,故不必用数字标明其位置,但酮基的位置必须标明,写在某酮的前面。主链上如有支链或取代基,按"次序规则"列出。芳香醛、酮的命名,以脂肪醛、酮为母体,芳香烃基作为取代基。

$$\underset{\underset{CH_3}{|}}{CH_3—CH—CH_2—CHO} \qquad \underset{\underset{CH_3}{|}\;\underset{CH_3}{|}}{CH_3—CH_2—CH—CH—CHO}$$

3-甲基丁醛 　　　　　　　2,3-二甲基戊醛

4-甲基-3-己酮 　　　　　　　1-苯基-2-丁酮 　　　　　　丙酮

(二)醛、酮的化学性质

羰基中的碳原子为 sp^2 杂化,其中一个 sp^2 杂化轨道与氧原子的一个 p 轨道按轴向重叠形成 σ 键;碳原子未参与杂化的 p 轨道与氧原子的另一个 p 轨道平行重叠形成 π 键。因此,羰基的碳氧双键是由一个 σ 键和一个 π 键组成的。

醛和酮均具有羰基,所以有某些相同的化学性质,如发生亲核加成反应。由于醛分子的一侧连接 H 原子,醛比酮活泼,所以醛还有自身特性。

1. 羰基的加成 羰基中的 π 键与烯烃的碳碳双键中的 π 键相似,易断裂发生加成反应,但与烯烃的亲电加成不同,羰基的加成属于亲核加成。由于碳氧电负性的差异,在诱导作用下,氧原子带有部分负电荷,碳原子带有部分正电荷。一般说来,带负电荷的氧较带正电荷的碳稳定。所以,当羰基化合物发生加成反应时,首先是试剂中带负电荷的部分加到羰

基的碳原子上,形成氧带负电荷的中间体,然后试剂中带正电荷部分加到带负电荷的氧上。这种由亲核试剂(能提供电子对的试剂)进攻而引起的加成反应叫作亲核加成反应。这类加成反应可用下式表示:

$$\begin{array}{c} R \\ (H)R' \end{array} \overset{\delta^+}{C} = \overset{\delta^-}{O} + \overset{\delta^+}{H} - \overset{\delta^-}{Nu} \Longleftrightarrow \left[\begin{array}{c} R \\ (H)R' \end{array} C \overset{O^-}{\underset{Nu}{}} \right] \overset{H^+}{\longrightarrow} \begin{array}{c} R \\ (H)R' \end{array} C \overset{OH}{\underset{Nu}{}}$$

醛和酮可以与亚硫酸氢钠、氨的衍生物(如羟胺、肼等)、醇、氢氰酸等试剂发生亲核加成反应。对于同一种亲核试剂,亲核加成的难易取决于羰基碳原子所带正电荷的强弱及位阻效应的大小。所谓位阻效应,指分子中相邻的原子或原子团在空间所占的体积和位置而产生的影响。羰基碳原子所带正电荷越多,反应越容易进行;羰基上连接的烃基越大,则位阻效应越大,亲核试剂就越不容易靠近,反应也就越不容易进行。酮的羰基和两个烃基相连,由于烷基的斥电子作用,降低了羰基碳原子的正电荷;另一方面,酮的两个烃基增大了位阻效应,所以在许多亲核加成反应中,酮一般不如醛活泼。醛、酮亲核加成反应活泼性顺序排列如下:

$$\overset{O}{\underset{\|}{H-C-H}} > \overset{O}{\underset{\|}{R-C-H}} > \overset{O}{\underset{\|}{R-C-CH_3}} > \overset{O}{\underset{\|}{R-C-R'}}$$

(1)与亚硫酸氢钠的加成:醛、脂肪族甲基酮和低级环酮(成环的碳原子在 8 个以下)都能与饱和亚硫酸氢钠溶液发生加成反应,生成稳定的 α-羟基磺酸钠。该反应产生白色沉淀,可用于鉴定醛或甲基酮。

$$R-\overset{O}{\underset{\|}{C}}-H + NaHSO_3 \longrightarrow R-\overset{OH}{\underset{SO_3Na}{\|}}{CH}\downarrow$$
羟基磺酸钠

其他脂肪酮或芳香酮(包括芳香族甲基酮)由于受位阻效应的影响难以进行这种加成反应。

(2)与醇的加成:醛与醇在干燥氯化氢的催化下,发生加成反应,生成半缩醛(hemiacetal)。

$$R-\overset{O}{\underset{\|}{C}}-H + HO-R' \xrightarrow{\text{无水HCl}} R-\overset{OH}{\underset{OR'}{C}}-H$$
半缩醛

$$R-\overset{OH}{\underset{OR'}{C}}-H + HO-R'' \xrightarrow{\text{无水HCl}} R-\overset{H}{\underset{OR'}{C}}-OR'' + H_2O$$
缩醛

开链半缩醛中,同一碳原子中既有羟基,又有烷氧基,是一类不稳定的化合物,在酸性条件下能继续与另一分子醇作用,失去 1 分子水生成缩醛(acetal)。缩醛是偕二醇类化合物,是具有醚键结构、具有水果香味的液体,缩醛对氧化剂、还原剂、碱性溶液均相当稳定,但在酸性溶液中则可以水解生成原来的醛和醇。

酮在同样情况下不易生成缩酮,但是环状的缩酮比较容易形成。若在同一分子中既含有羰基又含有羟基(如单糖),则有可能在分子内生成环状半缩醛(酮),其中以五元环或六元环的半缩醛(酮)最稳定(详见第三章)。

（3）与氨的衍生物的加成反应:因为氨中的氮原子有孤对电子,可进攻带正电的羰基碳原子。醛、酮与氨的衍生物如羟胺、肼、2,4-二硝基苯肼等试剂作用,则生成相应的含碳氮双键的化合物,常见的氨的衍生物结构如下:

$$H_2N—OH \quad H_2N—NH_2 \quad H_2N—NH—\text{(苯环)}\overset{NO_2}{\underset{NO_2}{}}$$

羟胺 肼 2,4-二硝基苯肼

醛、酮与 2,4-二硝基苯肼作用生成的 2,4-二硝基苯腙是黄色结晶,反应很明显,便于观察,所以 2,4-二硝基苯肼常被用于醛、酮的鉴别。其他氨的衍生物与醛、酮反应的产物大多也是晶体,亦可用来鉴别醛、酮。因此,把这些氨的衍生物(羟胺、肼、2,4-二硝基苯肼)称为羰基试剂(即检验羰基的试剂)。临床常利用含有羰基的丙酮酸与羰基试剂 2,4-二硝基苯肼作用,在碱性条件下生成红棕色的苯腙,帮助诊断急性肝炎。在很多醛、酮类药物的提纯时,经常制成其氨的衍生物,利用其易结晶的性质将之分离。

丙酮酸-2,4-二硝基苯腙(红棕色)

2. α-碳原子上氢的反应　醛、酮 α-碳原子指的是与羰基直接相连的碳原子,连在 α-碳原子上的氢原子称为 α-氢原子。α-氢原子因受羰基的吸电效应影响具有活泼性,这是由于羰基的极化使 α-碳原子上 C—H 键的极性增强,氢原子易成为质子离去,显得较为活泼。故 α-碳原子上的氢称为**活泼 α-氢原子**;若 α-碳原子上连接 3 个氢原子,则称其为活泼甲基。

（1）与卤素的反应:醛或酮的 α-氢原子易被卤素取代,生成 α-卤代醛或酮。例如:

$$R—CH_2—CHO + Cl_2 \longrightarrow R—CHCl—CHO + HCl$$

$$R—\overset{O}{\overset{\|}{C}}—CH_3 + Cl_2 \longrightarrow R—\overset{O}{\overset{\|}{C}}—CH_2Cl + HCl$$

卤化反应继续进行时,也可生成 α,α-二卤代物和 α,α,α-三卤代物。卤代醛或卤代酮都具有特殊的刺激性气味。三氯乙醛的水合物 $CCl_3CH(OH)_2$,又称水合氯醛,具有催眠作用;溴丙酮具有催泪作用;溴苯乙酮的催泪作用更强,可用作催泪瓦斯。

含有活泼甲基的醛或酮与卤素的碱溶液作用,3 个 α-氢原子都被卤素取代,但生成的 α,α,α-三卤代物在碱性溶液中不稳定,碳碳键断裂,立即分解成三卤甲烷(卤仿)和羧酸盐。因为这个反应生成卤仿(haloform),所以称为卤仿反应。如用碘的碱溶液,则生成碘仿(称为碘仿反应)。碘仿为黄色晶体,难溶于水,并具有特殊的气味,容易识别,可用来鉴别甲基醛或酮。

（2）醇醛缩合(aldol condensation):在稀碱的作用下,两分子的醛相互作用,一分子醛的 α-氢原子加到另一分子醛的羰基氧原子上,其余部分加到羰基的碳原子上,生成既含有羟基

又含有醛基的 β-羟基醛（醇醛），这个反应称为羟醛缩合或醇醛缩合。例如：

$$CH_3-\underset{\underset{H}{\overset{O}{\|}}}{C}-H + CH_2-\underset{\overset{O}{\|}}{C}-H \xrightarrow[5℃]{\text{稀碱(10\% NaOH)}} CH_3-\underset{\underset{H}{\overset{OH}{|}}}{C}-CH_2-\underset{\overset{O}{\|}}{C}-H$$

β-羟基丁醛

3. 还原反应　醛或酮在催化剂存在下加氢分别被还原为伯醇和仲醇。

$$\underset{H}{\overset{R}{\diagdown}}C{=}O + H_2 \xrightarrow{Ni} \underset{H}{\overset{R}{\diagdown}}CHOH$$

伯醇

$$\underset{R'}{\overset{R}{\diagdown}}C{=}O + H_2 \xrightarrow{Ni} \underset{R'}{\overset{R}{\diagdown}}CHOH$$

仲醇

4. 醛的特殊反应　醛和酮在结构上存在着差异，醛的羰基碳原子上连有氢原子，而酮的羰基碳原子上连有两个烃基，所以两者之间存在差异。醛的羰基碳原子上的氢原子容易被氧化，醛氧化时生成相应的羧酸。酮则不易被氧化。

一些弱氧化剂只能使醛氧化而不能使酮氧化，说明醛具有还原性而酮一般没有还原性。因此，可以利用弱氧化剂来区别醛和酮。Benedict 试剂（班氏试剂）是常用的弱氧化剂，由硫酸铜、碳酸钠和柠檬酸钠组成。Benedict 试剂与醛共热时，醛被氧化成羧酸，而二价铜离子则被还原为砖红色的氧化亚铜沉淀。

$$R-\overset{\overset{O}{\|}}{C}-H + 2Cu(OH)_2 \xrightarrow{\triangle} R-\overset{\overset{O}{\|}}{C}-OH + Cu_2O\downarrow + 2H_2O$$

临床上常用 Benedict 试剂来检查尿液中是否存在葡萄糖。

（三）重要的醛和酮

1. 甲醛（formaldehyde）　又叫蚁醛，是具有强烈刺激气味的无色气体，易溶于水，其40%的水溶液叫"福尔马林"，用作消毒剂和防腐剂，以及用于保存标本。甲醛溶液能够消毒防腐的原因是因为甲醛能使蛋白质凝固。甲醛的毒性较高，对人体健康有负面影响，甲醛是公认的变态反应源，也是潜在的强致癌物。用甲醛超标的不合格板材进行室内装修，危害巨大，长期处于这种环境，接触不断释放的低剂量甲醛，易导致各类癌症的发生。近年来，一些不法商贩利用甲醛防腐及能使蛋白质凝固的作用，非法在食品中添加甲醛，食用甲醛污染的食品，不仅会产生直接中毒反应，还会损伤肝、肾功能甚至致癌。

2. 丙酮（acetone）　是最简单的酮类化合物，它是无色液体，极易溶于水，几乎能与一切有机溶剂混溶，也能溶解油脂、蜡、树脂和塑料等。丙酮还是重要的有机合成原料，如丙酮和氢氰酸的反应物可以制备有机玻璃，丙酮还可以用于生产环氧树脂、橡胶、氯仿、碘仿、乙烯酮等。临床上糖尿病患者由于糖和脂类代谢紊乱，体内常有过量丙酮产生，从尿中排出。尿中是否含有丙酮，在临床上可用亚硝酰铁氰化钠溶液的呈色反应来检查，在尿液中滴加亚硝酰铁氰化钠和氨水溶液，如果有丙酮存在，溶液就呈现鲜红色。也可用碘仿反应检验。

3. 樟脑（camphor）　樟脑$\left(\begin{array}{c}\boxplus\end{array}{=}O\right)$是一类脂环状的酮类化合物，学名为 2-莰酮。樟脑是无色半透明晶体，具有穿透性的特异芳香，有清凉感，易升华，不溶于水，能溶于醇等。樟脑在医学领域用途很广，如用作呼吸循环兴奋药的樟脑油注射剂（10%樟脑的植物油溶液）

和樟脑磺酸钠注射剂（10%樟脑磺酸钠的水溶液），用作治疗冻疮、局部炎症的樟脑醑（10%樟脑酒精溶液）；成药清凉油、十滴水和消炎镇痛膏等均含有樟脑；樟脑也可用于驱虫防蛀。

4. 麝香酮（musk ketone）　麝香酮 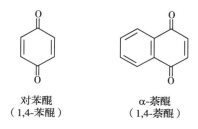 为油状液体，具有麝香香味，是麝香的主要香气成分。微溶于水，能与乙醇互溶。麝香酮的结构为一个含 15 个碳原子的大环，环上有一个甲基和一个羰基，属脂环酮。香料中加入极少量的麝香酮可增强香味，因此许多贵重香料常用它作为定香剂。

二、醌

醌（quinone）是广泛存在于自然界中含有环己二烯二酮结构的一类化合物的总称。如辅酶是自然界分布很广的醌类化合物，是生物体内氧化还原反应过程中非常重要的物质；具有凝血作用的维生素 K_1 和维生素 K_2 都是醌类衍生物。醌类通常具有颜色，对位的醌多呈现黄色，邻位的醌多呈现红色或橙色，所以它们是许多染料和指示剂的母体。

（一）醌的命名

将醌看作对应的芳基衍生物来对醌类化合物命名，如以苯醌、萘醌等作为母体来命名。两个羰基的位置可用阿拉伯数字标明写在醌名字前，也可用邻、对或 α、β 等标明两个羰基的相对位置。例如：

对苯醌
（1,4-苯醌）　　　α-萘醌
（1,4-萘醌）

（二）醌的化学性质

从醌的结构来看，其分子中既有羰基，又有碳碳双键和共轭双键，因此可以发生羰基加成、碳碳双键加成及共轭双键的 1,4-加成。实验证明，醌环没有芳香性。

（三）重要的醌类化合物

对苯醌（p-benzoquinone）是黄色晶体，具有刺激性臭味，有毒，能腐蚀皮肤，能溶于醇和醚中。对苯醌很容易被还原成对苯二酚。α-萘醌（α-naphthoquinone）又叫 1,4-萘醌，是黄色晶体，可升华，微溶于水，溶于酒精和醚中，具有刺鼻气味。许多天然产物含 α-萘醌结构，例如维生素 K_1 和维生素 K_2（详见第七章），它们的差别只在于侧链不同。

第五节　羧酸及其取代酸

分子中含有羧基（—COOH）的有机化合物称为**羧酸**（carboxylic acid）。羧酸分子中烃基上的氢原子被其他官能团取代后的生成物称为取代羧酸。羧酸是最常见的有机酸，在自然界中常以游离态、羧酸盐或羧酸衍生物的形式广泛存在于动植物中；取代羧酸常见的有氢原子分别被卤素、羟基、氧原子或氨基取代，生成卤代酸、羟基酸、氧代酸或氨基酸等。这些化合物有的是生命代谢的中间产物，有些具有显著的生物活性，有些是工业生产和医药产业的原材料。

一、羧酸

羧酸的官能团是羧基(—COOH)。根据分子中的烃基不同,羧酸可分为脂肪酸、脂环酸和芳香酸;根据羧酸中烃基的饱和性不同,可分为饱和酸和不饱和酸;根据含—COOH 数目不同,可分为一元酸和多元酸。

(一)羧酸的命名

许多羧酸可以从天然产物中获得,因此它们常根据最初的来源而有俗名,如蚁酸、醋酸、草酸等。羧酸的系统命名法与醛相似。脂肪族一元羧酸命名时,以包括羧基碳原子在内的最长碳链作为主链,根据主链碳原子数称为"某酸",从羧基碳原子开始为主链编号。也可以以希腊字母顺序给碳链编号,即以羧基相邻的第一个碳原子为 α,其余依次为 β、γ 等。不饱和脂肪酸命名时,主链应为同时包括羧基碳原子和不饱和键的碳原子在内的最长碳链,从羧基碳原子开始编号,并注明不饱和键的位置。二元酸的命名是以包括两个羧基碳原子在内的最长碳链作为主链,按主链的碳原子数称为"某二酸"。芳香酸是以脂肪酸为母体,芳香烃基作为取代基来命名。例如:

$$CH_3CH_2CHCHCH_2COOH$$
$$|\quad|$$
$$CH_3 CH_3$$

3,4-二甲基己酸
(β,γ-二甲基己酸)

$$CH_3—C=CH—COOH$$
$$|$$
$$CH_3$$

3-甲基-2-丁烯酸

$$HOOCCH_2CHCH_2CHCOOH$$
$$|\qquad|$$
$$CH_3\quad CH_2CH_3$$

4-甲基-2-乙基己二酸

苯甲酸

HCOOH	CH₃COOH	COOH|COOH	CH₂COOH|CH₂COOH
甲酸	乙酸	乙二酸	丁二酸

(二)羧酸的化学性质

在羧酸分子中,羰基碳原子有 3 个 sp^2 杂化轨道,其中一个与氧成键,一个与羟基氧成键,另一个与烃基或氢成键,这 3 个轨道在一个平面上,键角约 120°;碳原子上的还有 1 个未参与杂化的 p 轨道,与氧原子的 p 轨道构成 π 键。羧基中—OH 氧上有一对未共用的电子,可与 π 键形成 p-π 共轭体系,使—OH 氧原子的电子云向羰基移动,羰基碳原子上的正电荷减少,不利于亲核试剂的进攻,所以羧酸一般不发生亲核加成反应;氧的电子云密度降低,有利于氢的解离,故羧酸的酸性强于醇。

根据羧酸的结构,它可以发生如下反应:

脱羧反应

O—H 键断裂,呈酸性

—OH被取代的反应

α-H的反应

1. 酸性 羧酸属于弱酸,在水中可解离生成氢离子和羧酸根,从而显酸性。

$$RCOOH \rightleftharpoons RCOO^- + H^+$$

羧酸的酸性虽比盐酸、硫酸等无机酸弱得多,但比碳酸和一般的酚类强。故羧酸能与碳酸盐和碳酸氢盐反应,放出二氧化碳。利用羧酸与碳酸氢钠的反应可将羧酸与酚类相区别。

在羧酸分子中,与羧基直接或间接相连的原子或原子团对羧酸的酸性有不同程度的影响。与羧基相连的烷基具有供电诱导效应(+I),使羧基上的氢较难解离,酸性较甲酸弱。当卤素取代羧酸分子中烃基上的氢后,由于卤原子的吸电诱导效应(−I),酸性增强。烃基某个碳原子上引入的卤原子的数目越多、卤原子距羧基越近,酸性越强。当卤原子的种类不同时,它们对酸性的影响是 F>Cl>Br>I,所以酸性强弱是氟乙酸>氯乙酸>溴乙酸>碘乙酸。

2. 羟基被取代的反应　羧酸中的羟基可以被其他原子或原子团取代,生成羧酸衍生物。例如:

$$
\underset{\text{羧酸酯}}{R-\overset{\overset{\displaystyle O}{\|}}{C}-OR}
\qquad
\underset{\text{酰卤}}{R-\overset{\overset{\displaystyle O}{\|}}{C}-X}
\qquad
\underset{\text{酸酐}}{R-\overset{\overset{\displaystyle O}{\|}}{C}-O-\overset{\overset{\displaystyle O}{\|}}{C}-R}
\qquad
\underset{\text{酰胺}}{R-\overset{\overset{\displaystyle O}{\|}}{C}-NH_2}
$$

羧酸分子中去掉羧基上的羟基后,余下的原子团"$R-\overset{\overset{\displaystyle O}{\|}}{C}-$"叫作酰基。

3. 脱羧反应　羧酸脱去羧基放出 CO_2 的反应叫作**脱羧反应**(decarboxylation)。这个反应的结果是使羧酸脱去 CO_2 及生成少 1 个碳的烃。

$$RCOOH \xrightarrow{-CO_2} RH$$

除甲酸外,一元羧酸较稳定,直接加热时难以脱羧,只有在特殊条件下才可发生脱羧反应。生物体内发生的许多重要脱羧反应是在脱羧酶的作用下进行的(详见第十章)。

（三）重要的羧酸

1. 甲酸(methanoic acid)　最初是从红蚁体内发现的,所以俗称蚁酸(formic acid)。它是无色、有刺激性的液体,易溶于水,具有较强腐蚀性。甲酸的结构比较特殊,分子中的羧基与氢原子相连,既具有羧基的结构,又有醛基的结构,因而既有酸性又有还原性,能发生银镜反应或使高锰酸钾溶液褪色。

2. 乙酸(ethanoic acid)　俗称醋酸(acetic acid),为无色有刺激气味的液体。由于乙酸在 16.6℃ 以下能凝结成冰状固体,所以常把无水乙酸称为冰醋酸。乙酸易溶于水,也能溶于许多有机物。乙酸还是重要的工业原料。

3. 乙二酸(ethanedioic acid)　俗称草酸,在大部分植物尤其是草本植物中常以盐的形式存在,为无色晶体,具有还原性,在分析化学中常用来标定 $KMnO_4$ 溶液的浓度。

4. 丁二酸(succinic acid)　俗称琥珀酸,是体内糖、脂、蛋白质分解代谢过程的中间物。

5. 苯甲酸(benzoic acid)　俗称安息香酸,是白色固体,微溶于水,受热易升华。苯甲酸有抑菌、防腐作用。

6. 高级脂肪酸　指 12 个碳原子以上的长链脂肪酸,常见的高级脂肪酸详见第四章。

二、羟基酸

羟基连接在脂肪烃基上的羟基酸称为**醇酸**(alcoholic acid),羟基连接在芳环上的羟基酸称为**酚酸**(phenolic acid)。它们广泛存在于动植物体内,有些是动植物生命过程的中间体,有些是合成药物的原料和食品添加剂。

（一）羟基酸的命名

一般情况下,只要有机分子中含有羧基,往往以相应的羧酸为母体,其他官能团作为取代基来命名。如羟基酸的命名,以羧酸为母体,羟基为取代基,选择含—COOH 和—OH 的最长碳链为主链,编号从—COOH 端开始。习惯上用 α、β、γ、δ 等表示—OH 的位置。例如:

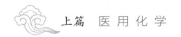

$$CH_3CHCH_2COOH \atop \quad\ OH$$
$$CH_2CH_2CH_2COOH \atop \ OH$$

3-羟基丁酸
（β-羟基丁酸）

4-羟基丁酸
（γ-羟基丁酸）

邻羟基苯甲酸

羟基酸除了用系统命名法外,常用俗名。如:

乳酸　　　　　酒石酸　　　　　柠檬酸　　　　　水杨酸

（二）羟基酸的化学性质

含有两种或两种以上官能团的化合物,在一般情况下,具有各官能团的基本化学性质。羟基酸具有醇、酚和羧酸的通性,如醇羟基可以被氧化、酯化;酚羟基有酸性、遇三氯化铁显色;羧基有酸性、可发生酯化。但由于羟基和羧基的相互影响,羟基酸又具有特殊性。因此,在分析各化合物的分子结构以推测其性质时,除注意各个官能团所固有的化学性质外,还须注意官能团之间的相互影响,如活性的增强或减弱、新的化学性质的出现等。

1. 酸性　羟基酸的羧基能电离,能与碱反应生成盐。由于羟基链接在脂肪烃基上表现出吸电诱导效应,羟基能增强羧基的酸性。

2. 酯化　在酸作催化剂时,羟基酸与醇发生酯化反应。例如:

$$CH_3CHCOOH + HO\!-\!C_2H_5 \underset{}{\overset{H^+}{\rightleftharpoons}} CH_3CHCOOC_2H_5 + H_2O \atop \quad OH \qquad\qquad\qquad\qquad\quad OH$$

乳酸乙酯

但由于受酸和加热的影响,在酯化的同时,往往还有副反应发生。

3. 氧化反应　羟基酸与氧化剂反应时,根据羟基所连的碳是伯碳还是仲碳原子,而有不同的反应产物。

$$HOCH_2\!-\!COOH \xrightarrow{[O]} HC\!-\!COOH \xrightarrow{[O]} HOOC\!-\!COOH$$

乙二酸

$$CH_3CHCH_2COOH \xrightarrow{[O]} CH_3COCH_2COOH \atop \ OH$$

乙酰乙酸

4. 羟基酸受热的反应

（1）α-羟基酸:α-羟基酸受热时,发生双分子间的脱水反应,即它们之间交叉酯化,生成环状交酯化合物。

（2）β-羟基酸:β-羟基酸受热时,发生消去反应,主产物是α,β-烯酸。

$$CH_3\overset{\beta}{C}HCH_2COOH \xrightarrow[-H_2O]{\triangle} CH_3CH\!=\!CHCOOH \atop \quad\ OH$$

（3）γ-及δ-羟基酸:γ-或δ-羟基酸受热时,发生分子内的酯化反应,生成五元或六元的环状内酯。

$$\gamma\text{-丁内酯}$$

$$\delta\text{-戊内酯}$$

5. 酚酸的反应 酚酸含有酚性羟基,能与 FeCl₃ 发生颜色反应。例如,FeCl₃ 与水杨酸反应呈紫红色。酚酸的羧基处于羟基的邻位或对位时,受热后易脱羧,生成相应的酚。

水杨酸 $\xrightarrow[-CO_2]{200\sim220℃}$ 苯酚

（三）重要的羟基酸

1. 乳酸（lactic acid） 存在于酸奶中,也是人体葡萄糖无氧氧化的产物,人体无氧氧化加强时,不断产生乳酸,造成肌肉酸痛现象。纯净的乳酸是无色黏稠的液体,有强吸水性,溶于水、乙醇和乙醚。乳酸的用途极广泛,可用于空气消毒,其钙盐用于治疗佝偻病等缺钙症,其钠盐用作解除酸中毒的药物。乳酸还大量用于食品、饮料及皮革工业中。

2. β-羟基丁酸（β-hydroxybutyric acid） 是无色晶体,吸湿性强,一般为糖浆状,易溶于水、乙醇和乙醚,不溶于苯。它是人体脂肪酸代谢的中间产物,在酶的作用下易氧化为乙酰乙酸。

3. 酒石酸（tartaric acid） 存在于各种水果中,葡萄中含量较多。从自然界得到的酒石酸是无色晶体,易溶于水。其盐酒石酸锑钾用于治疗血吸虫病。

4. 柠檬酸（citric acid） 存在于柑橘类果实中,是无色透明晶体,易溶于水、乙醇和乙醚。柠檬酸是糖代谢的中间产物,常用于配制饮料,其钠盐为抗凝血药,铁铵盐可用于儿童缺铁性贫血。

5. 水杨酸（salicylic acid） 其钠盐有抑制结核菌的作用,其衍生物乙酰水杨酸是阿司匹林的主要成分,具有解热镇痛作用。

三、酮酸

酮酸可以看作羧酸分子中烃基上的两个氢原子被氧原子取代后生成的氧代羧酸,可分为醛酸和酮酸。醛酸实际应用较少,这里只讨论酮酸。

（一）酮酸的命名

酮酸的系统命名是以羧酸为母体,酮基做取代基,以包括羧基及酮基碳原子都在内的最长碳链作为主链,称为"某酸",氧原子作为取代基并指出其位置。例如:

CH₃COCOOH	CH₃COCH₂COOH	HOOCCH₂COCOOH	HOOCCOCH₂CH₂COOH
丙酮酸	乙酰乙酸	草酰乙酸	α-酮戊二酸
（2-氧代丙酸）	（β-丁酮酸）	（2-氧代丁二酸）	（2-氧代戊二酸）

有些酮酸常用习惯名称,例如上述丙酮酸、乙酰乙酸、草酰乙酸及 α-酮戊二酸等,它们都是人体内物质代谢过程中的重要中间物。

（二）酮酸的化学性质

酮酸含有羧基,具有羧基的基本性质,如酸性、成盐、成酯等。此外,酮酸中的酮基能发生还原反应,可以被还原成羟基。由于两个官能团的相对位置和相互影响,不同的酮酸还具有一些特殊反应。

$$CH_3\overset{O}{\overset{\|}{C}}COOH \xrightarrow{[H]} CH_3\underset{\underset{OH}{|}}{C}HCOOH$$

α-酮酸与稀硫酸共热时,脱羧后的主产物是醛。β-酮酸不稳定,受热时很容易脱羧成酮。

$$RCO{\vdots}COOH \xrightarrow{稀H_2SO_4} RCHO + CO_2$$

$$CH_3COCH_2{\vdots}COOH \xrightarrow[-CO_2]{\triangle} CH_3COCH_3$$

（三）酮式-烯醇式互变异构现象

乙酰乙酸乙酯（$CH_3COCH_2COOC_2H_5$）是乙酰乙酸（β-酮酸）与乙醇的酯化产物。它不同于 β-酮酸,比较稳定。

乙酰乙酸乙酯具有酮和羧酸酯的基本性质,能与 HCN、$NaHSO_4$、羟胺及苯肼反应,稀碱条件下水解为乙酰乙酸和乙醇。此外,乙酰乙酸乙酯还能使溴溶液褪色,与金属钠作用放出氢气,与 $FeCl_3$ 呈紫红色。这些性质表明乙酰乙酸乙酯还具有烯醇式结构。

$$\underset{\textbf{酮式}}{CH_3\overset{O}{\overset{\|}{C}}CH_2COOC_2H_5} \longleftrightarrow \underset{\textbf{烯醇式}}{CH_3\underset{\underset{OH}{|}}{C}=CHCOOC_2H_5}$$

实际上,乙酰乙酸乙酯是其酮式结构与烯醇式结构的平衡混合物。在水溶液中,酮式占优势。酮式与烯醇式之间很容易相互转化,建立平衡。因此,把这种异构现象叫作**互变异构**（tautomerism）。乙酰乙酸乙酯的酮式与烯醇式异构称为**酮式-烯醇式互变异构**。除乙酰乙酸乙酯外,某些糖、生物碱、嘧啶、嘌呤等化合物也能产生互变异构现象。

（四）重要的酮酸

1. 丙酮酸（pyruvic acid） 是无色具刺激性臭味的液体,能与水混溶。丙酮酸是人体糖代谢的重要中间产物,在酶的作用下,丙酮酸可以还原为乳酸,也可以进一步氧化脱羧（详见第九章）。

2. 乙酰乙酸（acetoacetic acid） 是无色黏稠液体,不稳定,可脱羧为丙酮,在酶的作用下被还原为 β-羟基丁酸。乙酰乙酸、β-羟基丁酸及丙酮统称为**酮体**,是脂肪酸在人体内不完全氧化的中间产物。长期饥饿、严重糖尿病患者等,可导致血中乙酰乙酸及 β-羟基丁酸过多,使血液 pH 下降,易引起酮症酸中毒（详见第十一章）。酮体的检测可用于酮中毒患者的鉴别和监护。

3. 草酰乙酸（oxaloacetic acid）和 α-酮戊二酸（α-ketoglutaric acid） 两者均是能溶于水的晶体,具有一般二元酸及酮的性质,它们都是人体内糖代谢的重要中间产物。

四、对映异构

同分异构现象在有机化合物中十分普遍,它包括构造异构和立体异构两大类。**构造异构**是指分子中由于原子或官能团相互连接的方式或次序不同而产生的同分异构现象,如前述的酮式-烯醇式互变异构等。**立体异构**（stereoisomerism）是指分子的构造相同,但分子中的原子在空间的排列方式不同而引起的同分异构现象,如前述的顺反异构。对映异构是立体异构中的又一类,表现在各个对映异构体对平面偏振光的作用不同。

（一）平面偏振光和物质的旋光性

1. 偏振光和偏振光的振动面　光波是电磁波,普通光源所产生的光线是由多种波长的光波组成,光波的振动方向是与前进方向垂直的,而且是在垂直于其传播方向的无数个的平面内振动。它们都在图2-10(左)表示普通的单色光束朝我们的眼睛直射过来时的横截面。光波的振动平面可以有无数,但都与其前进方向相垂直。

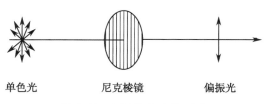

图2-10　平面偏振光的形成

当一束单色光通过尼克棱镜(图2-10中)时,由于尼克棱镜只能使与其镜轴相平行的平面内振动的光线通过,因而通过尼克棱镜的光线,就只在一个平面上振动。这种光线叫作平面偏振光,简称偏振光(图2-10右)。偏振光的振动方向与其传播方向所构成的平面,叫作偏振光的振动面。

当普通光线通过尼克棱镜成为偏振光后,再使偏振光通过另一个尼克棱镜时,如果两个尼克棱镜平行放置(晶体相互平行)时,光线的亮度最大;如果两个棱镜成其他角度时,则光线的亮度发生不同程度的减弱,90°时最暗。

2. 旋光性物质和物质的旋光性　自然界中有许多物质对偏振光的振动面不发生影响,如水、乙醇、丙酮、甘油及氯化钠等;还有另外一些物质却能使偏振光的振动面发生偏转,如某种乳酸及葡萄糖的溶液。能使偏振光的振动面发生偏转的物质具旋光性,叫作**旋光性物质**;不能使偏振光的振动面发生偏转的物质叫作非旋光性物质,它们没有旋光性。

如将两个尼克棱镜平行放置,并在两个棱镜之间放一种溶液,在第一个棱镜(起偏振器)前放置单色可见光源,并在第二个棱晶(检偏振器)后进行观察。可以发现,如在管中放置水、乙醇或丙醇时,并不影响光的亮度。但如果把葡萄糖或某种乳酸的溶液放于管内,则光的亮度就减弱以至变暗。这是由于水、乙醇等是非旋光性物质,不影响偏振光的振动面;而葡萄糖等是旋光性物质,它们能使偏振光的振动面向右或左偏转一定的角度。要达到最大的亮度,必须把检偏振器向右或向左转动同一角度。旋光性物质的溶液使偏振光的振动面旋转的角度,叫作旋光度,以 α 表示。

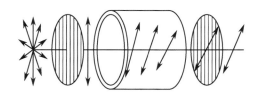

图2-11　左旋体使偏振光的振动面向左旋转

当偏振光通过旋光性物质的溶液时,可以观察到有些物质能使偏振光的振动面向左旋转(逆时针方向)一定的角度(图2-11),这种物质叫作左旋体,具有左旋性,以"−"表示;另一些物质则使偏振光的振动面向右旋转(顺时针方向)一定的角度,叫作右旋体,它们具有右旋性,以"+"表示。

（二）化合物的旋光性与结构的关系

自然界中有许多种旋光性物质。例如,人体中肌肉剧烈运动时可产生乳酸,其在规定条件下的 α 为+3.82°,由左旋乳酸杆菌发酵得到的另一种乳酸,α 为−3.82°。这两种乳酸的结构式相同,它们的性质除旋光性不同(旋光方向相反,旋光度的绝对值相同)外,其他物理、化学性质都一样。这两种乳酸的分子结构见下:

可以看出,两种乳酸分子结构的关系有如物体与其镜像的关系,但两者不能重合,好比人的左手与右手一样。(+)-乳酸与(−)-乳酸的结构式相同而构型不同,所以属于立体异构中的构型异构。像这样互成实物与其镜像关系,能对映而不能重合的两个构型异构体互为**对映异构体**(enantiomer),这种立体异构称为对映异构。

(+)-乳酸与(−)-乳酸分子结构之间的关系好比人的左手与右手的关系,因此把这种互为实物与镜像,但彼此又不能重叠的现象称为手性,所形成的分子为手性分子。凡是手性分子都有旋光性。如果一个分子与其镜像等同,即能重合,则叫作非手性分子,非手性分子没有旋光性。

一个分子是否具有手性是由它的分子结构决定的。最常见的手性分子是含手性碳原子的分子。凡是连有 4 个不同的原子或原子团的碳原子称为**手性碳原子**(chiral carbon atom),也可称为手性中心,这种碳原子常以星号"＊"标示。例如乳酸分子中有 3 个碳原子,但只有 C-2 才是手性碳原子。

$$
\begin{array}{c}
COOH \\
| \\
H-\overset{*}{C}-OH \\
| \\
CH_3
\end{array}
$$

含有一个手性碳原子的化合物只有一对对映异构体,如(+)-乳酸与(−)-乳酸,但是含多个手性碳原子的化合物不一定是手性分子。

（三）对映异构体的构型

1. Fisher 投影式　1891 年,德国化学家 Hermann Emil Fischer 提出了显示连接手性碳原子的 4 个基团的空间排列方法,即把手性碳原子所连的 4 个原子或原子团按规定的方法投影到纸上。这种方法包括:①先将主链垂直(竖向)排列,并将命名时编号最小的碳原子放在上端;②用一个"+"字形的交叉点代表这个手性碳原子,四端分别连 4 个不同的原子或原子团;③横键所连的原子或原子团表示伸向纸平面的前方,竖键所连的原子或原子团代表伸向纸平面的后方。Fisher 投影式是以二维式来表示含手性碳原子的分子的三维结构。

2. 相对构型　物质分子中各原子或原子团在空间的实际排布叫作这种分子的绝对构型。现在已用 X 射线衍射等方法测定了许多化合物分子的绝对构型,但在 1951 年以前还没有解决这个问题。1906 年,M. A. Rosanoff 建议把(+)-甘油醛及(−)-甘油醛作为其他旋光性异构体物质的构型参比标准,并人为规定,在 Fisher 投影式中,手性碳上的—OH 排在右边的为右旋甘油醛,作为 D 型,手性碳上的—OH 排在左边的为左旋甘油醛,作为 L 型。应注意,D 及 L 仅表示其构型,与其旋光性(+)和(−)无关。如果某物质与 D 型甘油醛相联系时,其分子的构型即为 D 型,如与 L 型甘油醛相关联时,它的分子构型则属于 L 型。用这种方法确定的构型是相对于标准物质甘油醛而来的,所以叫作**相对构型**。一些化合物如糖类及 α-氨基酸常用 D/L-构型表示法标记。

镜子

$$
\begin{array}{cc}
\begin{array}{c}
CHO \\
| \\
H-C-OH \\
| \\
CH_2OH
\end{array}
&
\begin{array}{c}
CHO \\
| \\
HO-C-H \\
| \\
CH_2OH
\end{array}
\end{array}
$$

D-(+)甘油醛　　　L-(−)甘油醛

（四）光学活性物质在医学上的意义

在生物体中存在的许多化合物都是手性的。例如,在生物体中普遍存在的 α-氨基酸主要是 L 型,从天然产物中得到的单糖多为 D 型。生物体对某一物质的要求一般严格地限定为某个单一的构型。所以与生物物质有关的合成物质,如果有旋光性的异构体,也往往只有其中之一具较强的生理效应,其对映体或是无活性或活性很小,有些甚至产生相反的生理作用。例如,作为血浆代用品的葡萄糖酐一定要用右旋糖酐,其左旋体会给患者带来较大的危害;右旋的维生素 C 具有抗坏血病作用,而其对映体无效;左旋肾上腺素的升血压作用是右旋体的 20 倍;左旋氯霉素是抗生素,但右旋氯霉素几乎无药理作用;左旋多巴用于治疗帕金森病,右旋多巴无生理效应。

第六节　胺和酰胺

含氮有机化合物主要指分子中氮原子和碳原子直接相连的有机化合物,也可看作烃分子中的 1 个或几个氢原子被含氮的官能团所取代的衍生物。这类化合物种类繁多,与生命活动和人类日常生活关系非常密切。

含氮杂环化合物、生物碱、氨基酸也是为数众多的含氮有机化合物,将在后续章节中讨论。本节主要讨论胺和酰胺。

一、胺类

（一）胺的分类和命名

胺(amine)可以看作氨(NH_3)分子中的氢原子被烃基取代所生成的化合物。根据烃基取代的数目不同,可将胺分为伯胺(1°胺)、仲胺(2°胺)和叔胺(3°胺)。

$$R—NH_2 \qquad R—NH—R' \qquad R—\overset{\overset{\displaystyle R'}{|}}{N}—R''$$

伯胺（1°胺）　　　仲胺（2°胺）　　　叔胺（3°胺）

要注意这里"伯、仲、叔"的含义与醇中的不同,它们分别指氮原子上连有一个、两个或三个烃基,而与连接氨基的碳原子是伯、仲还是叔碳原子没有关系。

季铵化合物可看作铵盐($NH_4^+X^-$)或氢氧化铵(NH_4OH)分子中氮原子上的 4 个氢原子都被烃基取代而生成的化合物,它们分别称为季铵盐和季铵碱。

$$R_4N^+X^- \qquad\qquad R_4N^+OH^-$$

季铵盐　　　　　　季铵碱

在这里,应注意"氨""胺"及"铵"的含义。在表示分子或基团(如氨气、氨基、亚氨基等)时,用"氨";表示 NH_3 的烃基衍生物时,用"胺";而铵盐或季铵类化合物则用"铵"。

根据 NH_3 分子中的氢原子被不同种类的烃基取代,可分为脂肪胺和芳香胺。氨基与脂肪烃基相连的是脂肪胺,与芳香环直接相连的叫芳香胺。根据分子中所含氨基数目的不同,还可以分为一元胺、二元胺和多元胺。

胺的命名一般以胺为母体,把与氮原子相连的烃基数目和名称写在"胺"前面,称为"某胺";当胺分子中氮原子上所连的烃基不同时,则按次序规则由小到大列出;若原子上连有两个或三个相同的烃基时,则须表示出烃基的数目;氮原子上同时连有芳香烃基和脂肪烃基的仲胺和叔胺的命名,则以芳香胺为母体,脂肪烃基作为芳胺氮原子上的取代基,将名称和数目写在前面,并在取代基前冠以"N"字(每个"N"只能指示一个取代基的位置),以表示这个脂肪烃基是连在氮原子上,而不是连在芳香环上。季铵化合物的命名与无机铵的命名相似。

例如:

$$CH_3-CH_2-NH_2 \qquad \text{苯胺}-NH_2 \qquad H_2N-CH_2-CH_2-NH_2$$

乙胺 　　　　　　　苯胺 　　　　　　　　乙二胺

$$CH_3-NH-C_2H_5 \qquad CH_3-NH-CH_3 \qquad \text{二苯胺} NH$$

甲乙胺 　　　　　二甲胺 　　　　　　　二苯胺

$$\text{苯}NH-CH_3 \qquad\qquad \text{苯}N-C_2H_5 / CH_3$$

N-甲基苯胺 　　　　　　　N-甲基-N-乙基苯胺

$$\left[CH_3-CH_2-\overset{CH_2-CH_3}{\underset{CH_2-CH_3}{N^+}}-CH_2-CH_3\right]I^- \qquad \left[CH_3-\overset{CH_3}{\underset{CH_3}{N^+}}-CH_3\right]OH^-$$

碘化四乙铵 　　　　　　　　氢氧化四甲铵

(二) 胺的化学性质

1. 胺的碱性　　胺中的氮原子和氨一样,有一对未共用电子对,易与水中的质子结合,在水溶液中呈碱性。

$$R-\overset{..}{N}H_2 + H-OH \rightleftharpoons \left[\overset{H}{\underset{}{R\overset{..}{N}H_2}}\right]^+ + OH^-$$

在水溶液中,脂肪胺一般以仲胺的碱性最强。但是,无论伯、仲或叔胺,其碱性都比氨强。芳香胺的碱性则比氨弱。氨、甲胺、二甲胺、三甲胺和苯胺的碱性强弱次序为:

$$(CH_3)_2NH > CH_3NH_2 > (CH_3)_3N > NH_3 > \text{苯}-NH_2$$

影响脂肪胺碱性的因素有三个:①诱导效应:胺分子中与氮原子相连的烷基具有斥电诱导效应,使氮上的电子云密度增加,从而增强了对质子的吸引能力,而生成的铵离子也因正电荷得到分散而比较稳定。因此,氮上烷基数增多,碱性增强。②溶剂化效应:在水溶液中,胺的碱性还决定于与质子结合后形成的铵正离子稳定性的大小。氮原子上所连的氢越多,则与水形成氢键的机会就越多,溶剂化程度亦越大,铵正离子就更稳定,胺的碱性也就增强。③位阻效应:胺的碱性表现为胺分子中的氮原子上的孤对电子与质子的结合,胺分子中的烷基越多、越大,则占据空间的位置就越大,使质子不易靠近氮原子,因而胺的碱性就降低。因此,脂肪胺中伯、仲、叔胺碱性的强弱是上述三种因素共同影响的结果。

芳香胺的碱性比脂肪胺弱得多。这是因为苯胺中氮原子的未共用电子对与苯环的 π 电子相互作用,形成一个均匀的共轭体系而变得稳定,氮原子上的电子云部分转向苯环,因此氮原子与质子的结合能力降低,故苯胺的碱性比氨弱得多。

$$\text{苯环}-\overset{..}{N}H_2$$

季铵碱是有机化合物中的强碱。它们在固态时即是离子状态,例如($CH_3)_4N^+OH^-$易溶于水,其碱性与氢氧化钠或氢氧化钾相当。

胺能与许多酸作用生成盐。例如:

$$\text{\Large◯}-NH_2 + HCl \longrightarrow \text{\Large◯}-\overset{+}{N}H_3\overset{-}{Cl}（或写作 \text{\Large◯}-NH_2 \cdot HCl）$$

氯化苯铵　　　　　　　　苯胺盐酸盐
或盐酸苯胺

铵盐的命名与无机铵盐相似,也可直接叫作"某胺某酸盐"或"某酸某铵"。铵盐多为结晶体,易溶于水。胺的成盐性质在医学上有实用价值。有些胺类药物在制成盐后,不但水溶性增加,而且比较稳定。例如,局部麻醉药普鲁卡因,在水中溶解度小且不稳定,常将其制成盐酸盐。

$$H_2N-\text{\Large◯}-COOCH_2CH_2N(C_2H_5)_2 + HCl \longrightarrow H_2N-\text{\Large◯}-COOCH_2CH_2N(C_2H_5)_2 \cdot HCl$$

普鲁卡因　　　　　　　　　　　　　　盐酸普鲁卡因

2. 酰化反应　伯、仲胺都能与酰化剂(如乙酰氯、乙酸酐)作用,氨基上的氢原子被酰基取代,生成酰胺,这种反应叫作胺的酰化。叔胺因氮上没有氢,故不发生酰化反应。

$$R'-\overset{\overset{\displaystyle O}{\|}}{C}-Cl + RNH_2 \longrightarrow R'-\overset{\overset{\displaystyle O}{\|}}{C}-NHR + HCl$$

$$R'-\overset{\overset{\displaystyle O}{\|}}{C}-Cl + \overset{R}{\underset{R}{\diagdown}}NH \longrightarrow R'-\overset{\overset{\displaystyle O}{\|}}{C}-N\overset{R}{\underset{R}{\diagup}} + HCl$$

由于叔胺不起酰化反应,故酰化反应可用来区别叔胺,并可以从伯、仲、叔胺的混合物中把叔胺分离出来。

3. 与亚硝酸反应　伯、仲、叔胺与亚硝酸反应时,产物各不相同,借此可区别三种胺。

脂肪伯胺与亚硝酸反应,放出氮气,并生成醇、烯烃等的混合物。由于此反应能定量地放出氮气,故可用于伯胺及氨基化合物的分析。芳香族伯胺与脂肪族伯胺不同,在低温和强酸存在下,与亚硝酸作用则生成芳香族重氮盐,这个反应称为**重氮化反应**(diazotization)。芳香重氮盐化学性质很活泼,是有机合成的重要中间体,可以发生多种化学反应,合成许多有用的产品。将芳香重氮盐加热至室温会分解放出氮气。

仲胺与亚硝酸作用生成 N-亚硝基胺。N-亚硝基胺为黄色的中性油状物质,不溶于水,可从溶液中分离出来。N-亚硝基胺是较强的致癌物质。

脂肪叔胺因氮上没有氢,与亚硝酸作用时只能生成不稳定、易水解的亚硝酸盐。芳香族叔胺因为氨基有强活化作用,使苯环易于发生亲电取代反应,与亚硝酸作用,发生环上取代反应,在芳香环上引入亚硝基,生成对亚硝基取代物,在酸性溶液中呈黄色。

(三) 重要的胺及其衍生物

1. 苯胺(aniline)　是最简单也是最重要的芳香伯胺,是合成药物、染料等的重要原料。苯胺为油状液体,微溶于水,易溶于有机溶剂。苯胺有毒,能透过皮肤或吸入蒸气使人中毒。因此,接触苯胺时应加注意。

2. 胆碱(choline)　胆碱[$HOCH_2CH_2N^+(CH_3)_3OH^-$]是一种季铵碱,广泛存在于生物体中,在脑组织和蛋黄中含量较多,是卵磷脂的组成部分。胆碱为白色结晶,吸湿性强,易溶于水和乙醇,而不溶于乙醚和氯仿等。它在体内参与脂肪代谢,有抗脂肪肝的作用(详见第十一章)。胆碱分子中醇羟基的氢原子被乙酰基取代所生成的酯叫作乙酰胆碱(acetylcho-

line），是重要的神经递质。

3. 儿茶酚胺　肾上腺素、去甲肾上腺素和多巴胺因分子结构中都有儿茶酚（苯二酚）结构，侧链上又均有氨基，被统称为**儿茶酚胺**（catecholamine，CA）。其中去甲肾上腺素（norepinephrine，NE）和多巴胺（dopamine，DA）是重要的神经递质，肾上腺素（epinephrine，E）是具有调节作用的激素。

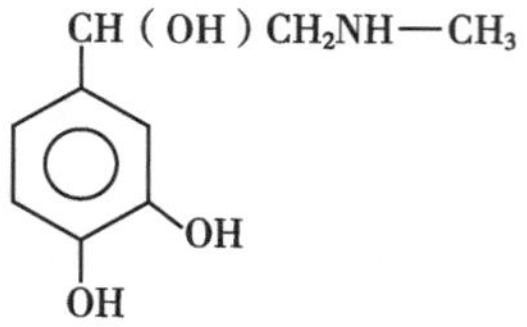

肾上腺素 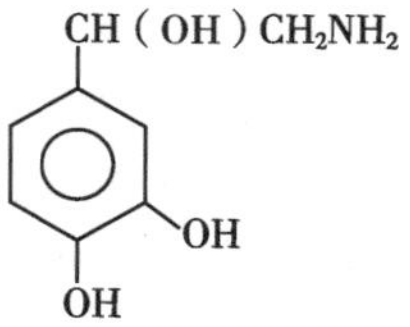　　　　　去甲肾上腺素 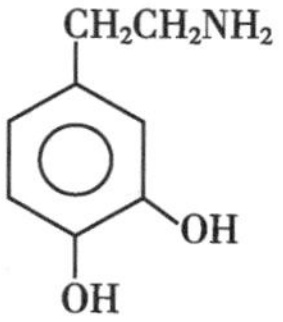　　　　多巴胺

4. 苯扎溴胺（benzalkonium bromide）　即溴化二甲基十二烷基苄基铵，俗称新洁尔灭，是具有长链烷基的季铵盐，属于阳离子型表面活性剂，也是消毒剂。临床上常用于皮肤、器皿及手术前的消毒。在常温下，苯扎溴胺为微黄色的黏稠液，吸湿性强，易溶于水和醇，水溶液呈碱性。

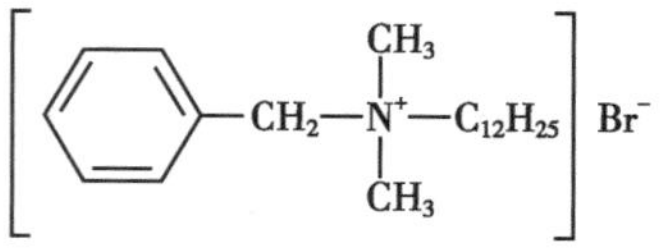

新洁尔灭

二、酰胺

（一）酰胺的结构和命名

酰胺是羧酸的衍生物。在结构上，酰胺可看作羧酸分子中羧基中的羟基被氨基（—NH_2）或烃氨基（—NHR 或—NR_2）取代而成的化合物，也可看作氨或胺分子中氮原子上的氢被酰基取代而成的化合物。

酰胺的命名是根据相应的酰基名称，并在后面加上"胺"或"某胺"，称为"某酰胺"或"某酰某胺"。当酰胺中氮上连有烃基时，可将烃基的名称写在酰基名称的前面，并在烃基名称前加上"N-"，表示该烃基是与氮原子相连的。例如：

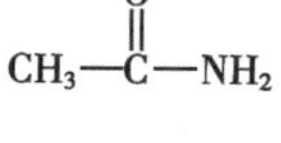

乙酰胺 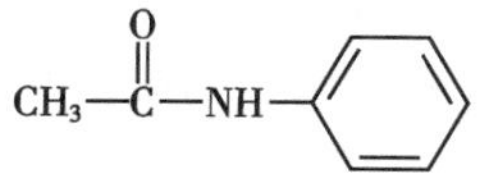　　　　　　　　　　乙酰苯胺

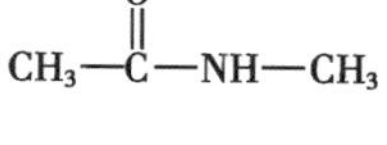

N-甲基乙酰胺 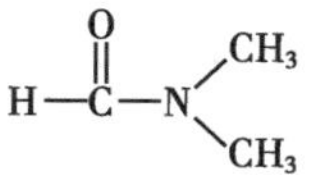　　　　　　N,N-二甲基甲酰胺

（二）酰胺的化学性质

1. 酸碱性　酰胺一般是近中性的化合物。酰胺分子中虽有氨基或烃氨基，但其碱性比氨或胺要弱得多。这是由于分子中氨基氮上的未共用电子对与羰基的 π 电子形成共轭体系，使氮上的电子云密度降低，因而接受质子的能力减弱。这时 C—N 键出现一定程度的双键性。

2. 水解　酰胺在通常情况下较难水解。在酸或碱的存在下加热时,则可加速反应,但比羧酸酯的水解慢得多。

$$R-\overset{O}{\overset{\|}{C}}-NH_2 + H_2O \xrightarrow[\triangle]{HCl} R-\overset{O}{\overset{\|}{C}}-OH + NH_3 \longrightarrow R\overset{O}{\overset{\|}{C}}-ONH_4$$

$$R-\overset{O}{\overset{\|}{C}}-NH_2 + H_2O \xrightarrow[\triangle]{NaOH} R-\overset{O}{\overset{\|}{C}}-ONa + NH_3\uparrow$$

（三）重要的酰胺及其衍生物

1. 尿素（urea）　从结构组成上看,碳酸分子的两个羟基(—OH)被两个氨基(—NH₂)取代而成为二酰胺,称为尿素,简称脲。尿素为无色晶体,易溶于水和乙醇,难溶于乙醚。

$$HO-\overset{O}{\overset{\|}{C}}-OH \qquad\qquad H_2N-\overset{O}{\overset{\|}{C}}-NH_2$$
碳酸　　　　　　　　　尿素

在人体内,尿素是蛋白质、氨基酸分解产生的氨在肝内的解毒产物。当肝功能障碍时,随着血尿素的降低,血氨大大增高,进入脑组织易引起肝性脑病(详见第十二章)。尿素具有酰胺的结构,有酰胺的一般化学性质。但因两个氨基连在一个羰基上,所以它又表现出某些特殊的性质。

（1）弱碱性:尿素分子中有两个氨基,其中一个氨基可与强酸成盐,故呈弱碱性。

尿素的硝酸盐、草酸盐均难溶于水而易结晶。利用这种性质,可从尿液中提取尿素。

$$H_2N-\overset{O}{\overset{\|}{C}}-NH_2 + HNO_3 \longrightarrow H_2N-\overset{O}{\overset{\|}{C}}-NH_2\cdot HNO_3\downarrow$$
硝酸尿素

（2）水解反应:尿素是酰胺类化合物,在酸、碱或尿素酶的作用下很易水解。

$$H_2N-\overset{O}{\overset{\|}{C}}-NH_2 \begin{cases} \xrightarrow[\triangle]{H_2O,\ HCl} CO_2\uparrow + 2NH_4Cl \\[2mm] \xrightarrow[\triangle]{NaOH} 2NH_3\uparrow + Na_2CO_3 \\[2mm] \xrightarrow[\text{尿素酶}]{H_2O} 2NH_3\uparrow + CO_2\uparrow \end{cases}$$

（3）缩二脲的生成及缩二脲反应:若将尿素加热到稍高于它的熔点时,则发生双分子缩合,两分子尿素脱去一分子氨而生成缩二脲。

$$H_2N-\overset{O}{\overset{\|}{C}}-NH_2 + H_2N-\overset{O}{\overset{\|}{C}}-NH_2 \xrightarrow{150\sim160℃} H_2N-\overset{O}{\overset{\|}{C}}-NH-\overset{O}{\overset{\|}{C}}-NH_2 + NH_3\uparrow$$
缩二脲

$$H_2N-\overset{O}{\overset{\|}{C}}-NH-\overset{O}{\overset{\|}{C}}-NH_2 \xrightarrow[\text{碱性}]{CuSO_4} 紫红色（缩二脲反应）$$

缩二脲是无色针状晶体,难溶于水,能溶于碱液。它在碱性溶液中与少量的硫酸铜(CuSO₄)溶液作用,呈现紫红色,这个颜色反应叫作**缩二脲（双缩脲）反应**。凡分子中含有两个或两个以上酰胺键(—CO—NH—,肽键)的化合物(如多肽、蛋白质等)都能发生这种颜色反应。该有色溶液在 540nm 处有最大吸收峰,因此双缩脲反应可用于蛋白质的定性与定量分析。

尿素与丙二酰氯反应生成的丙二酰脲,是无色晶体,微溶于水。丙二酰脲可发生酮式-烯醇式互变异构,其烯醇式呈酸性,被称为巴比妥酸。巴比妥酸本身没有药理作用,但它的C-5 亚甲基上的两个氢原子都被烃基取代(5,5-二取代)后所得许多取代物,却是一类重要的镇静催眠药,总称为巴比妥类药物。其通式为:

2. 胍(guanidine) 从结构组成上看,尿素分子的一个氧被一个亚氨基(=NH)取代称为胍,胍具有强碱性。胍分子去掉一个氢后剩余的部分称为胍基。

磷酸肌酸是人体内的能量储存形式(详见第十章),其分子中含有胍基,磷酸肌酸可看作胍的衍生物。精氨酸是肝脏解除氨毒代谢过程中的重要中间物,其分子中也含有胍基。胍分子中的一个氨基被烃基取代形成的化合物称为脒(下右结构),许多药物中含有该结构。

3. 磺胺(sulfonamide) 磺胺类药物的基本结构是对氨基苯磺酰胺,简称磺胺。磺胺类药物能抑制多种细菌(如链球菌、葡萄球菌、肺炎球菌、脑膜炎球菌、痢疾杆菌等)的生长和繁殖,因此常用来治疗由上述细菌所引起的疾病。磺胺类药物种类很多,其差别主要是由于磺胺分子 1 位 N 上的氢原子被其他不同基团取代,显示出不同的抗菌强度。

对氨基苯磺酰胺(磺胺)

第七节 杂环化合物与生物碱

在环状有机化合物中,成环的原子除了碳原子之外,还含有其他杂原子的化合物,总称为**杂环化合物**(heterocyclic compound)。在自然界分布很广,用途也很多。许多杂环化合物具有一定的生物活性,如叶绿素、血红素、核酸的碱基等,药物中杂环化合物占了相当大的比例。

生物碱(alkaloid)一般指生物体内的一类含氮有机化合物,许多生物碱具有显著的生物活性。由于生物碱主要存在于植物中,又称为植物碱。

一、杂环化合物

杂环化合物中常见的杂原子有氮、氧、硫。内酯、交酯和环状酸酐等,虽然符合上述定义,但由于它们与相应的开链化合物性质相似,又容易开环变成开链化合物,所以不包括在杂环化合物之内。这里主要讨论具有芳香性的杂环化合物。所谓芳杂环化合物是指保留芳香结构即 6π 电子闭合共轭体系的杂环,这类化合物比较稳定,不易开环,而且它们的结构和反应活性与苯有相似之处。

（一）杂环化合物的分类

如表 2-2 所示，杂环化合物可按所含杂原子的数目分为含一个、两个和多个杂原子的杂环；还可以按杂环的骨架分为单杂环和稠杂环。单杂环又按环的大小分为五元杂环和六元杂环；稠杂环按其稠合环形式分为苯稠杂环和稠杂环。

表 2-2　常见杂环化合物的结构和名称

分类		化学结构和名称
单杂环	五元杂环	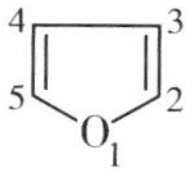 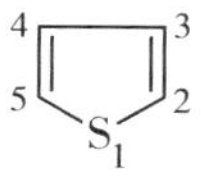 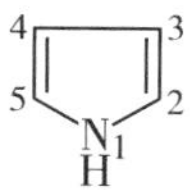 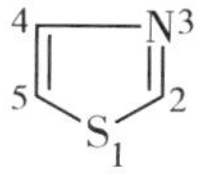 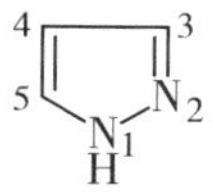 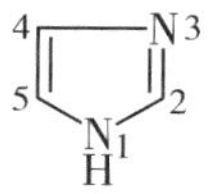 呋喃 furan　噻吩 thiophene　吡咯 pyrrole　噻唑 thiazole　吡唑 tyrazole　咪唑 imidazole
	六元杂环	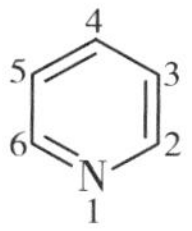 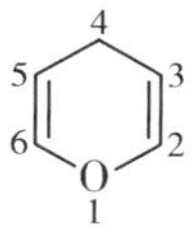 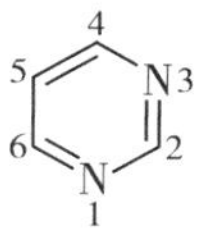 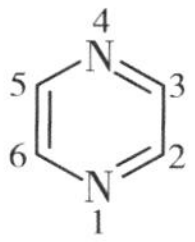 吡啶 pyridine　吡喃 pyran　嘧啶 pyrimidine　吡嗪 pyrazine
稠杂环	苯稠杂环	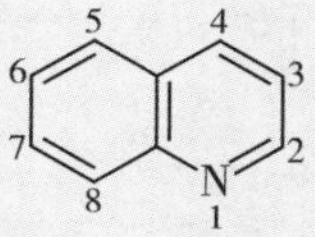 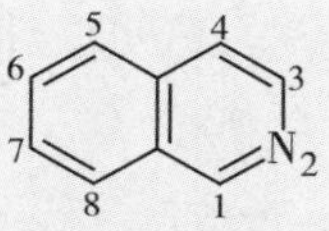 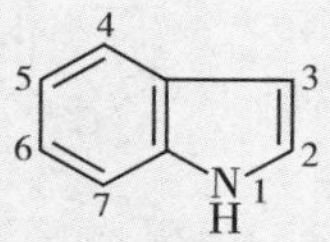 喹啉 quinoline　异喹啉 isoquinoline　吲哚 indole
	稠杂环	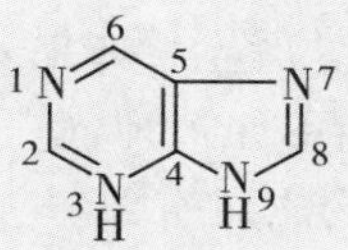 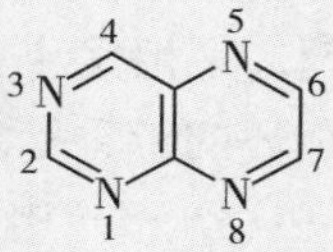 嘌呤 purine　蝶啶 pteridine

（二）杂环化合物的命名

杂环化合物的命名主要采用外文译音法，选用同音汉字，再加上"口"字旁表示杂环名称。例如：

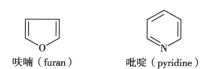

呋喃（furan）　　吡啶（pyridine）

杂环化合物的环上原子编号，除个别稠杂环（如异喹啉）外，一般从杂原子开始，依次为1、2、3……环上只有一个杂原子时，杂原子的编号为1。有时也从杂原子旁的碳原子开始，依次用希腊字母 α、β、γ 等编号。取代基的名称及在环上的位次写在杂环母体名称前。当杂环上连有—R、—X、—OH、—NH₂ 等取代基时，以杂环为母体，标明取代基位次；如果连有—CHO、—COOH、—SO₃H 等时，则把杂环作为取代基。环上有两个或两个以上相同杂原子时，应从连接有氢或取代基的杂原子开始编号，并使这些杂原子所在位次的数字之和为最小。环上有不同杂原子时，则按氧、硫、氮为序编号。例如：

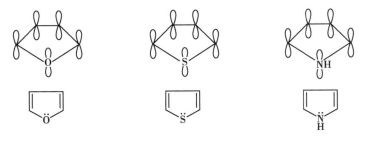

γ-甲基吡啶　　　　α-呋喃甲醛　　　　4-甲基咪唑 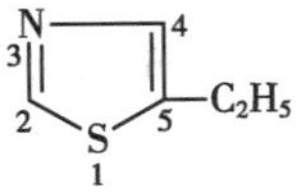　　　　5-乙基噻唑
（4-甲基吡啶）　　（2-呋喃甲醛）

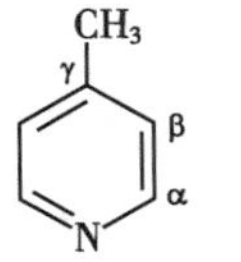

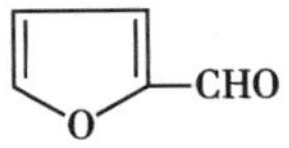

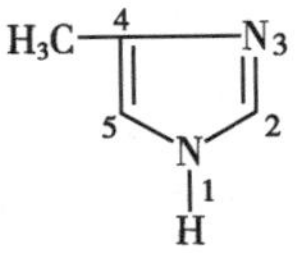

有些杂环化合物的编号不符合上述规定,如嘌呤等（表2-2）。

（三）杂环化合物的结构

五元杂环化合物呋喃、噻吩、吡咯的结构和苯相类似。构成环的4个碳原子和杂原子（N,S,O）均为 sp^2 杂化状态,它们以 σ 键相连形成一个环平面。每个碳原子余下的一个 p 轨道有一个电子,杂原子（N,S,O）的 p 轨道上有一对未共用电子对。这五个 p 轨道都垂直于五元环的平面,相互平行重叠,构成一个闭合共轭体系,即组成杂环的原子都在同一平面内,而 p 电子云则分布在环平面的上下方。

由于呋喃、噻吩、吡咯的结构和苯结构相似,因此都具有一定的芳香性,即不易氧化,不易进行加成反应,而易起亲电取代反应。由于共轭体系中的6个 π 电子分散在5个原子上,使整个环的 π 电子云密度较苯大,比苯容易发生亲电取代。同时,α 位上的电子云密度较 β 位大,因而亲电取代反应一般发生在此位置上,如果 α 位已有取代基,则发生在 β 位。

与苯比较,五元杂环的芳香稳定性不如苯环,电子云密度分布也不完全平均化。由于杂原子电负性大小不同（O>N>S）,电子云离域有差异,所以它们的芳香性强弱有差异,环的稳定性也不同。

六元杂环的结构可以吡啶为例来说明。吡啶在结构上可看作苯环中的—CH═被—NH═取代而成。5个碳原子和1个氮原子都是 sp^2 杂化状态,处于同一平面上,相互以 σ 键连接成环状结构。每一个原子各有一个电子在 p 轨道上,p 轨道与环平面垂直,彼此"肩并肩"重叠形成一个包括6个原子在内的、与苯相似的闭合共轭体系。氮原子上的一对未共用电子对,占据 sp^2 杂化轨道上,它与环共平面,因而不参与环的共轭体系,不是6电子大 π 键体系的组成部分,而是以未共用电子对的形式存在。由于氮原子的电负性大于碳,对环上的电子云分布影响大,具有吸电诱导效应,使吡啶环比苯不易发生亲电取代。

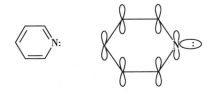

（四）重要的杂环化合物及其衍生物

1. 吡咯和咪唑　吡咯（pyrrole）是含有一个氮原子的五元杂环化合物,存在于煤焦油和骨焦油中,为无色液体。吡咯的衍生物广泛分布于自然界,叶绿素、血红素、维生素 B_{12} 及许多生物碱中都含有吡咯环。咪唑（imidazole）是含有两个氮原子的五元杂环化合物,其衍生

物广泛存在于自然界,如蛋白质组成单位之一的组氨酸,含有咪唑环。

2. 吡啶 吡啶(pyridine)是含有一个氮原子的六元杂环化合物。其衍生物有烟酸、烟酰胺等,它们是组成维生素 PP 的重要结构成分(详见第七章)。此外,烟酸还具有扩张血管及降低血胆固醇的作用。吡啶的另一衍生物异烟肼又叫雷米封(rimifon),为无色晶体或粉末。异烟肼具有较强的抗结核作用,是常用治疗结核病的口服药。

3. 嘧啶 嘧啶(pyrimidine)是含有两个氮原子的六元杂环化合物。它是无色固体,易溶于水,具有弱碱性。嘧啶可以单独存在,也可与其他环稠合而存在于维生素、生物碱或蛋白质中。许多合成药物如巴比妥类药物、磺胺嘧啶等,都含有嘧啶环。嘧啶的衍生物如胞嘧啶、尿嘧啶和胸腺嘧啶是核苷酸的组成成分(详见第六章)。

4. 嘌呤 嘌呤(purine)是由五元咪唑环和六元嘧啶环稠合而成的稠杂环。嘌呤本身在自然界并不存在,但它的衍生物分布广,而且非常重要。如腺嘌呤、鸟嘌呤等是核苷酸的组成成分。次黄嘌呤、黄嘌呤和尿酸是腺嘌呤和鸟嘌呤在体内的代谢产物。尿酸为无色晶体,难溶于水,有弱酸性。当某些原因使嘌呤核苷酸分解过多而致尿酸含量过高时,容易沉积在关节软骨或肾,导致痛风或肾结石(详见第十三章)。

二、生物碱

生物碱是一类主要存在于植物体内、对人和动物有很强生理作用的含氮碱性有机化合物。生物碱多属于仲胺、叔胺或季铵类,少数为伯胺类。它们的结构中常有含氮杂环。

生物碱的命名一般按其来源命名,例如,从麻黄中提取的生物碱称为麻黄碱。

生物碱广泛应用于医药工业中,往往是很多中草药的有效成分,例如,麻黄中的平喘成分麻黄碱、黄连中的抗菌消炎成分小檗碱(黄连素)等。但有些生物碱具有很强的毒性或成瘾性,用量不当会危害人身健康,甚至致人死亡。

(一)生物碱的化学性质

1. 碱性 大多数生物碱具有碱性,这是由于绝大多数生物碱分子中都具有胺类或含氮杂环的结构,而氮原子上又有一对未共用电子对,对质子有一定吸引力,能与酸结合成盐,所以呈碱性。

2. 沉淀反应 生物碱或生物碱的盐类水溶液,能被一些试剂结合生成不溶性沉淀。这种试剂称为生物碱沉淀剂。此种沉淀反应可用以鉴定或分离生物碱。常用的生物碱沉淀剂有碘化汞钾试剂、碘化铋钾试剂、鞣酸试剂、苦味酸试剂、三氯乙酸等。

3. 显色反应 生物碱与一些试剂反应,呈现各种颜色,也可用于鉴别生物碱。例如,钒酸铵的浓硫酸溶液与吗啡反应时显棕色,与可待因反应显蓝色,与莨菪碱反应则显红色。

(二)重要的生物碱

重要生物碱的化学结构见表 2-3。

1. 烟碱 又名尼古丁,属吡啶衍生物类生物碱。烟草中含十余种生物碱,主要是烟碱,含量为 2%~8%。烟碱有剧毒,少量对中枢神经有兴奋作用,能升高血压,大量则抑制中枢神经系统,使心脏停搏以至死亡。几毫克的烟碱就能引起头痛、呕吐、意识模糊等中毒症状,吸烟过多的人会逐渐引起慢性中毒。

2. 莨菪碱和阿托品 两者属莨菪烷衍生物类生物碱。莨菪碱是由莨菪酸和莨菪醇缩合形成的酯,莨菪醇是由四氢吡咯环和六氢吡啶环稠合而成的双环结构。莨菪碱是左旋体,由于莨菪酸结构中的手性碳原子上的氢与羰基相邻,是 α 活泼氢,容易发生酮式-烯醇式互变异构而外消旋。莨菪碱在碱性条件下或受热时均可发生消旋作用,变成消旋的莨菪碱,即阿托品。

表 2-3 重要生物碱的化学结构

名称	化学结构

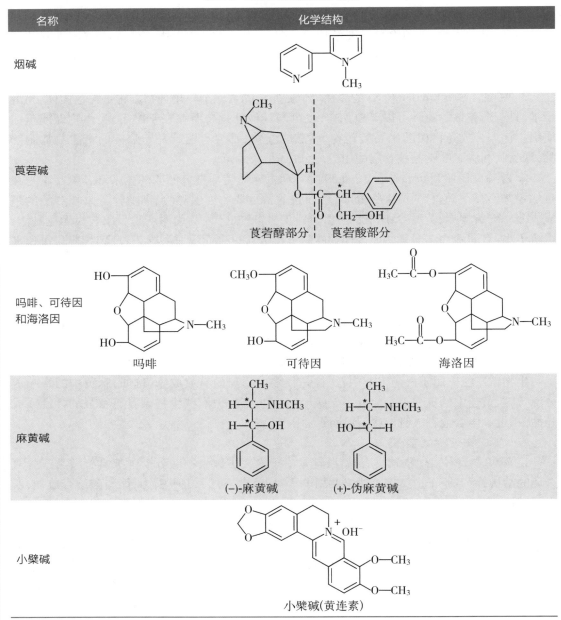

（此表内容包含：烟碱、莨菪碱（莨菪醇部分、莨菪酸部分）、吗啡、可待因和海洛因（吗啡、可待因、海洛因）、麻黄碱（（−）-麻黄碱、（+）-伪麻黄碱）、小檗碱（黄连素））

3. 吗啡和可待因　罂粟中含有二十多种生物碱,其中比较重要的有吗啡、可待因等。这两种生物碱属于异喹啉衍生物类,可视为六氢吡啶环(哌啶环)与菲环相稠合而成的基本结构。可待因是吗啡的甲基醚;海洛因是吗啡的二乙酰基衍生物,即二乙酰基吗啡。海洛因镇痛作用较强,并产生欣快和幸福的虚假感觉,但毒性和成瘾性极大,过量能致死。海洛因被列为禁止制造和出售的毒品。

4. 麻黄碱　是存在于中药麻黄中的一种主要生物碱,又叫麻黄素。一般常用的麻黄碱指左旋麻黄碱,它与右旋的伪麻黄碱互为旋光异构体。它们在苯环的侧链上都有两个手性碳原子,理论上应有四个旋光异构体,但在中药麻黄植物中只存在(−)-麻黄碱和(+)-伪麻黄碱两种,并且两者是非对映异构体。麻黄碱和伪麻黄碱都是仲胺类生物碱,无含氮杂环,因此它们的性质与一般生物碱不尽相同,与一般的生物碱沉淀剂也不易发生沉淀。(−)-麻黄碱具有兴奋中枢神经、升血压、扩张支气管、收缩鼻黏膜血管及止咳作用,也有散瞳作用,临床上常用盐酸麻黄碱(即盐酸麻黄素)治疗哮喘。

5. 小檗碱　又名黄连素,存在于小檗属植物黄柏、黄连和三颗针中,它属于异喹啉衍生物类生物碱,是一种季铵化合物。黄连素具有较强的抗菌作用,在临床上常用盐酸黄连素治疗菌痢、胃肠炎等疾病。

🔍 知识链接

手 性 药 物

手性药物(chiral drug)指分子立体结构与其镜像彼此不能重合又具有药理活性的一类药物,其中只含有效对映体或以有效对映体为主。手性是宇宙间的普遍特征,也是人类赖以生存的自然界的本质属性之一。作为生命活动的重要物质基础的生物大分子,如蛋白质、糖和核酸等,几乎都是手性的。手性分子和受体之间的相互作用表现出独特的生物活性,手性药物在人体内通过与生物大分子间相互手性匹配和分子识别而发挥治疗作用。

在许多情况下,化合物的一对对映体在生物体内的药理活性、代谢过程、代谢速率及毒性等存在显著的差异,另外,在吸收、分布和排泄等方面也存在差异。例如,R-沙利度胺为一种镇静药物,具有缓解妊娠反应作用,而 S-沙利度胺是一种强效致畸剂,会导致胎儿畸形,20 世纪 60 年代欧洲不少孕妇因服用这种药物产下海豚状畸形儿,震惊了整个医药界;S-普萘洛尔是 β 受体阻滞剂,用于治疗心脏病,而 R-普萘洛尔具有抑制性欲作用,是一种男性避孕药;氯霉素左旋体有杀菌作用,右旋体无药效。上述事例表明手性药物的研发和生产对于临床用药至关重要。

现在临床使用的手性药物来源较广,有的是直接从动植物体或菌群中分离得到的,如具有极强抗癌活性的紫杉醇,最初是从紫杉树皮中发现和提取的;有的是天然产物经过化学修饰而成的,如抗疟特效药物双氢青蒿素,是青蒿素的衍生物;还有一些是在实验室通过化学合成得到的,很多天然药物现在都可以在实验中人工合成,上面提到的紫杉醇和双氢青蒿素现都已实现人工的不对称合成。应该指出的是,手性药物中来源于天然产物及其衍生物者占很大比重,是现代药物合成的基础。手性药物的研究已经成为国际新药研发的主要热点之一。

重难点解析

扫一扫,
测一测

● (孟庆华　牛 奔　史 锐)

复习思考题

1. 有机化合物有哪些常见的分类方法?

2. 阐述烷烃的系统命名原则;试举例说明烯烃的马氏加成规则;指出环己烷的优势构象。

3. 鉴别下列物质:

(1) 乙烷、乙烯

(2) 乙醇、苯酚、乙醚

(3) 丙醛、丙酮

4. 试用诱导效应原理判断下列取代羧酸酸性大小并解释:

氟乙酸、氯乙酸、溴乙酸、碘乙酸

5. 简述手性、手性分子、手性碳原子和对映异构体。

6. 试述影响脂肪胺碱性的因素。

第三章

糖 类 化 学

学习目标

1. 掌握单糖、二糖、多糖的结构与化学性质等相关知识。
2. 熟悉糖的基本生理功能,为后续糖代谢等章节的学习奠定基础。

糖类在自然界分布广泛。植物通过光合作用将水和二氧化碳转变成糖,因此植物中的糖(如淀粉和纤维素)中含有从太阳能转化来的化学能。糖是人类食物的主要成分之一,糖最主要的生理功能是提供生命活动所需的能量,人体70%的能量供应来自葡萄糖氧化分解;核糖和脱氧核糖分别是组成核糖核酸和脱氧核糖核酸的重要成分;糖还可与脂类或蛋白质构成复合糖,参与细胞识别、信息传递、免疫活性等多种重要生物学功能。某些糖及糖与其他物质的结合物具有明显的药理活性,常为许多中草药的有效成分。

思政元素

中国古代对糖的认识

古代成语"食之如饴""甘之如饴"及西周《诗经》"周原膴膴,堇荼如饴"中饴糖的主要成分是麦芽糖。中国古代制糖术历史悠久,早在公元前12世纪就能制作麦芽糖。我国的蔗糖生产源于战国而定型于唐初,这些充分展示了我国高度发达的传统文化和先人的智慧。而西方直到16世纪中叶,德国化学家A·马格拉弗才首次从甜菜中分离提取了蔗糖。与中国唐代初年就能生产纯白的蔗糖相比,西方制糖工艺在时间上晚了一千多年。中华文明是辉煌灿烂的,在很长的时间里,一直走在世界前列,是中国劳动人民长期经验的积累,是集体劳动和智慧的结晶。

糖由碳、氢、氧三种元素组成,可用分子通式 $C_m(H_2O)_n$ 表示,因此曾被称为碳水化合物(carbohydrate)。例如,葡萄糖、核糖分别可用 $C_6(H_2O)_6$ 和 $C_5(H_2O)_5$ 表示。但随着研究的逐步深入,发现不少糖类不符合上述通式中的比例,如脱氧核糖($C_5H_{10}O_4$)、岩藻糖($C_6H_{12}O_5$)等,而有些非糖类物质又符合这一通式,如乳酸($C_3H_6O_3$)、乙酸($C_2H_4O_2$)等。所以"碳水化合物"这个名词并不恰当,只是沿用历史上的习惯名称。根据糖类的组成与结构,**糖**(saccharide 或 sugar)是一类多羟基醛或多羟基酮(包括环状异构体),或者是它们的缩合物或衍生物。

糖类化合物根据其水解情况,可分为单糖、寡糖和多糖。**单糖**(monosaccharide)是不能被水解成更小分子的多羟基醛或酮,如葡萄糖、果糖、核糖等。水解后产生2~10个单糖的称为**寡糖**(oligosaccharide)或低聚糖,其中最常见的寡糖是水解后能产生 2 分子单糖的**二糖**(disaccharide),如麦芽糖、蔗糖、乳糖等。完全水解后产生 10 个以上单糖的称为**多糖**(polysaccharide)或高聚糖,如淀粉、糖原、纤维素等。

糖类结构复杂,种类繁多,常根据其来源命名,如葡萄糖最初是从葡萄中得到的,半乳糖、乳糖来源于乳汁,蔗糖则是由甘蔗中提取获得的。

第一节 单 糖

一、单糖的分类

单糖按分子中碳原子数目,分为丙糖、丁糖、戊糖、己糖等;按其结构中含的羰基特点又可分为醛糖(aldose)和酮糖(ketose)两类。自然界中的单糖主要是含有 5 个或 6 个碳原子的戊糖和己糖。例如,核糖、2-脱氧核糖均为戊醛糖,葡萄糖是己醛糖,果糖则是己酮糖。甘油醛和二羟基丙酮均是丙糖,也是最简单的单糖,它们是糖代谢的中间产物。

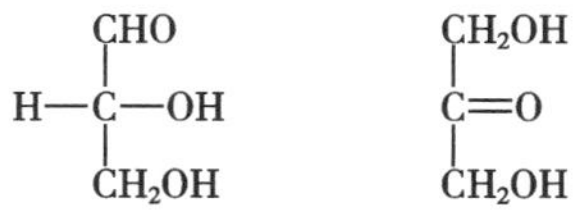

$$
\begin{array}{cc}
\text{CHO} & \text{CH}_2\text{OH} \\
\text{H}-\text{C}-\text{OH} & \text{C}=\text{O} \\
\text{CH}_2\text{OH} & \text{CH}_2\text{OH} \\
\text{甘油醛} & \text{二羟丙酮}
\end{array}
$$

二、单糖的分子结构

葡萄糖是自然界发现最早的单糖,与人类的生命活动密切相关。下面主要以葡萄糖为例,介绍单糖的结构。

(一)葡萄糖

1. 葡萄糖的开链结构　葡萄糖(glucose,Glc)的分子式为 $C_6H_{12}O_6$,是含有 5 个羟基和 1 个醛基的己醛糖。葡萄糖的开链结构可以用费歇尔(Fischer)投影式表示,其规则是碳链竖直,醛基碳原子写在最上面,为 C-1,其他依次排列(下图左),其中 C-2、C-3、C-4 和 C-5 均连接了 4 个不相同的原子或基团,在空间呈不对称排布,称为**手性碳原子**。含有手性碳原子的不对称分子具有旋光性,可使偏振光的偏振面旋转,规定向右旋转用(+)表示,向左旋转用(−)表示。

单糖的构型都是以甘油醛作对照而确定的,并用 D/L 标记构型。将单糖分子中离醛基或羰基最远的手性碳原子与甘油醛的 C-2 进行比较,规定与 D-甘油醛一致的单糖为 D-构型,即—OH 在右侧,与 L-甘油醛一致的单糖为 L-构型,即—OH 在左侧。葡萄糖的构型由其 C-5 手性碳原子连接的羟基决定,其与 D-甘油醛的 C-2 连接的羟基一致,都在右侧,名为 D-(+)葡萄糖(下图左)。

2. 葡萄糖的环状结构　在水溶液中,开链 D-葡萄糖 C-5 上的羟基与 C-1 上的醛基会发生分子内半缩醛反应,形成环状半缩醛结构,其新生成的羟基称为半缩醛羟基,该羟基与糖上其他羟基性质不同。葡萄糖成环后 C-1 从非手性碳原子转变为手性碳原子,出现两种环式异构体,分别称为 α-或 β-型,彼此互称为**端基异构体**或异头物(anomer)。环状结构多用哈沃斯(Haworth)透视式表示(下图右),Fischer 投影式碳链左侧的原子或基团,在 Haworth 式中对应的是环平面上面的原子或基团,右侧的原子或基团对应 Haworth 式环平面下面的原子或基团。在水溶液中的葡萄糖,其开链结构与两种环式结构形成一个动态平衡。葡萄糖 Haworth 式的六元环骨架类似于吡喃,称为**吡喃糖**(pyranose)。

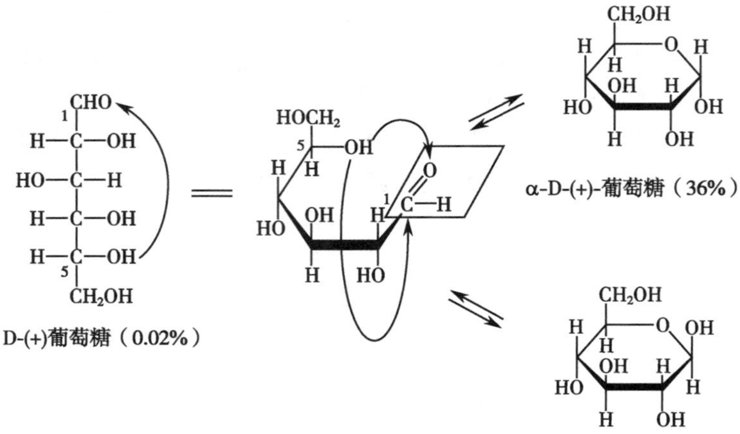

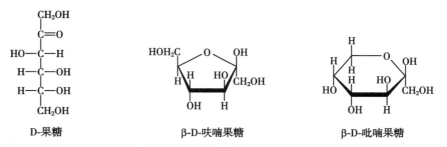

D-(+)葡萄糖（0.02%）　　　　　α-D-(+)-葡萄糖（36%）

β-D-(+)-葡萄糖（64%）

（二）其他单糖

其他含有 5 个以上碳原子的单糖都具有环状的 Haworth 式结构,存在 α-或 β-构型。

1. 果糖　果糖(fructose)分子式为 $C_6H_{12}O_6$,属于 D-型的己酮糖,存在五元环和六元环两种类型的环状结构。其中五元环是由 C-5 上的羟基与 C-2 的羰基结合形成的,其骨架类似于呋喃,称为**呋喃糖**(furanose)(下图中)。六元环则是由 C-6 上的羟基与 C-2 的羰基结合形成环状半缩酮(下图右)。结合型果糖常以呋喃糖形式存在,游离型果糖在溶液中以吡喃糖形式存在。

D-果糖　　　　　　β-D-呋喃果糖　　　　　　β-D-吡喃果糖

2. 半乳糖　半乳糖(galactose)为己醛糖,与葡萄糖分子中 C-4 的构型不一样,是葡萄糖的 C-4 差向异构体,其成环方式类似于葡萄糖(下图左)。脑苷脂及多种糖蛋白中含有半乳糖。

3. 核糖、脱氧核糖　D-核糖(ribose)和 D-2-脱氧核糖(deoxyribose)是核酸和脱氧核糖核酸的重要组成部分,也存在于某些酶和维生素中,是生物体内最重要的戊醛糖,具有开链结构和环状的 Haworth 式结构。结合型的核糖(下图中)和脱氧核糖(下图右)都是以呋喃糖形式存在。

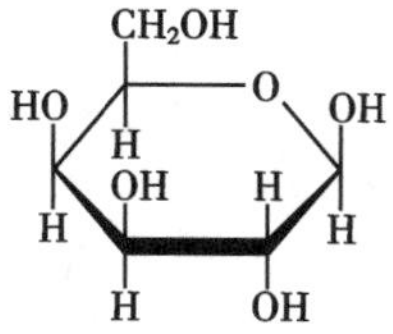

β-D-吡喃半乳糖 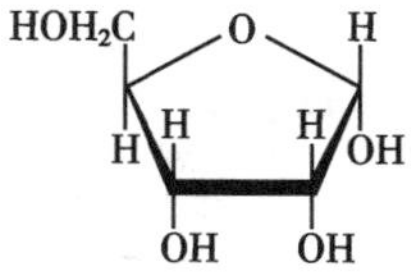　　　　　α-D-核糖 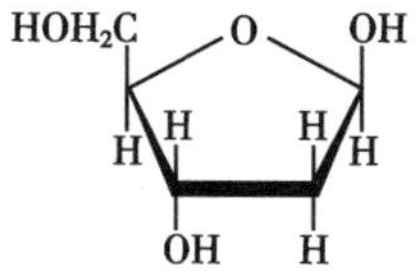　　　　　β-D-2-脱氧核糖

三、单糖的主要化学性质

单糖具有醇性羟基,能发生醇的反应;单糖存在羰基,能发生醛或酮的反应;单糖不同功

能基之间相互影响,因而还具有一些特殊的化学性质。

（一）氧化反应

1. 与碱性弱氧化剂反应　在碱性条件下,醛糖可以被班氏（Benedict）试剂氧化,班氏试剂的还原产物是砖红色氧化亚铜沉淀。

$$单糖 + Cu(OH)_2 \xrightarrow{\text{加热}} Cu_2O\downarrow + 复杂氧化物$$
$$（班氏试剂）\qquad（砖红色）$$

醛糖因含有醛基,而酮糖在碱性条件下可通过酮式-烯醇式互变异构转变为醛糖,所以单糖无论醛糖或酮糖,都能被碱性弱氧化剂班氏试剂氧化,称为**还原糖**（reducing sugar）。以往常用班氏试剂检测尿糖（指尿液中的葡萄糖）,但该反应特异性较差,除了葡萄糖外,其他单糖或一些二糖也可发生反应。现临床采用特异性强的葡萄糖氧化酶法检测血糖（指血液中的葡萄糖）,这种检测法可排除其他单糖的干扰。

2. 与酸性氧化剂反应　葡萄糖等醛糖可与溴水反应（下图左）,被氧化生成葡萄糖酸,溴水则被还原而褪色。酮糖不能发生这个反应,因而可利用该反应区别醛糖和酮糖。单糖还能与强氧化剂（如稀硝酸）反应生成糖二酸（下图右）。

3. 酶促反应　在肝内葡萄糖经酶催化,可氧化生成葡萄糖醛酸（glucuronic acid, GA）（下图中）,后者在肝内参与生物转化作用（详见第十七章）。

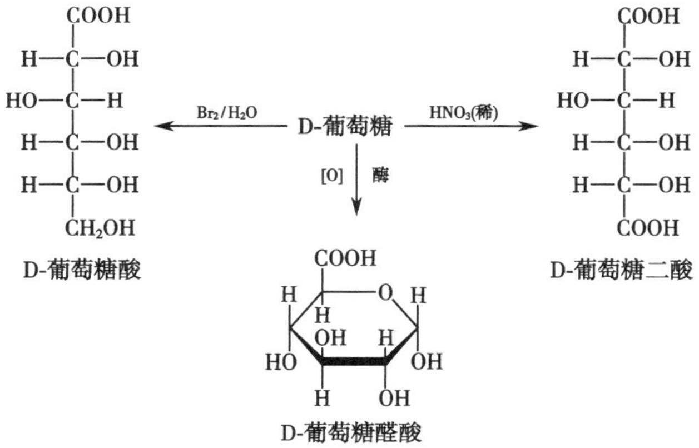

葡萄糖是人类主要能源物质,在细胞内一系列酶催化下葡萄糖可被彻底氧化生成二氧化碳和水,并释放能量（详见第九章）,供生物体利用。

（二）还原反应

单糖的羰基可经催化氢化或硼氢化钠被还原为相应的醇。葡萄糖还原生成葡萄糖醇（即山梨醇）。临床上利用山梨醇治疗脑水肿、青光眼等。糖尿病患者,晶状体内山梨醇积聚过多易引起白内障。

（三）成苷反应

在干燥 HCl 催化下,环状单糖的半缩醛羟基与含羟基的化合物（如醇、酚等）作用,脱水缩合生成糖苷（glycoside）,此反应称为成苷反应。例如:

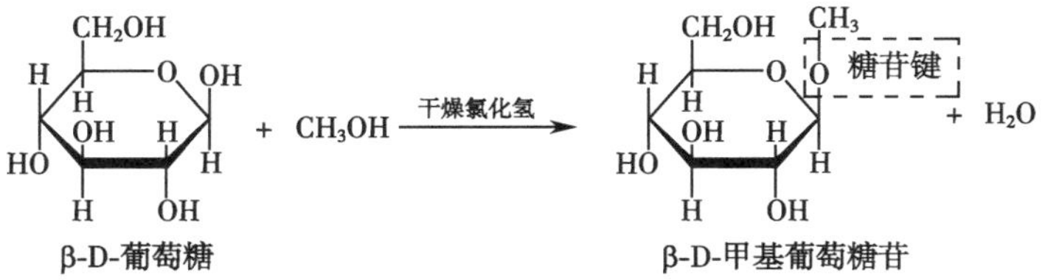

糖苷是由糖和非糖两部分组成,糖苷键可以是氧苷键,还可以有氮苷键、硫苷键等。糖苷分子中没有半缩醛羟基,不能开环转变成开链结构,所以糖苷无醛基,没有还原性和变旋光现象。

糖苷类化合物广泛分布于自然界中,许多是有生物活性的中草药的有效成分,如苦杏仁苷具有止咳平喘作用,黄芩苷有降压、解热、利尿、抑菌作用等。

（四）成酯反应

单糖分子中的羟基能与酸形成酯,特别是一些糖的磷酸酯,具有重要的生理作用。如磷酸二羟丙酮、甘油醛-3-磷酸、葡萄糖-6-磷酸、果糖-1,6-二磷酸等（详见第九章）。

第二节　重要的二糖

重要的二糖主要有麦芽糖、乳糖和蔗糖等。

一、麦芽糖

麦芽糖是食用饴糖的主要成分,食物淀粉也可在 α-淀粉酶等作用下,分解产生麦芽糖等产物（详见第九章）。麦芽糖（maltose）是由 2 分子 D-葡萄糖通过 α-1,4-糖苷键连接而成,其中一个葡萄糖还具有半缩醛羟基,可以发生开环形成醛基,故麦芽糖具有还原性。

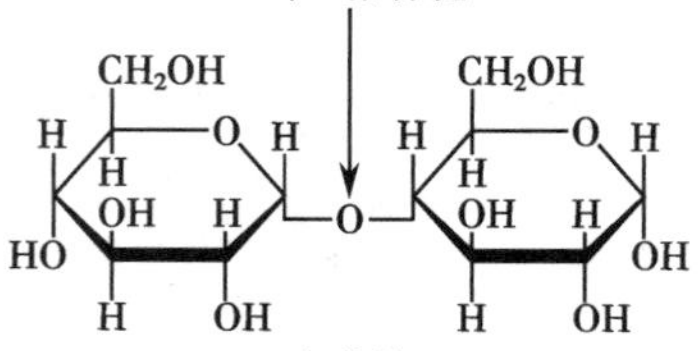

麦芽糖甜度约为葡萄糖的 40%,可用作营养剂。在人体小肠内,受麦芽糖酶（ α-葡萄糖苷酶）作用,麦芽糖水解生成 2 分子 D-葡萄糖,进而被吸收利用。

二、乳糖

乳糖（lactose）存在于哺乳动物的乳汁中,人乳中含 5%～8%,牛奶中含 4%～6%。乳糖是由 β-D-半乳糖和 D-葡萄糖以 β-1,4-糖苷键连接而成。其中的葡萄糖还具有半缩醛羟基,可以发生开环反应形成醛基,因而乳糖也具有还原性。

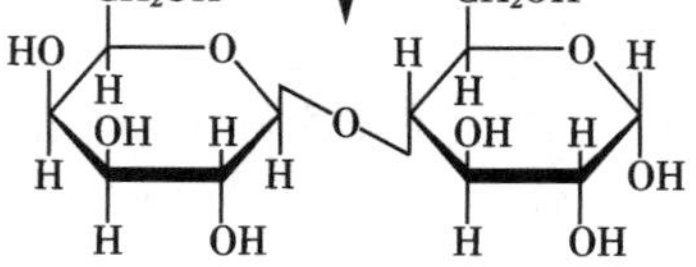

在人体小肠内,受乳糖酶的作用,乳糖水解生成 D-半乳糖和 D-葡萄糖而被吸收利用。

三、蔗糖

蔗糖（sucrose）是自然界分布最广的二糖,由 α-D-吡喃葡萄糖和 β-D-呋喃果糖通过 α-1,

2-β-糖苷键连接而成。由于蔗糖分子中没有半缩醛羟基,因此不具有还原性,是非还原性二糖。

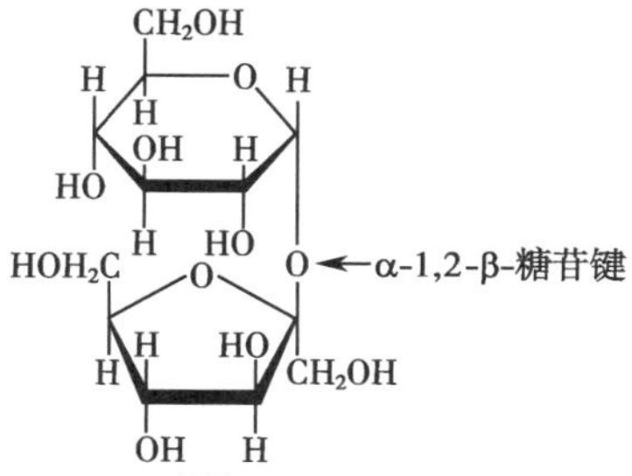

蔗糖

α-1,2-β-糖苷键

在人体小肠内,受蔗糖酶的作用,蔗糖水解生成 D-葡萄糖和 D-果糖而被吸收利用。

第三节 多 糖

多糖是由许多单糖分子以糖苷键相连形成的高分子化合物。多糖可按其组成分为同多糖和杂多糖。

一、同多糖

同多糖(homopolysaccharide)由同一种单糖组成,例如淀粉、糖原和纤维素等。

(一)淀粉

淀粉(starch)广泛分布于植物界,特别是植物的根茎和种子中含量较高,是人类获取糖类的主要来源。淀粉是白色无定形粉末,它是直链淀粉(amylose)和支链淀粉(amylopectin)的混合物。直链淀粉由许多 D-葡萄糖通过 α-1,4-糖苷键连接而成,在淀粉中占 20%～30%,不易溶于冷水,在热水中有一定的溶解度。在支链淀粉分子中,直链部分由 α-1,4-糖苷键连接而成,而分支处为 α-1,6-糖苷键(下图右)。支链淀粉在淀粉中占 70%～80%,不溶于水,在热水中膨胀而成糊状。

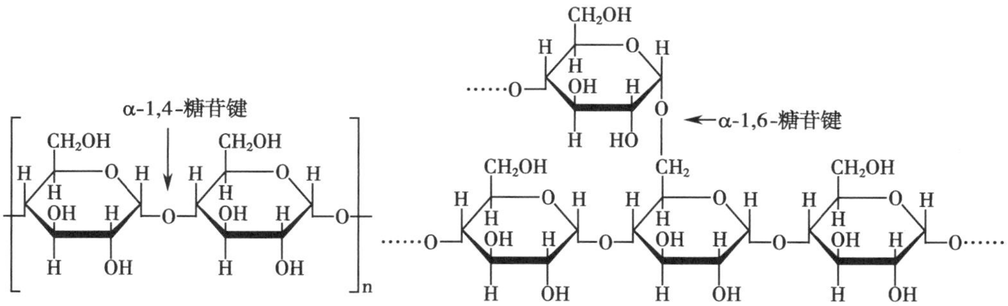

α-1,4-糖苷键

α-1,6-糖苷键

直链淀粉

支链淀粉

淀粉分子左侧糖基上的 C-4 羟基为非还原性末端,右侧糖基上的 C-1 羟基是还原性末端,但由于淀粉分子质量很大,右侧 C-1 羟基的数量极少,显示不出还原性,因此淀粉分子属于非还原性糖。淀粉遇碘呈蓝色反应,这个性质可被用于淀粉的定性鉴定。在酸或酶催化下,淀粉会发生水解反应,随着反应时间的延长,会产生一系列分子大小不同的中间水解产物,它们与碘反应可产生不同的颜色反应,分别称为淀粉→紫糊精→红糊精→无色糊精等。

（二）糖原

糖原（glycogen）因存在于动物体内又称为动物淀粉。人体内糖原主要储存在肝脏和肌肉组织中,分别称为肝糖原和肌糖原。糖原是人体活动所需能量的主要来源,糖原的合成与分解是糖代谢的重要内容。

糖原的结构与支链淀粉很相似,是由许多 D-葡萄糖通过 α-1,4-糖苷键形成直链、α-1,6-糖苷键形成分支的高分子多糖。但糖原的分支比支链淀粉更短更密,大约每 8 个葡萄糖单位就有 1 个分支,而支链淀粉中每 20~25 个葡萄糖单位才出现 1 个 α-1,6-糖苷键。糖原遇碘呈紫红色反应。

（三）纤维素

纤维素（cellulose）是植物细胞壁的主要结构成分,由许多 D-葡萄糖通过 β-1,4-糖苷键连接而成（下图左）。纤维素为白色固体,不溶于水和一般有机溶剂（如酒精等）。在体外用浓酸水解得到 D-葡萄糖。食草动物（如牛、羊、兔子等）的消化道中有一些微生物可分泌出能水解 β-1,4-糖苷键的纤维素酶,因而可以消化纤维素作为能源物质。但人类消化液中无纤维素酶,不能消化纤维素。

人类膳食中的纤维素（如蔬菜和荞麦中纤维素含量比较高）虽然不能被消化吸收,但有刺激胃肠蠕动、防治便秘及保持胃肠道微生物平衡等作用。纤维素还能抑制胆固醇的吸收,预防动脉粥样硬化与冠心病的发生。还发现食物纤维素可能具有预防糖尿病、降血压、减肥和清除有害物质等多种作用。因此,医学界已将膳食纤维称为人体必需的"第七营养素"。

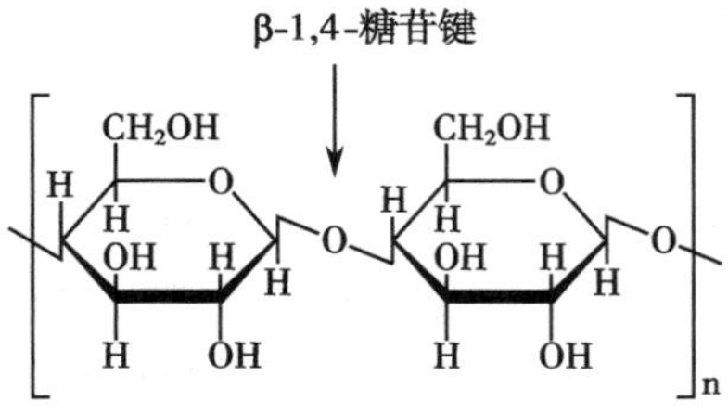

纤维素 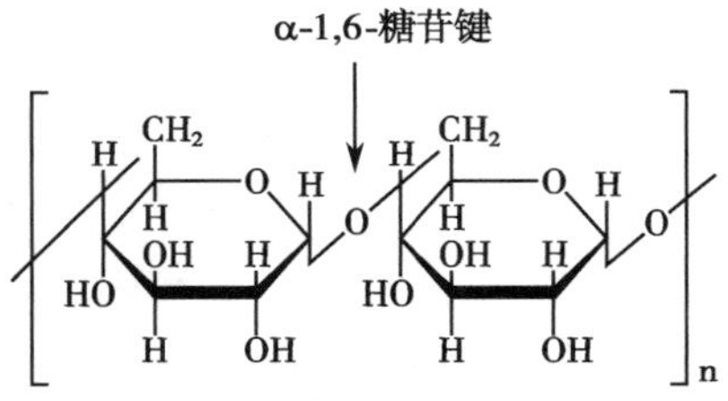　　　　　　　　　　　　右旋糖酐

（四）右旋糖酐

右旋糖酐（dextran）是由微生物产生的多糖,也可人工合成高纯度的右旋糖酐,或称葡聚糖。右旋糖酐是由葡萄糖通过 α-1,6-糖苷键连接而成（上图右）,还有 α-1,3-糖苷键形成的分支结构。分子量 75kD 左右的称中分子右旋糖酐,在临床上可用作血浆代用品,补充血容量。分子量 20~40kD 的称为低分子右旋糖酐,主要用于降低血黏度以防止血栓形成,有助于改善微循环,还有利尿作用。

二、杂多糖

杂多糖（heteropolysaccharide）是由两种或两种以上不同的单糖组成的多糖。如透明质酸、硫酸软骨素和肝素等。

（一）透明质酸

透明质酸（hyaluronic acid,HA）是由 N-乙酰葡萄糖胺和葡萄糖醛酸通过 β-1,3-糖苷键和 β-1,4-糖苷键反复交替连接而成的高分子化合物。

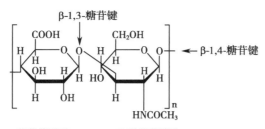

葡萄糖醛酸　　N-乙酰葡萄糖胺

透明质酸

透明质酸广泛存在于动物结缔组织的细胞外基质、眼球玻璃体、脐带、关节液和皮肤中。它与水形成黏稠液,有润滑关节和保护细胞不受病原菌侵袭等作用。某些病原菌能分泌透明质酸酶,水解组织中的透明质酸,降低黏性,导致细菌在组织中扩散。

（二）硫酸软骨素

硫酸软骨素(chondroitin sulfate)由葡萄糖醛酸和 N-乙酰半乳糖胺-4-硫酸通过 β-1,3-糖苷键和 β-1,4-糖苷键反复交替连接而成,其中 N-乙酰半乳糖胺中含有硫酸基团,因其硫酸基团连接不同部位而分不同种类的硫酸软骨素,最常见的是 4-硫酸软骨素(曾称软骨素 A)或 6-硫酸软骨素(曾称软骨素 C)。

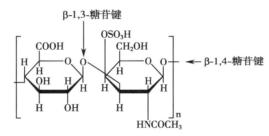

葡萄糖醛酸　　N-乙酰半乳糖胺-4-硫酸

4-硫酸软骨素

硫酸软骨素广泛存在于软骨、肌腱、韧带和主动脉中。4-硫酸软骨素可用于冠心病、骨质疏松、高脂血症、心绞痛、心肌缺血、心肌梗死等症的治疗,也可用作视觉外科的辅助药物。

（三）肝素

肝素(heparin)由 L-2-硫酸艾杜糖醛酸与二硫酸葡萄糖胺通过 α-1,4-糖苷键和 β-1,4-糖苷键交替连接而成。

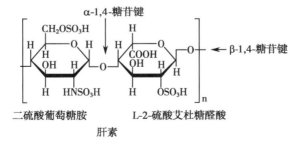

二硫酸葡萄糖胺　　L-2-硫酸艾杜糖醛酸

肝素

肝素存在于肝、肺、皮肤和其他结缔组织的肥大细胞中,因肝内含量高而得名。肝素释放入血液中可发挥抗凝作用,是一种天然的抗凝剂。临床输血时以肝素作为抗凝剂,也常用于防止血栓形成。

透明质酸、硫酸软骨素和肝素等多糖都是由二糖单位重复连接而成,由于其二糖单位中必有一糖含有氨基而被统称为**糖胺聚糖**(glycosaminoglycan)。

第四节 复 合 糖

复合糖或称糖复合物（glycoconjugate），是由一条或多条糖链与蛋白质或脂类等分子通过共价键结合形成，糖复合物主要包括蛋白聚糖（proteoglycan）、糖蛋白（glycoprotein）和糖脂（glycolipid）（糖脂详见第四章）。多数真核细胞能合成蛋白聚糖和糖蛋白，主要分布于细胞表面、细胞内分泌颗粒和细胞核内，细胞合成的糖复合物也可分泌出细胞，构成细胞外基质成分。糖复合物是生物体内又一类生物大分子，在体内发挥着特有的功能。

一、蛋白聚糖

蛋白聚糖是一类非常复杂的大分子糖复合物，主要由糖胺聚糖共价连接于蛋白质所构成。蛋白聚糖分子中，与糖胺聚糖链共价结合的蛋白质称为**核心蛋白**（core protein）。糖胺聚糖的质量百分比占蛋白聚糖分子的一半以上，甚至可高达95%。蛋白聚糖最主要的功能是构成细胞间的基质。细胞表面也有蛋白聚糖，并且分布广泛，在神经发育、细胞识别和分化等方面起重要的调节作用。某些蛋白聚糖还参与有些细胞的蛋白酶、羧肽酶或组织胺等生物活性分子的贮存和释放。不同蛋白聚糖还有特殊的功能，如抗凝、维持软骨的机械性能，使角膜透明等。在肿瘤组织中，各种蛋白聚糖的合成发生改变时，往往与肿瘤增殖和转移有关。

二、糖蛋白

糖蛋白分子中蛋白质的质量百分比大于糖胺聚糖，糖蛋白的糖胺聚糖能够稳固多肽链的结构，保护肽链并延长其半衰期，还影响蛋白质的生物学活性，以及参与分子间的相互识别和糖蛋白新生肽链的折叠等多方面功能。

糖蛋白在生物界中分布很广，人体的蛋白质至少有1/3为糖蛋白，许多膜蛋白和分泌蛋白都是糖蛋白，如属于膜蛋白的血型物质、组织相容性抗原等，以及属于分泌蛋白的激素蛋白、血清清蛋白、免疫球蛋白等。

三、血型物质

目前已知的血型物质有很多种，研究最多的是 ABO 系血型，存在于红细胞膜及人体分泌的黏液中。决定 ABO 系血型物质特异性的寡糖主要存在于鞘糖脂上，后者由神经酰胺与寡糖链结合而成。不同血型物质鞘糖脂糖链末端的糖基有差异，以 H 型鞘糖脂结构为基础。H 型鞘糖脂结构也是 O 型血物质，如果在 H 型鞘糖脂末端半乳糖基上再连接一个 N-乙酰半乳糖胺（GalNAc），则为 A 型血物质，如果在 H 型鞘糖脂末端半乳糖基上再连接一个半乳糖（Gal），则为 B 型血物质，AB 型血则兼有 A 型和 B 型的鞘糖脂结构。A、B、O 和 AB 四种血型物质寡糖链末端糖的连接需要不同的糖基转移酶，而后者由不同基因表达，因此血型具有遗传性。

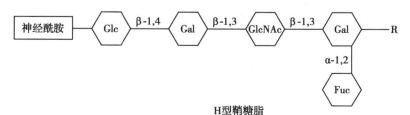

H型鞘糖脂
O型血：R=OH；A型血：R=GalNAc；B型血：R=Gal

笔记栏

知识链接

蛋白聚糖与骨关节病

位于细胞外基质(extracellular matrix,ECM)的蛋白聚糖是关节软骨的主要成分之一,它与透明质酸形成的聚集体充填于细胞间隙,起到缓冲关节所受机械压力的作用。细胞外基质是关节软骨细胞所处的微环境,其合成与降解在正常情况下保持动态平衡,这一动态平衡是保证软骨正常结构、维持软骨正常功能的关键。

退行性关节炎、风湿性关节炎及大骨节病是常见的骨关节病,其共同病理表现是关节软骨变性坏死。研究表明,蛋白聚糖的过度降解和丢失是这些骨关节病最早发生的异常代谢变化,随后引起基质胶原降解和表型改变,以及各种炎症因子释放,继而引发瀑布效应,使关节软骨的整体结构彻底被破坏,最终导致关节软骨的损毁和功能丧失。

多聚蛋白聚糖酶(aggrecanase)是降解蛋白聚糖的主要酶类,此外,基质金属蛋白酶(matrix metalloproteinase,MMP)除主要参与胶原的降解,同时也在蛋白聚糖的降解中起辅助作用。组织金属蛋白酶抑制物(tissue inhibitor of metalloproteinase,TIMP)是多聚蛋白聚糖酶和基质金属蛋白酶的抑制剂,而 α_2 巨球蛋白则是多聚蛋白聚糖酶的体内抑制剂。正常情况下,上述四者相互作用和制约,维持蛋白聚糖的代谢平衡。病理状态下,TIMP 和 α_2 巨球蛋白活性下降,多聚蛋白聚糖酶和 MMP 活性升高,造成蛋白聚糖持续性降解,引起 ECM 代谢失衡,进而导致关节软骨的破坏和关节功能的丧失。

重难点解析

扫一扫,
测一测

● (姚惠琴)

复习思考题

1. 请写出下列单糖的结构式:

α-D-葡萄糖、β-D-呋喃果糖、β-D-2-脱氧核糖、β-D-甲基葡萄糖苷

2. 二糖主要有哪几种? 比较它们的分子组成、糖苷键类型、有无还原性。

3. 查阅资料,简要说明什么是乳糖不耐受症。乳糖酶催化乳糖发生什么化学反应? 为什么该反应可以减轻乳糖不耐受的症状?

4. 试比较淀粉、糖原和纤维素的基本组成单位、糖苷键类型。

◆◇◆ **第四章** ◆◇◆

脂 类 化 学

> ▶ **学习目标**
>
> 1. 掌握甘油三酯的组成、结构和主要化学性质。
> 2. 熟悉甘油磷脂、类固醇的组成、种类和主要作用。

脂类(lipids)也称脂质,是动植物体内一大类不溶于水而易溶于有机溶剂的有机化合物,主要包括甘油三酯(triglyceride,TG)和类脂(lipoid)。甘油三酯也称为三酰甘油(triacylglycerol,TAG),包括油(oil)和脂肪(fat)。油常温呈液态,比如植物油(花生油等);脂肪常温呈(半)固态,比如动物油(猪油等)。类脂是化学结构或理化性质类似于甘油三酯的物质,包括磷脂、糖脂和类固醇等。正常人体内脂类占体重的 14%~20%。

第一节　甘油三酯的结构与化学性质

甘油三酯是由 1 分子甘油和 3 分子脂肪酸构成。构成甘油三酯的 3 个脂肪酸可以相同或不同:相同的为单纯甘油三酯;不同的为混合甘油三酯。自然界中多见混合甘油三酯。甘油三酯有储能和供能的作用,又有调节体温、保护内脏的作用。

生物体中还有少量含 1 个脂肪酸的甘油一酯(monoglyceride,MG)和含 2 个脂肪酸的甘油二酯(diglyceride,DG),它们是甘油三酯的中间代谢产物。

一、甘油

甘油是丙三醇的俗称,为甘油一酯、甘油二酯和甘油三酯的共同组成成分。生物体内甘油的磷酸化反应是发生在 C-3 位置上,产生为甘油-3-磷酸,其是合成甘油三酯的直接原料之一,更多的甘油-3-磷酸是氧化供能或转变为糖(详见第十一章)。

$$
\begin{array}{ll}
\begin{array}{l}
CH_2{-}OH \\
| \\
HO{-}CH \\
| \\
CH_2{-}OH
\end{array} &
\begin{array}{l}
\quad\quad\quad\quad\quad\overset{O}{\overset{\|}{}} \\
\quad\quad\quad CH_2{-}O{-}C{-}R_1 \\
\overset{O}{\overset{\|}{}}\ | \\
R_2{-}C{-}O{-}CH \quad\quad O \\
\quad\quad\quad | \quad\quad\quad\overset{\|}{} \\
\quad\quad\quad CH_2{-}O{-}C{-}R_3
\end{array}
\end{array}
$$

甘油(丙三醇)　　　　甘油三酯(三酰甘油)

二、脂肪酸

脂肪酸(fatty acid,FA)大多数以结合形式存在于甘油三酯、磷脂和糖脂等物质中,也有少量的脂肪酸以游离状态出现在组织和细胞中。

（一）脂肪酸的结构及分类

生物体内的脂肪酸绝大多数是含有偶数碳原子的直链一元羧酸,碳原子数目多为 4~26 个,其中 16 个和 18 个碳原子的脂肪酸最为多见(表 4-1)。常见分类如下：

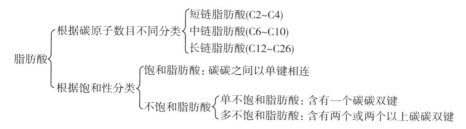

表 4-1　常见的脂肪酸

	俗名	系统名称*	碳原子数	双键个数	分子式
饱和脂肪酸	月桂酸	十二烷酸	12	0	$CH_3(CH_2)_{10}COOH$
	豆蔻酸	十四烷酸	14	0	$CH_3(CH_2)_{12}COOH$
	软脂酸	十六烷酸	16	0	$CH_3(CH_2)_{14}COOH$
	硬脂酸	十八烷酸	18	0	$CH_3(CH_2)_{16}COOH$
	花生酸	二十烷酸	20	0	$CH_3(CH_2)_{18}COOH$
不饱和脂肪酸	软油酸	十六碳烯酸	16	1	$CH_3(CH_2)_5CH=CH(CH_2)_7COOH$
	油酸	十八碳烯酸	18	1	$CH_3(CH_2)_7CH=CH(CH_2)_7COOH$
	亚油酸	十八碳二烯酸	18	2	$CH_3(CH_2)_4(CH=CHCH_2)_2(CH_2)_6COOH$
	亚麻酸	十八碳三烯酸	18	3	$CH_3CH_2(CH=CHCH_2)_3(CH_2)_6COOH$
	花生四烯酸	二十碳四烯酸	20	4	$CH_3(CH_2)_4(CH=CHCH_2)_4(CH_2)_2COOH$
	EPA	二十碳五烯酸	20	5	$CH_3CH_2(CH=CHCH_2)_5(CH_2)_2COOH$
	DHA	二十二碳六烯酸	22	6	$CH_3CH_2(CH=CHCH_2)_6CH_2COOH$

注：*脂肪酸有俗名、系统名称和简写符号,如亚油酸（俗名）的系统名称为 9,12-十八碳二烯酸,9 和 12 分别指出了双键的位置,其简写为 $18:2\Delta^{9,12}$, 18 表示有十八个碳原子,2 表示有两个双键, $\Delta^{9,12}$ 表示两个双键的位置分别位于从羧基端数起的第 9 和第 10 碳原子之间,以及第 12 和第 13 之间。

（二）营养必需脂肪酸

人体能制造出多种脂肪酸,但是由于缺乏 9 位碳以上的去饱和酶,不能向脂肪酸中引进超过 Δ^9 双键,因此不能合成亚油酸（linoleic acid）（$18:2\Delta^{9,12}$）和亚麻酸（linolenic acid）（$18:3\Delta^{9,12,15}$）,这两种脂肪酸是人体正常功能所必需的,如维持生物膜的结构和功能。这些人体需要但又不能在体内合成,必须由食物提供的脂肪酸,称为营养**必需脂肪酸**（essential fatty acid）。花生四烯酸（arachidonic acid）也是维持人体正常功能所必需的,在体内可以由亚油酸转变而来,但是合成量不足,必须通过食物补充,所以一般也将花生四烯酸归于营养必需脂肪酸。营养必需脂肪酸均属于多不饱和脂肪酸（polyunsaturated fatty acid,PUFA）。

多不饱和脂肪酸还有二十二碳六烯酸（docosahexoenoic acid,DHA）和二十碳五烯酸（eicosapentaenoic acid,EPA）。膳食供给的亚麻酸,在体内可以合成 DHA 和 EPA,但是不能满足人体需要,也必须从食物中补充。DHA 是体内许多组织（如视网膜、大脑皮质）必不可少的营养物质。大脑中 DHA 的一半是在胎儿期积累的,一半是出生后积累的,所以补充 DHA 在妊娠和哺乳期间非常重要,市场上的很多婴幼儿奶粉有添加 DHA。EPA 具有降低体内胆固醇含量、促进脂肪代谢及降低血液黏度等作用。近年来发现,鱼油中 DHA 和 EPA 的含量丰富,有心血管病史的人常被建议补充鱼油。多不饱和脂肪酸的食物来源见表 4-2。

表 4-2 多不饱和脂肪酸的食物来源

脂肪酸	来 源
亚油酸	葵花籽、大豆、芝麻、花生、红花籽、油菜籽、玉米胚、棉籽、小麦胚
亚麻酸	芝麻、胡桃、小麦胚、油菜籽、大豆
花生四烯酸	肉类、玉米胚
DHA 和 EPA	海洋鱼类（沙丁鱼、鲭鱼、鲑鱼、鲱鱼等）、贝类、甲壳类

（三）二十碳不饱和脂肪酸的衍生物

花生四烯酸是二十碳不饱和脂肪酸,在体内可以转化成具有重要生理作用的衍生物,如前列腺素(prostaglandin,PG)、血栓素(thromboxane,TX)和白三烯(leukotriene,LT)等。

1. 前列腺素 20 世纪 30 年代首次在人的精液中发现 PG,因来源于前列腺,故被命名为前列腺素。现已知道,PG 广泛分布于人体各组织和体液中,精囊中含量较高,其他组织中含量甚微。

PG 以前列烷酸(prostanoic acid,PA)为基本骨架,PA 是由 1 个五碳环和 2 条各含 7 个和 8 个碳原子的侧链所构成的二十碳化合物(下图左式)。依据两条侧链上双键的位置和五碳环上取代基团的不同而将 PG 分为 9 个类型,分别命名为 PGA~PGI,体内 PGA、PGE 和 PGF 的含量较多。依据两条侧链上双键数目的多少,各种类型的 PG 又被分为 1、2、3 类;接着根据五碳环上的羟基构型分为 α 型和 β 型,天然存在的 PG 除 PGF 有 α、β 两种立体构型外,其他均为 α 构型。

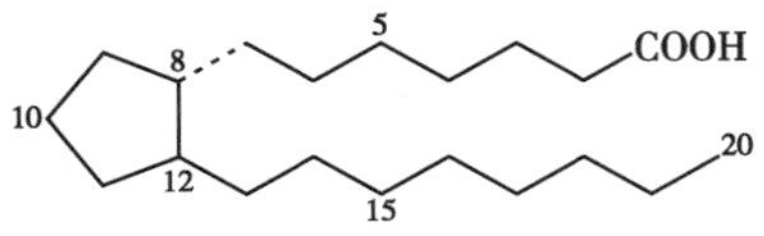

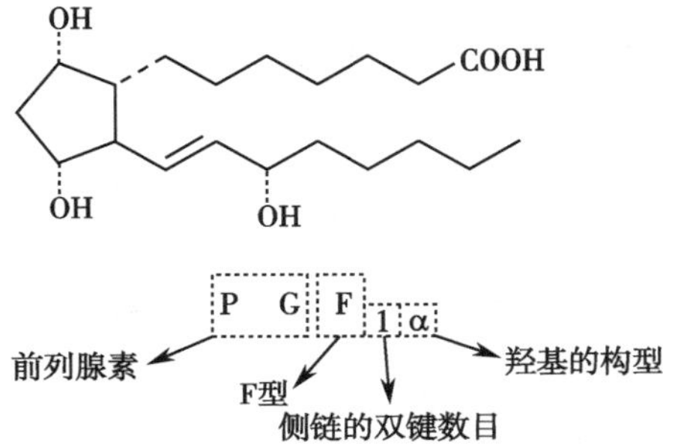

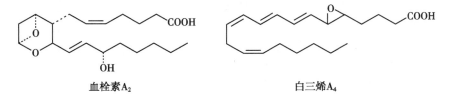

前列腺素的生物活性强,作用极为广泛,对内分泌、生殖、消化、呼吸、心血管、泌尿和神经系统均有调节作用。如 PGE_2 能促进血管扩张,增加毛细血管通透性,引起红、肿、热、痛等症状;PGE_2 和 PGA_2 可舒张动脉平滑肌,有降血压作用;PGE_2 和 PGI_2 抑制胃酸分泌,促进肠胃蠕动;$PGF_{2\alpha}$ 能增强卵巢和子宫平滑肌收缩,促进排卵和分娩等。

2. 血栓素 又名血栓烷,与前列腺素不同的是,五碳环由 1 个含氧六元环所取代。血栓素 A_2 具有显著的促血小板聚集作用,参与凝血和血栓的形成。血栓素 A_2 还能促进血管收缩。长期服用低剂量阿司匹林可以有效抑制血栓素生成,降低心肌梗死和中风的风险。

3. 白三烯 LT 是不含前列烷酸结构的二十碳多不饱和脂肪酸衍生物,分子中一般含有 4 个碳碳双键。根据碳链中双键的位置、取代基团和环氧化物的不同,可将白三烯分为 A~E 多个类型,并在字母的右下角以阿拉伯数字"4"标出双键的数目。不同类型的白三烯生理作用有所不同,LTC_4、LTD_4 及 LTE_4 共同作用可引起支气管和肠胃的剧烈收缩,LTB_4 能促进白细胞的游走和趋化,LTD_4 可增加毛细血管的通透性等。

血栓素 A_2　　　　　　白三烯 A_4

三、甘油三酯的化学性质

（一）水解与皂化

甘油三酯能在酸、碱、加热或脂肪酶的作用下水解，生成甘油和脂肪酸。如甘油三酯在碱性条件下水解，则生成 1 分子甘油和 3 分子脂肪酸盐。脂肪酸的钠盐或钾盐即为肥皂，故甘油三酯在碱性条件下的水解反应又称为**皂化反应**（saponification）。

水解 1g 甘油三酯完全皂化所消耗氢氧化钾的毫克数称为**皂化值**（saponification number）。皂化值的大小反应甘油三酯中脂肪酸分子量的大小（即脂肪酸碳原子的多少），皂化值高，说明脂肪酸分子量小，亲水性强，易失去甘油三酯的特性；皂化值低，则脂肪酸分子量大或含有较多不皂化物。因此，皂化值是衡量甘油三酯平均相对分子质量的量度。

$$
\begin{array}{c}
\text{甘油三酯} \quad + \quad 3\text{NaOH} \xrightarrow{\triangle} \quad \text{甘油} \quad + \quad \text{脂肪酸钠（肥皂）}
\end{array}
$$

（二）氢化与碘化

含有不饱和脂肪酸的甘油三酯，其碳碳双键在催化剂作用下可以与氢或卤素发生加成反应；其中与氢的加成反应，称为**氢化**。氢化可将液态的植物油转变为固态的脂肪，在食品工业中用于制造"人造黄油"，可替代奶油用于糕点的生产。人造可可脂是通过氢化使植物油的熔化温度提高到与人体体温相近，常温下为固态，入口即化，可替代昂贵的天然可可脂用于巧克力生产。虽然氢化甘油三酯的稳定性有所提高，但是它能使人体低密度脂蛋白升高，使高密度脂蛋白降低，增加动脉硬化和冠心病的发病率。

含有不饱和脂肪酸的甘油三酯与卤素中碘的加成反应称**碘化**。在甘油三酯的分析中具有实际意义。通常把 100g 甘油三酯所能吸收碘的克数称为**碘值（碘价）**。碘值大小可以反映甘油三酯中不饱和脂肪酸含量的高低，碘值大，表明甘油三酯中的不饱和脂肪酸含量多，不饱和度高。一般来说，植物油比动物脂肪所含的不饱和脂肪酸多，所以植物油的碘值高于动物脂肪的碘值。碘值也是衡量食用油的指标之一。由于碘和碳碳双键的加成反应较慢，在实际测定中，常用溴化碘或氯化碘代替碘，其中的溴或氯原子能使碘活化。

$$
-CH{=}CH- \; + \; I_2 \xrightarrow{\text{碘化}} -CHI{-}CHI-
$$

（三）酸败

在一定温度下，甘油三酯长时间暴露在空气中与氧接触会变质，产生难闻的气味，这种现象称为**酸败**。酸败的化学本质是甘油三酯水解释放出游离的脂肪酸，不饱和脂肪酸的双键发生自动氧化，裂解成碳链较短的醛、醛酸或羧酸，这些化合物容易通过空气扩散。

$$
-CH_2{-}CH{=}CH{-}CH_2- \xrightarrow{\text{氧化}} -CH_2\underset{O{-}O}{-}CH{-}CH{-}CH_2- \xrightarrow{\text{分解}} -CH_2\underset{O}{-}C{-}H \xrightarrow{\text{氧化}} -CH_2{-}COOH
$$

酸败的产物会破坏食物中的维生素、必需氨基酸，而且对人体有毒，会引起腹泻和消化不良，严重时甚至造成肝脏疾病。氧气和高温会促进酸败的进行，因此反复多次油炸的食油对人体有潜在的危害。

甘油三酯的酸败程度可用**酸值（酸价）**表示，中和 1g 甘油三酯中的游离脂肪酸所消耗的氢氧化钾的毫克数称为甘油三酯的酸值。酸值是衡量甘油三酯质量的指标之一。酸值大说明甘油三酯中游离脂肪酸的含量较高,酸败程度较高,通常酸值大于 6.0 的甘油三酯不宜食用。通常将含有甘油三酯的食物放入密闭阴凉处储存,也可以添加适量的维生素 E 等抗氧化剂防止其酸败。

第二节　类　脂

生物体内除甘油三酯外,还存在许多类脂化合物,类脂包括磷脂、糖脂和类固醇等。

一、磷脂

含有磷酸基团的类脂称为磷脂(phospholipids)。含甘油的磷脂称为甘油磷脂(glycocero-phospholipids),含鞘氨醇的磷脂称为鞘磷脂(sphingomyelin)。

(一) 甘油磷脂

甘油磷脂是由甘油三酯中的 1 个脂肪酸被磷酸取代后形成的,磷脂酸(phosphatidic acid)是最简单的甘油磷脂。磷脂酸是其他甘油磷脂的母体结构,其磷酸基与含醇性羟基(HO—X)的化合物结合,形成各种甘油磷脂。细胞中含量最高的甘油磷脂是磷脂酰胆碱(phosphatidylcholine,PC),其次是磷脂酰乙醇胺(phosphatidylethanolamine,PE)。天然存在的甘油磷脂均为 L-构型。

甘油磷脂分子中同时具有亲水部分和疏水部分。甘油磷脂所含的两个脂肪酰长链是整个分子的疏水部分,称为疏水尾;而所含磷酸基团和 X 基团是分子的亲水部分,称为亲水头。在水溶液中,亲水头面向水,疏水尾为避开水而相互聚集,容易形成脂质双分子层结构。甘油磷脂的双分子层结构在水中处于稳定状态,是其构成生物膜的基础。

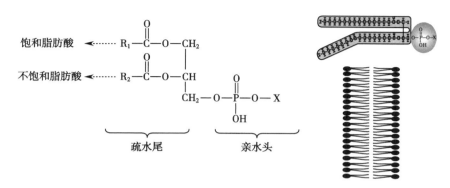

图 4-1　甘油磷脂的化学结构特点与磷脂双分子层

1. 磷脂酰胆碱　又称卵磷脂(lecithin),是组成生物膜最主要的磷脂之一,其广泛分布于各种组织器官中,以脑、心、肝、肾上腺、骨髓和神经组织中含量最为丰富,蛋黄中含量较高,约占 8%~10%,故称卵磷脂。磷脂酰胆碱也是血浆脂蛋白的主要成分,有协助甘油三酯运输的作用。当肝脏合成磷脂酰胆碱不足时,肝内合成的甘油三酯外运发生障碍,造成甘油三酯在肝脏过度堆积,形成脂肪肝。磷脂酰胆碱及其合成的原料如胆碱和甲硫氨酸等可用于防治脂肪肝。

2. 磷脂酰乙醇胺　又称脑磷脂(cephalin),广泛分布于各种组织器官中,以脑和神经组织中含量较高,故称脑磷脂。脑磷脂有构成生物膜、参与凝血等生理作用。

3. 磷脂酰肌醇(phosphatidylinositol,PI)　主要存在于细胞膜内层,其磷酸化后可以产生磷脂酰肌醇-4,5-二磷酸(phosphatidylinositol-4,5-diphosphate,PIP_2),PIP_2 是甘油二酯和肌醇三磷酸(inositol triphosphate,IP_3)这两个胞内信使分子的前体,参与细胞信号的传导。

（二）鞘磷脂

鞘磷脂(sphingomyelin)由鞘氨醇(sphingosine)、脂肪酸与磷脂酰胆碱组成。鞘氨醇的氨基以酰胺键与脂肪酸相连形成神经酰胺(ceramide,Cer),神经酰胺末端羟基与磷脂酰胆碱以酯键相连构成了鞘磷脂。

83

鞘磷脂因含有两条疏水的长链脂肪酸和亲水的磷脂酰胆碱,性质与甘油磷脂基本相同,是构成生物膜的重要磷脂,特别是在脑髓鞘和红细胞膜中含量丰富,鞘磷脂因此而得名。

二、糖脂

含有糖基的类脂称为糖脂(glycolipid),是糖与脂类以糖苷键相连形成的化合物。糖脂可分甘油糖脂(glyceroglycolipid)和鞘糖脂(glycosphingolipid)两大类。

（一）甘油糖脂

甘油糖脂是由二酰甘油中 C-3 与单糖或寡糖以糖苷键连接而成的类脂。脊椎动物神经组织中发现的半乳糖二酰甘油即属于甘油糖脂类,其组成有甘油、脂肪酸和糖。

（二）鞘糖脂

鞘糖脂是由糖(单糖、二糖或寡糖)与神经酰胺以糖苷键连接而成的类脂。重要的鞘糖脂有脑苷脂(cerebroside)、脑硫苷脂(sulfatide)和神经节苷脂(ganglioside)。鞘糖脂是细胞膜的组分,其亲水部分(如糖基)突出于质膜表面,形成许多结合位点,与细胞信号识别和免疫等有关,作为神经细胞组成成分与神经传递有关。

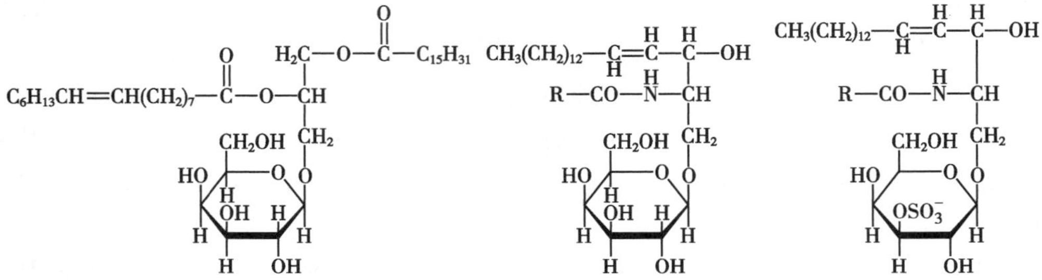

半乳糖二酰甘油　　　　半乳糖脑苷脂　　　　半乳糖脑硫苷脂

1. 脑苷脂　由一个单糖与神经酰胺以糖苷键相连而成类脂。脑细胞膜上含有大量的脑苷脂,约占脑干重的 11%,因此得名脑苷脂。脑苷脂因糖基和脂肪酸的不同有许多种类。含半乳糖的称为半乳糖脑苷脂,含葡萄糖的称为葡萄糖脑苷脂;所含的脂肪酸以二十四碳最为多见。

2. 脑硫苷脂　脑苷脂的糖基 C-3 位被硫酸酯化后成为脑硫苷脂。最常见的半乳糖脑硫苷脂主要分布于大脑白质、脊椎、肾等部位,与凝血、离子运输、动脉粥样硬化等有关。

3. 神经节苷脂　是含唾液酸(sialic acid,SA)的鞘糖脂,其结构复杂,一般含有脂肪酸、鞘氨醇和多个糖基。神经节苷脂种类繁多,常用缩写表示,如最常见的 GM_1,G 代表神经节苷脂,M、D、T 代表含有唾液酸残基的数目(1、2、3),右下标数字表示神经节苷脂中含有的糖基数(1 表示 4 个糖基)。神经节苷脂在脑灰质中含量丰富,参与神经传导;神经节苷脂是细胞膜表面受体的重要成分,与细胞免疫和细胞识别有关;红细胞表面的神经节苷脂决定血型专一性。

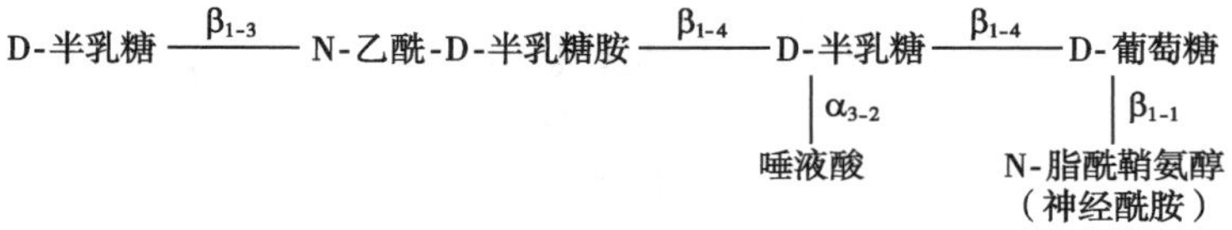

神经节苷脂（GM_1）

三、类固醇化合物

类固醇(steroid)是环戊烷多氢菲衍生物,具有重要的生物活性。人体内重要的类固醇有胆固醇、胆固醇酯、胆汁酸、类固醇激素和维生素 D 等。

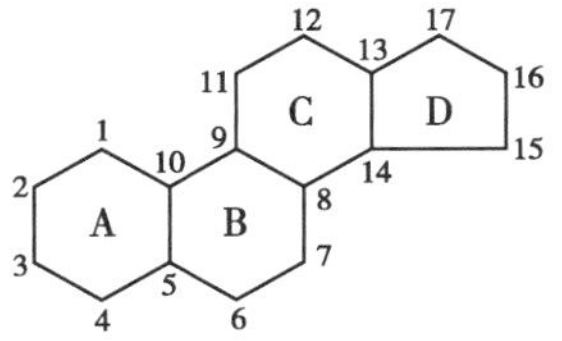

环戊烷多氢菲

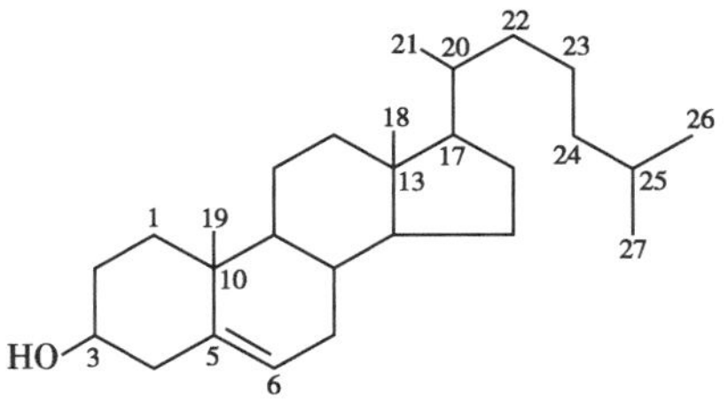

胆固醇

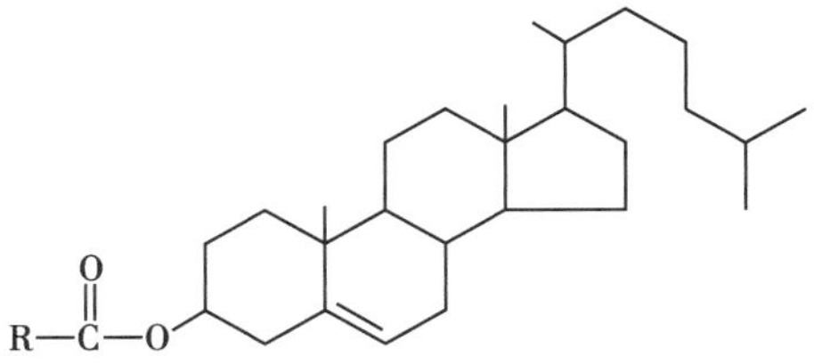

胆固醇酯

(一)胆固醇及胆固醇酯

胆固醇(cholesterol)因最初是在胆结石中发现的固体物质,且含有醇羟基,故称为胆固醇。胆固醇的结构特征是:环戊烷多氢菲母体结构的 C-3 有一个羟基,C-5 和 C-6 之间有一双键,C-10 和 C-13 上各有 1 个甲基,在 C-17 位有一个含 8 个碳原子的分支烃链。

胆固醇是高等动物生物膜的重要成分,脑和神经组织中含量较多;植物中很少出现胆固醇。胆固醇特殊的分子结构使其对生物膜的流动性有调节作用,朝向膜表面的亲水头是 C-3 羟基,镶嵌入双分子层中间的疏水尾是具有一定刚性的 4 个环和侧链。温度高时,胆固醇能阻止生物膜双分子层的无序化;温度低时又可阻止生物膜液晶态的形成,维持生物膜流动性。胆固醇也是脂蛋白复合体的成分之一,与动脉粥样硬化疾病有关。胆固醇还是类固醇激素、维生素 D_3 和胆汁酸等活性物质的前体。

胆固醇酯(cholesterol ester)是由胆固醇的 C-3 羟基与高级脂肪酸发生酯化而形成,其可被看作胆固醇在体内储存和运输的形式。人血浆中胆固醇约有三分之二被酯化,临床上测定血清总胆固醇包括了游离胆固醇和胆固醇酯这两种形式。

(二)胆汁酸

胆汁酸(bile acid)是由胆固醇在肝内代谢转变而来。至今发现的胆汁酸已有 100 多种,有游离胆汁酸和结合胆汁酸两类,游离胆汁酸包括胆酸、脱氧胆酸、鹅脱氧胆酸和石胆酸等;结合胆汁酸是由游离胆汁酸与甘氨酸或牛磺酸结合所形成。

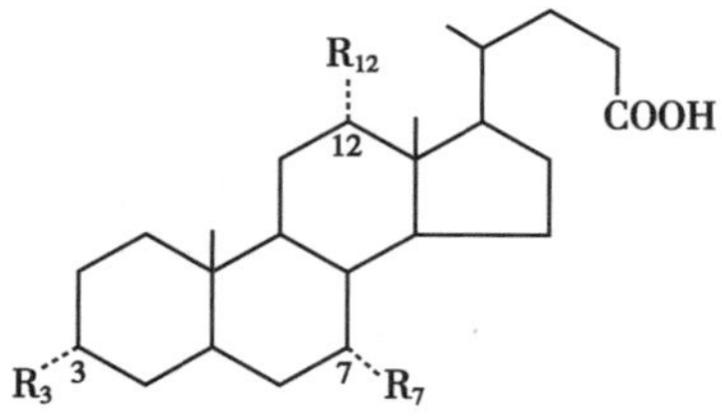

胆汁酸

	胆酸	鹅脱氧胆酸	脱氧胆酸	石胆酸
R_3	OH	OH	OH	OH
R_7	OH	OH	H	H
R_{12}	OH	H	OH	H

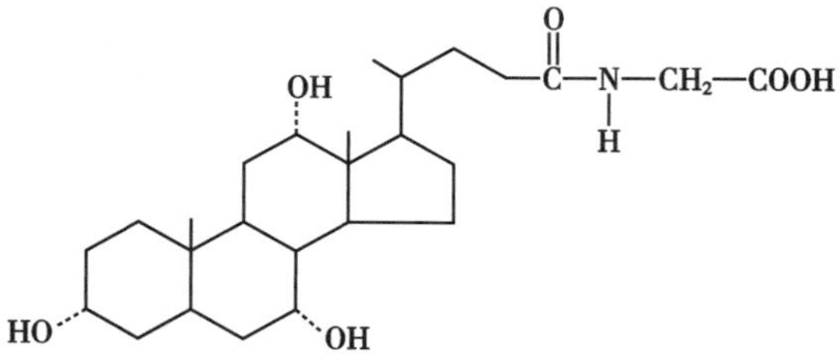

甘氨胆酸

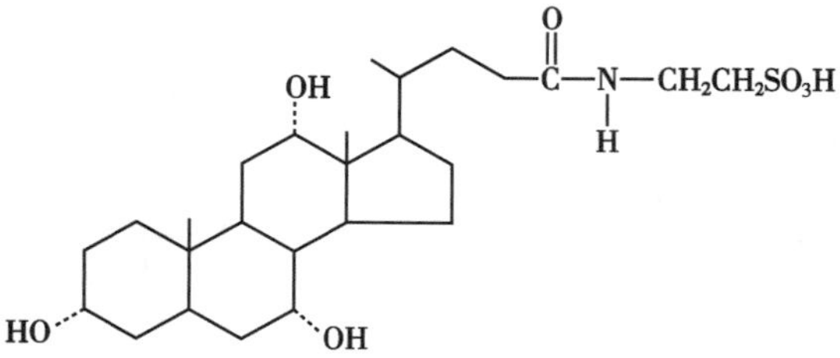

牛磺胆酸

胆汁酸是胆汁的主要成分,多以钾盐和钠盐的形式存在,被称为胆汁酸盐或胆盐(bile salt)。胆盐分子既含亲水的羟基和羧基,又含有疏水的甲基等,使胆盐分子同时具有亲水面和疏水面,成为很好的乳化剂。乳化剂可使甘油三酯在肠中乳化成微粒,增加水溶性的脂酶对甘油三酯的接触而促使其水解,有利于甘油三酯的消化和吸收;乳化剂也能使胆汁中不溶于水的胆固醇很好地分散于水相,防止胆固醇析出形成结石。

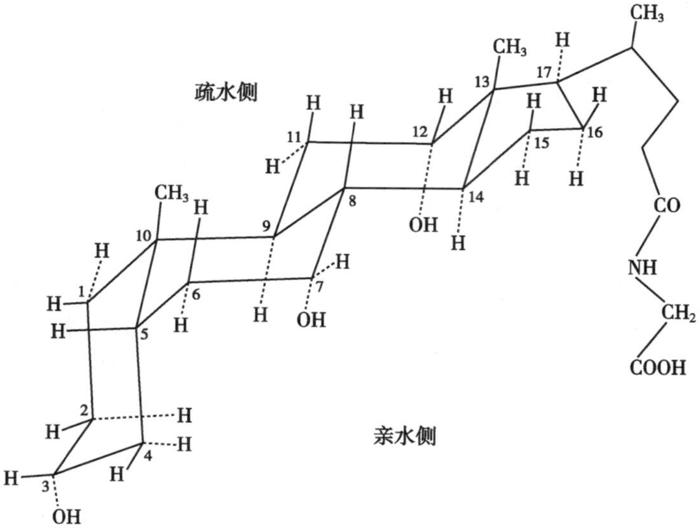

甘氨胆酸的立体构型

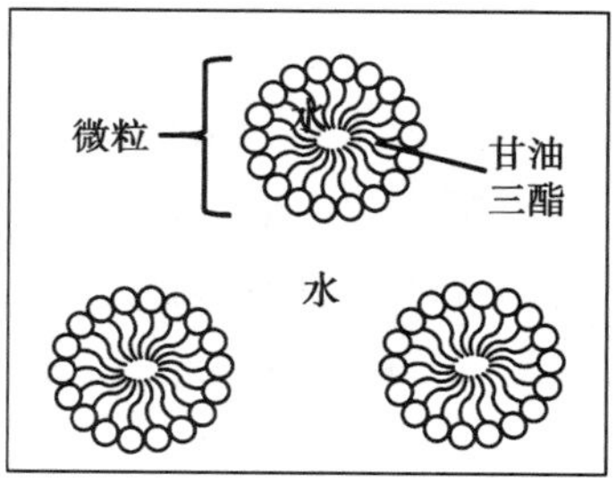

乳化

（三）类固醇激素

类固醇激素是由胆固醇转化而成,分为肾上腺皮质激素(adrenal cortical hormone)和性激素(sex hormone)两大类。

1. 肾上腺皮质激素　分为糖皮质激素和盐皮质激素两大类。糖皮质激素由肾上腺皮质束状带细胞合成和分泌,调节体内糖代谢,主要有氢化可的松(皮质醇)、可的松和皮质酮等;盐皮质激素由肾上腺皮质球状带细胞合成和分泌,调节体内水盐代谢,主要有醛固酮和去氧皮质酮等。肾上腺皮质激素的作用与化学结构密切相关,这些激素都是 21 碳甾族化合物,其共同结构是:C-3 上的酮基,C-4 和 C-5 之间的碳碳双键,C-17 上连的 2-羟基乙酰基等,是保持皮质激素生物活性的必需基团。

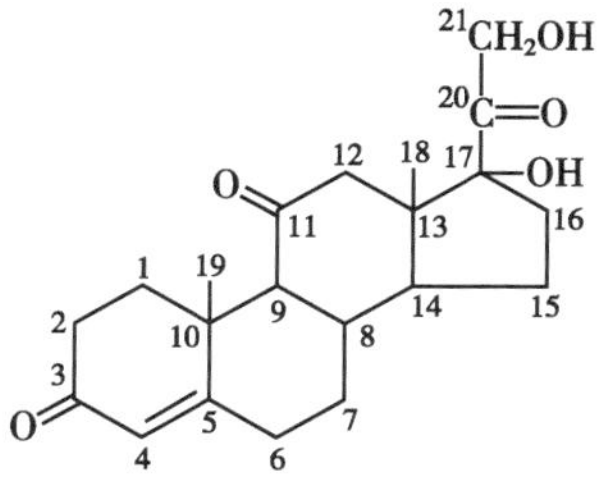

可的松 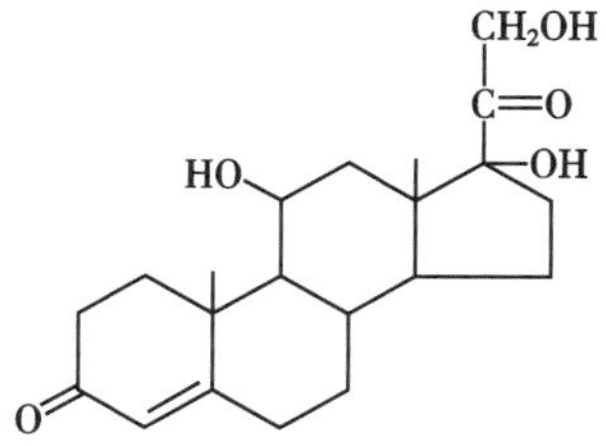　　　　皮质醇（氢化可的松） 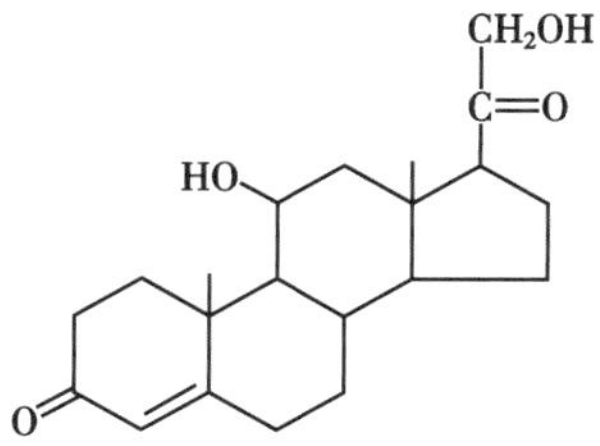　　　　皮质酮

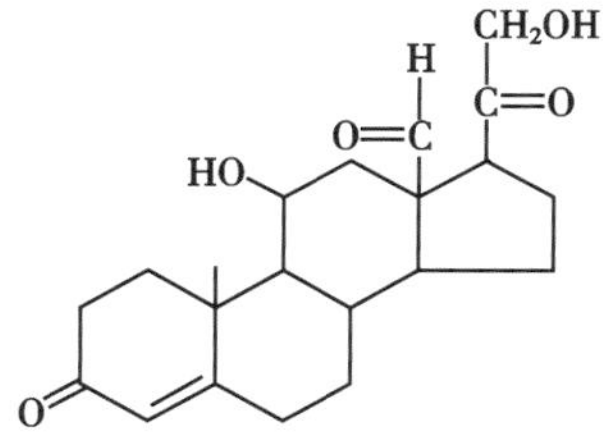

醛固酮 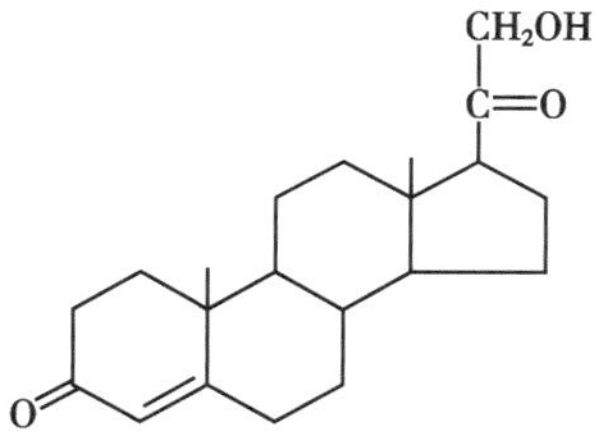　　　　11-去氧皮质酮

盐皮质激素与糖皮质激素的区别主要是:盐皮质激素的 C-17 上无羟基,C-11 上无氧(如去氧皮质酮),或虽有氧,但与 C-18 相连(如醛固酮,C-11 羟基易与 C-18 的 C=O 进行分子内加成),因此其主要影响水盐代谢而对糖代谢影响较小;糖皮质激素在 C-17 上有羟基(皮质酮除外),在 C-11 上有氧(如可的松)或羟基(如氢化可的松和皮质酮),因而其具有较强的影响糖代谢和抗炎等作用,而对水盐代谢影响较小。

2. 性激素　分为雄激素(androgen)、雌激素(estrogen)和孕激素(progesterone)。性激素对人的生长发育、第二性征的发育和维持具有重要的调节作用。青春期之前,性激素主要由肾上腺皮质网状带分泌,进入青春期及成年之后,分别由睾丸或卵巢等器官分泌。

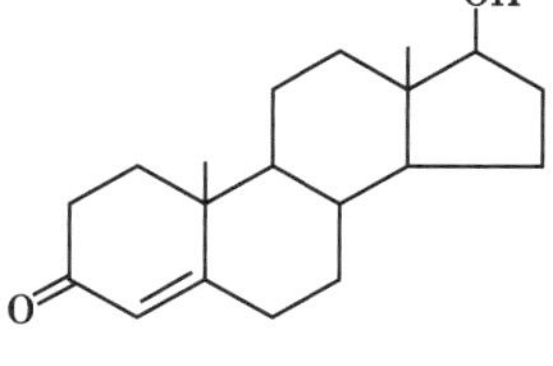

睾酮 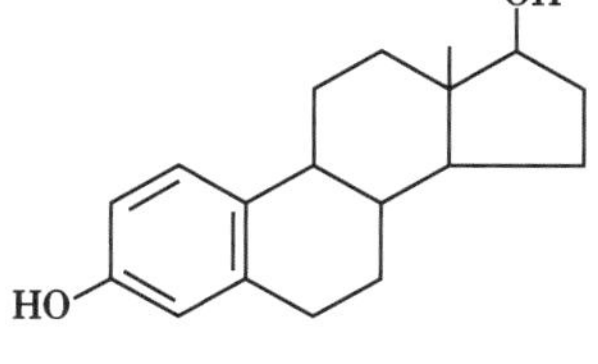　　　　雌二醇 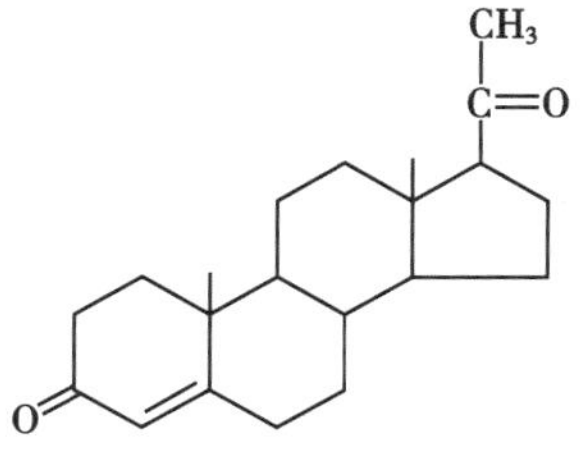　　　　孕酮

雄性激素主要有睾酮、雄酮和雄烯二酮等,属于 19 碳甾族化合物,主要功能为促进雄性器官和第二性征的发育、生长和维持。其中以睾酮的活性最高。睾酮结构特点是:C-3 有酮

基、C-4 与 C-5 之间有双键、C-17 上有羟基,并且羟基的构型与其生物活性密切相关。

雌性激素主要有雌二醇、雌三醇和雌酮等,属于 18 碳甾族化合物,主要生理功能为促进女性副性器官和第二性征的发育与发生。雌激素还可拮抗甲状旁腺激素,减少骨质吸收。雌二醇是活性最强的激素。

孕激素主要是孕酮,由卵巢中的黄体分泌,故又称黄体酮,主要作用是抑制排卵,促进受精卵在子宫中着床和发育,临床上用于治疗习惯性流产,子宫功能性出血、痛经和月经失调等。

（四）维生素 D

体内胆固醇可氧化生成 7-脱氢胆固醇,7-脱氢胆固醇在皮肤下经阳光（紫外线）照射后开环成为维生素 D_3。维生素 D_3 依次经过肝脏和肾脏羟化酶羟化后生成活性维生素 D_3。活性维生素 D_3 的主要作用是促进人体小肠黏膜对钙、磷的吸收,以及促进肾小管对钙、磷的重吸收;利于新骨的生成和钙化。

酵母中含的麦角固醇也可以在阳光照射下转化成维生素 D_2 而被人体吸收。活性维生素 D_2 的作用与维生素 D_3 相似,称为麦角钙化醇(详见第七章)。

知识链接

必需脂肪酸对心脏病的预防作用

必需脂肪酸为多不饱和脂肪酸,多不饱和脂肪酸主要分为两大类:ω-3 和 ω-6,"3" 和 "6" 表示第一个不饱和双键位于甲基端起第 3 和第 6 位上。ω-3 的代表性物质有 α-亚麻酸、二十碳五烯酸(EPA)和二十二碳六烯酸(DHA),ω-6 的代表性物质有亚油酸和花生四烯酸。

生活在北极附近的爱斯基摩人以肉类和脂肪为主食,却很少患心血管疾病。爱斯基摩人所摄取的海洋动物脂肪中含有丰富的 ω-3 脂肪酸,研究显示,增加 ω-3 脂肪酸尤其是 EPA 与 DHA 摄取量,可降低心血管疾病的发生率,其主要表现在于 ω-3 脂肪酸可降低血清甘油三酯、胆固醇与低密度脂蛋白(low density lipoprotein, LDL)水平,预防血脂在血管壁上沉积、减缓动脉粥样硬化斑的生长、改善血液黏滞度、增强血管内皮细胞功能、降低血栓发生率、降低血压等。ω-3 脂肪酸还具有抗心律失常和预防心源性猝死的作用,其机制可能是通过对细胞钠通道和 L 型钙通道的抑制作用及预防胞液中钙浓度变化引起的后除极。

花生四烯酸也是人体的必需脂肪酸之一,在人体内主要有三大代谢途径,其中花生四烯酸细胞色素 P450(cytochrome P40, CYP450)代谢途径在冠心病、糖尿病和高血压等疾病的发生发展中发挥着极其重要的作用。花生四烯酸的衍生物前列腺素、白三烯和血栓素等活性物质对脂蛋白代谢、血液流变学、血管弹性、白细胞功能和血小板激活等也具有重要的调节作用。

在油脂加工过程中可产生一些反式不饱和脂肪酸,研究显示,反式不饱和脂肪酸可增加血浆甘油三酯和低密度脂蛋白水平,降低高密度脂蛋白(high density lipoprotein, HDL)水平,同时具有增加血液黏稠度和凝聚力的作用,从而增加动脉粥样硬化、心肌梗死、冠心病的危险。

重难点解析

扫一扫,
测一测

（樊慧杰）

复习思考题

1. 试述甘油三酯的组成、结构、主要化学性质，以及脂肪酸的分类。
2. 试述磷脂和类固醇化合物的种类、在体内的分布及主要功能。

第五章

蛋白质化学

学习目标

1. 掌握蛋白质的元素组成,氨基酸的结构、分类、理化性质。
2. 掌握蛋白质的分子结构、理化性质,熟悉蛋白质结构与功能的关系,了解蛋白质的分类,为后继学习蛋白质的分解代谢及蛋白质的生物合成奠定基础。

蛋白质(protein)是普遍存在于生物界的重要生物大分子,从简单的低等生物(如病毒、细菌)到复杂的高等动、植物都含有蛋白质,它是生物体内含量最丰富的有机化合物。蛋白质广泛分布于机体几乎所有的组织器官中,约占人体固体成分的45%,组织结构与功能越复杂其蛋白质种类越繁多。

蛋白质是生命活动的主要承担者,具有重要的生理功能,如体内的物质代谢几乎都是在酶的催化下进行的,酶的化学本质几乎都是蛋白质。生物体的各种活动,如肌肉收缩、血液凝固、机体防御、物质运输、细胞信号传导及基因表达调控等,都必须依赖蛋白质完成。因此,蛋白质是生命的物质基础。

第一节　蛋白质的分子组成

一、蛋白质的元素组成

元素分析结果表明,所有蛋白质分子都含有碳、氢、氧、氮及少量硫。有些蛋白质还含有其他一些微量元素,如磷、铁、铜、锰、锌、碘等。各种蛋白质的含氮量十分接近,平均为16%。由于体内含氮物质以蛋白质为主,通过测定含氮量即可大致推算出样本中蛋白质的含量。这是凯氏定氮法测定蛋白质含量的依据。

$$样本中蛋白质含量(\%)=含氮克数/样本克数×6.25×100\%$$

二、蛋白质的基本组成单位——氨基酸

蛋白质是高分子有机化合物,结构复杂、种类繁多,用酸、碱或酶水解均可得到含有不同氨基酸的混合液,表明**氨基酸**(amino acid)是蛋白质的基本组成单位。

（一）氨基酸的结构

存在于自然界中的氨基酸有三百余种,但构成天然蛋白质的氨基酸只有20种,有相应的遗传密码,被称为**编码氨基酸**(coding amino acid)或**标准氨基酸**(standard amino acid)。氨

基酸与羧基相连的 α-碳原子上连有一个氨基,因此称为 α-**氨基酸**(脯氨酸为 α-亚氨基酸)。除甘氨酸外,其余氨基酸的 α-碳原子都是手性碳原子,有 D、L 两种构型,存在于天然蛋白质中的氨基酸多为 L-α-氨基酸。

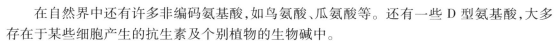

L-α-**氨基酸**　　　　　　　D-α-**氨基酸**

在自然界中还有许多非编码氨基酸,如鸟氨酸、瓜氨酸等。还有一些 D 型氨基酸,大多存在于某些细胞产生的抗生素及个别植物的生物碱中。

（二）氨基酸的分类

根据氨基酸 α-碳原子上连接的 R 侧链理化性质不同,可分为非极性疏水氨基酸、极性中性氨基酸、酸性氨基酸、碱性氨基酸四大类(表 5-1)。

表 5-1　标准氨基酸的名称、结构及分类

名称	缩写	分子量	等电点	结构式
1. 非极性疏水氨基酸				
甘氨酸 glycine	Gly（G）	75.05	5.97	$H-CH-COOH$ 连 NH_2
丙氨酸 alanine	Ala（A）	89.06	6.00	$CH_3-CH-COOH$ 连 NH_2
缬氨酸 valine	Val（V）	117.09	5.96	H_3C / H_3C $CH-CH-COOH$ 连 NH_2
亮氨酸 leucine	Leu（L）	131.11	5.98	H_3C / H_3C $CH-CH_2-CH-COOH$ 连 NH_2
异亮氨酸 isoleucine	Ile（I）	131.11	5.02	$CH_3-CH_2-CH-CH-COOH$ 连 CH_3 NH_2
脯氨酸 proline	Pro（P）	115.13	6.30	H_2C $CH_2-CH-COOH$ / CH_2-NH
苯丙氨酸 phenylalanine	Phe（F）	165.09	5.48	苯环$-CH_2-CH-COOH$ 连 NH_2
2. 极性中性氨基酸				
色氨酸 tryptophan	Trp（T）	204.22	5.89	吲哚环$-CH_2-CH-COOH$ 连 NH_2
丝氨酸 serine	Ser（S）	105.06	5.68	$HO-CH_2-CH-COOH$ 连 NH_2
苏氨酸 threonine	Thr（T）	119.08	6.16	$CH_3-CH-CH-COOH$ 连 OH NH_2
天冬酰胺 asparagine	Asn（N）	132.12	5.41	$H_2N-\overset{\|}{\underset{O}{C}}-CH_2-CH-COOH$ 连 NH_2

笔记栏

名称	缩写	分子量	等电点	结构式
谷氨酰胺 glutamine	Gln（Q）	146.15	5.65	H_2N—$\overset{\|\|}{\underset{O}{C}}$—$CH_2$—$CH_2$—$\underset{NH_2}{CH}$—COOH
酪氨酸 tyrosine	Tyr（Y）	181.09	5.66	HO—〈苯环〉—CH_2—$\underset{NH_2}{CH}$—COOH
半胱氨酸 cysteine	Cys（C）	121.12	5.07	HS—CH_2—$\underset{NH_2}{CH}$—COOH
甲硫氨酸（蛋氨酸）methionine	Met（M）	149.15	5.74	CH_3—S—CH_2—CH_2—$\underset{NH_2}{CH}$—COOH
3. 酸性氨基酸				
天冬氨酸 aspartate	Asp（A）	133.60	2.77	HOOC—CH_2—$\underset{NH_2}{CH}$—COOH
谷氨酸 glutamate	Glu（E）	147.08	3.22	HOOC—CH_2—CH_2—$\underset{NH_2}{CH}$—COOH
4. 碱性氨基酸				
赖氨酸 lysine	Lys（K）	146.13	9.74	H_2N—$(CH_2)_3$—CH_2—$\underset{NH_2}{CH}$—COOH
精氨酸 arginine	Arg（R）	174.14	10.76	H_2N—$\overset{\|\|}{\underset{NH}{C}}$—NH—$(CH_2)_2$—$CH_2$—$\underset{NH_2}{CH}$—COOH
组氨酸 histidine	His（H）	155.16	7.59	〈咪唑环〉—CH_2—$\underset{NH_2}{CH}$—COOH

一般情况下,非极性疏水氨基酸在水溶液中的溶解度较极性中性氨基酸要小,酸性氨基酸的侧链含有羧基,碱性氨基酸的侧链含有氨基、胍基或咪唑基。还可以根据 R 侧链的化学结构进行分类,如芳香族氨基酸包括苯丙氨酸、酪氨酸和色氨酸,含硫氨基酸包括半胱氨酸和甲硫氨酸,含有羟基的氨基酸包括苏氨酸、丝氨酸和酪氨酸。

（三）氨基酸的理化性质

1. 两性电离与等电点　所有氨基酸都含有酸性的 α-羧基和碱性的 α-氨基,属于两性电解质。同一氨基酸分子在不同 pH 的溶液中解离方式不同,可带正、负两种性质的电荷。当处于某一 pH 溶液的氨基酸解离后所带的正、负电荷相等,成为兼性离子,呈电中性,此时溶液的 pH 称为该**氨基酸的等电点**（isoelectric point,pI）。不同的氨基酸由于 R 侧链结构及解离程度不同而具有不同的等电点。当溶液的 pH 小于等电点时,氨基酸带正电荷;当溶液的 pH 大于等电点时,氨基酸带负电荷。因此溶液的 pH 可以改变氨基酸的带电性质及电荷数量。

$$H_3N^+—\underset{R}{\overset{COOH}{C}}—H \underset{H^+}{\overset{OH^-}{\rightleftharpoons}} H_3N^+—\underset{R}{\overset{COO^-}{C}}—H \underset{H^+}{\overset{OH^-}{\rightleftharpoons}} H_2N—\underset{R}{\overset{COO^-}{C}}—H$$

pH<pI　　　　　pH=pI　　　　　pH>pI

2. 芳香族氨基酸具有紫外吸收特性　芳香族氨基酸因含苯环,具有共轭双键,可吸收一定波长的紫外线,其中酪氨酸和色氨酸的紫外吸收峰为280nm(图5-1)。其吸光度(A_{280})与氨基酸的浓度在一定范围内成正比关系。

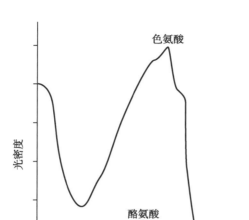

图 5-1　芳香族氨基酸的紫外吸收峰

3. 茚三酮反应　氨基酸与茚三酮水合物共热,发生氧化还原等反应,生成蓝紫色的化合物,后者在570nm处有一最大吸收峰。这一性质常被用于氨基酸的定性和定量分析。

三、肽键与肽

(一)肽键

肽键(peptide bond)是一个氨基酸的 α-羧基和另一个氨基酸的 α-氨基缩合脱水形成的化学键。

$$H_2N-\overset{R_1}{\underset{H}{C}}-\overset{O}{C}-OH + H-\overset{R_2}{\underset{H}{N}}-\overset{}{\underset{H}{C}}-COOH \xrightarrow{H_2O} H_2N-\overset{R_1}{\underset{H}{C}}-\overset{O}{C}-\overset{}{\underset{H}{N}}-\overset{R_2}{\underset{H}{C}}-COOH$$

肽键具有特殊性质。从键长看,C—N 键长(0.132nm)介于单键(0.146nm)和双键(0.124nm)之间,具有部分双键的性质,不能自由旋转;从键角看,肽键中键与键的夹角均为120°(图5-2)。参与肽键形成的 6 个原子(C_α、C、O、N、H、C_α)位于同一平面,称为肽键平面(peptide bond plane),也称肽单元(peptide unit)。

(二)肽

多个氨基酸通过肽键相连形成的化合物称为**肽**(peptide)。由 2 个氨基酸形成的肽称为二肽,3 个氨基酸形成的肽称为三肽,10 个以下氨基酸形成的肽称为**寡肽**(oligopeptide),10 个以上氨基酸形成的肽称为**多肽**(polypeptide)。

多个氨基酸通过肽键连接而形成的链状结构称为**多肽链**(polypeptide chain),多肽链中形成肽键的原子和 α-碳原子交替重复排列构成**主链骨架**(backbone),而伸展在主链两侧的

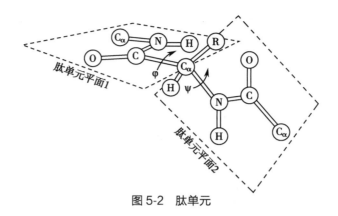

图 5-2 肽单元

R 基被称为**侧链**（side chain）。多肽链有两端，有自由 α-氨基的一端称为**氨基末端**或 N 端，有自由 α-羧基的一端称为**羧基末端**或 C 端。肽链中的氨基酸因形成肽键分子不完整被称为**氨基酸残基**（residue）。

多肽链结构

（三）生物活性肽

体内存在着许多具有生物活性的低分子质量的寡肽和多肽，如谷胱甘肽、抗利尿激素、血管紧张素Ⅱ、β-内啡肽、催产素、表皮生长因子等。生物活性肽在代谢调节、神经传导等方面起着重要作用（表 5-2）。

表 5-2 体内重要的生物活性肽

中文名称	英文名称及缩写	氨基酸数目	生理功能
抗利尿激素	antidiuretic hormone，ADH	9 肽	维持体内水平衡和渗透压
催产素	pitocin，oxytocin	9 肽	强烈刺激子宫收缩
促甲状腺激素释放激素	thyrotropin releasing factor，TRH	3 肽	促进垂体分泌促甲状腺释放激素
脑啡肽	enkephalin	5 肽	与痛觉的调节及情绪活动有关
β-内啡肽	β-endorphin，β-EP	31 肽	主要涉及疼痛、心血管和免疫等相关功能
P 物质	substance，P	11 肽	传递痛觉，使肠管收缩等作用
表皮生长因子	Epidermal growth factor，EGF	53 肽	调节表皮细胞生长、分化，促进创伤愈合
血管紧张素Ⅱ	angiotensin Ⅱ	8 肽	使血管收缩，刺激醛固酮分泌，升高血压

还原型**谷胱甘肽**（glutathione，GSH）是由谷氨酸的 γ 羧基与半胱氨酸和甘氨酸通过肽键相连形成的三肽化合物。分子中的巯基是主要的功能基团，具有还原性，使 GSH 成为体内重要的抗氧化剂，保护体内蛋白质或酶分子免遭氧化。巯基还具有亲核特性，能与一些致癌剂、药物、重金属离子结合促使其排出体外。

还原型谷胱甘肽（GSH）

第二节 蛋白质的分子结构

蛋白质是生物大分子,是由许多氨基酸通过肽键连接而成。具有生理功能的蛋白质都具有有序的三维空间结构。蛋白质的分子结构分为一级结构和空间结构,空间结构又称高级结构,包括二级、三级和四级结构等。其中一级结构是基础,它决定了蛋白质的空间结构。

一、蛋白质的一级结构

蛋白质的一级结构(primary structure)指蛋白质多肽链中氨基酸残基的组成和排列顺序。维持一级结构的主要化学键是肽键,其次是二硫键。一级结构是蛋白质的基本结构,是形成空间结构和发挥生物学功能的基础。

人的胰岛素(insulin)是由 A、B 两条多肽链构成,其中 A 链有 21 个氨基酸残基,B 链有 30 个氨基酸残基。A 链第 7 位和 B 链第 7 位、A 链第 20 位和 B 链第 19 位的半胱氨酸之间形成两个链间二硫键,在 A 链第 6 位和 A 链第 11 位的半胱氨酸之间还形成 1 个链内二硫键(图 5-3)。

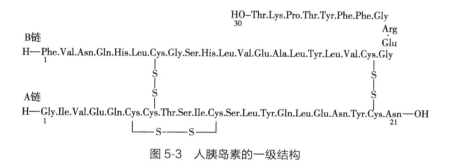

图 5-3 人胰岛素的一级结构

蛋白质的一级结构包含了形成特定空间结构所需的全部信息,是其空间结构的物质基础,而蛋白质的空间结构决定蛋白质的生物学活性。因此,蛋白质的一级结构对其生物活性的发挥起关键作用。

存在于不同生物体内,具有相同或相似生物活性的蛋白质称为同源蛋白质(homologous protein)。在同源蛋白质的一级结构中,有些位置的氨基酸残基对所有的种属都是相同的,称为不变残基;有些位置的氨基酸残基在不同种属之间差异很大,称为可变残基。

不同种属来源的胰岛素分子都由 2 条多肽链组成,其中约有 22 个氨基酸残基的种类与位置完全相同,其空间结构也相似。虽然 A 链第 8、9、10 位和 B 链第 30 位氨基酸均为可变残基,差异较大,但其功能不变,都具有调节物质代谢,降低血糖的作用。

蛋白质分子中关键部位的氨基酸残基发生变化,会影响空间结构并引起功能发生改变,甚至导致疾病的发生。例如镰状细胞贫血(sickle cell anemia),血红蛋白分子中 β 链的 N 端第 6 个氨基酸残基,由酸性亲水的谷氨酸突变成中性疏水的缬氨酸,仅此 1 个氨基酸的改变,使正常水溶性的血红蛋白溶解度下降,聚集成棒状析出,导致红细胞扭曲成镰刀状,且极易破碎。这种由于基因突变导致的蛋白质分子中某个氨基酸残基发生变异引起的疾病,称为**分子病**(molecular disease)。

二、蛋白质的空间结构

天然蛋白质的多肽链由于分子卷曲和折叠构成蛋白质特定的三维空间结构。包括二级结构、三级结构和四级结构。蛋白质的空间结构指蛋白质分子中所有原子、基团在三维空间的相对位置,是决定蛋白质性质和功能的结构基础。

（一）蛋白质的二级结构

蛋白质的二级结构(secondary structure)指某一段肽链中主链骨架盘绕折叠形成的空间排布,不涉及氨基酸残基侧链的构象。在蛋白质分子中,由于肽键平面之间相对旋转的角度不同,构成了不同类型的二级结构,主要包括 α-螺旋(α-helix)、β-折叠(β-pleated sheet)、β-转角(β-turn)和无规卷曲(random coil)等类型。

1. α-螺旋 蛋白质分子中最稳定的二级结构,其结构特点如下:多肽链以肽键平面为基本单位,以 α-碳原子为折点绕其分子长轴顺时针旋转,盘绕形成右手螺旋,螺旋一圈需3.6 个氨基酸残基,螺距为 0.54nm;相邻 2 个螺旋之间每个肽键的羰基氧(C=O)与第四个肽键的亚氨基氢(N—H)形成氢键来维持二级结构的稳定性,氢键的方向与 α-螺旋的长轴基本平行;氨基酸残基的 R 侧链伸向螺旋外侧(图 5-4)。

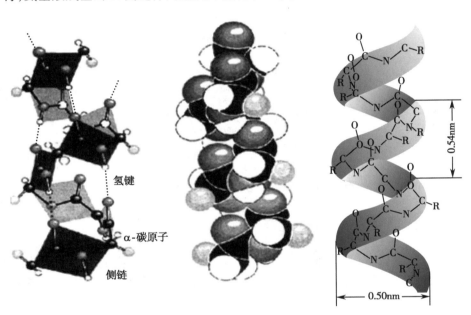

图 5-4 α-螺旋结构示意图

2. β-折叠 在 β-折叠结构中,多肽链充分伸展,每个肽单元以 Cα 为转折点,相邻肽键平面折叠呈锯齿状或折纸样结构,两平面之间的夹角为 110°,R 侧链交错伸向锯齿或折纸样结构的上下方;两段以上的 β-折叠结构平行排布,之间靠肽键的羰基氧(C=O)和亚氨基氢(N—H)形成氢键相连,氢键方向与肽链长轴垂直(图 5-5)。若两条肽链走向相同,即 N 端、C 端方向一致称为顺向平行,反之称为反向平行。

3. β-转角 在球状蛋白质分子中,肽链通常会出现 180°的倒转回折形成 U 型结构。这一结构由 4 个连续的氨基酸残基构成,结构的稳定性是由第一个氨基酸残基的羰基氧(C=O)和第四个氨基酸残基的亚氨基氢(N—H)之间形成氢键来维持。β-转角的第二个氨基酸残基常为脯氨酸(图 5-6)。

4. 无规卷曲 各种蛋白质分子中没有确定规律可循的局部肽段的空间结构,是蛋白质分子中许多无规律的空间构象的总称。

（二）蛋白质的三级结构

蛋白质的三级结构(tertiary structure)是在二级结构基础上,由于侧链 R 基的相互作用,

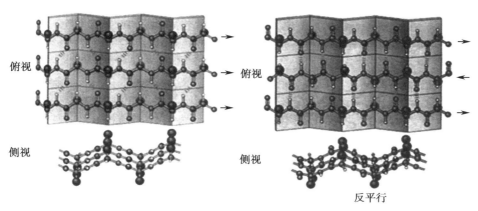

图 5-5　β-折叠结构示意图

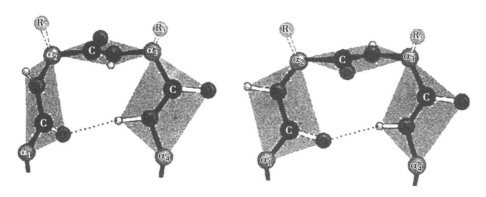

图 5-6　β-转角结构示意图

进一步盘曲折叠构成的特定空间结构,包括整条肽链中全部氨基酸残基的所有原子在三维空间的排布位置。蛋白质三级结构的形成与稳定主要依靠次级键包括疏水作用(hydrophobic interaction)、离子键(ionic bond)又称盐键(salt bridge)、氢键(hydrogen bond)、范德瓦耳斯力及少量的二硫键(disulfide bond)等维系(图 5-7)。

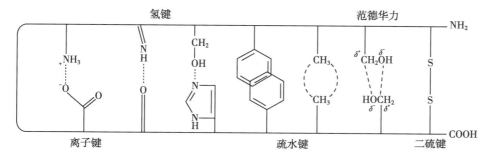

图 5-7　维持蛋白三级结构的化学键

疏水作用是维持三级结构最主要的化学键,非极性的疏水 R 侧链因疏水作用趋向分子内部,形成疏水核,而大多数极性基团则分布在分子表面,形成亲水区。有些球状蛋白质分子的亲水表面上常有一些疏水微区,或者在分子表面上形成一个内陷的"洞穴"或"裂缝",某些辅基就镶嵌其中。这常常是蛋白质分子的活性部位所在。

只由一条多肽链组成的蛋白质形成的最高空间结构就是三级结构。如肌红蛋白是由153 个氨基酸残基构成的单链球状蛋白质。肌红蛋白的三级结构如图 5-8 所示。蛋白质的三级结构由一级结构决定,多肽链中氨基酸残基数目、性质和排列顺序不同,可以构成独特的三级结构,决定蛋白质特有的生物学功能。胰岛素尽管由 A、B 两条链构成,但两条链之间通过二硫键而不是非共价键相连,使分子只能形成三级结构的空间构象,而不能形成四级结构。因此胰岛素和肌红蛋白都是以三级结构发挥生物学功能。

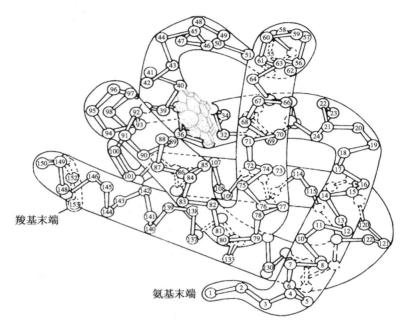

图 5-8　肌红蛋白三级结构示意图

（三）蛋白质的四级结构

由两条或两条以上的具有独立三级结构的多肽链相互作用,经非共价键连接成特定空间构象,即为**蛋白质的四级结构**（quaternary structure）。在四级结构中,每条具有独立三级结构的多肽链称为**亚基**（subunit）。各亚基之间主要以疏水作用、氢键、盐键等非共价键缔合成多聚体。具有四级结构的蛋白质,亚基单独存在时不具有生物学活性,只有完整的四级结构多聚体才有生物学功能。

多亚基构成的蛋白质中,亚基可以相同也可以不同。如血红蛋白是由两个 α 亚基和两个 β 亚基按特定方式接触排布形成的具有四级结构的四聚体蛋白质。α、β 两种亚基的三级结构极为相似,每个亚基都结合一个血红素辅基（图 5-9）。

蛋白质功能的发挥有赖于特定的空间构象,当构象发生变化时,其功能随之也发生变化。如血红蛋白对 O_2 的运输,血红蛋白四聚体中每个亚基的 C 端都可与其他亚基的 N 端或肽链中某些带电基团形成离子键,当 O_2 与 $α_1$ 亚基的血红素结合后,离子键断裂使其变构,对 O_2 的亲和力增大,产生正协同效应促使 $α_2$ 亚基与 O_2 结合,变构顺序是 $α_1 → α_2 → β_1 → β_2$。如角蛋白含有大量的 α 螺旋结构,使富含角蛋白的组织坚韧且有弹性;又如丝心蛋白分子中含有大量的 β-折叠结构,使蚕丝蛋白具有伸展和柔软的特性。

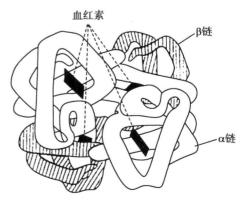

图 5-9　血红蛋白四级结构示意图

血红蛋白的
3D 结构展示

98

生物体内蛋白质合成后的加工修饰极其复杂,其中多肽链的正确折叠对于三维构象的形成至关重要。若蛋白质一级结构不变,但在形成空间结构时折叠发生错误会使其功能发生改变,严重时可导致疾病的发生,此类疾病称为**蛋白质构象病**。蛋白质错误折叠后常形成抗蛋白水解酶的淀粉样纤维沉淀,引起毒性而致病。如疯牛病、阿尔茨海默病、人皮层纹状体脊髓变性病等。

第三节　蛋白质的理化性质

蛋白质是由氨基酸组成的,其理化性质与氨基酸的理化性质有相同或相关性,如两性电离、等电点及紫外吸收的特性等。蛋白质是生物大分子,也具有其特有的理化性质,如胶体性质、沉降与沉淀、变性及复性等。

一、蛋白质的两性电离与等电点

蛋白质分子除两端的氨基和羧基可分别解离带电荷外,分子内部氨基酸残基的 R 侧链中某些基团,如天冬氨酸、谷氨酸残基中的 β 和 γ-羧基,赖氨酸残基中的 ε-氨基,精氨酸残基中的胍基和组氨酸残基中的咪唑基等,都是一些可以解离的基团,在一定的 pH 条件下有的带正电荷,有的带负电荷。因此蛋白质和氨基酸一样,都是两性电解质,在溶液中的解离和带电状态受溶液 pH 的影响。当溶液处于某一 pH 时,蛋白质分子所带的正、负电荷相等,呈兼性离子状态,净电荷为零,此时溶液的 pH 称为该**蛋白质的等电点**(pI)。由于各种蛋白质所含的氨基酸残基种类与数量各不相同,因而有不同的等电点。当蛋白质处在偏离其 pI 的某一溶液中时带有不同电荷的颗粒,在电场中会向与其电性相反的电极产生不同的移动速率。利用此性质,可将蛋白质在电场中由于带有电荷量不同而泳动速度不同达到彼此分离的技术称为**电泳**(electrophoresis)。如血清蛋白的醋酸纤维薄膜电泳是根据血清中各种蛋白质的等电点不同,在同一 pH 溶液中带电荷量不同,同时各蛋白质的分子大小也有差别,分子小而带电荷多的蛋白质泳动速度较快,分子大而带电荷少的蛋白质泳动速度较慢,利用醋酸纤维薄膜作为支持物可将血清蛋白彼此分离开来。

二、蛋白质的胶体性质

蛋白质分子量介于 1 万~100 万之间,分子大小已达到胶粒 1~100nm 范围之内。与低分子物质比较,蛋白质分子扩散速度慢,不易透过半透膜,黏度大。如血浆蛋白质等大分子胶体物质不能通过毛细血管壁,成为影响血管内外两侧水平衡的重要因素。球状蛋白质的表面多为亲水基团,在溶液中具有强烈的吸引水分子作用,使蛋白质分子表面被水分子包围形成水化膜,从而将蛋白质分子相互隔开。同时亲水 R 侧链的大多数基团可以解离,使蛋白质分子表面带有一定量的同种电荷,相互排斥,防止相互聚集,因而分散在水溶液中的蛋白质是一种稳定的胶体溶液。若破坏蛋白质胶体颗粒表面的水化膜和同种电荷两种稳定因素,则可使蛋白质从溶液中析出。

三、蛋白质的沉淀

蛋白质分子相互聚集而从溶液中析出的现象称为**蛋白质沉淀**(precipitation)。沉淀蛋白质的方法有以下几种:

(一)盐析

在蛋白质溶液中加入高浓度的中性盐溶液(如硫酸铵、硫酸钠、氯化钠等),破坏蛋白质分子表面的水化膜和电荷使其从溶液中析出,称为**盐析**(salting out)。各种蛋白质盐析时所需的盐浓度及 pH 均不同。一般蛋白质分子量越大,所需中性盐的浓度越小,利用这种差异来分离不同大小的蛋白质的方法,称为分段盐析法。如可用半饱和的硫酸铵沉淀血清球蛋白,饱和的硫酸铵分离血清清蛋白。盐析时溶液的 pH 越接近蛋白质的 pI,效果越好。盐析法一般不引起蛋白质的变性,是分离蛋白质的常用方法之一。

（二）有机溶剂沉淀

可与水混溶的乙醇、丙酮等有机溶剂都是脱水剂,能破坏蛋白质分子表面的水化膜,使蛋白质易于从溶液中析出。在常温下,有机溶剂沉淀蛋白质往往引起变性,如酒精可以消毒灭菌。若在低温($0\sim4℃$)条件用乙醇或丙酮沉淀蛋白质,只要快速分离,一般不易变性。所以此法也可用于制备蛋白质,如果适当调整溶剂的 pH 和离子强度,分离效果会更好。

（三）重金属盐沉淀

重金属离子(如银、汞、铜、铅等)可与带负电荷的蛋白质结合形成不溶性盐而沉淀。沉淀条件是溶液 pH>pI。重金属盐沉淀蛋白质往往会使蛋白质变性。临床上抢救误服重金属盐的中毒患者,常常灌服大量蛋白质如牛奶、豆浆等,与重金属离子形成不溶性络合物,从而减轻重金属离子对机体的损害。长期从事重金属作业的人员,提倡多吃高蛋白食物,以防止重金属离子被机体吸收而造成损害。

（四）生物碱试剂沉淀

生物碱试剂如苦味酸、鞣酸、磷钨酸、磷钼酸、三氯乙酸等的酸根离子可与带正电荷的蛋白质结合形成不溶性盐而沉淀。沉淀条件是溶液 pH<pI。临床检验中,常用三氯乙酸和磷钨酸沉淀血液中蛋白质以制备去蛋白滤液,或者用苦味酸检验尿蛋白。生物碱试剂可引起蛋白质变性。

四、蛋白质的变性与复性

蛋白质在某些理化因素作用下,特定空间结构遭到破坏,从而导致其理化性质的改变和生物学活性丧失的现象称为**蛋白质变性**(protein denaturation)。很多因素都会使蛋白质变性,如高温、高压、紫外线、超声波、强酸、强碱、重金属离子、生物碱试剂等。蛋白质变性的实质是维系蛋白质空间结构的次级键断裂,使有序的空间结构变为无序的松散状态,分子内部的疏水基团暴露出来,使其在水中的溶解度降低并丧失生物学活性。因此,蛋白质变性后,理化性质发生明显变化,如溶解度降低、黏度增加、结晶能力消失、易被蛋白酶降解、原有的生物学活性丧失。如酶蛋白失去催化功能,血红蛋白丧失运氧功能等。

有些蛋白质变性后,采用一定方法去除变性因素后,能全部或部分恢复原来蛋白质原有的空间构象,并恢复其生物学活性,这种现象称为**蛋白质复性**(renaturation)。如在核糖核酸酶溶液中加入尿素和 β-巯基乙醇,维持核糖核酸酶空间结构的四个二硫键被破坏,酶失去催化活性。当用透析法去除尿素和 β-巯基乙醇以后,二硫键重新形成,其原有的空间结构及催化活性又得以恢复(图 5-10)。蛋白质变性后的复性,与蛋白质种类、分子结构改变的程度等都有关。一般情况下,大多数蛋白质变性是不可逆的。

蛋白质变性具有重要的临床及科研应用价值,如用乙醇、紫外线、高温、高压等消毒灭菌;低温条件下制备和保存疫苗、酶、血清等蛋白制剂,防止变性失活。

五、蛋白质的紫外吸收与颜色反应

（一）蛋白质紫外吸收特性

大多数蛋白质分子中含有酪氨酸和色氨酸残基,因此,蛋白质在 280nm 波长处有特征性

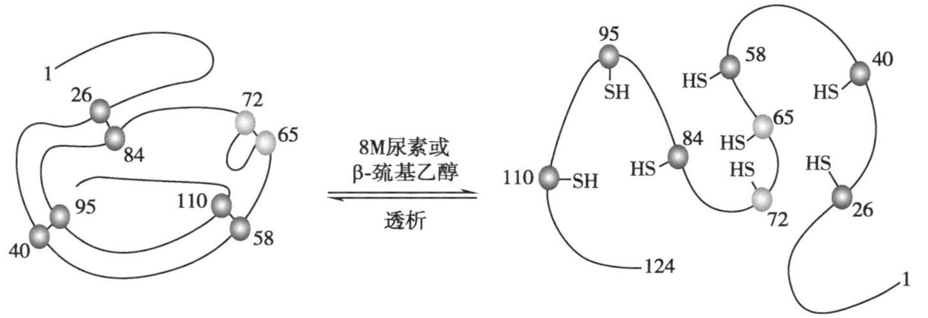

图 5-10　核糖核酸酶的变性与复性示意图

吸收峰。在一定条件下,蛋白质 A_{280} 与其浓度成正比,利用此特性可用紫外分光光度法进行蛋白质的定量分析。

（二）颜色反应

蛋白质分子中的肽键及氨基酸残基侧链的某些化学基团能与特定试剂作用呈色,常被用于蛋白质的定性、定量分析。

1. 双缩脲反应　凡是含有两个或两个以上肽键的化合物在碱性溶液中与硫酸铜反应生成紫红色螯合物。此反应可用于蛋白质和多肽的定量测定,氨基酸和二肽不能发生此反应,因此该反应可用于检查蛋白质的水解程度。

2. 酚试剂反应　又称 Lowry 法,先用碱性铜溶液与蛋白质反应生成紫红色螯合物,再加入酚试剂（磷钼酸与磷钨酸）,将螯合物中的酪氨酸和色氨酸还原生成蓝色化合物。此反应的灵敏度比双缩脲反应高 100 倍,可用于微量蛋白质的定量测定。

3. 染料结合法　蛋白质分子中碱性氨基酸和芳香族氨基酸残基与考马斯亮蓝试剂反应,生成蓝色化合物。此法的灵敏度比酚试剂法高 4 倍,且简单、稳定,可用于蛋白质的定量分析。

第四节　蛋白质的分类

蛋白质结构复杂、种类繁多,分类方法也多种多样。

一、按化学组成分类

根据蛋白质的分子组成,可将蛋白质分为单纯蛋白质和结合蛋白质。

（一）单纯蛋白质

分子组成中,除了氨基酸外再无其他组分的蛋白质称为**单纯蛋白质**。如清蛋白、球蛋白、精蛋白、组蛋白等。

（二）结合蛋白质

分子组成中,除含有氨基酸外还含有其他组分的蛋白质称为**结合蛋白质**。其中非蛋白质部分称为辅基,辅基一般是通过共价键与蛋白质部分相连。构成蛋白质辅基的种类很多,常见的有色素化合物、寡糖、脂类、磷酸、金属离子及核酸等。

二、按分子形状分类

根据分子形状的不同,将蛋白质分为球状蛋白质和纤维状蛋白。

（一）球状蛋白质

球状蛋白质分子长轴与短轴之比小于10,形状近似于球状或椭球状,溶解度较高。如胰岛素、血红蛋白、酶和免疫球蛋白等。

（二）纤维状蛋白质

纤维状蛋白质分子的长轴与短轴之比大于10,呈长纤维状,大多由几条肽链绞合成麻花状,一般难溶于水。多为生物组织的结构蛋白。如胶原蛋白、角蛋白和弹性蛋白等。

重难点解析

扫一扫,
测一测

🔍 知识链接

蛋白质结构异常与阿尔茨海默病

阿尔茨海默病（Alzheimer's disease,AD）是一种神经系统退行性疾病,主要表现为渐进性记忆障碍、认知障碍、人格改变及语言障碍等神经精神症状。该病起病隐匿,多见于70岁以上老年人,女性多于男性（女：男为3：1）。AD的病因及发病机制尚未阐明,特征性病理改变为β淀粉样蛋白（amyloid β-protein,Aβ）沉积形成的细胞外老年斑和tau蛋白过度磷酸化形成的神经细胞内神经元纤维缠结,以及神经元丢失伴胶质细胞增生等。Aβ聚集和异常沉积是AD发病机制中的首要和中心环节。Aβ是由淀粉样前体蛋白（amyloid precursor protein,APP）经β-和γ-分泌酶的蛋白水解作用产生的含有39~43个氨基酸的多肽。可由多种细胞产生,循环于血液、脑脊液和脑间质液中,大多与伴侣蛋白分子结合,少数以游离状态存在。错误折叠的蛋白质不能被分子伴侣或蛋白酶所识别,或形成聚合的速度大于被分子伴侣、蛋白酶识别的速度,那些未被分子伴侣保护又未被蛋白酶降解的错误折叠分子就可能发生聚合,进一步发展形成淀粉样纤维,在细胞基质沉淀聚积后具有很强的神经毒性作用。

（孙　聪）

复习思考题

1. 现有一个含有五种蛋白质的混合物,其pI分别是9.8、6.4、8.6、3.5、10.7,在pH为8.6的缓冲溶液中进行醋酸纤维素薄膜电泳分离,请在下图中标明点样位置及电泳结果。

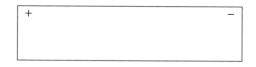

2. 常用于蛋白质定性和定量的方法有哪些? 试述其基本原理。

3. 结合所学生化知识,简述蛋白质变性理论的应用。

第六章

核 酸 化 学

笔记栏

06章PPT

PPT 课件

学习目标

掌握核酸的分子组成、结构特点,熟悉其理化性质等相关知识,为学习核苷酸代谢、遗传信息传递(复制、转录与翻译)及现代分子生物学技术等奠定基础。

核酸(nucleic acid)是以核苷酸为基本组成单位的生物大分子,由于最初从细胞核中分离出来,又具有酸性,故称为核酸。可以分为脱氧核糖核酸(deoxyribonucleic acid,DNA)和核糖核酸(ribonucleic acid,RNA)两大类。根据分子结构和功能的不同,RNA 又可分为信使 RNA(messenger RNA,mRNA)、转运 RNA(transfer RNA,tRNA)、核糖体 RNA(ribosomal RNA,rRNA)、非编码小分子 RNA 等。DNA 存在于细胞核和线粒体内,其所携带的遗传信息决定细胞和个体的基因型(genotype)。RNA 在细胞质和细胞核内都存在,参与 DNA 遗传信息的表达,某些病毒 RNA 也可作为遗传信息的载体,有些核酸还具有生物催化作用,可发挥加工 RNA 及调控基因表达的作用。

FR-6-1

核酸化学概述

第一节　核酸的分子组成

一、核酸的元素组成

核酸分子的元素组成为碳(C)、氢(H)、氧(O)、氮(N)和磷(P)等。不同核酸分子中的磷含量比较恒定,平均 9%~10%,因此,通过测定含磷量可以推算生物样本中核酸的含量。

二、核酸的基本组成单位——核苷酸

核酸在核酸酶作用下水解为核苷酸(nucleotide),再经核苷酸酶水解生成核苷和磷酸,核苷进一步被核苷酶水解生成戊糖和碱基。表明核酸的基本组成单位核苷酸由碱基、戊糖和磷酸连接而成。DNA 的基本组成单位是脱氧核糖核苷酸(deoxyribonucleotide),RNA 的基本组成单位是核糖核苷酸(ribonucleotide)。

(一)核苷酸的基本组成

核苷酸水解可得到碱基、戊糖和磷酸三类组分。

1. 碱基　核苷酸的碱基分别属于嘌呤和嘧啶两类含氮杂环化合物。常见的嘌呤碱有腺嘌呤(adenine,A)和鸟嘌呤(guanine,G),嘧啶碱有胞嘧啶(cytosine,C)、尿嘧啶(uracil,U)和胸腺嘧啶(thymine,T)。DNA 和 RNA 的碱基种类如表 6-1 所示。

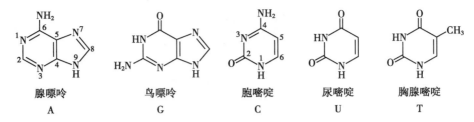

| 腺嘌呤 | 鸟嘌呤 | 胞嘧啶 | 尿嘧啶 | 胸腺嘧啶 |
| A | G | C | U | T |

表 6-1　DNA、RNA 碱基种类

	嘌呤碱		嘧啶碱	
DNA	A G		C T	
RNA	A G		C U	

除以上常见碱基外,还有一些碱基衍生物,在核酸分子中含量很少,被称为稀有碱基,如 7-甲基鸟嘌呤、黄嘌呤等。

2. 戊糖　核苷酸中的戊糖有两种形式:核糖(ribose)和脱氧核糖(deoxyribose)。RNA 中的戊糖为 β-D-核糖,DNA 中的戊糖是 β-D-2-脱氧核糖。戊糖的结构差异使得 DNA 较 RNA 在化学上更稳定,因而 DNA 被自然选择作为生物遗传信息的储存载体。为了与碱基中的碳原子编号有区别,核糖或脱氧核糖中的碳原子以 C-1′~C-5′ 编号。

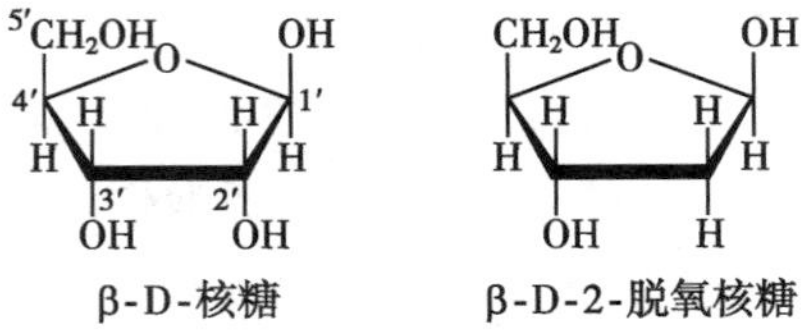

β-D-核糖　　　　β-D-2-脱氧核糖

3. 磷酸　核苷酸中的磷酸(phosphate)与核糖环上的所有游离羟基均能发生酯化反应,但生物体内连接在 C-5′ 位较多见,生成 5′-核苷酸。

（二）核苷与脱氧核苷

碱基与核糖或脱氧核糖通过糖苷键缩合形成的化合物称为核苷或脱氧核苷。糖苷键是由戊糖 C-1′ 上的羟基与嘧啶碱 N-1 或嘌呤碱 N-9 上的氢脱水缩合形成。核苷或脱氧核苷的命名是依据所含的碱基和戊糖进行的,如腺嘌呤核苷(简称腺苷),脱氧腺嘌呤核苷(简称脱氧腺苷)等。部分核苷和脱氧核苷结构如下:

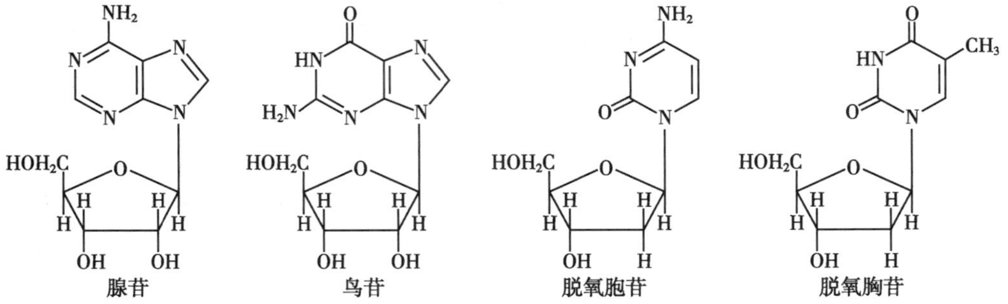

腺苷　　　　鸟苷　　　　脱氧胞苷　　　　脱氧胸苷

（三）核苷酸和脱氧核苷酸

核苷或脱氧核苷 C-5′ 羟基与磷酸通过酯键结合构成核苷酸或脱氧核苷酸。根据结合磷酸基团的数目和戊糖的种类,分为核苷一磷酸(NMP)、核苷二磷酸(NDP)、核苷三磷酸(NTP),脱氧核苷一磷酸(dNMP)、脱氧核苷二磷酸(dNDP)、脱氧核苷三磷酸(dNTP);再依据所含的碱基进行各种核苷酸的命名,如腺苷一磷酸或称腺苷酸(AMP)、鸟苷一磷酸或称鸟苷酸(GMP)、胞苷一磷酸或称胞苷酸(CMP)、脱氧胸苷一磷酸或称脱氧胸苷酸(dTMP)等，结构如下：

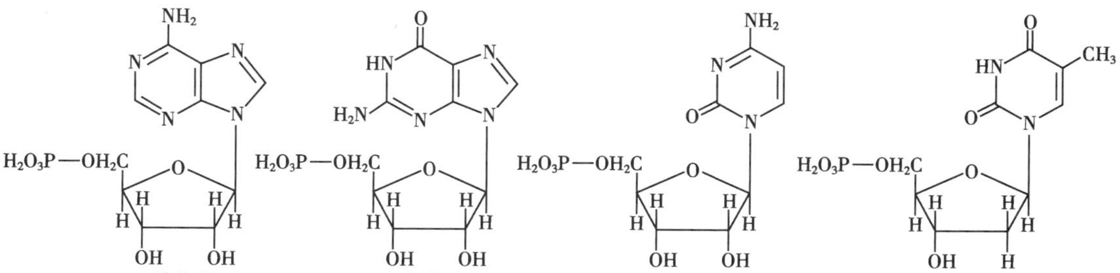

腺苷酸
AMP

鸟苷酸
GMP

胞苷酸
CMP

脱氧胸苷酸
dTMP

（四）体内重要的游离核苷酸

核苷酸除了构成核酸外，一些游离核苷酸还具有多种重要作用。例如 ATP 是体内组织细胞生命活动所需能量的直接来源，GTP 可参与蛋白质的合成。ATP 和 GTP 还可以在环化酶作用下，生成环腺苷酸(cAMP)和环鸟苷酸(cGMP)，作为细胞信号传导过程中的第二信使。

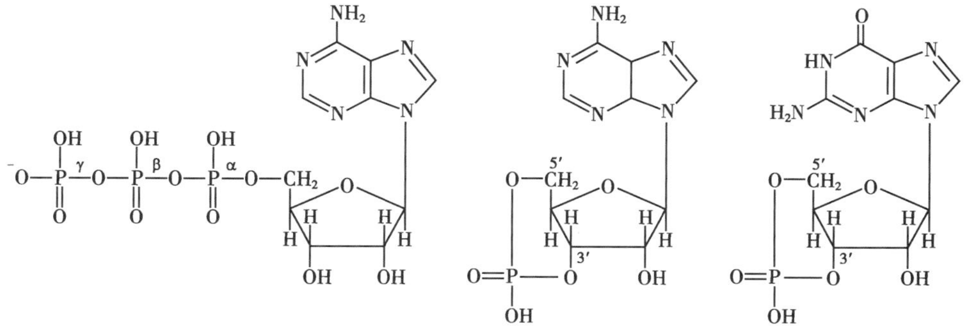

ATP

cAMP

cGMP

三、3′，5′-磷酸二酯键和多聚核苷酸链

（一）3′,5′-磷酸二酯键

3′,5′-磷酸二酯键(3′,5′-phosphodiester bond)是由一个核苷酸的 C-3′羟基与另一个核苷酸的 C-5′磷酸脱水而形成。多个核苷酸彼此间通过 3′,5′-磷酸二酯键相连形成多聚核苷酸链(图 6-1)。核苷酸的连接具有严格的方向性，链的两端分别用 5′末端和 3′末端表示，5′末端常含游离磷酸基(5′-P)，作为多聚核苷酸链的"头"，3′末端含游离羟基(3′-OH)，作为多聚核苷酸链的"尾"。

四种脱氧核苷酸按照一定的排列顺序以磷酸二酯键相连形成的**多聚脱氧核苷酸**(polydeoxynucleotide)链称为 DNA，四种核苷酸按照一定的排列顺序以磷酸二酯键相连形成的**多聚核苷酸**(polynucleotide)链则称为 RNA。单链 DNA 和 RNA 分子的大小常用碱基数目来表示，nt 为单链核酸的长度单位，双链 DNA 和 RNA 常用碱基对(base pair,bp)或千碱基对(kilobase pair,kbp)数来表示。通常把长度小于 50nt 的核苷酸链称为**寡核苷酸**(oligonucleotide)，更长的则称为多聚核苷酸。

（二）多聚核苷酸链表示简式

由于多数核酸分子较大，用结构式表示法书写较为繁琐，并且分子中的主链骨架戊糖-

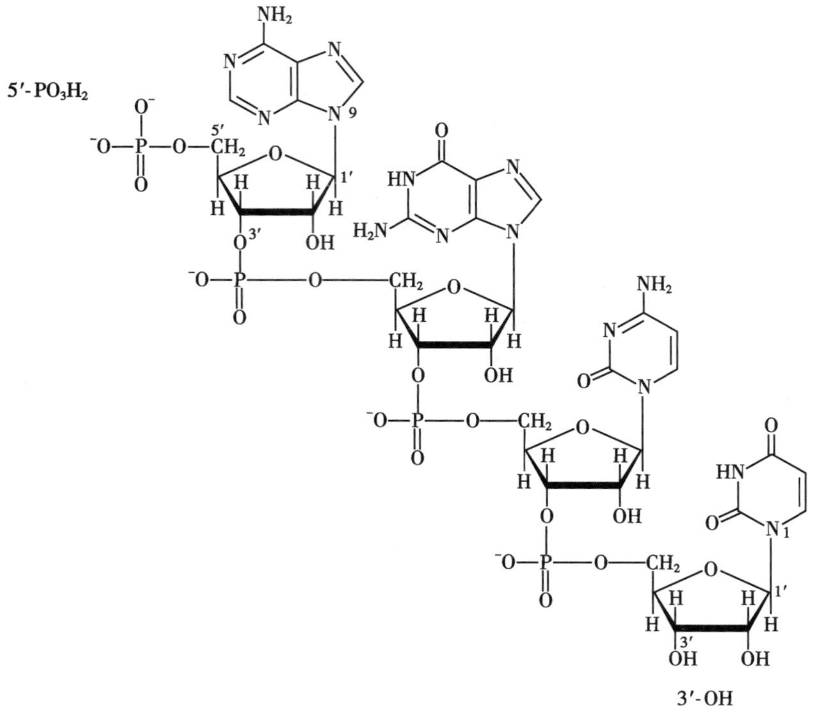

图 6-1 多聚核苷酸链结构图

磷酸组分是相同的,因此简化为短线式表示(下左图)。省去短线则用字母式表示法来表示核苷酸链(下右图)。字母式表示法如图中的 5′ ACGTCT 3′,如果没有明确标明核苷酸链的方向,一般 5′端在左侧,3′端在右侧。

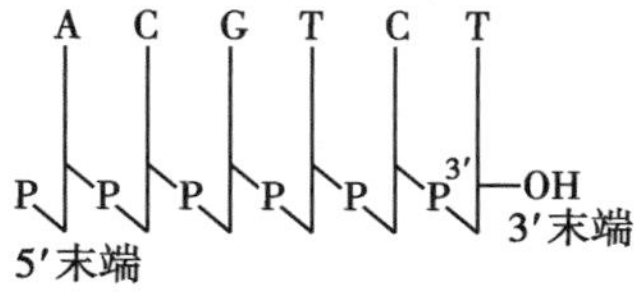

① 5′pApCpGpTpCpTp3′

② 5′ ACGTCT3′

第二节 核酸的分子结构

一、DNA 的分子结构

(一)DNA 一级结构

DNA 的一级结构指 DNA 中脱氧核糖核苷酸(dAMP、dGMP、dCMP、dTMP)的排列顺序。由于脱氧核苷酸间的差异主要是碱基不同,因此,DNA 的一级结构常用碱基 A、G、C、T 的排列顺序表示。自然界 DNA 的长度可高达几十万个碱基,碱基排列顺序的不同赋予了它们强大的信息编码能力。

(二)DNA 二级结构——DNA 双螺旋结构

1. **DNA 的碱基组成规律** Erwin Chargaff 等应用紫外分光光度法和纸层析等技术研究了不同生物 DNA 的碱基组成,发现了 DNA 碱基组成的 Chargaff 规则:①腺嘌呤与胸腺嘧啶的摩尔数相等,鸟嘌呤与胞嘧啶的摩尔数相等,即 A = T,C = G,A + G = C + T;②不同生物种属的 DNA 碱基组成不同;③同一个体不同器官、不同组织的 DNA 碱基组成相同。

2. DNA 双螺旋结构要点　Chargaff 规则预示着 DNA 的碱基 A 与 T、G 与 C 可能以互补配对方式存在。Maurice Hugh Frederick Wilkins 和 Rosalind Elise Franklin 拍摄的高清晰 DNA X 射线衍射照片,显示出 DNA 呈螺旋形,而且也从密度上提示 DNA 是双链分子。综合当时人们对于 DNA 分子特性的各种认识以及获得的各种数据,1953 年,James D. Watson 和 Francis H. Crick 提出了 DNA 的双螺旋(double helix)结构模型(图 6-2 左),揭示了遗传信息是如何储存在 DNA 分子中,以及生物界遗传性状得以世代相传的分子机制。也为遗传中心法则的发现,DNA 半保留复制的理论研究奠定了基础。

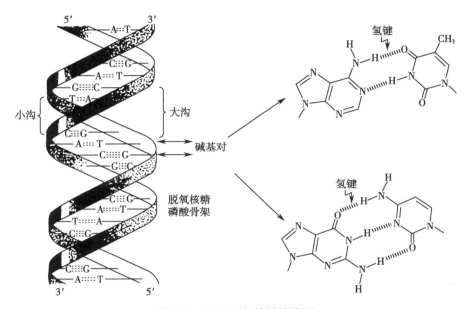

图 6-2　DNA 双螺旋结构模型

（1）DNA 是平行互补方向相反的双链结构。DNA 由两条反向平行的核苷酸链围绕同一中心轴形成右手双螺旋结构,一条链方向为 5′→3′,另一条链方向为 3′→5′。

（2）DNA 中的脱氧核糖和磷酸交替排列形成的亲水性骨架位于双螺旋结构的外侧,而碱基位于内侧。两条链之间的碱基通过氢键配对形成碱基对(图 6-2 右),其中,A 与 T 之间形成两个氢键(A＝T),C 和 G 之间形成三个氢键(C≡G),并处于同一平面,构成了碱基对平面;上下碱基对平面彼此间呈疏水性堆积,并垂直于中心轴。两条链之间的碱基配对关系称为碱基互补,DNA 的两条链互为互补链。

（3）DNA 双螺旋的直径为 2nm,每一螺旋包含 10 对碱基,螺距为 3.4nm。相邻碱基平面之间的距离为 0.34nm,螺距为 3.4nm。DNA 双螺旋分子表面有两条沟槽:大沟宽 1.2nm,小沟宽 0.6nm,大沟和小沟间隔排列。

（4）疏水性碱基堆积力和两条链互补碱基间的氢键维系 DNA 双螺旋结构的稳定,其中尤以前者更为重要。

Watson 和 Crick 结构模型是 DNA 分子在水性环境和生理条件下较稳定的结构,人们将这种模型结构称为 B-DNA。在改变了溶液的离子强度或相对湿度时,DNA 双螺旋结构的螺距、旋转角、沟的深浅等都会发生一些变化。因而,DNA 双螺旋结构具有多样性,除了最稳定的 B-DNA 结构外,还发现有粗短型的 A-DNA 结构,为右手双螺旋,以及较细长型的 Z-DNA,呈左手螺旋结构(图 6-3)。

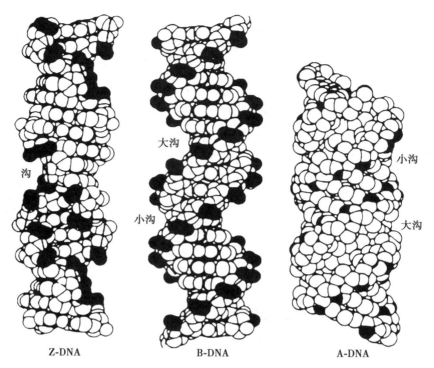

图 6-3 不同类型的 DNA 双螺旋结构

（三）DNA 三级结构——超螺旋结构

DNA 三级结构是 DNA 双螺旋进一步盘绕形成更加复杂的超螺旋（superhelix）结构。盘绕方向与 DNA 双螺旋方向相同的为正超螺旋，盘绕方向与 DNA 双螺旋方向相反的则为负超螺旋。绝大部分原核生物 DNA 为闭合环状双螺旋分子，在细胞内进一步盘绕，与蛋白质构成拟核结构。真核生物细胞核内 DNA 呈线性超螺旋（图 6-4），与组蛋白组装，在细胞周期的大部分时间里，以松散的染色质（chromatin）形式出现，在细胞分裂期则形成高度致密的染色体（chromosome）。

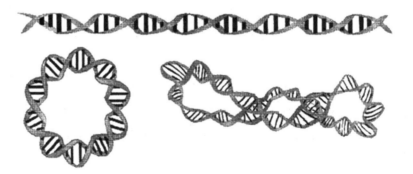

图 6-4 线性、环状和超螺旋 DNA 示意图

染色质的基本组成单位是核小体（nucleosome）。核小体由 DNA 和 5 种组蛋白（histone）构成。先由组蛋白 H2A、H2B、H3 和 H4 各两分子组成八聚体核心蛋白，DNA 双螺旋在其表面盘绕 1.75 圈（约 146bp），构成核小体。再经组蛋白 H1 和大约 60bp 的 DNA 双链将核小体彼此间连接起来形成串珠状的染色质细丝，这是 DNA 在核内形成致密结构的第一层次折叠，使 DNA 长度压缩了约 7 倍；第二层次折叠是由每 6 个核小体进一步卷曲形成直径约

30nm 的中空状螺线管,DNA 长度压缩了约 100 倍;30nm 纤维空管进一步盘绕直至形成特征性的染色体结构,使 DNA 总长度压缩了近 8 400 倍。真核细胞染色体 DNA 的折叠和组装是由许多蛋白质参与的被精确调控的动态过程(图 6-5)。

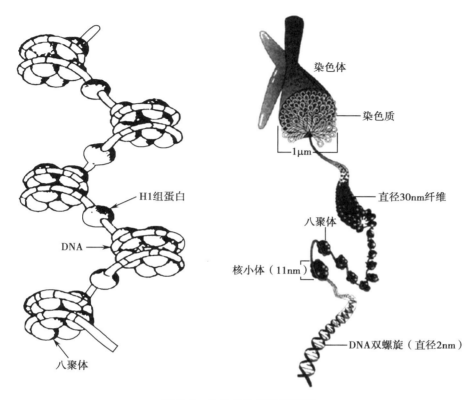

图 6-5　染色体的组装示意图

（四）DNA 是遗传的物质基础

DNA 是遗传的物质基础,基因(gene)是遗传物质的功能单位,是指 DNA 分子中的某一特定区段,经过复制可以遗传给子代,经过转录和翻译可以保证支持生命活动的各种蛋白质在细胞内有序合成。基因位于染色体上,在一条染色体上有很多基因,因此基因是染色体上占有一定空间的特定 DNA 片段。

一个细胞或生物体所含的全部基因称基因组(genome),它包含了所有编码 RNA 和蛋白质的序列及所有非编码序列,也就是 DNA 分子的全序列。分析基因组内多种 DNA 序列的结构特征,有助于解读这些 DNA 序列中包含的遗传信息,认识其生物学功能,以期最终认识所有生物的遗传本性。一般来讲,进化程度越高的生物体其 DNA 分子越大、越复杂,高等动物的基因组可达 $3×10^9$ 个碱基对。

二、RNA 的分子结构

RNA 的一级结构是指 RNA 中核糖核苷酸(AMP、GMP、CMP 和 UMP)的排列顺序。由于核糖核苷酸间的差异主要是碱基不同,因此,RNA 的一级结构亦常用碱基 A、G、C、U 的排列顺序表示。RNA 常比 DNA 分子小且结构相对简单。在细胞内常以单链形式存在,但有时可通过自身回折形成局部双链、茎环结构等,形成复杂的局部二级结构或三级结构,以完成一些特殊功能。

由于 RNA 的功能多样,因此其种类、大小和结构都远比 DNA 多样化。根据分子结构和功能的不同,RNA 可分为信使 RNA(messenger RNA,mRNA),转运 RNA(transfer RNA,tR-NA),核糖体 RNA(ribosomal RNA,rRNA)和非编码小分子 RNA(small non-coding RNA,sncRNA)等(表 6-2)。

表 6-2 动物细胞内主要的 RNA 种类及功能

RNA 种类	英文缩写	主要功能
核糖体 RNA	rRNA	核糖体组成成分
信使 RNA	mRNA	蛋白质合成模板
转运 RNA	tRNA	转运氨基酸
核内不均一 RNA	hnRNA	mRNA 的前体
非编码小分子 RNA	sncRNA	—
核内小 RNA	snRNA	参与 hnRNA 的剪接、转运
核仁小 RNA	snoRNA	rRNA 的加工和修饰
胞质小 RNA	scRNA/7SL-RNA	信号肽识别体的组成成分

（一）信使 RNA

1961 年 Francois Jacob 和 Jacpues Lucien Monod 实验证实,细胞内有一类 RNA,能够将细胞核中 DNA 遗传信息带到细胞质核糖体上以指导蛋白质生物合成,这类特殊的 RNA 分子被称为 mRNA。在细胞核内刚合成的 mRNA 的初级产物为分子量较大的核内不均一 RNA(heterogeneous nuclear RNA,hnRNA),hnRNA 需经一系列的剪接,将内含子(intron)剪切,外显子(exon)连接在一起,才能成为成熟 mRNA。以真核生物 mRNA 为例,主要特点为:其 5′端有一个称为"帽子结构"的 7-甲基鸟嘌呤核苷三磷酸($m^7G_{PPP}NP$),5′端"帽子结构"可使 mRNA 免遭核酸外切酶的降解,也是蛋白质生物合成过程中被起始因子识别的一种标志;3′端有一段被称为"多聚腺苷酸尾"(poly A tail,polyA),长 80~250 个腺苷酸不等,其功能可能是引导 mRNA 由细胞核转移到细胞质,并有延长 mRNA 半衰期的作用。mRNA 有编码区和非编码区,其编码区核苷酸序列决定了蛋白质的氨基酸序列(图 6-6)。

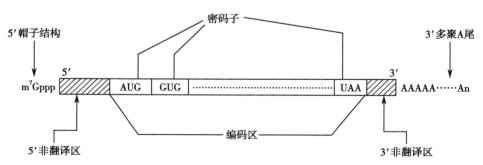

图 6-6 真核生物 mRNA 的结构特点

mRNA 在细胞内含量较少,约占细胞总 RNA 的 2%~5%,在代谢上很不稳定,但种类较多。mRNA 的功能是作为蛋白质合成的直接模板。mRNA 分子中自 5′端开始每相邻 3 个核苷酸碱基编成一组,代表一个氨基酸的密码子,指导蛋白质的生物合成(详见第十五章)。

（二）转运 RNA

tRNA 是细胞内分子量最小的一类核酸,约占细胞内 RNA 总量的 10%~15%,tRNA 具有较好的稳定性。在蛋白质生物合成过程中,tRNA 具有选择性转运氨基酸和识别 mRNA 密码子的作用。

1. tRNA 一级结构的特点

（1）tRNA 是单链分子，约含 73~93 个核苷酸，分子质量在 24~31kD 之间。

（2）每个 tRNA 分子中含 7~15 个稀有碱基，如双氢尿嘧啶（DHU）、假尿嘧啶（ψ）和甲基化的嘌呤（^{m}G、^{m}A）。假尿嘧啶是用杂环上的 C-5 与糖环的 C-1′相连，形成假尿嘧啶核苷。

（3）tRNA 分子的 3′端含有—CCA—OH 末端，是氨基酸结合的部位，氨基酸可以通过酯键连接在 A 上，从而使 tRNA 成为氨基酸的载体，被称为**氨基酸接受臂**；5′端大多为鸟苷酸。

2. tRNA 二级结构的特点　tRNA 二级结构为三叶草形（图 6-7a）。分子中配对碱基形成局部双螺旋而构成臂，有氨基酸臂、双氢尿嘧啶（DHU）臂、反密码臂、T$_ψ$C 臂，不配对的单链部分往往形成突环。从 5′端起分别为 DHU 环、反密码子环和 T$_ψ$C 环。tRNA 的反密码环的顶端有一组由三个核苷酸组成的序列，能与 mRNA 上相应的密码子互补结合，称为**反密码子**。有些 tRNA 在 T$_ψ$C 臂和反密码臂之间还有一个额外环，其碱基组成变动较大，一般有 3~18 个碱基不等，又称可变环，可作为 tRNA 分类的重要指标。

3. tRNA 三级结构特点　tRNA 的三级结构呈倒 L 形（图 6-7b），应用 X 线衍射分析发现倒 L 形结构可使 tRNA 3′-CCA—OH 末端和反密码环位于"L"的两端，T$_ψ$C 环和 DHU 环位于"L"的拐角处，这种结构有利于 tRNA 结合氨基酸和识别 mRNA 密码子，发挥其特殊功能。

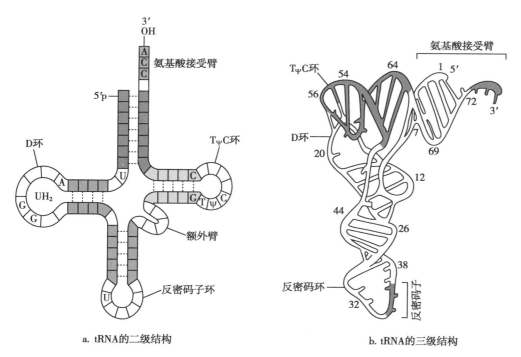

图 6-7　酵母 tRNA 的二、三级结构

（三）核糖体 RNA

rRNA 是细胞内含量最多的 RNA，约占 RNA 总量的 80% 以上。rRNA 属于单链分子，链内有大量氢键配对形成许多茎环结构，为核糖体的组装提供了结构基础。rRNA 与核糖体蛋白（ribosomal protein，rp）共同构成核糖体（ribosome），共同为蛋白质生物合成所需要的 mRNA、tRNA 及多种蛋白因子提供相互结合和相互作用的空间环境，即蛋白质生物合成的场所。

核糖体都是由大小 2 个亚基组成,在蛋白质生物合成过程中不断地聚合与解聚(详见第十五章)。原核细胞核糖体含三种 rRNA,23S、5S rRNA 存在于大亚基中,16S rRNA 存在于小亚基中。真核细胞核糖体含有四种 rRNA,28S、5.8S 及 5S 三种 rRNA 存在于大亚基中,8S rRNA 存在于小亚基中。这里的沉降系数 S(svedberg,S,1S = 10^{-13} 秒)是大分子物质在超速离心沉降中的一个物理学单位,可反映分子质量的相对大小。

(四)其他非编码小分子 RNA

除了 mRNA、tRNA 和 rRNA 外,细胞的不同部位还存在许多其他种类的非编码小分子 RNA(sncRNA)。这些小分子 RNA 可以根据分子大小、结构特征、亚细胞定位等进行分类与命名,如核内小 RNA(small nuclear RNA,snRNA)、核仁小 RNA(small nucleolar,snoRNA)、胞质小 RNA(small cytoplasmic RNA,scRNA)、催化性 RNA(catalytic RNA)、干扰小 RNA(small interfering RNA,siRNA)、微小 RNA(micro RNA,miRNA)等小分子 RNA。这些小分子 RNA 不翻译蛋白质,主要参与转录后加工与基因表达调控等重要生物学过程。随着对 sncRNA 的研究日益深入和扩展,由此产生的 RNA 组学将进一步研究细胞中 sncRNA 的表达谱、种类、结构和功能的关系,将有助于我们深入了解复杂的基因表达调控网络,有助于开发更多的新技术、新思路来识别与人类疾病相关的基因,并掌握其功能和作用,提高诊断和治疗水平。

第三节　核酸的理化性质

核酸的结构决定了它的理化性质,这些特性被广泛地应用于基础研究及临床疾病诊断中。核酸具有较强的酸性,能与碱性蛋白(如组蛋白)结合。DNA 是线性高分子,其溶液黏度极大,并且在机械力作用下易断裂,而 RNA 分子远小于 DNA,黏度也小得多。

一、核酸的紫外吸收

核酸的组成成分嘌呤和嘧啶环中均含有共轭双键,具有紫外吸收特征,在中性条件下,最大吸收值在 260nm 附近(图 6-8)。这一重要的性质被广泛用来对核酸和核苷酸进行定量分析。以 A_{260} = 1.0 相当于 50μg/ml 双链 DNA、40μg/ml 单链 DNA(或 RNA)、20μg/ml 寡核苷酸为标准,计算溶液中的核酸含量。还可以通过测定 A_{260}/A_{280} 比值,判断核酸样品的纯度。纯 DNA $A_{260}/A_{280} \approx 1.8$;而纯 RNA $A_{260}/A_{280} \approx 2.0$,如果样品中含有杂蛋白及苯酚,$A_{260}/A_{280}$ 比值明显降低。

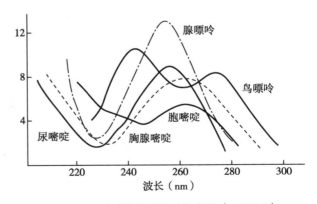

图 6-8　五种碱基的紫外吸收光谱(pH 7.0)

二、核酸的变性与复性

DNA 变性(DNA denaturation)是指在某些理化因素(温度、pH、离子强度等)作用下,DNA 双链的互补碱基对之间的氢键断裂,使 DNA 双螺旋结构松散,成为单链的过程。DNA 变性可使核酸溶液黏度下降,紫外吸收值增加,核酸生物学功能丧失,但变性不改变核苷酸

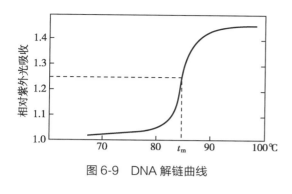

图 6-9　DNA 解链曲线

排列。

DNA 变性后,有更多的共轭双键得以暴露,使溶液在 260nm 处的紫外吸光值增加,称 DNA 的**增色效应**(hyperchromic effect)。利用增色效应可借波长 260nm 的吸光度值(A_{260})检测 DNA 热变性过程。如在连续加热 DNA 的过程中以 A_{260} 吸收值(相对紫外光吸收)对温度作图,所得的曲线称为解链曲线(图 6-9)。从曲线可看出,DNA 的变性从开始解链到完全解链,是在一个相当窄的温度范围内发生的。通常把 DNA 变性解链达到 50%时的温度称为 DNA 的**解链温度**(melting temperature,Tm)。Tm 值的高低与其分子大小及所含碱基中的 G 和 C 所占比例相关,G 和 C 的百分含量越高,Tm 值越高;分子越长,Tm 值越高。

变性 DNA 在适当条件下,两条互补链可重新配对,恢复天然的双螺旋构象,这一现象称为**复性**(renaturation)。复性后核酸的理化性质和生物学功能得到相应恢复。热变性的 DNA 经缓慢冷却后即可复性,这一过程称为**退火**(annealing)。若 DNA 变性不彻底,两条链没完全分开,则复性过程很快。DNA 的片段越大复性越慢,DNA 的浓度越高,复性越快。DNA 复性时,随着两条链互补结合形成双链,紫外吸收值又降低,称为**减色效应**(hypochromic effect)。通过检测紫外吸光度值的变化可研究 DNA 的变性与复性。

根据核酸变性与复性(退火)的原理,Kary B. Mullis 于 1983 年发明了聚合酶链反应(polymerase chain reaction,PCR)技术,模拟体内 DNA 半保留复制过程(详见第十四章),在体外利用耐热聚合酶(如 TaqDNA)催化,以四种 dNTP 为原料,一对寡聚脱氧核苷酸 DNA 为引物,沿着目的基因 DNA 模板链延伸合成互补链,经过变性、退火和延伸这一过程的反复循环,可使微量目的基因 DNA 在短时间内呈指数扩增,实现了人们在体外大量扩增核酸片段的愿望,大大提高了检测灵敏度。PCR 技术在科研和临床已被广泛用于基因克隆、肿瘤诊断、病原体检测等。

三、核酸分子杂交

不同来源的核酸因存在互补碱基序列而容易形成互补杂交双链,此过程被称为**核酸分子杂交**(hybridization)。核酸分子杂交技术是分子生物学的实验技术之一,其原理即 DNA 的变性和复性。复性作用表明了变性分开的两个互补序列之间的反应,复性的分子基础是碱基配对,因此不同来源的 DNA 与 DNA 之间形成杂化双链,也可以在 DNA 和 RNA 之间或者 RNA 与 RNA 之间形成(图 6-10)。

根据其原理可以鉴定核酸分子间序列的相似性,测定不同种属 DNA 的亲缘关系,检测靶基因在待检样品中是否存在等。若标记一个已知序列的核酸,通过杂交反应就可以确定待测核酸是否含有与之相同的序列。这种标记的核酸叫探针(probe)。由此发展出的分子杂交技术已经成为分子生物学研究中不可缺少的基本条件,并得到广泛应用。例如用于分离并鉴定 DNA 或 RNA,在遗传疾病的诊断、刑事案件的侦破、法医鉴定等领域普遍应用。

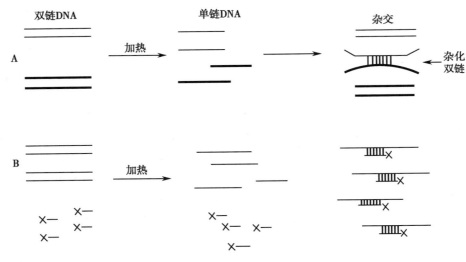

图 6-10 核酸分子杂交原理示意图

📖 **知识链接**

DNA 疫苗与乙肝治疗

DNA 疫苗是 20 世纪 90 年代发展起来的一种新型疫苗,因其能诱发有效而持久的免疫反应,在预防和治疗病毒性疾病等方面效果显著。DNA 疫苗的诞生得益于 DNA 重组技术,它是将编码某种蛋白质抗原的基因重组到真核表达载体后,经一定途径导入宿主体内,外源基因即在宿主体内转录和翻译表达其抗原蛋白,进而诱导产生特异的细胞免疫和体液免疫应答,起到免疫保护作用。

乙型肝炎是严重危害人们生命和健康的疾病之一,目前对此尚无特效药物,而治疗性疫苗的出现是乙肝治疗中一个重大的革新。因此建立一种既能够预防乙肝病毒(HBV)感染,又能有效清除肝细胞内 HBV 的治疗性疫苗成为这一领域研究的热点。DNA 疫苗接种后产生的免疫反应呈现多特异性的 $CD4^+$ 和 $CD8^+$ T 细胞反应,能够分泌抗 HBV 的抗体和抗病毒的细胞因子,刺激机体产生体液免疫和细胞免疫,使机体免疫耐受被打破而清除病毒感染,成为乙肝治疗性疫苗研究的首选类型。

● （杨奕樱）

重难点解析

扫一扫,
测一测

复习思考题

1. 试比较两类核酸的组成、结构特点和作用。
2. 请描述 DNA 双螺旋结构的特点。
3. 试述各种核酸在生物信息传递过程中的主要作用。

下　篇

生　物　化　学

笔记栏

第七章

维生素与微量元素

学习目标

1. 掌握维生素的概念、分类和各种维生素的生理作用,明确维生素对生长发育、物质代谢和人类健康的重要性。

2. 掌握 B 族维生素与辅酶或辅基的关系及作用,维生素 C 和脂溶性维生素的组成及其主要作用等相关知识。

3. 理解维生素和微量元素营养的基本知识。

维生素是 20 世纪初发现的一类微量营养素。19 世纪末到 20 世纪初的工业革命给人民生活带来了空前的改变,普通大众可以随意享用精加工大米。与此同时,出现了一种新的流行病——**脚气病(beriberi)**。在亚洲,尤其在东南亚一带,每年约有几十万人死于脚气病。荷兰政府 1886 年在东印度(现印度尼西亚)的爪哇岛成立了一个专门研究脚气病的机构,28 岁的军医 Christian Eijkman 参与了该研究,并发现米糠中含抗脚气病因子,并提出了脚气病的营养学假说。1906 年,英国生物化学家 Frederick G. Hopkins 提出,人类食物除了蛋白质、碳水化合物、脂肪、盐和水以外,还必须含有**辅助因子(co-factor)**。1911 年,Kazimierz Funk 从米糠中分离出一种能够治疗脚气病的胺类物质并将其取名为"Vitamine",即"生命胺"。1926 年,德国化学家 Barend C. Jansen 和 Willem F. Donath 纯化了"生命胺"并获得了晶体结构。美国化学家 Robert R. Williams 于 1934 年确定了"生命胺"的化学结构,发现它含有硫元素并将其命名为硫胺素(thiamine);继而于 1936 年他成功合成了硫胺素。1929 年,Christian Eijkman 和 Frederick G. Hopkins 因在维生素研究中的杰出贡献共同获得了诺贝尔生理学或医学奖。

第一节 概 述

维生素(vitamin)是维持机体正常代谢和生理功能所必需的一类小分子有机化合物。维生素的作用比较特殊,它既不是构成组织结构的材料,也不能为机体提供能量,但却在机体的生长发育、物质代谢调节方面发挥至关重要的作用。机体对于维生素的需求量很少,但由于人体不能合成或合成量不足,必须经常通过食物摄取,以满足机体需要。若长期缺乏维生素,将导致机体的生理生化功能障碍,进而出现相应的维生素缺乏病。然而长期过量摄取维生素或使用方法不当,也会引起维生素中毒。

维生素种类很多,化学结构不同,生化功能各异。根据维生素溶解性质的差异,可将其分为两大类:水溶性维生素和脂溶性维生素。水溶性维生素包括 B 族维生素及维生素 C,B

族维生素又包括维生素 B_1、维生素 B_2、维生素 PP、维生素 B_6、泛酸、生物素、叶酸、维生素 B_{12} 和硫辛酸等;脂溶性维生素主要包括维生素 A、D、E、K 四种。

　　维生素命名可根据其发现的先后顺序按英文字母命名,如维生素 A、维生素 B、维生素 C、维生素 D。也可根据化学结构特点命名,如维生素 B_1 属胺类,其组成中又含硫,故命名为硫胺素。此外,因某种维生素缺乏会导致某种典型疾病的发生,命名时往往含有相应缺乏病的名称,如维生素 C,因其缺乏导致坏血病,故命名为抗坏血酸。因此,一种维生素往往具有多种别名。

　　由于维生素缺乏而发生的疾病称为维生素缺乏病。维生素缺乏的主要原因有:①摄入量不足。常见于饮食结构不合理、严重偏食、食物烹调方法和储存不当,导致食物中缺乏维生素;②服用某些药物。如滥用抗生素抑制肠道细菌,会使肠道菌群合成维生素的能力下降,从而影响某些维生素(如维生素 K、维生素 B_6、叶酸、维生素 PP、生物素、泛酸、维生素 B_{12} 等)的合成。服用维生素的拮抗剂,如抗凝治疗时用双香豆素、抗结核治疗时用异烟肼、抗肿瘤化疗时用叶酸拮抗剂时,都必须注意补充相应的维生素;③维生素的吸收障碍。由于消化系统疾病(如长期腹泻、胆道梗阻等)或缺乏维生素吸收所必需的某些因子而导致维生素缺乏;胆汁分泌受阻可影响脂溶性维生素的吸收,内因子的分泌减少可导致维生素 B_{12} 缺乏;④维生素需求量增加。如妊娠妇女与处于生长发育期的儿童,为满足机体正常生命活动,对于维生素的需求量增加,可能出现摄入量相对不足的情况,合理均衡的饮食可避免维生素缺乏。

第二节　水溶性维生素

　　水溶性维生素(water-soluble vitamin)易溶于水,在体内不易储存,易随尿液排出,故必须经常从食物摄取。水溶性维生素包括 B 族维生素及维生素 C。B 族维生素主要参与构成酶的辅酶或辅基,在物质代谢过程中发挥传递氢原子、电子或某些化学基团的作用(详见第八章)。

一、B 族维生素

(一)维生素 B_1

　　1. 化学本质与性质　维生素 B_1 又名**硫胺素**(thiamine),也称抗脚气病或抗神经炎维生素,是由含硫的噻唑环和含氨基的嘧啶环通过亚甲基连接而成的化合物。维生素 B_1 的纯品为白色结晶,易溶于水,在酸性溶液中较稳定,在碱性溶液中加热易被破坏。硫胺素易被氧化生成脱氢硫胺素,后者经紫外光照射发出蓝色荧光,这一性质可作为硫胺素定性定量分析的依据。

　　由小肠吸收进入机体的维生素 B_1 主要在肝脏和脑组织中经硫胺素焦磷酸激酶催化,接受 ATP 提供的磷酸基,生成**硫胺素焦磷酸**(thiamine pyrophosphate,TPP),TPP 是维生素 B_1 在体内发挥作用的辅酶形式。

维生素B_1及其辅酶(TPP)的结构

2. 生化作用与缺乏症

（1）TPP 是 α-酮酸氧化脱羧酶系的辅酶：比如在糖代谢过程中，TPP 作为丙酮酸脱氢酶复合体的辅酶，参与丙酮酸氧化脱羧为乙酰辅酶 A，该反应是机体利用糖氧化产能的关键步骤。正常生理条件下，神经组织、骨骼肌、心肌等所需能量主要由糖分解提供，若维生素 B_1 缺乏，丙酮酸的氧化脱羧反应发生障碍，将直接导致能量供应不足，以及丙酮酸等酸性物质堆聚，进而出现以心血管系统或神经系统功能改变为主的脚气病。脚气病初期表现为末梢神经炎、食欲减退等，严重者可发生水肿、神经肌肉变性。中医学早有"久食白米，令人身软"的记载。唐代孙思邈曾用谷皮熬成米粥，以防治脚气病。

（2）TPP 可作为转酮醇酶的辅酶：TPP 可参与戊糖磷酸途径，产生核糖-5-磷酸和 $NADPH+H^+$，分别为体内核酸合成及脂肪酸、胆固醇合成提供重要原料。

3. 推荐摄入量与来源 正常成人每日需要摄入 $1.2 \sim 1.5mg$ 的维生素 B_1。植物种子的外皮及胚芽是维生素 B_1 的良好来源，动物内脏、瘦肉及蛋类食物中维生素 B_1 的含量也较多。对谷物的精加工可造成其大量丢失。脚气病主要发生在高糖饮食及食用高度精细加工米、面的人群中，此外，慢性酒精中毒患者可因维生素 B_1 的吸收障碍出现神经组织病变。测定红细胞中转酮醇酶的活性，或尿中硫胺素与血中硫胺素的浓度都可判断是否缺乏维生素 B_1。

（二）维生素 B_2

1. 化学本质与性质 维生素 B_2 为橙黄色针状结晶，又称为**核黄素（riboflavin）**，由 6,7-二甲基异咯嗪与 D-核醇缩合而成。异咯嗪环上 N-1 和 N-10 分别含有两个活泼的双键，能反复接受或释放氢，具有可逆的氧化还原特性。核黄素在酸性溶液中稳定，耐热，但在碱性溶液中不稳定，且对光极为敏感，遇光则分解。核黄素在水溶液中呈黄绿色荧光，此性质可作为其定性定量分析的依据。

维生素 B_2 在小肠黏膜细胞中由黄素激酶催化，转化为**黄素单核苷酸（flavin mononucleotide，FMN）**，后者再结合一分子 AMP 生成**黄素腺嘌呤二核苷酸（flavin adenine dinucleotide，FAD）**。FMN 和 FAD 是维生素 B_2 的两种辅基形式。

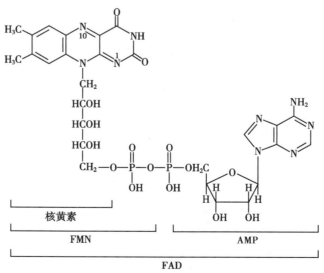

维生素B_2及其辅基（FMN和FAD）的结构

2. 生化作用与缺乏症　FMN 和 FAD 是体内黄素蛋白酶类的辅基,依靠其异咯嗪环上 N^1 和 N^{10} 可逆的加氢和脱氢,发挥递氢体的作用。体内黄素蛋白酶类分布广泛,其中大部分是物质代谢中重要的氧化还原酶,如三羧酸循环中的琥珀酸脱氢酶、嘌呤核苷酸分解途径中的黄嘌呤氧化酶,呼吸链中的 NADH 脱氢酶等。当维生素 B_2 缺乏时,许多黄素蛋白酶类活性受损,可导致广泛的非致命性缺乏综合征,出现口角炎、唇炎、舌炎、阴囊炎、脂溢性皮炎、眼睑炎及结膜炎等。

3. 推荐摄入量与来源　成人每日需要 1.2～1.5mg 的维生素 B_2。维生素 B_2 广泛分布于动、植物组织中。动物肝脏、蛋黄、酵母等含有丰富的维生素 B_2。由于核黄素对光敏感,因高胆红素血症而接受光照治疗的新生儿可能会缺乏核黄素。此外,激素和药物可影响核黄素转化为辅基形式,如甲状腺素可促进核黄素的转化,而氯丙嗪等药物则会抑制其转化为辅基形式。

（三）维生素 PP

1. 化学本质与性质　维生素 PP,也叫维生素 B_3,包括**尼克酸**(nicotinic acid,又称烟酸)**及尼克酰胺**(nicotinamide,又称烟酰胺),两者都是吡啶的衍生物,它们可相互转化。维生素 PP 呈白色结晶,性质稳定,耐热,耐酸、碱。

烟酸　　　　烟酰胺

烟酸与烟酰胺的结构

在体内,烟酰胺与核糖、磷酸和腺苷酸结合构成两种辅酶形式,包括**烟酰胺腺嘌呤二核苷酸**(nicotinamide adenine dinucleotide,NAD^+)和**烟酰胺腺嘌呤二核苷酸磷酸**(nicotinamide adenine dinucleotide phosphate,$NADP^+$)。NAD^+ 又称辅酶 I (Co I),$NADP^+$ 又称辅酶 II (Co II)。

NAD^+(X=H)

$NADP^+$(X=PO_3H_2)

维生素PP的辅酶（NAD^+和$NADP^+$）的结构

2. 生化作用与缺乏症　NAD^+ 和 $NADP^+$ 是体内多种脱氢酶的辅酶,利用其吡啶环能可逆地加氢还原和脱氢氧化,在生物氧化过程中发挥递氢体的作用。当缺乏维生素 PP 时,可引起癞皮病,临床典型症状为裸露部位产生对称性皮炎、腹泻和痴呆。因此,维生素 PP 又称为抗癞皮病维生素。

3. 推荐摄入量与来源　成人每日需要 15～20mg 的维生素 PP。自然界中维生素 PP 分布广泛,动物内脏、肉类、小麦、花生及酵母中含量丰富。另外,体内能利用色氨酸合成一部分烟酸,因此,只有当食物中同时缺乏烟酸和色氨酸时,才会导致严重烟酸缺乏。长期以玉米为主食的人群,易出现维生素 PP 缺乏病。抗结核药物异烟肼与维生素 PP 结构相似,两者可发生拮抗作用,因此,长期服用异烟肼也可能会引起维生素 PP 缺乏。

但服用过量的烟酸(每日 2~4g)会引起血管扩张、脸颊潮红、痤疮及胃肠不适等表现,而且长期大量服用可能损伤肝脏。

(四)维生素 B₆

1. 化学本质与性质　维生素 B₆ 属于吡啶衍生物,包括**吡哆醇**(pyridoxine)、**吡哆醛**(pyridoxal)及**吡哆胺**(pyridoxamine)三种形式。在体内吡哆醛和吡哆胺可以互相转变,但不能逆向转变为吡哆醇。维生素 B₆ 在酸性溶液中较稳定,对光和碱敏感,高温下可迅速被破坏。

维生素B_6的三种结构及其相互转变

在体内许多组织中,维生素 B₆ 在激酶作用下,接受 ATP 提供的磷酸基,形成吡哆醛磷酸和吡哆胺磷酸,作为维生素 B₆ 的两种辅酶形式。

2. 生化作用与缺乏症

(1) 吡哆醛磷酸和吡哆胺磷酸是转氨酶的辅酶:在氨基酸的转氨基过程中,转氨酶可以催化 α-氨基酸脱下—NH₂ 交给吡哆醛磷酸生成吡哆胺磷酸,后者继续将—NH₂ 转移给 α-酮酸,本身又转变为吡哆醛磷酸。通过吡哆醛磷酸和吡哆胺磷酸的互变,起氨基传递体的作用。

(2) 吡哆醛磷酸也是某些氨基酸脱羧酶的辅酶:如吡哆醛磷酸是谷氨酸脱羧酶的辅酶,促进谷氨酸脱羧生成 γ-氨基丁酸,后者是重要的抑制性神经递质。因此,临床上常用维生素 B₆ 治疗小儿惊厥和妊娠呕吐。此外,研究发现吡哆醛磷酸还参与 5-羟色胺、去甲肾上腺素等递质的合成;吡哆醛磷酸也可作为糖原磷酸化酶的成分,在糖原分解中,与磷酸化酶结合形成 schiff 碱,参与糖原分解。

(3) 吡哆醛磷酸还可作为 δ-氨基-γ-酮戊酸(ALA)合酶的辅酶:该酶是血红蛋白合成的限速酶,促进血红蛋白合成(详见第十六章)。所以维生素 B₆ 缺乏可导致低色素性小细胞性贫血,并出现血清铁含量增高表现。

3. 推荐摄入量与来源　成人每日需要 2mg 的维生素 B₆。维生素 B₆ 在动植物中分布广泛,肝脏、肉类、蔬菜和鸡蛋中含有丰富的维生素 B₆。肠道细菌也能合成维生素 B₆,所以单一的维生素 B₆ 缺乏较少见。乙醇代谢的过程中吡哆醛磷酸的水解会加速,故酗酒者较易出现维生素 B₆ 缺乏。抗结核药物异烟肼可与吡哆醛反应生成腙,也可导致维生素 B₆ 缺乏,因此,在服用异烟肼时,注意补充复合维生素 B。

(五)泛酸

1. 化学本质与性质　**泛酸**(pantothenic acid)在自然界中广泛存在,又称遍多酸,是由丁酸衍生物(α,γ-二羟基-β,β-二甲基丁酸)与 β-丙氨酸通过肽键连接而成。泛酸在中性溶液中对热稳定,对氧化剂和还原剂也极稳定,但在酸、碱溶液中易被破坏。

泛酸在体内的主要活性形式是**辅酶 A**(coenzyme A,CoA)。小肠吸收泛酸后,与 ATP 反应接受磷酸而形成 4-磷酸泛酸,再与巯基乙胺结合形成 4-磷酸泛酰巯基乙胺。后者与磷酸以及腺苷酸结合生成辅酶 A。CoA 分子中的巯基是携带酰基的部位,故习惯上常以其 CoASH 表示辅酶 A。**酰基载体蛋白**(acyl carrier protein,ACP)是泛酸在体内的另一种活性形式,4-磷酸泛酰巯基乙胺以共价键与蛋白质分子上的丝氨酸羟基相连接。

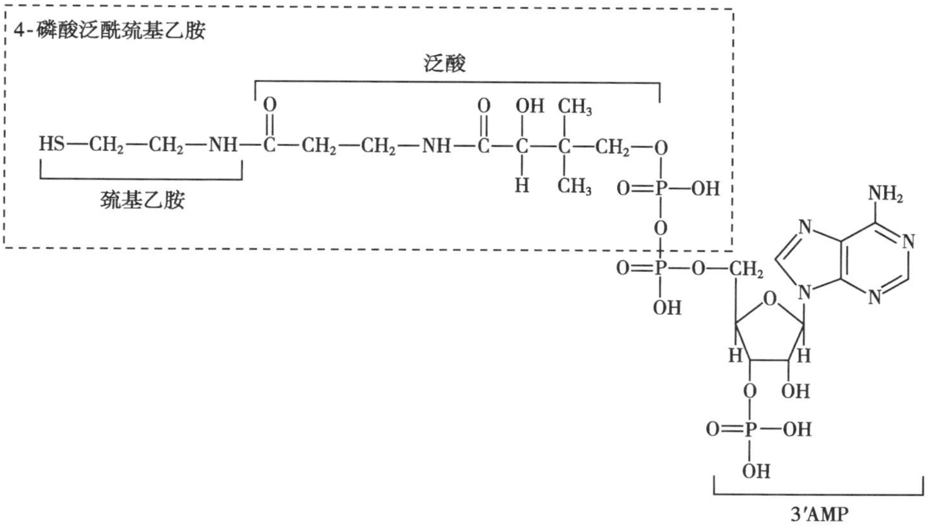

辅酶A（CoASH）的结构

2. 生化作用与缺乏症 CoASH 作为酰基转移酶的辅酶,发挥传递酰基的作用,参与糖、脂和蛋白质的代谢。如 CoASH 参与三羧酸循环、脂肪酸氧化、胆固醇合成等代谢。ACP 参与脂肪酸合成等反应。

人类尚未发现单纯的泛酸缺乏症。治疗其他维生素 B 缺乏症时,同时补充泛酸,可提高疗效。辅酶 A 可用于厌食、乏力、白细胞减少症、原发性血小板减少性紫癜、脂肪肝及动脉粥样硬化、心肌梗死等的辅助治疗。

3. 来源 泛酸在自然界中分布广泛,特别在动物组织、全谷物和豆荚中含量丰富,肠道细菌也可合成一部分。

（六）生物素

1. 化学本质与性质 **生物素(biotin)**是由噻吩环和尿素结合而成的双环化合物,环上连有戊酸侧链。生物素主要有两种,α-生物素在蛋黄中较多,β-生物素则常见于肝脏。生物素为无色针状结晶,耐酸而不耐碱,常温稳定,高温及氧化剂可使其失活。

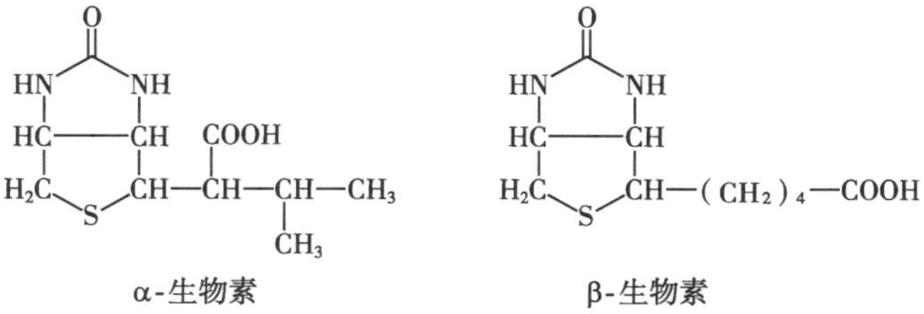

生物素的两种结构

2. 生化作用与缺乏症 生物素是体内多种羧化酶的辅酶,携带并转移羧基。如作为丙酮酸羧化酶、乙酰辅酶 A 羧化酶的辅酶,参与糖异生作用、脂肪酸合成等重要代谢过程。

生物素能促进某些微生物(如酵母菌、细菌等)的生长,动物缺乏生物素可出现毛发脱落、皮炎等现象。人体获取生物素的来源较多,不易出现生物素缺乏症。新鲜鸡蛋清中有一种抗生物素蛋白,能与生物素结合,阻止其吸收,故进食生蛋清易导致生物素缺乏。蛋清加热后抗生物素蛋白被破坏,不再妨碍生物素吸收。长期口服抗生素,抑制肠道细菌生长,也可出现生物素缺乏症,表现为疲乏、恶心、呕吐、食欲缺乏、皮炎及脱屑性红皮病。

3. 来源 生物素来源很广,蛋黄、牛奶、肝脏、酵母、谷类及蔬菜等食物中均含有生物素,动物和人类肠道细菌也能合成。

（七）叶酸

1. **化学本质与性质** **叶酸**(folic acid)又称蝶酰谷氨酸,由 2-氨基-4-羟基-6-甲基**蝶啶**(pteridine)、**对氨基苯甲酸**(*p*-aminobenzoic acid,PABA)和 L-谷氨酸三部分组成。叶酸对光敏感,在中性、碱性溶液中对热稳定。

叶酸在小肠、肝脏等组织中的二氢叶酸还原酶的作用下,由 $NADPH+H^+$ 供氢使其还原为二氢叶酸,再还原为**四氢叶酸**(tetrahydrofolic acid,FH_4)。FH_4 是叶酸的辅酶形式。

叶酸的组成及结构

2. **生化作用与缺乏症** FH_4 是体内一碳单位转移酶系的辅酶,作为一碳单位载体发挥作用。FH_4 分子中的第 5 和第 10 位氮原子(表示为 N^5、N^{10})是一碳单位的结合位点,能与甲基(—CH_3)、亚甲基(—CH_2—)、次甲基(—CH ═)等活性基团(又称作一碳单位,详见第十二章)结合,携带并转移一碳单位,用于体内许多重要物质如嘌呤、胸腺嘧啶等碱基的合成,进而参与核苷酸乃至核酸的合成。

当体内缺乏叶酸时,会导致细胞中核苷酸合成减少,DNA 复制受到抑制,使细胞周期停滞于 S 期,细胞核的大小与形状呈典型的"巨幼红细胞"样变。骨髓红细胞成熟变慢,分裂速度下降,则形成体积异常大的"大红细胞",造成巨幼细胞贫血。故临床上可用叶酸治疗巨幼细胞贫血,还可将其用于再生障碍性贫血及白细胞减少症的辅助治疗。抗癌药物氨甲蝶呤因结构与叶酸相似,能竞争性抑制二氢叶酸还原酶活性,使体内四氢叶酸合成减少,因此,合成胸腺嘧啶核苷酸旺盛的细胞(如恶性肿瘤细胞)对氨甲蝶呤敏感,氨甲蝶呤可作为抗癌药物使用。

3. **来源与推荐摄入量** 叶酸广泛分布于动物肝脏、酵母、各种绿叶蔬菜中,人类肠道细菌也能合成,所以一般不发生缺乏症。但妊娠期及哺乳期由于细胞分裂增生活跃或代谢旺盛,对叶酸的需求量相应增加,可适当补充叶酸,在孕早期每天补充 $200\sim400\mu g$ 叶酸可预防胎儿神经管畸形(如脊柱裂),在孕后期可预防巨幼细胞贫血。此外,口服避孕药、抗惊厥药物会干扰叶酸的吸收及代谢,抗癌药物抑制叶酸的还原,服用上述药物时,应注意补充叶酸。

（八）维生素 B_{12}

1. **化学本质与性质** 维生素 B_{12} 是唯一含金属钴的维生素,又称为**钴胺素**(cobalamin)。体内的维生素 B_{12} 因咕啉环上的—R 基被不同的基团[如氰基(—CN)、羟基(—OH)等]取代而形成氰钴胺素、羟钴胺素等多种类型的维生素 B_{12},结构复杂。维生素 B_{12} 为深红色结晶,在水溶液中稳定,熔点较高,易被酸、碱、日光等破坏。

食物中的维生素 B_{12} 常与蛋白质结合而存在,消化时与蛋白质分离,然后需要与胃黏膜壁细胞分泌的特殊糖蛋白——**内因子**(intrinsic factor)结合。内因子具有高度特异性,每分子内因子能结合 1 分子维生素 B_{12},协助维生素 B_{12} 跨过小肠黏膜细胞。吸收入血后,维生素 B_{12} 与一种称为转钴胺素Ⅱ的血浆蛋白结合而被转运。进入组织细胞后,维生素 B_{12} 进一步转变为 **5'-脱氧腺苷钴胺素**(5'-deoxyadenosylcobalamin)和**甲基钴胺素**(methylcobalamin),这两种钴胺素是维生素 B_{12} 的重要辅酶形式。

氰钴胺素：R＝CN

羟钴胺素：R＝OH

甲基钴胺素：R＝CH₃

5'脱氧腺苷钴胺素：R＝—CH₂—

维生素B₁₂的结构

2. 生化作用与缺乏症 甲基钴胺素是体内 N^5-甲基四氢叶酸甲基转移酶的辅酶。在甲硫氨酸循环中，在 N^5-甲基四氢叶酸甲基转移酶催化下，甲基钴胺素可协助将 N^5-甲基四氢叶酸的甲基转移给同型半胱氨酸，使之再生成甲硫氨酸(详见第十二章)，同时使四氢叶酸游离出来被再利用。缺乏维生素 B_{12} 时，一方面影响甲硫氨酸再生，以致甲硫氨酸循环不能提供活性甲基，不利于胆碱、肌酸等重要甲基化合物的合成。另一方面影响四氢叶酸的游离，进而影响四氢叶酸继续作为载体转移其他一碳单位，以致核酸合成障碍，细胞分裂受阻，产生巨幼细胞贫血。同时易致同型半胱氨酸在体内堆积，诱发动脉粥样硬化，还可能出现同型半胱氨酸尿症。

5'-脱氧腺苷钴胺素可作为甲基丙二酰辅酶 A 变位酶的辅酶，该酶催化 L-甲基丙二酰辅酶 A 转化为琥珀酰辅酶 A。维生素 B_{12} 缺乏时，会出现 L-甲基丙二酰辅酶 A 的大量堆积。因后者结构与脂肪酸合成过程中的代谢中间物丙二酰辅酶 A 相似，进而干扰脂肪酸的合成，脂肪酸合成异常可能影响神经髓鞘的转换，发生髓鞘变性退化，导致进行性脱髓鞘病变，出现智力衰退等现象。临床上维生素 B_{12} 主要用于治疗恶性贫血或巨幼细胞贫血，还用于神经炎、神经萎缩的治疗。

3. 推荐摄入量与来源 成人每日维生素 B_{12} 的需要量为 $2\sim3\mu g$。维生素 B_{12} 大多存于动物的肝脏中，瘦肉、鱼及蛋类食物中含量也较丰富。人和动物的肠道细菌也可合成维生素 B_{12}。当缺乏内因子时，可引起维生素 B_{12} 吸收障碍，导致巨幼细胞贫血，常见于萎缩性胃炎或胃切除患者。长期素食者有食物营养缺陷风险，可能存在维生素 B_{12} 缺乏。

（九）硫辛酸

1. 化学本质与性质 **硫辛酸(lipoic acid)** 是一种含硫的八碳酸，其分子中 C-6、C-8 以二硫键连接成环，被称为 6,8-二硫辛酸。二硫键能可逆地加氢还原或脱氢氧化，以此性质参与体内的氧化还原反应。

$$\alpha\text{-硫辛酸} \xrightleftharpoons[-2H]{+2H} \text{二氢硫辛酸}$$

（CH₂）₄—COOH

SH SH （CH₂）₄—COOH

α-硫辛酸　　　　　　二氢硫辛酸

硫辛酸与二氢硫辛酸的相互转变

2. 生化作用 硫辛酸作为 α-酮酸氧化脱羧酶系的辅酶之一,如在丙酮酸或 α-酮戊二酸氧化脱羧过程中,发挥递氢和转移酰基的作用。硫辛酸借其氧化还原性,可保护巯基酶免受重金属离子毒性的影响。此外,硫辛酸还有抗脂肪肝、降低血胆固醇的作用。目前,人类尚未发现硫辛酸缺乏症。

二、维生素 C

(一)化学本质与性质

维生素 C 是一种含有六碳的多羟基化合物,在体内以内酯形式存在。因维生素 C 分子中 C-2 和 C-3 上的两个烯醇式羟基可以解离释放出 H^+,使溶液呈酸性,又因其具有防治坏血病的作用,故被称为 L-**抗坏血酸**(ascorbic acid)。维生素 C 脱氢后由还原型转变为氧化型,氧化型维生素 C 可接受 H 又转变为还原型维生素 C。因此,维生素 C 具有氧化型和还原型两种形式,通过两者互变在体内发挥递氢的作用。

维生素C的结构与性质

维生素 C 为无色或白色结晶,易溶于水,烹调过程中极易丢失维生素 C。由于维生素 C 具有较强的还原性,故极不稳定。在中性或碱性溶液中加热,或在微量金属离子 Fe^{3+}、Cu^{2+}、弱氧化剂存在下极易被氧化、破坏。因此,机体较易缺乏维生素 C。

(二)生化作用与缺乏症

1. 参与体内羟化反应 维生素 C 是体内多种羟化反应所必需的辅助因子。

(1)促进胶原蛋白的合成:维生素 C 作为羟化酶的辅助因子参与胶原蛋白分子中羟赖氨酸、羟脯氨酸的生成。胶原蛋白是结缔组织的重要成分,赋予结缔组织较强的柔韧性和抗张力作用。骨组织和牙的坚硬结构、血管壁的完整性,都与胶原蛋白密切相关。如果缺乏维生素 C,将导致胶原蛋白合成减少,出现毛细血管脆性增加易破裂、牙龈肿胀及牙齿易松动、骨骼易折断及创伤不易愈合、皮下易出血等症状,被统称为坏血病。临床上也可应用维生素 C 促进组织的新生和修复。

(2)参与类固醇的羟化:维生素 C 是 7α-羟化酶的辅酶,该酶是胆固醇转变为胆汁酸过程中的限速酶。在肾上腺皮质,胆固醇转变为类固醇激素过程中的羟化反应也需要维生素 C 参与。因此,如果缺乏维生素 C,则将直接影响胆固醇的转化。补充维生素 C,有利于降低血浆胆固醇,起到预防心血管疾病的作用。

(3)促进单胺类神经递质的合成:体内芳香族氨基酸的代谢过程中,需要维生素 C 参与多步羟化反应。如苯丙氨酸羟化为酪氨酸,酪氨酸羟化脱羧为多巴胺,多巴胺羟化生成去甲肾上腺素,进而甲基化生成肾上腺素。因此,维生素 C 可促进单胺类神经递质(如多巴胺、去甲肾上腺素、肾上腺素)的合成。维生素 C 还参与色氨酸转变为 5-羟色胺的反应过程。

2. 参与体内氧化还原反应 维生素 C 的还原型和氧化型可以相互转化,故可在氧化还原反应中发挥供氢体或受氢体的作用。

(1)促进还原型谷胱甘肽的生成和加强解毒作用:维生素 C 作为供氢体参与巯基的还

原反应,促进氧化型谷胱甘肽(GSSG)转变为还原型谷胱甘肽(GSH),后者能将细胞膜的过氧化脂质还原,从而起到保护细胞膜的作用(图 7-1)。可见,维生素 C 和还原型谷胱甘肽在体内协同作用,发挥重要的抗氧化作用。

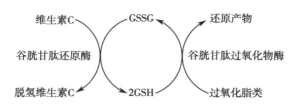

图 7-1 维生素 C 促进还原型谷胱甘肽(GSH)的生成

铅等重金属离子在体内可与巯基酶的—SH 共价结合,使酶失活而导致代谢障碍而中毒,GSH 既可使体内巯基酶的—SH 维持还原状态,保护巯基酶活性,又能与重金属离子结合而排出体外。维生素 C 促进 GSH 的生成,故重金属中毒时,给予大量维生素 C,可加强 GSH 的解毒作用。

(2)促进造血作用:维生素 C 能使 Fe^{3+} 还原为 Fe^{2+},促进食物铁在体内的吸收、储存和利用。维生素 C 还能使红细胞中的高铁血红蛋白(MHb)还原为亚铁血红蛋白(Hb),恢复其运输氧的能力。

(3)促进四氢叶酸的合成:四氢叶酸由叶酸在肠道还原产生,该反应所需的氢原子既可由 NADPH 提供,也可由维生素 C 提供。因此,维生素 C 能促使叶酸转变为有活性的四氢叶酸,促进一碳单位代谢。

(三)来源与推荐摄入量

维生素 C 广泛存在于新鲜水果和绿叶蔬菜中,尤其以鲜枣、猕猴桃、西红柿、山楂、柑橘类及青椒、豆芽等含量最为丰富。

成人每日需要 60mg 维生素 C。临床上维生素 C 主要用于防治坏血病、治疗高铁血红蛋白症,以及病毒性疾病、缺铁性贫血、组织创伤、血小板减少性紫癜等疾病的辅助治疗。但长期大量服用维生素 C 会导致尿液酸化,造成尿酸或草酸盐沉积于肾,形成尿路结石,而损害肾脏。

第三节 脂溶性维生素

脂溶性维生素(lipid-soluble vitamin)均具有难溶于水,易溶于脂肪及有机溶剂的特点。食物中的脂溶性维生素常与脂类物质共存,因此,脂溶性维生素随脂类物质的吸收而进入体内。如果胆汁分泌障碍,肠道缺乏胆汁酸,将出现脂类消化吸收不良,同时出现脂溶性维生素吸收障碍,甚至出现脂溶性维生素缺乏症。吸收进入体内的脂溶性维生素,大多储存在肝内,长期摄取过多易蓄积在体内引起中毒。

一、维生素 A

(一)化学本质与性质

维生素 A 是一类含有脂环的不饱和一元醇,有 A_1 和 A_2 两种。两者的结构差异为 A_2 的脂环在 C-3 位多一个双键,故 A_1 名为**视黄醇**(retinol),A_2 名为 3-脱氢视黄醇。A_2 的活性约为 A_1 的一半。

视黄醇（维生素A₁）　　　　　　　　　3-脱氢视黄醇（维生素A₂）

维生素A₁、A₂的结构

维生素 A 易被氧化,视黄醇氧化可形成**视黄醛**(retinal),视黄醛还可被进一步氧化为**视黄酸**(retinoic acid)。视黄醇、视黄醛和视黄酸这三种物质在体内都有重要作用。视黄醛有多个双键,易发生顺反异构,其中 11-顺视黄醛是最重要的形式。维生素 A 分子中含有共轭双键,化学性质活泼,遇热和光易被氧化,但在油溶液中较稳定。烹调时,由于加热及接触空气而氧化损失部分维生素 A。日光暴晒过的食品中维生素 A 大量被破坏。

（二）生化作用与缺乏症

1. 参与构成视觉细胞内的感光物质　视网膜杆状细胞内含有感受弱光的物质——**视紫红质**(rhodopsin)是由 11-顺视黄醛与**视蛋白**(opsin)结合而成。在弱光刺激下,视紫红质中的 11-顺视黄醛迅速异构化为全反视黄醛,并与视蛋白分离,发生褪色反应,产生暗视觉。与视蛋白分离的全反视黄醛,部分可经酶促反应过程重新形成 11-顺视黄醛(图 7-2),但机体仍须不断补充外源维生素 A,才能维持正常的暗视觉。缺乏维生素 A 时会引起 11-顺视黄醛不足,视紫红质再合成障碍,视觉细胞对弱光的敏感性降低,暗适应时间延长,严重时发生"夜盲症"。

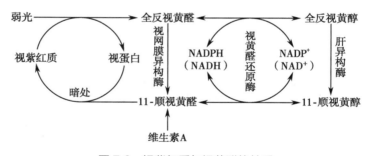

图 7-2　视紫红质与视黄醛的关系

2. 维持上皮组织结构的完整性　维生素 A 能促进糖蛋白的合成,以维持健康的上皮组织。维生素 A 缺乏时,可出现糖蛋白合成的中间代谢物异常,影响上皮组织的正常结构和功能,导致皮肤及各器官(如呼吸道、消化道、腺体等)的上皮组织干燥、增生和角化等。如泪腺上皮干燥角化,则会出现以泪腺萎缩、泪液分泌减少、角膜上皮干燥脱落为主要表现的眼干燥症。给予维生素 A 可使症状缓解,故维生素 A 又称为抗眼干燥症维生素。

3. 类固醇激素样作用　视黄醇或视黄酸被细胞摄取并与细胞内的**视黄醇结合蛋白**(retinal binding protein,RBP)结合,然后被转运入核内与核受体结合,调控特异基因表达。维生素 A 的这一功能与类固醇激素相似,可通过调控基因表达而影响细胞分化,促进机体生长发育。

（三）来源与推荐摄入量

动物性食品中维生素 A 的含量丰富,如肝、肉类、蛋黄、乳制品、鱼肝油等,是维生素 A 的丰富来源。植物中不存在维生素 A,但含有多种胡萝卜素,如胡萝卜、菠菜、西红柿、枸杞等食物中存在的类胡萝卜素,其中以 β-胡萝卜素最为重要。β-胡萝卜素可在小肠黏膜细胞的 β-胡萝卜素双加氧酶催化下,加氧断裂为 2 分子视黄醛,后者进一步还原为视黄醇,故通常将 β-胡萝卜素称为**维生素 A 原**。

成人每日需要摄入 800μg 的维生素 A(2 600IU)。维生素 A 摄入过多可引起中毒,急性中毒时主要表现为眩晕、嗜睡或兴奋,头痛、呕吐等症状。慢性中毒则可见毛发易脱、皮肤干燥、瘙痒、烦躁、厌食等,严重者会出现肝脾肿大,甚至引起急性重型肝炎。临床上维生素 A 的使用主要针对维生素 A 缺乏症,如夜盲症、眼干燥症,维生素 A 软膏外用可治疗皮肤干燥角化。

案例分析

案例:患儿,女,5 岁 1 个月,因眼部不适数月,从亮处到暗处时视物不清半个月来诊。

病史:患儿数月来不明原因经常眨眼,诉眼痒不适,常用手揉擦,眼泪少。曾用眼药水点眼无效。近半个月加重,有时怕光。患儿偏食,吃菜少,不喜荤食。

查体:患儿全身皮肤干燥,双下肢粗糙感。眼部检查球结膜可见毕脱斑,角膜干燥,视力正常,暗适应延长,指甲脆、易断。

问题:

1. 患儿患有什么病? 其发病机制是什么?

2. 患儿为何出现皮肤干燥、双下肢粗糙感?

分析:初步诊断为夜盲症。患儿偏食造成维生素 A 摄入不足,维生素 A 是构成视觉细胞内感光物质的成分,视网膜杆状细胞中视色素视紫红质由 11-顺视黄醛与视蛋白结合而成。在弱光刺激下,视紫红质中的 11-顺视黄醛迅速异构化为全反视黄醛,并与视蛋白分离,发生褪色反应,产生暗视觉。若视循环的关键物质 11-顺视黄醛的补充不足,视紫红质合成减少,对弱光敏感性降低,从明处到暗处看清物质所需的时间,即暗适应时间延长,严重时会发生"夜盲症"。

此外维生素 A 能促进糖蛋白合成,以维持上皮组织健康。维生素 A 缺乏时,可出现糖蛋白合成的中间代谢物异常,影响上皮组织的正常结构和功能,导致皮肤及角膜上皮干燥。

二、维生素 D

（一）化学本质与性质

维生素 D 为类固醇衍生物,主要有 D_2 和 D_3 两种。维生素 D_2 又称为**麦角钙化醇**(ergocalciferol),维生素 D_3 又称**胆钙化醇**(cholecalciferol)。两者结构差异为维生素 D_2 在 C-22 处存在双键,C-24 连接一个甲基。维生素 D_2 和 D_3 具有相同的生物学功能。

人和动物体内的胆固醇可转化为 7-脱氢胆固醇,并储存在皮下组织。在日光或紫外线照射下可使 7-脱氢胆固醇转变为胆钙化醇。植物中的麦角固醇在日光或紫外线照射下,可转化为麦角钙化醇(图 7-3)。因此,麦角固醇和 7-脱氢胆固醇被统称为维生素 D 原。

维生素 D_2、D_3 均为白色晶体,对热、碱较稳定,但在酸性溶液中会分解,食物加热一般不会引起维生素 D 的破坏,但食物中脂类物质的酸败可导致维生素 D 破坏。

图 7-3 维生素 D_2 和 D_3 的生成及结构

（二）活化过程

维生素 D_3 随脂类食物吸收进入体内,在血液中与特异的维生素 D 结合蛋白（DBP）结合并转运至肝脏。肝细胞微粒体中含有 25α-羟化酶,可催化维生素 D_3 发生羟化反应生成 25-（OH）-$VitD_3$。后者转移进入肾脏,经肾小管上皮细胞线粒体内 1-α-羟化酶催化进一步羟化为 $1,25$-（OH）$_2$-$VitD_3$（图 7-4）。$1,25$-（OH）$_2$-$VitD_3$ 是维生素 D_3 发挥调节作用的活性形式。

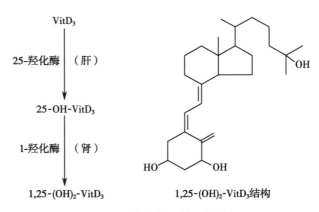

图 7-4 维生素 D 的活化过程

（三）生化作用与缺乏症

$1,25$-（OH）$_2$-$VitD_3$ 主要作用是调节钙、磷代谢,促进小肠和肾对钙、磷的吸收,提高钙、磷在血液中的浓度。此外,在甲状旁腺激素、降钙素的协同作用下,$1,25$-（OH）$_2$-$VitD_3$ 可促进骨组织对钙、磷的吸收,使钙在骨质中沉积为磷酸钙、碳酸钙等骨盐,有利于骨的生长和钙化。由此可见,维生素 D 在骨骼形成和发育过程中有着极其重要的作用(详见第十八章)。

如果光照不足或食物中缺乏维生素 D 可导致维生素 D 缺乏,出现钙、磷吸收障碍,血钙、血磷浓度下降,不同人群可出现不同症状:婴儿缺乏维生素 D 可见夜啼、手足搐搦、惊厥等现象;儿童缺乏维生素 D 出现成骨作用障碍,导致骨骼、牙齿发育滞缓,发生佝偻病;成人缺乏维生素 D 尤其孕妇或哺乳期妇女易发生骨软化症、腰腿疼,甚至出现自发性骨折;老年人缺乏维生素 D 易发生骨质疏松症。肝、肾疾病患者,会影响维生素 D 的羟化,使之不能转变为活性维生素 D,也会发生维生素 D 的缺乏症。临床上维生素 D 可用于防治佝偻病、骨软化症、老年性骨质疏松。因此,维生素 D 又称为抗佝偻病维生素。

（四）来源与推荐摄入量

动物肝脏、奶、蛋类、鱼油等都是维生素 D_3 的良好来源。植物中的麦角固醇和皮下的 7-脱氢胆固醇受日光和紫外线照射后,都能转变为维生素 D。

成人每日需要摄取 $5 \sim 10 \mu g$（$200 \sim 400IU$）的维生素 D。儿童、孕妇及哺乳期妇女,可适当增加摄取量,以满足机体需要,每日约 $10 \mu g$（$400IU$）。但摄取过多的维生素 D 可发生中毒,表现为胃肠道及神经系统紊乱、软组织钙化等。

三、维生素 E

（一）化学本质与性质

维生素 E 又称**生育酚**(tocopherol) ,为苯并二氢吡喃的衍生物。根据其侧链结构的不同,可将维生素 E 分为生育酚和生育三烯酚两大类,两类又可依据取代基甲基的数目和位置不同分为 α、β、γ、δ 四种。其中 α-生育酚在自然界分布最广泛,活性最强。

维生素 E 为淡黄色油性液体,无氧条件下对热稳定,温度高至 200℃ 也不被破坏。维生素 E 分子中 C-6 的酚性羟基易脱氢转变为醌类结构,故维生素 E 对氧敏感,极易被氧化。利用这一性质,维生素 E 可以保护其他物质不被氧化。

α-生育酚的结构

（二）生化作用与缺乏症

1. 抗氧化作用 维生素 E 是体内重要的抗氧化剂,能对抗自由基的氧化作用。自由基主要是指带有未配对电子的原子或基团,它们的性质非常活泼,会引起生物膜上的脂质发生过氧化反应,产生脂质过氧化物,进而破坏生物膜的结构和功能。维生素 E 极易被氧化,能优先与自由基起反应,发挥抗氧化作用。维生素 E 可与维生素 C 和谷胱甘肽协同作用,保护细胞膜脂质免遭氧化损伤。

2. 维生素 E 与动物的生殖功能有关 缺乏维生素 E,雄性动物可能出现睾丸退化,不能形成正常的精子;雌性动物则可能发生胚胎及胎盘萎缩,易流产的现象。维生素 E 对于人类生殖功能是否存在影响,还未得到确切证实,但临床上用维生素 E 防治先兆流产和习惯性流产。

3. 促进血红蛋白合成 维生素 E 能使血红蛋白合成过程中的关键酶——**δ-氨基-γ-酮戊酸合酶**(δ-aminolevulinate synthase,ALA) 活性增强,从而促进血红蛋白的合成。新生儿缺乏维生素 E 可发生贫血。

4. 抗衰老作用　自由基氧化生物膜上的脂类物质生成脂质过氧化物,进而生成脂褐素,沉积在皮下或视网膜。自由基也可使体内的蛋白质发生变性或产生交联,从而失去活性,导致机体代谢紊乱,免疫力降低,加速衰老进程。而维生素 E 的抗氧化作用有利于机体清除自由基,阻断自由基的连锁反应。因此,认为维生素 E 具有抗衰老作用。

维生素 E 一般不易缺乏,但由于维生素 E 在体内的吸收、运输、储存过程都与脂类物质相关,当发生脂肪吸收、运输障碍的疾病时可出现维生素 E 缺乏,如慢性脂肪泻、无 β-脂蛋白血症、胆囊纤维化等。

（三）推荐摄入量与来源

成人每日需要维生素 E 8～10mg。维生素 E 广泛存在于植物油及各种油料种子中,麦胚油、棉籽油、玉米油、花生油及芝麻都是维生素 E 的重要来源。

四、维生素 K

（一）化学本质与性质

天然维生素 K 有两种,K_1 和 K_2,两者都是 2-甲基-1,4-萘醌的衍生物,其分子 C-3 位有较长的侧链,故呈脂溶性,为黄色油状物。人工合成的维生素 K 也有两种,K_3 和 K_4,两种都无长侧链,因而为水溶性。维生素 K 均耐热,对光和碱不稳定,在空气中易被氧化分解,故需避光保存。

维生素 K_1　　　　　　　　　　维生素 K_4

维生素 K_1、K_4 的结构

（二）生化作用与缺乏症

维生素 K 与凝血有关,故又称为凝血维生素。维生素 K 是 γ-谷氨酰羧化酶的辅助因子,该酶催化凝血因子的活化。凝血因子 Ⅱ、Ⅶ、Ⅸ、Ⅹ 及抗凝血因子蛋白 C 和蛋白 S 在肝中初合成时是无活性的前体,在 γ-谷氨酰羧化酶催化下,使凝血因子分子中的谷氨酸残基发生羧化,生成 γ-羧基谷氨酸残基,后者具有很强的螯合 Ca^{2+} 的能力,使凝血因子前体转变为活性型。因此,凝血因子 Ⅱ、Ⅶ、Ⅸ、Ⅹ 可命名为维生素 K 依赖性凝血因子。缺乏维生素 K 时,血中维生素 K 依赖性凝血因子均减少,凝血时间延长,表现为皮下、肌肉及胃肠道出血。临床上维生素 K 主要用于治疗凝血酶原过低症及维生素 K 缺乏引起的出血。

维生素 K 的食物来源丰富,肠道细菌也能合成维生素 K,故成人一般不易缺乏维生素 K。新生儿肠道尚无细菌,不能合成维生素 K,且由于维生素 K 不易透过胎盘,故新生儿较易出现维生素 K 缺乏。临产前给孕妇注射维生素 K,可防止新生儿出血。胰腺、胆道疾病及小肠黏膜萎缩、脂肪泻等可因脂类食物消化吸收不良影响维生素 K 的吸收,引起维生素 K 缺乏。长期应用广谱抗生素,抑制肠道菌群,也可导致维生素 K 缺乏。

（三）来源与推荐摄入量

成人每日需要 60～80μg 的维生素 K。维生素 K 在动物肝脏、鱼、肉和绿叶蔬菜中含量丰富,肠道菌群也可合成维生素 K_2。

第四节 微 量 元 素

　　微量元素(trace elements)又名痕量元素,人体中存在量极少,低于人体体重 0.01% 的矿物质称为微量元素。人体每日对微量元素的需要量在 100mg 以下,但对人体来说必不可少。主要包括铁、碘、锌、铜、铬、硒、钴、氟等。微量元素虽然在人体内的含量不多,但在调节人体新陈代谢方面起着重要的作用。微量元素缺乏时人体就会出现疾病,甚至危及生命。膳食补充是维持微量元素平衡的重要途径。

一、铁

　　1. 铁的生理作用　铁(Fe)是人体内含量最多的微量元素,主要存在于红细胞(血红蛋白铁,参与血液中输送氧)、肌肉(肌红蛋白铁,参与肌肉细胞呼吸)、肝、脾、骨髓(铁蛋白及含铁血黄素铁,为储存铁)和血液(转肽蛋白铁,为铁的主要转运形式)中。

　　2. 铁的代谢　铁吸收主要在十二指肠及空肠上段完成,因此切除空肠可引起铁的吸收障碍导致缺铁性贫血。动物性食物含二价铁(Fe^{2+}),容易被吸收;植物性食物含三价铁(Fe^{3+}),不易被吸收。世界卫生组织建议供铁量为成年男性 5~9mg;成年女性 14~28mg。富含铁的食物包括动物性食物(如肝脏、血和瘦肉)、豆类、绿叶蔬菜、红糖、禽蛋类。

　　3. 铁缺乏　缺铁性贫血是影响育龄妇女和儿童健康的常见疾病,重度缺铁性贫血可增加儿童和母亲的死亡率。缺铁还会影响儿童智力发育,使婴幼儿易激动、淡漠,对周围事物缺乏兴趣,还可造成儿童、青少年注意力、学习能力、记忆力异常。富含铁的食物是补充人体必需铁的最佳选择,也可口服补铁制剂(如富马酸亚铁、硫酸亚铁、乳酸亚铁等)。铁不具有毒性,但当摄入过量或误服过量的铁制剂时也可能导致铁中毒。

二、锌

　　1. 锌的生理作用　锌(Zn)在视网膜、前列腺及胰腺中的浓度最高,在肌肉及骨骼中贮存。锌可作为多种酶的功能成分或激活剂,如锌是碳酸酐酶、DNA 聚合酶、RNA 聚合酶、胸腺嘧啶核苷激酶、碱性磷酸酶、亮氨酸氨肽酶等含锌酶的组成成分,促进核酸及蛋白质的生物合成,促进机体生长发育。正常成人体内含锌 2~2.5g。

　　2. 锌的代谢　锌主要在小肠内和胰腺分泌的小分子量配体——前列腺素 E_2 结合后,经小肠上皮细胞吸收,进入毛细血管后由血浆运输至肝及全身。正常人从普通膳食中每日摄取 10~15mg 锌,吸收率为 20%~30%。锌主要由粪便、尿、汗及乳汁排泄。

　　3. 锌缺乏症(zinc deficiency)　是锌摄入、代谢或排泄障碍所致的体内锌含量过低的现象。70 种酶必须有锌才能发挥其功能,锌又是 DNA、RNA 聚合酶的主要组成成分。在蛋白质合成和氨基酸代谢过程中,锌也是不可缺少的。锌缺乏症表现为代谢紊乱、生长迟缓等严重发育障碍,孕妇缺锌时胎儿畸形率增高。含锌丰富的食物有谷类、粗粮、蛋黄、瘦肉、鱼、牡蛎和坚果等。长期食用多种强化锌的食品,锌摄入量过多可致中毒。

三、铜

　　1. 铜的生理作用　铜(Cu)主要存在于肌肉及骨骼内,其次是肝,铜也分布于血液中。肝是重要的储铜库。铜主要参与造血及酶的合成。

　　(1) 参与造血及铁的代谢:铜影响铁的吸收,促进储存铁进入骨髓,加速血红蛋白及铁卟啉的合成。铜还促进幼稚红细胞的成熟,使成熟红细胞从骨髓释放进入血液循环。

（2）构成体内许多含铜的酶及含铜的生物活性蛋白质（如血浆铜蓝蛋白、血铜蛋白、肝铜蛋白、乳铜蛋白等）：含铜酶多属于氧化酶类，如细胞色素 C 氧化酶、酪氨酸酶、多巴胺-β-羟化酶、胺氧化酶等，这些酶类参与儿茶酚胺激素的代谢、黑色素的生成及神经递质的代谢，因而对中枢神经系统的功能、智力及精神状态、防御功能及内分泌功能等均有重要影响。临床上测定血浆铜蓝蛋白的氧化酶活性、血浆铜蓝蛋白和血清铜可以反映铜的营养状况。正常人体内含铜 100~200mg，成人血浆铜蓝蛋白氧化酶活性在 66~140U/L 之间，血浆铜蓝蛋白在 25~43mg/dl 之间，血清铜在 105~114mg/dl 之间。

2. 铜的代谢 铜是人体不能缺少的金属元素之一，成年人每天需要铜 0.05~2mg。铜主要由小肠上部的黏膜上皮细胞主动吸收，并与白蛋白结合经门静脉侧支循环运至肝脏进一步代谢，血浆中铜大多与铜蓝蛋白结合的形式存在，并运送至其他组织和细胞。铜主要通过胆汁排泄，胆汁中含有低分子量和高分子量的铜结合化合物，前者多存在肝胆汁中，后者则多在胆囊胆汁中。铜也存在于肾细胞内，但很少通过肾小球滤过，正常情况下尿液中含铜量甚微。

3. 铜代谢异常 肝豆状核变性，也称**威尔逊病（Wilson disease）**，为铜在肝、脑等组织中沉积的慢性内源性铜中毒，由位于第 13 号染色体上 ATP7B 基因突变引起的常染色体性隐性遗传病。**门克斯病（Menkes disease）**是以中枢神经病变为主的、头发卷曲色浅为特征的婴幼儿缺铜性遗传病，由 X 染色体上 ATP7A 基因突变引起铜转运蛋白异常所致。成年人每日从食物摄取 2mg 铜已能满足生理需要，富含铜的食品有牡蛎、蛤类、小虾及动物肝肾等。正常人每天从各种渠道排泄铜 2mg 左右，肠管可能通过含铜复合物的上皮细胞的脱落而排泄铜。

四、硒

1. 硒的生理作用 硒（Se）是动物体内必需的微量元素。人体内硒的含量为 14~21mg，以肝、胰腺、肾中的含量较多。

（1）硒是谷胱甘肽过氧化物酶（GSH-Px）的必需组成成分，在清除自由基、分解过多的 H_2O_2、减少过氧化物、保护细胞膜、保护细胞敏感分子（DNA、RNA）中起重要作用。

（2）硒参与辅酶 A 和辅酶 Q 的合成，增加 α-酮酸脱氢酶系的活性，在三羧酸循环及呼吸链电子传递过程中发挥重要作用。

2. 硒的代谢 成人每日从食物中摄取 30~50μg 硒。有机硒（硒代蛋氨酸、硒代半胱氨酸）和无机硒（硒酸钠、亚硒酸钠）均可被吸收，硒代蛋氨酸为主动转运，与蛋氨酸公用转运系统。血浆内的硒主要与 α 及 β-球蛋白结合而运输。硒的排泄形式为二甲基硒化物。富含硒的食品有蒜、芝麻、啤酒、酵母、蘑菇、小虾、鱼类、肝、肾等。

3. 硒缺乏与克山病 **克山病（Keshan disease）**亦称地方性心肌病，于 1935 年在我国黑龙江省克山县发现，由此得名。患者主要表现为急性和慢性心功能不全，心脏扩大，心律失常以及脑、肺和肾等脏器的栓塞。缺硒是发生克山病的重要原因。全世界有四十多个国家和地区属于缺硒地区。我国从东北三省起斜穿至云贵高原存在一条低硒地带，其中 30% 为严重缺硒地区，粮食等天然食物硒含量较低。由于硒强化食品的应用和严格监控，我国的克山病已基本得到控制。

五、碘

1. 碘的生理作用 碘（I）是人体的必需微量元素，成人体内含碘量为 20~50mg，大部分集中在甲状腺内，参与构成甲状腺激素。甲状腺激素在维持正常生长发育及智力发育、调节能量代谢方面发挥重要作用。

2. **碘的代谢**　成人每日需摄入 50~100μg 的碘,主要经胃肠道吸收,胃肠道对碘的吸收非常迅速且完全。进入体内的碘可以是有机碘化物、无机碘化物和元素性碘。碘进入血流被送到全身,主要为甲状腺所摄取和利用。

3. **碘缺乏与呆小病(cretinism)**　当人体缺碘时就会出现甲状腺代偿性肿大,称为地方性甲状腺肿。严重缺碘会引起呆小病,表现为痴呆,身材矮小,反应迟钝,痴呆,怕冷,多伴有聋哑症。由于先天性甲状腺缺失或甲状腺功能严重不足,人体会出现一系列的代谢障碍,致使骨骼、肌肉和中枢神经系统发育阻滞。患者智力低下,精神发育缓慢,皮肤有面团状浮肿,即黏液性水肿,由于骨化过程延缓,身体异常矮小。海带、海鱼等含碘丰富的食品可有效防治甲状腺肿大。补充碘化物是防止和治疗甲状腺肿大和呆小病的方法。碘过多可造成碘中毒。

六、钴

1. **钴的生理作用**　钴(Co)主要以维生素 B_{12} 的形式存在。维生素 B_{12} 在人体内参与造血、一碳单位的代谢、脱氧胸腺嘧啶核苷酸的合成,还可以促进铁的吸收及储存铁的动员。正常成人体内含钴 1.1~1.5mg。

2. **钴的代谢**　成人每天从普通膳食中摄入钴 150~450μg,通过小肠进入血浆后由 3 种**运钴蛋白(transcobalbmin Ⅰ、Ⅱ、Ⅲ)**结合后运至肝脏及全身。钴主要由尿排泄,每日排泄量约等于吸收量。人类从能合成维生素 B_{12} 的动物及细菌摄取维生素 B_{12}。富含钴的食品有小虾、扇贝、肉类、粗麦粉及动物肝脏。

3. **钴缺乏**　当摄入量不足或因消化系统疾病而干扰吸收时,可造成钴及维生素 B_{12} 缺乏。另外,运钴蛋白缺乏和内因子缺乏也可造成钴及维生素 B_{12} 缺乏,引起巨幼细胞贫血。

七、锰

1. **锰的生理作用**　锰(Mn)广泛分布于各种组织,正常人体含锰 12~20mg。

(1)锰是多种酶的组成成分及激活剂:锰是精氨酸酶、脯氨酸酶、丙酮酸羧化酶、RNA聚合酶、超氧化物歧化酶的组成成分,又是磷酸化酶、醛缩酶、半乳糖基转移酶等的激活剂,与蛋白质生物合成、生长发育有密切关系。

(2)参与构成 Mn-SOD:有清除自由基的作用。

2. **锰的代谢**　正常成人每日从一般食物摄入锰 0.7~22mg。锰经小肠吸收入血,与 β_1-球蛋白或"运锰蛋白"结合后,迅速运至富含线粒体的细胞中。锰主要由肠道、胆汁、尿液排泄。坚果、茶叶、叶菜、谷类富含锰。

3. **锰缺乏**　锰缺乏会影响生长发育,可能与某些疾病有关,包括骨质疏松、糖尿病、动脉粥样硬化等。锰中毒常见于采矿和精炼矿石者。

八、氟

1. **氟的生理作用**　氟(F)为骨骼、牙齿的必需组分,与牙齿及骨的形成有关,可增加骨硬度及牙齿的耐酸蚀能力。成人体内含氟量 2.6g 左右。

2. **氟的代谢**　成人每日氟的摄入量约 2.4mg,人体中的氟主要来源于饮水,由胃肠道吸收,入血后与球蛋白结合运输到骨骼、牙、指甲、毛发等部位。氟主要从尿液排泄。

3. **氟缺乏**　缺氟易生龋齿,氟过多可引起骨密度增加和氟牙症,氟在细胞内可抑制多种酶的活性,干扰胶原的合成。富含氟的食品有牡蛎、葱、豆类、茶叶等。

各种维生素的生化作用、缺乏症、活性形式小结见表 7-1、表 7-2。

表 7-1　水溶性维生素

名称	活性形式	主要生化作用	缺乏症
维生素 B$_1$（抗脚气病维生素）	硫胺素焦磷酸酯（TPP）	1. α-酮酸氧化脱羧酶系的辅酶 2. 转酮醇酶的辅酶	脚气病、末梢神经炎
维生素 B$_2$（核黄素）	黄素单核苷酸（FMN） 黄素腺嘌呤二核苷酸（FAD）	黄素蛋白酶类的辅基，发挥递氢体作用	口角炎、唇炎、舌炎、阴囊炎
维生素 PP（抗癞皮病维生素）	烟酰胺腺嘌呤二核苷酸（NAD$^+$） 烟酰胺腺嘌呤二核苷酸磷酸（NADP$^+$）	脱氢酶的辅酶，发挥递氢体作用	癞皮病
维生素 B$_6$	吡哆醛磷酸、吡哆胺磷酸	1. 转氨酶和某些脱羧酶的辅酶 2. ALA 合酶的辅酶 3. 糖原磷酸化酶的组成成分	人类未发现缺乏症
泛酸（遍多酸）	辅酶 A（HSCoA）	酰基转移酶的辅酶	人类未发现缺乏症
生物素	生物素	羧化酶的辅酶，参与 CO$_2$ 的固定	人类未发现缺乏症
叶酸	四氢叶酸（FH$_4$）	一碳单位转移酶系的辅酶	巨幼细胞贫血
维生素 B$_{12}$（钴胺素）	甲基钴胺素 5'-脱氧腺苷钴胺素	1. 甲基钴胺素是体内甲基转移酶的辅酶 2. 5'-脱氧腺苷钴胺素是甲基丙二酰辅酶 A 变位酶的辅酶	恶性贫血 神经进行性脱髓鞘
硫辛酸	硫辛酸	α-酮酸氧化脱羧酶系的辅酶，参与酰基转移和递氢	人类未发现缺乏症
维生素 C（抗坏血酸）	L-抗坏血酸	1. 参与体内羟化反应 2. 参与体内氧化还原反应 3. 防癌、抗病毒作用	坏血病

注：B 族维生素包括维生素 B$_1$～硫辛酸各行。

表 7-2　脂溶性维生素

名称	活性形式	主要生化作用	缺乏症
维生素 A（抗眼干燥症维生素）	视黄醇 11-顺视黄醛 视黄酸	1. 构成视觉细胞内感光物质 2. 维持上皮组织结构的完整性 3. 类固醇激素样作用	夜盲症、眼干燥症
维生素 D	1, 25-(OH)$_2$-VitD$_3$	1. 调节钙、磷代谢 2. 促进骨和牙齿生长发育	手足抽搐、惊厥（婴儿） 佝偻病（儿童） 骨软化症（成人） 骨质疏松（老年人）
维生素 E	生育酚	1. 抗氧化作用 2. 抗衰老作用 3. 与生殖功能相关 4. 促进血红蛋白合成	人类未发现缺乏症
维生素 K	2-甲基-1,4-萘醌	促进凝血因子的合成	皮下出血、肌肉及胃肠道出血

知识链接

韦尼克脑病与维生素 B₁ 营养

韦尼克脑病（Wernicke's encephalopathy），也称脚气病（beriberi），是由于维生素 B_1 缺乏引起的中枢神经系统代谢性疾病，常见于慢性酒精中毒。本病由 Carl Wernicke 于 1881 年首先报道。发病特点为急性起病，以精神障碍、眼肌麻痹和共济失调性步态为主要症状。病理解剖发现，主要累及下丘脑乳头体核和中脑导水管周围灰质。进一步研究发现，韦尼克脑病是由维生素 B_1 缺乏所致，主要影响心血管系统和神经系统。硫胺素缺乏导致的中枢神经疾病称为干性脚气病（dry beriberi），以水肿和心脏症状为主的称为湿性脚气病（wet beriberi）。干性脚气病患者记忆力减退，最终发展为痴呆。慢性酒精中毒引起的脚气病称为韦尼克-科尔萨科夫综合征（Wernicke-Korsakoff syndrome）。

维生素 B_1 即硫胺素，可以由真菌、微生物和植物合成，动物和人类则只能从食物中获取。维生素 B_1 主要分布在全麦、全谷物和各种蔬菜中。它是人体必需的营养成分，参与机体的很多生理生化反应过程，如葡萄糖、氨基酸和脂肪酸的代谢过程。维生素 B_1 是硫胺素焦磷酸的前体，在体内主要以硫胺素焦磷酸（thiamine pyrophosphate，TPP）的形式存在，而硫胺素焦磷酸作为辅酶参与了很多细胞内生成 ATP 的产能途径。硫胺素焦磷酸是丙酮酸脱氢酶复合物（pyruvate dehydrogenase complex，PDHC）、α-酮戊二酸脱氢酶复合体（α-ketoglutarate dehydrogenase complex，KGDHC）及磷酸戊糖途径中的转酮醇酶（transketolase，TK）的辅酶。前两个酶复合体是细胞利用葡萄糖产生 ATP 途径的重要组成部分，转酮酶参与核糖分子的合成。作为糖酵解中两种关键性催化酶类的辅酶，硫胺素对葡萄糖代谢具有重要的作用。此外，体内氧化还原反应的主要成分还原型烟酰胺腺嘌呤二核苷酸（reduced nicotinamide adenine dinucleotide，NADH）、还原型烟酰胺腺嘌呤二核苷酸磷酸（reduced nicotinamide adenine dinucleotide phosphate，NADPH）和谷胱甘肽多是在以硫胺素焦磷酸为辅助因子的酶助反应过程中产生的。硫胺素在维持脑内氧化代谢平衡方面（如脂质过氧化产物水平和谷胱甘肽还原酶活性）发挥重要作用。另外，以硫胺素焦磷酸作为辅酶的酶还参与氨基酸合成及其他细胞代谢过程中有机化合物的合成过程。最近的研究表明，维生素 B_1 的衍生物能够参与基因表达调控、细胞应激反应、信号转导途径及神经系统信号传导等机体重要的生理过程，而维生素 B_1 衍生物的这些作用是不依赖于其辅酶的作用的。

近年来许多研究提示，亚临床维生素 B_1 营养不良普遍存在。在正常的老年人（大于 65 岁）中，维生素 B_1 水平显著低于中年人（40～50 岁），这种亚临床维生素 B_1 缺乏在老年人中很普遍，但其生理、病理影响尚未得到明确阐释；大约 1/3 的充血性心力衰竭患者被检测出硫胺素缺乏；1 型和 2 型糖尿病患者血浆中硫胺素降低了 75% 左右，补充硫胺素实验表明硫胺素对糖尿病，尤其是糖尿病并发症有一定的保护作用。

（姜　玲）

重难点解析

扫一扫，
测一测

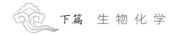

复习思考题

1. 请运用生化知识解释巨幼细胞贫血的发病机制。
2. 试分析脚气病的病因、生化机制及临床表现。
3. 为什么多晒太阳可预防佝偻病？为什么肝、肾疾病时也易导致维生素 D 缺乏症？
4. 为什么胃全切除的患者要注意补充维生素 B_{12}？
5. 有人认为"新鲜生鸡蛋的营养价值极高,长期食用对人体有益",这种说法对吗？

第八章

酶

酶(enzyme)是生物体内活细胞产生的、对特异底物起高效催化作用的生物催化剂,包括蛋白酶和核酶两大类。生物体内几乎所有的化学反应都需要酶的催化。

1878 年 Wilhelm Kuhne 首先使用酶的概念,用以描述能够催化生物化学反应的"可溶性催化剂"。1897 年,Eduard Buchner 和 Hans Buchner 证明,无细胞的酵母提取液可以催化生醇发酵反应。1926 年,James B. Sumner 从刀豆中分离并制备出脲酶结晶,首次证明酶的化学本质是蛋白质。迄今已鉴定出的酶有 3 000 余种。1982 年,Thomas Cech 在四膜虫 rRNA 前体的加工研究中意外发现了具有催化活性的 rRNA 并称之为**核酶**(ribozyme),从而改变了只有蛋白质才具有催化功能的传统观念。

生物体内各种化学反应协调有序进行,依赖于酶活性的正常发挥。人体许多疾病的发生往往与酶活性的异常变化密切相关。已有许多酶用于临床疾病的诊断和治疗。许多药物是通过改变酶的活性来治疗疾病的。

第一节　酶的分子组成与催化活性

一、酶的分子组成及存在形式

(一)酶的分子组成

根据分子组成可将酶分为单纯酶和结合酶两大类。**单纯酶**(simple enzyme)仅由氨基酸残基连接成的多肽链构成,如胃蛋白酶、淀粉酶、核糖核酸酶等。**结合酶**(conjugated enzyme)由蛋白质部分和非蛋白质部分组成,其中蛋白部分称为酶蛋白,非蛋白质部分称为辅助因子。两者形成的完整酶分子称为**全酶**(holoenzyme)。只有全酶才具有催化活性,单独酶蛋白或辅助因子都不具有催化活性。乳酸脱氢酶、氨基转移酶等都是结合酶。

依据化学本质可将辅助因子分为金属离子和小分子有机化合物。金属离子主要包括 K^+、Na^+、Mg^{2+}、Zn^{2+}、Cu^{2+}/Cu^+、Fe^{2+}/Fe^{3+} 等,主要作用包括稳定酶蛋白的活性构象、参与酶活性中心的组成、作为桥梁连接酶与底物及中和阴离子等。小分子有机化合物多为 B 族维生

笔记栏

素及其衍生物(详见第七章)。根据与酶蛋白结合的紧密程度,可将辅助因子分为辅酶和辅基。**辅酶**(coenzyme)通过非共价键与酶蛋白疏松结合,经过透析或超滤方法易于去除。**辅基**(prosthetic group)以共价键与酶蛋白紧密结合,不能用透析或超滤方法将其去除。辅酶与辅基在化学本质上并没有差异,因此有时将两者统称为辅酶。

生物体内酶的种类很多,而辅酶与辅基的种类相对较少。对于结合酶,一种酶蛋白只能与一种辅助因子结合才能成为有特定催化活性的全酶;而一种辅助因子能与多种酶蛋白结合构成具有不同专一性的全酶。因而在结合酶催化的反应中,酶蛋白决定反应的特异性,辅助因子通过传递电子、原子或某些基团发挥决定反应类型的作用(表 8-1)。

表 8-1 某些结合酶的辅酶或辅基所含的 B 族维生素及其在催化反应中的作用

酶	辅酶(或辅基)形式	所含维生素	转移的基团或原子
α-酮酸脱氢酶系	TPP	维生素 B_1(硫胺素)	羟乙基
	硫辛酸	硫辛酸	酰基和氢原子(质子)
黄素蛋白酶类	FMN、FAD	维生素 B_2(核黄素)	氢原子(质子)
脱氢酶类	NAD^+、$NADP^+$	烟酰胺 (维生素 PP 的一种)	氢原子(质子)
转氨酶	吡哆醛(胺)磷酸	吡哆醛、吡哆胺 (维生素 B_6)	氨基
酰基转移酶	HSCoA	泛酸	酰基
羧化酶	生物素	生物素	二氧化碳
一碳单位转移酶	FH_4	叶酸	一碳单位
甲基转移酶	甲基钴胺素(甲基 B_{12})	维生素 B_{12}(钴胺素)	甲基

ER-8-1

丙酮酸脱氢酶复合体

(二)酶的存在形式

酶与其他蛋白质一样,必须依赖特定的三级或四级结构才能发挥催化活性。生物体内的酶有多种存在形式,包括单体酶、寡聚酶、多酶体系和多功能酶。**单体酶**(monomeric enzyme)是由一条多肽链构成的酶,仅具有三级结构,如溶菌酶。**寡聚酶**(oligomeric enzyme)是由多个相同或不同亚基通过非共价键连接组成的酶,如乳酸脱氢酶。寡聚酶只有在各亚基相互作用形成四级结构时才具有催化活性。**多酶体系**(multienzyme system)又称多酶复合体,是由代谢上相互联系的几种酶彼此聚合形成的。如丙酮酸脱氢酶系是由 3 种酶和 5 种辅酶构成的多酶复合体,能够催化一系列反应连续进行。多功能酶(multifunctional enzyme)又称**串联酶**(tandem enzyme),是指 2 种或 2 种以上催化活性同时存在于一条多肽链上的酶。这类酶是在生物进化过程中由一些多酶体系发生基因融合产生的,如大肠杆菌 DNA 聚合酶 I 的一条多肽链从 N 端→C 端具有 5'-3' 聚合酶、3'-5' 核酸外切酶、5'-3' 核酸外切酶 3 种酶活性(详见第十四章)。

二、酶的催化活性

酶分子中与其催化活性密切相关的基团称**必需基团**(essential group)。它们在酶分子的一级结构上可能相距很远,但在空间结构形成过程中彼此靠近,形成具有特定空间结构的区域,称为酶的**活性中心**(active center)(图 8-1)。活性中心是酶发挥催化活性的关键部位,参与其组成的必需基团常有组氨酸残基的咪唑基、丝氨酸残基的羟基、半胱氨酸残基的巯基及

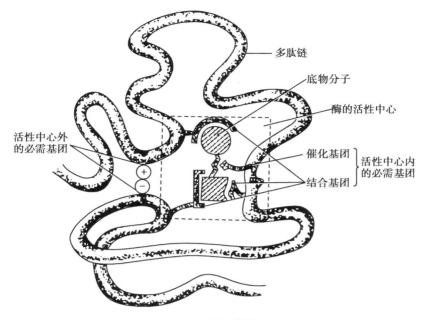

图 8-1 酶的活性中心

谷氨酸残基的 γ-羧基等。组成活性中心的必需基团中,结合底物并形成酶与底物复合物的必需基团为**结合基团**(binding group),催化底物发生化学反应转变为产物的必需基团为**催化基团**(catalytic group)。

酶的活性中心一般位于酶分子的表面,或形如凹陷,或形如裂缝。此凹陷或裂缝多为氨基酸残基的疏水基团组成,形成疏水"口袋",有利于结合底物并发挥催化作用。

另外还有一部分必需基团不参与构成酶的活性中心,但对稳定酶的空间结构和活性中心的构象具有重要作用,这部分基团称活性中心外的必需基团。

第二节 酶促反应特点与机制

一、酶促反应的特点

作为生物催化剂,酶具有与一般催化剂相同的性质,如只能催化热力学上允许的化学反应,能加速化学反应进程但不改变反应的平衡点,化学反应前后酶的质量与数量不改变,通过降低反应的活化能提高化学反应速度。由于酶的化学本质是蛋白质,因此它具有一般催化剂没有的特点,具体表现在以下几个方面:

（一）高度不稳定性

酶的化学本质是蛋白质,催化活性依赖其特定的空间构象。然而,酶的空间构象易受外界因素的影响。所以,凡是能够引起蛋白质变性的理化因素(如紫外线、高温、强酸、强碱、重金属盐等),都能够破坏酶的空间结构使其丧失催化活性。因此,酶发挥作用要求如常温、常压及接近中性的 pH 环境等比较温和的反应条件。

（二）高度催化效率

在任何一种热力学上允许的反应体系中,底物分子初态所具有的能量都相对较低。只

笔记栏

有当其转变为能量较高并达到一定阈值的活化分子时，才可能发生化学反应。反应体系中活化分子数目越多，化学反应速度越快。底物由初态转变为活化态所需要的能量称为**活化能**（active energy）。酶与一般催化剂均能降低活化能以加快反应速度，酶降低活化能的能力远大于一般催化剂（图 8-2）。因此在酶催化的反应体系中，底物分子只需较少能量即可进入活化状态，在相同温度条件下，单位体积内活化分子的数目大大增加，从而极大地促进了化学反应的进行。通常，酶的催化效率比一般催化剂高 $10^7 \sim 10^{13}$ 倍，比非催化反应高 $10^8 \sim 10^{20}$ 倍。如脲酶催化尿素水解的速度大约是酸催化作用的 7×10^{12} 倍。

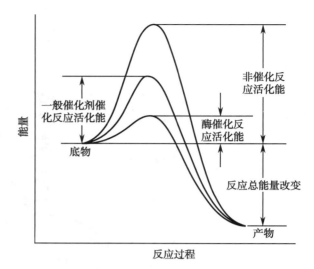

图 8-2 酶促反应活化能的改变

（三）高度特异性

酶对其催化的底物和反应类型均有严格的选择性。通常一种酶只作用于一种或一类化合物，或一种化学键，催化一定的化学反应，此称为**酶的特异性**或专一性（specificity）。根据酶对底物选择性，酶的特异性通常可分为以下三种类型：

1. 绝对特异性　有的酶仅能催化特定结构的底物发生反应转变成产物，称为**绝对特异性**（absolute specificity）。如脲酶只能催化尿素水解生成二氧化碳和氨，但不能水解尿素的衍生物，如甲基尿素等。

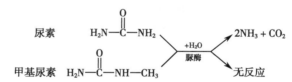

2. 相对特异性　有些酶可以作用于一类化合物或一种化学键发生化学反应，称为**相对特异性**（relative specificity）。如磷酸酶可水解含磷酸酯键的化合物。

3. 立体异构特异性　有些酶只能催化底物立体异构物中的一种发生化学反应，而对另一种不起作用，称为**立体异构特异性**（stereo specificity）。如乳酸脱氢酶只能催化 L-乳酸脱氢生成丙酮酸，对 D-乳酸则没有作用。

（四）酶活力的可调节性

酶促反应是在严格控制下有序进行的。酶活性和酶含量往往受到底物的诱导、产物的抑制、神经内分泌的调控甚至药物的影响等，使酶催化的反应适应生理需要及环境变化。

体内各种物质代谢通常由一系列连续的酶促反应组成。物质代谢的速度与方向，往往是由其中一个或几个关键酶决定的。**关键酶**（key enzyme）也称限速酶（limiting velocity enzyme）或**调节酶**（regulation enzyme），是指在一系列连续的酶促反应中，只催化单向反应且速度较慢的酶，调节这些酶的活性可以影响代谢速度甚至改变代谢方向。它们好比控制水管的开关，其开启的程度决定水流的速度。

调节关键酶活性的方式主要有两种：一种是对酶的结构调节，即通过改变酶分子结构来改变其活性。此类调节比较快，一般在数秒或数分钟内便可完成，属于快速调节。快速调节根据其作用机制不同又分为别构调节和化学修饰调节。另一种是酶的含量调节,即通过调控酶蛋白的合成或降解来影响细胞内酶的含量,从而实现对酶活性的调节。此类调节速度比较慢,一般需要数小时甚至更长时间才能完成,属于迟缓调节。

1. 酶的别构调节　某些小分子物质通过非共价键与酶的调节亚基结合,引起其空间构象发生变化,从而改变酶活性,称为**别构调节**(allosteric regulation)或变构调节。受别构调节的酶称为**别构酶**(allosteric enzyme)或变构酶。各代谢途径中的关键酶大多数是别构酶。引起酶发生别构调节的物质称为**别构效应剂**(allosteric effector)或简称别构剂,它们通常是代谢途径中的底物、终产物或某些中间产物以及 ATP、ADP、AMP 等小分子化合物。按照对酶活性影响的差异,别构剂分为别构激活剂和别构抑制剂。能使酶活性增加的物质称为**别构激活剂**(allosteric activator);而引起酶活性降低的物质称为**别构抑制剂**(allosteric inhibitor)。

别构调节能够避免代谢终产物过度积聚,例如在脂肪酸合成过程中,当长链脂酰辅酶 A 在细胞内累积至一定浓度时,可反馈抑制(feedback inhibition)该代谢途径中的关键酶——乙酰辅酶 A 羧化酶的活性,进而抑制脂肪酸的合成以防止其过度积聚。此外,别构调节还能协调不同代谢途径,有效利用能源。例如当生物体内糖供应充足而能量消耗比较少时,肝细胞内累积的葡萄糖-6-磷酸,一方面别构抑制糖原磷酸化酶以减少糖原分解为葡萄糖;另一方面别构激活糖原合酶,使积聚的葡萄糖-6-磷酸合成糖原储存起来。

2. 酶的化学修饰调节　酶蛋白肽链上某些氨基酸残基可在另一种酶作用下发生可逆的共价修饰(covalent modification),结合或脱去某些化学基团从而改变酶的催化活性,这种调节方式称为酶的**化学修饰**(chemical modification)**调节**,亦称为共价修饰调节。

在代谢调节中,酶的化学修饰主要有磷酸化与脱磷酸、乙酰化与脱乙酰、甲基化与脱甲基、腺苷化与脱腺苷,以及—SH 与—S—S—互变等方式,其中以磷酸化与脱磷酸方式调节酶活性最为常见。磷酸化的位点是酶蛋白分子中丝氨酸(Ser)、苏氨酸(Thr)及酪氨酸(Tyr)残基上的羟基(—OH),在蛋白激酶(protein kinase)的催化下,由 ATP 提供磷酸基,使酶蛋白分子中这些带羟基的氨基酸残基发生磷酸化修饰;在磷蛋白磷酸酶(protein phosphatase)的催化下,酶蛋白分子上的磷酸基又可被水解掉,使酶蛋白恢复原状。通过酶蛋白的磷酸化和脱磷酸修饰,可使酶活性快速改变(图 8-3)。

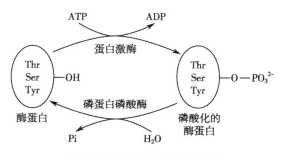

图 8-3　酶的磷酸化与脱磷酸

3. 酶的含量调节　此类调节主要通过影响酶的合成(synthesis)或降解(degradation)速度来调节酶蛋白的含量,进而影响酶活性,是一种缓慢而持久的调节方式。

诱导和阻遏是影响酶蛋白合成的两种主要方式。一般将加快酶蛋白合成的作用称为**诱导作用**(induction),能引起诱导作用的化合物称为诱导剂(inducer)。反之,减少酶蛋白合成的作用称为**阻遏作用**(repression),能引起阻遏作用的化合物称为阻遏剂(repressor)。某些代谢底物、产物、药物及激素等均可以作为诱导剂或阻遏剂影响酶蛋白的合成,进而调节酶促反应速度。例如,胰岛素能诱导糖酵解途径中关键酶的合成,从而加快糖酵解的速度;苯巴比妥类药物可以诱导肝细胞药物代谢酶的合成,因而有加速药物代谢的作用;胆固醇能阻遏肝内胆固醇合成途径中关键酶——HMG-CoA 还原酶的合成,使肝内胆固醇的合成速度减慢。

酶蛋白的降解在细胞内进行,包括溶酶体蛋白酶降解和依赖 ATP 的泛素蛋白酶降解两种途径。前者是体内半衰期较长的蛋白质的降解途径,由溶酶体蛋白酶对酶蛋白进行无选择性地降解。后者是细胞内异常蛋白和半衰期较短蛋白质的降解途径,其简要过程为:在胞质中的泛素蛋白酶系统的参与下,待降解的酶首先被打上"泛素化"标记,然后被标记的酶蛋白迅速被蛋白酶所降解。该途径具有特异性降解某些酶蛋白的能力。酶的降解速度往往与酶蛋白的结构、机体的营养和激素的调节密切相关。机体可以通过控制酶蛋白的降解速度来调节酶活性。

现将酶的别构调节、化学修饰调节和含量调节进行比较,见表8-2。

表8-2　几种酶活性调节方式的比较

调节方式	调节物质	酶的变化	调节特点与生理意义
别构调节	别构剂可以是底物、产物或其他小分子化合物	别构剂通过非共价键与酶结合,引起酶的空间构象改变	避免终产物过度累积;协调不同代谢途径,有效利用能源物质
化学修饰调节	激素等调节因子	酶蛋白发生共价键的改变（磷酸化与脱磷酸等）	快速,放大效应,耗能少,可适应应激的需要
酶量调节	诱导剂和阻遏剂可以是底物、产物及药物、激素等	酶蛋白量的增加或减少	调节效应缓慢而持久,耗能多

二、酶促反应的机制

（一）酶具有高度催化效率的机制——降低反应所需的活化能

如前所述,酶促反应具有高度催化效率是由于酶比一般催化剂能更有效地降低反应所需的活化能。这一现象如何解释?目前认为:酶发挥催化作用之前先与底物结合,使底物转变为不稳定的过渡态(transition state)。这种过渡态底物只需少量能量便可在酶的催化下转变为产物,从而极大降低了反应所需的活化能。除此之外,在溶液中酶与底物的定向排列、酸碱多元催化及表面效应等机制的综合作用下,酶的催化效率大大提升。

（二）酶具有高度特异性的机制——诱导契合学说

酶促反应中,酶先与底物结合,然后催化底物转变为产物。那么酶与底物两者的结构如何匹配呢?1894年,Emil Fisher提出了"锁钥假说"(lock and key hypothesis),认为酶与底物在结构上就像锁和钥匙的关系一样严格互补。该假说虽然能够解释酶的绝对特异性,但无法解释酶促反应的可逆性。现在越来越多的事实证明,酶与底物的结构最初并非完全吻合,当两者相互靠近时,酶与底物的结构相互诱导、相互变形、相互适应,以促进两者相互结合,从而催化底物转变为产物(图8-4)。酶与底物相互诱导

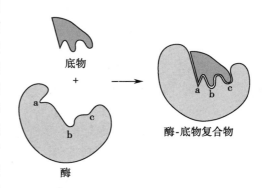

图8-4　酶与底物的诱导契合模型

结合的过程,是1958年由Daniel E. Koshland提出的,称为**诱导契合学说**(induced-fit theory)。该学说目前获得了较为广泛的认同。

三、酶原与酶原激活

（一）酶原与酶原激活的概念

有些酶在细胞内初生成或初分泌时,是无活性的酶的前体,称为**酶原**(proenzyme,zymogen)。酶原必须在一定条件下水解掉一个或几个肽段,使剩余肽链构象发生改变,才能转变为有活性的酶,此过程称为**酶原激活**(zymogen activation)。酶原不具有催化活性是由于其活性中心尚未形成,或包埋于分子内部,使底物无法触及。因此,酶原需要经过一定的剪切加工,才能使其活性中心形成或暴露,这就是酶原激活过程的实质。

胰蛋白酶原的分泌与激活过程就是一个典型的例子。胰蛋白酶由胰腺细胞初分泌出来时,是无催化活性的酶原。当胰蛋白酶原被转运至小肠后,在 Ca^{2+} 协助下,肠激酶将其肽链 N 端第 6~7 位氨基酸残基之间的肽键切断,释放出一个六肽,剩余肽链盘绕、折叠,形成具有特定空间构象的活性中心区,从而使胰蛋白酶具有催化活性(图 8-5)。

ER-8-2

胰蛋白酶原
激活过程

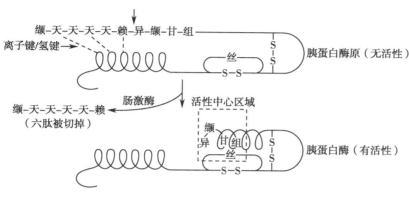

图 8-5　胰蛋白酶原的激活过程

（二）酶原激活的生理意义

酶原的存在形式以及酶原激活过程具有重要的生理意义:

1. 酶原可以避免酶对细胞产生自身消化,并保证酶在特定部位发挥作用。临床上急性出血性胰腺炎的发生就是由于胰腺分泌的胰蛋白酶原初分泌时即被激活而使胰腺发生自身消化,导致胰腺破裂出血。

2. 酶原可以视为酶的储存形式。如在血液循环中,凝血酶和纤维蛋白溶解酶类通常以酶原形式存在,一旦有需要,它们便被激活转变为有活性的酶,从而快速发挥作用。

四、同工酶

同工酶(isoenzyme,isozyme)指能够催化相同化学反应,但酶蛋白的分子结构、理化性质、免疫学性质及电泳行为都不相同的一组酶。同工酶可存在于同一种属或同一个体的不同组织器官中,或同一组织的不同亚细胞结构中。同工酶的蛋白质一级结构差异较大,但其活性中心的氨基酸组成和空间结构相同或相似,因此能够催化相同的化学反应。同工酶具有不同的结构和理化性质是由于其活性中心外的氨基酸组成存在差异,这些理化性质可用于同工酶谱的鉴别分析。

迄今为止已发现百余种酶存在同工酶,如乳酸脱氢酶、碱性磷酸酶、肌酸激酶等。其中发现最早和研究最多的是乳酸脱氢酶(lactate dehydrogenase,LDH)。它是由骨骼肌型(M 型)和心肌型(H 型)两类亚基以不同比例组成了五种四聚体同工酶,即 $LDH_1(H_4)$、LDH_2 (H_3M_1)、$LDH_3(H_2M_2)$、$LDH_4(H_1M_3)$、$LDH_5(M_4)$。由于 H 型和 M 型亚基的氨基酸残基组成存在差异,因而它们具有不同的电泳速度,从 LDH_1~LDH_5 电泳速度依次递减。

在不同组织器官中 LDH 同工酶的分布、含量与比例不同,形成组织特异性的同工酶谱(表 8-3)。如心肌中 LDH_1 含量最高,骨骼肌中 LDH_5 含量最高。分析血清同工酶电泳图谱对于一些疾病的临床诊断具有重要意义。正常情况下,血清中 LDH 活性极低,主要是细胞渗出产生的。当某一组织器官发生病变时，该组织所富含的同工酶便会大量释放入血，引起血清 LDH 同工酶谱发生改变。采用琼脂糖凝胶电泳法研究 LDH 同工酶，可以观察到肝细胞受损患者血清 LDH_5 的含量显著升高；而急性心肌梗死发生时，患者血清 LDH_1 的含量显著上升（图 8-6）。因此，同工酶电泳图谱分析，可更加特异地诊断疾病。

表 8-3　LDH 同工酶在人体某些组织器官中的分布

组织器官	同工酶百分比（%）				
	LDH_1（H_4）	LDH_2（H_3M_1）	LDH_3（H_2M_2）	LDH_4（H_1M_3）	LDH_5（M_4）
心肌	67	29	4	<1	<1
肾	52	28	16	4	<1
肝	2	4	11	27	56
骨骼肌	4	7	21	27	41
红细胞	42	36	15	5	2
肺	10	20	30	25	15
胰腺	30	15	50	—	5
脾	10	25	40	25	5
子宫	5	25	44	22	4
血清	18~33	28~44	18~30	6~16	2~13

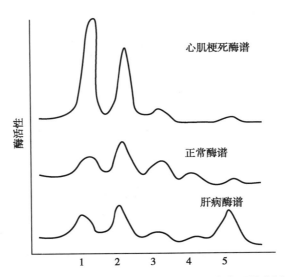

图 8-6　血清 LDH 同工酶的琼脂糖凝胶电泳图谱分析

　　各种 LDH 同工酶尽管都能催化乳酸与丙酮酸之间可逆的氧化还原反应，但由于同工酶的组成结构差异，它们各自的 K_m 值不同，即表现为对乳酸和丙酮酸的亲和力不同，从而使 LDH 同工酶在不同组织中发挥不同的催化功能，体现各组织的功能特点。如心肌中含量丰富的 LDH_1 对乳酸有较强亲和力，主要作用是催化乳酸脱氢生成丙酮酸，丙酮酸进一步氧化产能。因此 LDH_1 有利于心肌利用乳酸氧化产能。而骨骼肌中含量最多的 LDH_5 对丙酮酸的亲和力较强，它主要催化丙酮酸还原生成乳酸，乳酸进一步经血液循环被运送到心肌等组织加以利用。因此骨骼肌是产生乳酸的重要组织，特别是在缺氧时，骨骼肌能够利用乳酸为其补充所需的能量。

第三节　影响酶促反应速度的因素

酶的催化活性依赖其特定的空间构象,许多因素可以通过改变酶的空间构象影响酶活性而改变酶促反应速度。底物浓度、酶浓度、温度、pH、激活剂和抑制剂是影响酶促反应速度的主要因素,它们对酶促反应速度的影响属于酶促反应动力学(kinetics of enzyme-catalyzed reaction)的研究范畴。在酶促反应动力学研究中,当观察某一因素的影响时,应保持反应体系中其他因素恒定,只改变待研究的因素,即进行单因素研究;通常测定底物消耗量<5%时的反应速度,即初速度来代表酶促反应速度。酶促反应动力学研究,可以帮助人们寻找最有利的反应条件,使酶最大限度地发挥催化效率;也有助于了解酶在物质代谢中的作用和药物的作用机理等。

一、底物浓度对酶促反应速度的影响

在酶促反应中,如果其他条件恒定,单独改变底物浓度([S]),观察其对酶促反应速度(v)的影响,得到的是矩形双曲线图形(图 8-7)。

在底物浓度很低时,反应速度随底物浓度的增加而急骤加快,两者成正比关系,表现为一级反应。随着底物浓度的升高,反应速度不再成正比例加快,反应速度增加的幅度不断下降,表现为混合级反应。如果继续加大底物浓度,反应速度不再增加,表现为0级反应。此时,无论底物浓度增加多大,反应速度也不再增加,说明酶被底物所饱和。所有的酶都有饱和现象,只是达到饱和时所需底物浓度各不相同而已。

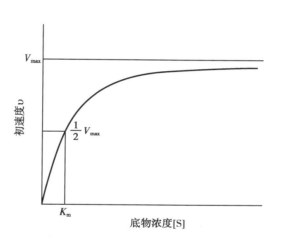

图 8-7　底物浓度对酶促反应速度的影响

（一）米-曼氏方程式

1913 年,Michaelis 和 Menten 在中间复合物学说基础上,借助于矩形双曲线图形,推导出了反映[S]与 v 之间关系的米-曼氏方程式,简称**米氏方程**(Michaelis equation)。

$$v = \frac{V_{max}[S]}{K_m + [S]}$$

方程中 V_{max} 为最大反应速度(maximum velocity),[S]为底物浓度,K_m 为米氏常数(Michaelis constant),v 为不同[S]时的反应速度。

（二）米氏常数的意义

1. K_m 值在数值上等于酶促反应速度为最大反应速度一半时的底物浓度　当 $v = 1/2V_{max}$ 时,代入米氏方程,方程可以变换成:$1/2V_{max} = V_{max}[S]/K_m + [S]$,进一步整理可以得出:当 $v = 1/2V_{max}$ 时,$K_m = [S]$。K_m 与底物浓度的单位一致,为 mol/L 或 mmol/L。

2. K_m 可以近似代表酶与底物的亲和力　K_m 值越小,酶与底物的亲和力越大,说明不需要很高的底物浓度便能够达到最大反应速度。相反,K_m 值越大,表示酶与底物的亲和力越小。对于多底物的酶来说,各个底物与酶之间存在多个不同的 K_m 值,其中 K_m 值最小的底物与酶的亲和力最大,被称为该酶的天然底物或最适底物。

3. K_m 是酶的特征性常数 K_m 值的大小只与酶的性质有关,而与酶的浓度无关。不同酶有不同 K_m 值;通过比较来源于同一器官不同组织或同一组织不同发育阶段具有相同催化能力的酶的 K_m 值,可以判断它们是否为相同的酶。

（三）K_m 和 V_{max} 的算法

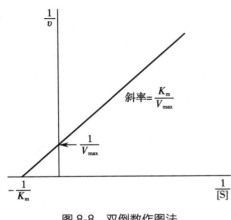

图 8-8 双倒数作图法

底物浓度与酶促反应速度的矩形双曲线图形是一条渐进线,要想从图中直接求得精确的 V_{max} 和 K_m 值很难实现。但如果将米氏方程转换为相当于 $y=ax+b$ 形式的直线方程,那么就很容易通过作图法求得 K_m 和 V_{max} 的准确值。

最常用的变换方法是双倒数作图法(double-reciprocal plot),又称林-贝氏(Lineweaver-Burk)作图法。该法在米氏方程等号两边取倒数,所得到的双倒数方程式称为林-贝氏方程式(Lineweaver-Burk equation):

$$\frac{1}{v} = \frac{K_m}{V_{max}} \cdot \frac{1}{[S]} + \frac{1}{V_{max}}$$

双倒数作图法中,以 $1/v$ 对 $1/[S]$ 作图得一直线(图 8-8),其斜率为 K_m/V_{max},纵轴上的截距为 $1/V_{max}$,横轴上的截距为 $-1/K_m$。此作图法除了能够精确求得 K_m 和 V_{max} 值,还能够用于判断可逆抑制反应的类型。

二、酶浓度对酶促反应速度的影响

在酶促反应体系中,当底物浓度($[S]$)远远大于酶浓度($[E]$)时,酶促反应速度与酶浓度成正比关系(图 8-9),即 $v=K[E]$。在细胞内,通过改变酶浓度来影响酶催化反应的速度,是代谢调节的一种重要方式。

三、温度对酶促反应速度的影响

温度对酶促反应速度的影响存在双重效应。一方面,与一般化学反应相似,温度升高可以增加反应体系中活化分子的数目,从而加快酶促反应速度,温度每升高 10℃,反应速度可提高 1~2 倍;另一方面温度升高超过一定范围,又会引起酶蛋白变性,从而减慢反应速度。当上述两方面影响达到平衡,使酶促反应以

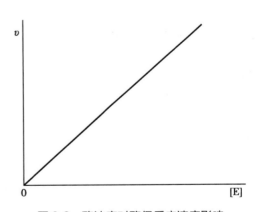

图 8-9 酶浓度对酶促反应速度影响

最快速度进行时的温度,称为该酶促反应的**最适温度**(optimum temperature)。以温度(t)为横坐标,酶促反应速度(v)为纵坐标作图,得到钟罩形曲线(图 8-10)。从图中可以看出,当反应温度低于最适温度时,温度增高可以加快酶促反应速度;当反应温度超过最适温度时,温度增高会引起酶蛋白变性,反应速度降低。

人体内大多数酶的最适温度介于 37~40℃ 范围内。体外酶学实验发现,当温度过高,尤其超过 60℃ 后,大多数酶开始变性;温度达 80℃ 时,酶活性已经无法逆转。一般来说植物来

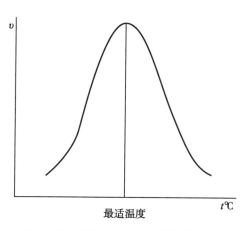

图 8-10 温度对酶促反应速度的影响

源的酶最适温度略高些,介于 45～60℃ 之间。从嗜热菌中分离到的 *Taq* DNA 聚合酶的最适温度可达 72℃ 左右。最适温度不是酶的特征性常数,会因酶的来源不同或反应时间的长短而存在差异。若反应时间短暂,酶可以耐受较高温度;而反应时间延长,酶的最适温度便会降低。

虽然随温度下降酶活性会降低,但低温一般不会破坏酶的空间结构;待温度回升后,酶的活性又可以重新恢复。临床上低温麻醉便是利用低温对酶活性影响的这一特点,减慢组织细胞的代谢速率,提高机体对营养物质与氧缺乏的耐受性,以便手术能够顺利进行。在实验室里,菌种、酶制剂、动物组织等置于低温或超低温冰箱保存也是利用这一原理。由于温度变化对酶活性存在显著影响,因而在酶学实验中,应严格控制反应体系的温度,以确保测定结果的可信度。

四、pH 对酶促反应速度的影响

pH 的变化主要通过两方面影响酶促反应速度:其一,pH 能够改变酶与底物及辅助因子的解离状态进而影响酶与底物的结合及酶活性的发挥;其二,pH 还可改变酶的空间构象从而影响酶活性。因此,任何一个酶促反应只有处于一定的 pH 环境,使酶的必需基团和底物基团处于最合适的解离状态,拥有最有利于酶与底物结合的空间结构,才能使酶发挥最大活性。酶催化活性最高时反应体系的 pH 值,称为酶促反应的**最适** pH(optimum pH)。酶促反应体系偏离最适 pH 时,无论偏酸或偏碱,都将使酶偏离最佳解离状态,引起酶活性降低,甚至导致酶蛋白变性失活。

不同酶的最适 pH 不同,人体内大多数酶的最适 pH 接近中性,如淀粉酶的最适 pH 约为 6.8。但也有少数例外,如胃蛋白酶的最适 pH 约为 1.8,胆碱酯酶的最适 pH 大于 8.0(图 8-11)。酶的最适 pH 不是酶的特征性常数,底物浓度、缓冲溶液的种类与浓度以及酶的纯度等因素都会使最适 pH 发生改变。因此进行酶活性测定时,一般应选用最适 pH 的缓冲溶液,以便酶发挥最大的催化活性。

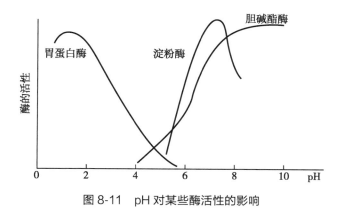

图 8-11 pH 对某些酶活性的影响

五、激活剂对酶促反应速度的影响

使酶活性从无到有或由弱变强,从而加快酶促反应速度的物质,统称为**酶的激活剂**(activator)。大多数激活剂为无机离子,如 Mg^{2+}、K^+、Mn^{2+}、Zn^{2+} 和 Cl^- 等;还有些激活剂是小分子有机化合物,如胆汁酸盐、谷胱甘肽、抗坏血酸等。

有些激活剂对于酶促反应必不可少,如若缺乏,酶便不具有催化活性,这类激活剂称为**必需激活剂**(essential activator)。例如 Mg^{2+} 是许多激酶的必需激活剂。还有些激活剂对于酶来说,只加速反应进行,如果不存在,酶仍具有一定催化活性,这类激活剂称为**非必需激活剂**(non-essential activator)。例如 Cl^- 是唾液淀粉酶的非必需激活剂。

六、抑制剂对酶促反应速度的影响

能与酶的某些必需基团发生特异结合,使酶活性降低或丧失,但不引起酶蛋白变性的物质统称为酶的**抑制剂**(inhibitor,I)。当抑制剂被去除后,酶仍能恢复原有活性。一些理化因素(如加热、强酸、强碱等)通过非特异性地破坏酶蛋白的空间结构使酶变性而丧失其活性,称为酶的失活,不属于本节的讨论范畴。

酶的抑制作用在医药学中具有十分重要的意义。很多药物就是通过抑制病原体内的某些酶来发挥治疗作用的。而一些毒物实质上也是通过对酶的抑制作用来发挥其毒性的。因此,了解酶的抑制作用能够帮助阐明某些药物和毒物的作用机制,也为临床上新药的设计与研发开辟新思路。

依据抑制剂与酶结合的牢固程度不同,酶的抑制作用分为不可逆抑制与可逆抑制两类。

(一)不可逆抑制作用

抑制剂以共价键与酶活性中心内的必需基团结合,进而使酶活性受到抑制,这类抑制作用称为**不可逆抑制**(irreversible inhibition)。这类抑制剂与酶结合后,不能用透析、超滤等方法除去,但可以通过化学方法除去,使酶活性得以恢复。常见的不可逆抑制剂有以下两种:

1. 巯基酶抑制剂 巯基酶是指组成酶活性中心的必需基团为半胱氨酸的巯基(—SH)的一类酶。一些重金属离子如 Hg^{2+}、Pb^{2+}、Ag^+ 等及含砷的气体如路易士毒气(Lewisite)等,都是巯基酶的不可逆抑制剂。能与酶活性中心的—SH 共价结合,使酶活性受到抑制。二巯基丙醇(British anti-lewisite,BAL)分子中含有两个游离—SH,能与重金属离子结合,使失活酶活性中心的—SH 游离出来以恢复酶原有的活性(图 8-12)。

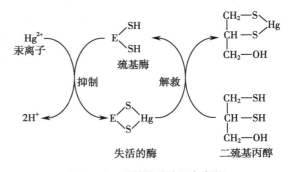

图 8-12 巯基酶的失活与复活

2. 丝氨酸酶抑制剂 丝氨酸酶是指组成酶活性中心的必需基团为丝氨酸的羟基(—OH)的一类酶,其典型代表是胆碱酯酶。有机磷杀虫药 1059、敌百虫、敌敌畏等是胆碱酯酶的不可逆抑制剂。有机磷化合物能特异地与胆碱酯酶活性中心丝氨酸的—OH 共价结合,使酶活性受到抑制,进而引起机体内的乙酰胆碱不能正常分解而过多积聚,表现出胆碱能神经过度兴奋的一系列中毒症状。如心跳减慢、瞳孔缩小、多汗、流涎和呼吸困难等。解磷定(pyridine aldoxime methyliodide,PAM)是临床常用的有机磷中毒的治疗药,能与有机磷化合物结合,使胆碱酯酶中丝氨酸的—OH 游离出来,使酶活性得以恢复(图 8-13)。

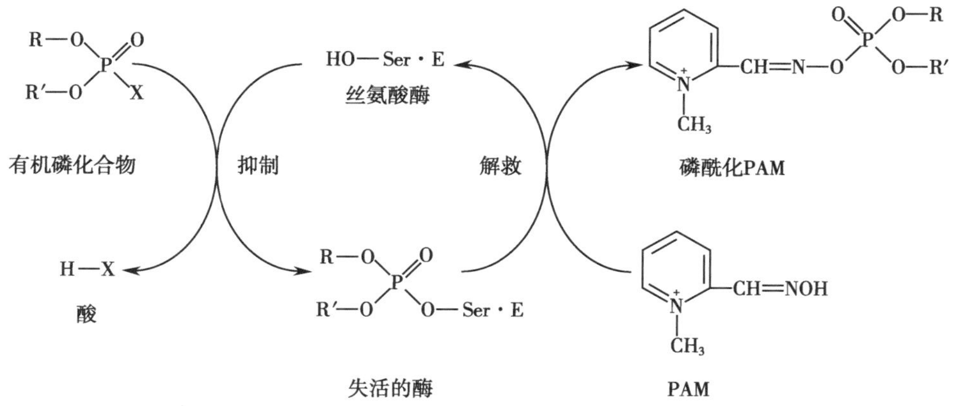

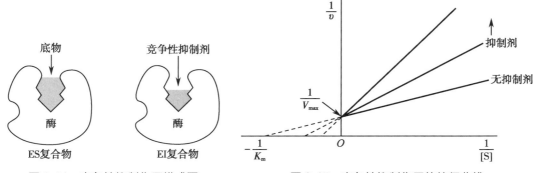

图 8-13　胆碱酯酶的失活与复活

（二）可逆抑制作用

抑制剂以非共价键与酶或酶-底物复合物的特定区域可逆结合，从而引起酶活性受到抑制，称为**可逆抑制**（reversible inhibition）。这类抑制剂与酶结合后，可以用透析或超滤等方法直接去除，使酶恢复活性。常见的可逆抑制作用有以下三种类型：

1. 竞争性抑制作用　抑制剂（I）和底物（S）结构相似，I 与 S 相互竞争与酶（E）的活性中心结合，从而抑制酶活性，这种抑制作用称为**竞争性抑制**（competitive inhibition）。其反应式如下，反应模式见图 8-14。

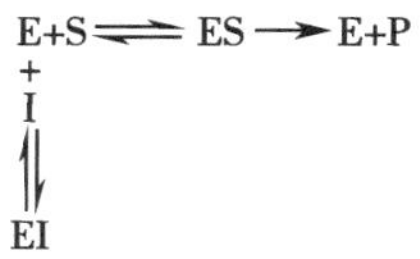

$$
\begin{array}{c}
E+S \rightleftharpoons ES \longrightarrow E+P \\
+ \\
I \\
\updownarrow \\
EI
\end{array}
$$

由上述模式图可见，I 与 S 相互竞争与 E 结合，I 与 E 结合形成 EI 可以阻碍 E 与 S 的结合，因此 E 与 S 的亲和力降低，K_m 增大。如果[S]增大至足够高时，可使 EI 解离从而降低 I 的抑制作用甚至使之可以忽略，此时几乎所有 E 均可恢复与 S 的结合，故最大反应速度（V_{max}）仍可实现。从图 8-15 可以看出，随着竞争性抑制剂浓度的增高，为了达到无抑制剂时的反应速度，需要增加底物浓度。

图 8-14　竞争性抑制作用模式图　　　　图 8-15　竞争性抑制作用的特征曲线

竞争性抑制作用具有以下特点：①抑制剂与底物结构类似；②抑制剂与底物相互竞争结合酶的活性中心；③抑制作用的强弱取决于抑制剂与底物浓度的相对比例；④增加底物浓度可以减弱甚至解除抑制作用；⑤K_m 值增大，V_{max} 值不变。

笔记栏

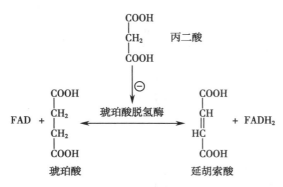

图 8-16 丙二酸对琥珀酸脱氢酶的竞争性抑制作用

竞争性抑制作用的典型例子是丙二酸对琥珀酸脱氢酶的抑制(图 8-16)。丙二酸与琥珀酸结构相似,两者竞争结合琥珀酸脱氢酶的活性中心。当丙二酸浓度增大时,与琥珀酸脱氢酶结合增加,阻碍了琥珀酸与该酶的结合,因而抑制作用增强;而若琥珀酸浓度增加时,可减弱丙二酸对酶的抑制作用。

许多药物的设计也借鉴了竞争性抑制作用的原理,如磺胺类药物的抑菌作用(图 8-17)。细菌的生长繁殖有赖于核酸的合成,磺胺类药物敏感菌不能利用环境中的叶酸,只能以菌体内的对氨基苯甲酸(PABA)、二氢蝶呤和谷氨酸为原料,在二氢叶酸合成酶的催化下合成二氢叶酸(FH_2),进而再还原为四氢叶酸(FH_4)。FH_4 是核苷酸及核酸合成过程中不可或缺的辅酶。磺胺类药物是 PABA 的结构类似物,竞争性抑制二氢叶酸合成酶活性,进而抑制 FH_2 乃至 FH_4 的合成,使细菌体内核酸合成受阻,最终导致细菌生长繁殖受到抑制。人类能直接利用食物中的叶酸,因而其体内的核酸合成不受磺胺类药物的干扰。根据竞争性抑制作用的特点,服用磺胺类药物时必须保持血液中药物浓度远大于对氨基苯甲酸的浓度,以达到有效的抑菌作用。

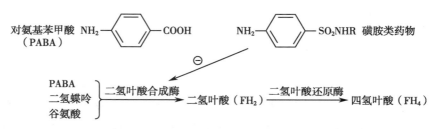

图 8-17 磺胺类药物对二氢叶酸合成酶的竞争性抑制作用

除了磺胺类药物之外,许多临床常用的抗癌药物如氨甲蝶呤(MTX)、5-氟尿嘧啶(5-FU)、6-巯基嘌呤(6-MP)等都是酶的竞争性抑制剂,能够分别抑制 FH_4、脱氧胸苷酸及嘌呤核苷酸的合成,达到抑制肿瘤生长的目的(详见第十二章)。

2. 非竞争性抑制作用 抑制剂与酶活性中心以外的必需基团结合,改变酶的构象从而抑制酶的活性,称为**非竞争性抑制**(non-competitive inhibition)。这类抑制剂与底物的结构不相似,两者之间不存在竞争关系,可

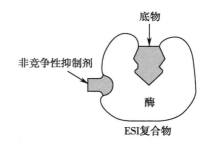

图 8-18 非竞争性抑制作用模式图

以互不干扰地与酶同时结合,进而使酶活性丧失。其反应式如下,反应模式见图 8-18。

$$
\begin{array}{ccc}
E+S & \rightleftharpoons ES & \rightarrow E+P \\
+ & & + \\
I & & I \\
\updownarrow & & \updownarrow \\
EI+S & \rightleftharpoons & ESI
\end{array}
$$

非竞争性抑制作用与竞争性抑制作用相比较,具有如下特点:①抑制剂与底物结构不相似;②抑制剂与底物可以互不干扰地与酶同时结合;③抑制作用的强弱只取决于抑制剂的浓

度;④增加底物浓度不能解除抑制作用;⑤K_m值不变,V_{max}值降低(图8-19)。如亮氨酸对精氨酸酶的抑制作用便属于非竞争性抑制。

3. 反竞争性抑制作用 抑制剂只能与酶-底物复合物(ES)结合形成 ESI,使 ES 的量减少,进而使产物(P)生成减少;同时因为反应体系中 ES 有效浓度的下降,进而促进了底物和酶的结合,这恰好与竞争性抑制作用中抑制剂阻碍底物与酶的结合作用相反,由此得名反竞争性抑制(uncompetitive inhibition)。其反应式为:

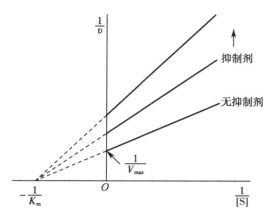

图 8-19 非竞争性抑制作用的特征曲线

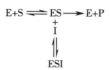

自然界中反竞争性抑制作用较少见。苯丙氨酸对肠道碱性磷酸酶的抑制属于此类抑制作用。其特点包括:①抑制剂只和 ES 结合;②抑制程度取决于抑制剂浓度及底物浓度;③K_m值减小,V_{max}值降低。三种可逆抑制作用的比较见表8-4。

表 8-4 三种可逆抑制作用的比较

作用特点	竞争性抑制作用	非竞争性抑制作用	反竞争性抑制作用
I 所结合的酶形式	E	E 和 ES	ES
I 与酶结合的部位	活性中心	活性中心外	活性中心外
K_m值的变化	增大	不变	减小
V_{max}值的变化	不变	降低	降低

七、酶活性测定与酶活性单位

生物样品中酶蛋白的含量甚微,且往往与其他多种杂蛋白同时存在。因此,直接测定酶含量非常困难,一般通过测定酶的活性来确定酶量的多寡。酶活性是指酶催化化学反应的能力,酶的活性大小可以用在一定条件下所催化的某一化学反应的转化速率来表示,即酶催化的转化速率越快,酶的活性就越高;反之,酶催化的转化速率越慢,酶的活性就越低。酶促反应速率可用适宜反应条件下,单位时间内底物的减少量或产物的生成量来表示。酶促反应的底物往往是过量的,其变化不太明显;而产物的生成是一个从无到有的过程,比较灵敏。因此通常测定单位时间内产物的生成量来反映酶促反应速率。

酶活性大小一般用酶活性单位(U)来衡量。酶活性单位越大,酶活性就越大,生物样品中酶的含量也越高。**酶活性单位**是指在规定条件下,酶促反应在单位时间内生成一定量的产物或消耗一定量的底物所需的酶量。1976 年国际生物化学学会(IUB)酶学委员会提出使用国际单位(IU)对酶活性单位进行衡量,并规定:在 25℃、最适 pH、最适底物浓度条件下,每分钟催化 1μmol 底物转化为产物所需的酶量为一个酶活性国际单位。1979 年国际生物化学学会又推荐使用催量单位(Katal,Kat)来表示酶的活性。1Kat 是指在特定条件下,每秒钟使 1mol 底物转化为产物所需的酶量。IU 和 Kat 间的换算关系为:1IU = $16.67×10^{-9}$Kat,1Kat = $6×10^7$IU。固体酶制剂常含有杂蛋白,一般用比活性表示酶的活性。**酶的比活性**是指每毫克蛋白所具有的酶活性单位(U/mg)。比活性越高,表示酶的纯度越高。

酶的国际单位使用起来不太方便,所以目前仍沿用习惯法。如测定血清丙氨酸转氨酶(ALT)活性时规定,1ml 血清在 37℃、pH=7.4 条件下保温 30 分钟,使丙氨酸和 α-酮戊二酸发生转氨基反应,每产生 2.5μg 丙酮酸所需的酶量计为 1 个 ALT 单位。将实验在上述规定条件下进行,假设 0.1ml 血清保温 30 分钟,产生 10μg 丙酮酸。换算成 1ml 血清中的 ALT 活性单位,应为 $10×1/(0.1×2.5)=40U$。

第四节 酶的分类与命名

一、酶的分类

为了研究与规范使用,国际生物化学学会酶学委员会(International Enzyme Committee,IEC)推荐使用酶的系统命名法和分类法。酶依据酶促反应的类型可分为以下 6 大类。

(一)氧化还原酶类

催化氧化还原反应的酶类属于氧化还原酶类(oxido-reductase),包括催化电子、氢的传递及需氧参加反应的酶。例如,乳酸脱氢酶(LDH)、细胞色素氧化酶、过氧化氢酶等。

(二)转移酶类

催化底物之间进行某些基团转移或交换的酶类属于转移酶类(transferase)。例如,氨基转移酶、甲基转移酶、乙酰转移酶等。

(三)水解酶类

催化底物发生水解反应的酶类,属于水解酶类(hydrolase)。例如,淀粉酶、蛋白酶、脂肪酶、核酸酶等。

(四)裂解酶类

催化从底物中移去一个基团且形成双键的反应或其逆反应的酶类属于裂解酶类(lyase),也称裂合酶类。例如,脱水酶、醛缩酶、脱羧酶、水化酶等。

(五)异构酶类

催化分子内部基团的位置互变,醛酮互变及几何或光学异构体之间相互转变的酶类,属于异构酶类(isomerase)。例如,异构酶、变位酶、消旋酶等。

(六)连接酶类

催化两种底物合成一种产物,同时偶联有高能键水解和释放能量的酶类属于连接酶类(ligase)。例如,DNA 连接酶、谷胱甘肽合成酶、氨基酰 tRNA 合成酶、谷氨酰胺合成酶等。

二、酶的命名

生物体内的酶种类繁多且催化反应各异,为了方便研究,需要对酶进行统一命名。

(一)习惯命名法

习惯命名法是根据酶的底物、催化反应类型以及酶的来源等而命名。如琥珀酸脱氢酶、乳酸脱氢酶等。但这种命名法不规范,常常容易出现混淆。如水解酶类,习惯命名法常将酶名称前的反应类型省去,如水解蛋白质的酶称为蛋白酶、水解淀粉的酶称为淀粉酶。再如,合酶与合成酶,两者的区别在于所催化的反应是否消耗 ATP。前者催化的反应不需要消耗 ATP,而后者需要。例如三羧酸循环中的催化乙酰辅酶 A 和草酰乙酸缩合生成柠檬酸的酶是柠檬酸合酶而不是柠檬酸合成酶,因为该酶催化的反应不需消耗 ATP。

(二)系统命名法

为了规范酶的命名,1961 年,IEC 提出了系统命名法。该命名法规定,每一个酶都有一个系统名称,其中标明酶的所有底物及催化反应的性质。底物名称间使用":"号分隔,并按系统名称给每一个酶一个专属编号。如乙醇脱氢酶(习惯名)催化的反应为:

$$乙醇+NAD^+ \rightarrow 乙醛+NADH+H^+$$

其系统名称为乙醇:NAD^+氧化还原酶,对应的国际编号为 EC1.1.1.1。其中,EC 代表酶学委员会,编号中的第一个数字表示该酶属于上述六大类中的哪一类;第二个数字表示该酶所属的亚类;第三个数字表示亚亚类;第四个数字表示亚亚类中的排序。酶的系统命名虽然规范,但也存在名称过长和较为复杂的不足。因此,为了使用方便,国际酶学委员会又会从酶的数个习惯名中选取出一个简便实用的推荐名称。

第五节 酶与医学的关系

酶与医学的关系非常密切。一方面生物体内几乎所有代谢反应都离不开酶的催化;另一方面,许多疾病的发生和发展追根溯源是由于酶的异常所引起的。随着酶学研究的深入和酶在医药学领域的广泛应用,酶活性的检测已成为临床某些疾病辅助诊断的重要途径。此外越来越多的酶应用于疾病的治疗,甚至有些酶已深入到基因诊断与基因治疗领域。

一、酶与疾病的发生

有些疾病的发生直接或间接地与酶的先天性缺陷或活性异常相关。

（一）酶缺陷导致的疾病

这类疾病的发生大多由于编码某种重要酶的结构基因发生突变,不能合成某种酶或合成量不足所致。因为此类突变是遗传性的,往往具有家族性,被称为遗传性疾病。例如苯丙氨酸羟化酶缺陷引起苯丙酮酸尿症、酪氨酸酶缺乏引起白化病、葡萄糖-6-磷酸脱氢酶缺陷引起蚕豆病等。

（二）酶活性异常导致的疾病

体内某些酶活性受到抑制是许多中毒性疾病发生的重要原因。例如有机磷农药敌敌畏、敌百虫等中毒是由于胆碱酯酶活性受到抑制,重金属中毒是由于巯基酶活性被抑制,氰化物中毒是由于细胞色素氧化酶活性被抑制等。

（三）有些疾病可引起酶的异常

例如急性胰腺炎发生时,胰腺产生的胰蛋白酶原在胰腺激活,导致胰腺组织被水解破坏,从而加重胰腺炎的病情;维生素 K 缺乏者,由于凝血因子 Ⅱ、Ⅶ、Ⅸ、Ⅹ 的前体无法在肝内羧化转变为成熟凝血因子,因此表现出这些凝血因子活性异常所导致的凝血时间延长等症状。

二、酶与疾病的诊断

酶在临床诊断上具有重要作用。许多组织器官的疾病往往表现为血液中某些酶活性的异常。通常而言,当某些组织或器官发生病变时,由于组织破损或细胞膜通透性增高,可使细胞内的某些酶大量释放入血液中,引起血液中此类酶含量的增加;此外,酶活性的增高还见于能够引起酶的合成或诱导增强、细胞转换率增高或细胞增殖过快以及酶的清除受阻等一些疾病。而酶含量的降低常见于合成这些酶的肝功能障碍性疾病。因此临床上常通过测定血液中某些酶活性的变化辅助诊断某些疾病(表 8-5)。

ER-8-3

心肌梗死时
肌酸激酶和
乳酸脱氢酶
电泳图谱

表 8-5 临床诊断中常用的一些血清酶

酶的名称	主要临床应用	酶的主要来源
丙氨酸转氨酶（alanine aminotransferase，ALT）	肝脏疾病	肝脏、骨骼肌、心脏
胆碱酯酶（cholinesterase，ChE）	有机磷杀虫剂中毒、肝脏疾病	肝脏
淀粉酶（amylase，AMY）	胰腺疾病	胰腺、唾液腺、卵巢
γ-谷氨酰转肽酶（γ-glutamyl transpeptidase，γ-GT）	肝脏疾病、酒精中毒	肝脏、肾脏
肌酸激酶（creatine kinase，CK）	心肌梗死、肌肉疾病	骨骼肌、脑、心脏、平滑肌
碱性磷酸酶（alkaline phosphatase，ALP）	骨病、肝胆疾病	肝脏、骨骼、肠黏膜、胎盘、肾脏
乳酸脱氢酶（lactate dehydrogenase，LDH）	心肌梗死、溶血	心肌、肝脏、骨骼肌、红细胞、血小板、淋巴结
酸性磷酸酶（acid phosphatase，ACP）	前列腺癌、骨病	前列腺、红细胞
天冬氨酸转氨酶（aspartate aminotransferase，AST）	心肌梗死、肝脏疾病、肌肉疾病	肝脏、骨骼肌、心脏、肾脏、红细胞
胰蛋白酶（Trypsin，Try）	胰腺疾病	胰腺

三、酶与疾病的治疗

（一）酶作为药物应用于临床治疗

已有一些酶作为药物用于临床治疗，常见的有下列几类（表 8-6）。

表 8-6 临床常用的治疗酶类

酶的类别	主要临床应用	酶的举例
消化酶类	消化功能失调、消化液分泌不足等原因引起的消化系统疾病	淀粉酶、胃蛋白酶、胰蛋白酶、多酶片等
抗炎清创酶类	抗炎消肿，清洁创口、排出脓液，促进创口愈合	胰蛋白酶、糜蛋白酶、链激酶、尿激酶、木瓜蛋白酶等
抗栓酶类	预防和治疗动脉粥样硬化及血栓形成	蝮蛇抗栓酶、尿激酶、链激酶、弹性蛋白酶等
抗氧化酶类	清除体内过多的氧自由基，预防和治疗细胞氧化损伤引起的心脏病、癌症和动脉硬化等疾病	超氧化物歧化酶、过氧化氢酶等
抗肿瘤细胞生长的酶类	肿瘤化疗	天冬酰胺酶、谷氨酰胺酶、神经氨酸苷酶等

（二）许多药物是通过抑制生物体内某些酶的活性来发挥治疗作用的

许多药物是酶的竞争性抑制剂。例如前述的磺胺类药物竞争性抑制细菌体内的二氢叶酸合成酶。氨甲蝶呤、5-氟尿嘧啶、6-巯基嘌呤等药物，均可竞争性抑制核苷酸代谢途径中的相关酶，被用于遏制肿瘤的疯长。

知识链接

有机磷农药中毒的诊断、治疗与护理

有机磷农药是我国使用广泛的杀虫剂,主要包括敌敌畏、对硫磷(1605)、甲拌磷(3911)、内吸磷(1059)、乐果、敌百虫、马拉硫磷(4049)等。有机磷农药主要通过三条途径进入人体:①经口进入:误服或主动口服(见于轻生者);②经皮肤及黏膜进入:多见于热天喷洒农药时有机磷落到皮肤上;③经呼吸道进入:空气中的有机磷随呼吸进入体内。口服毒物后多在 10 分钟至 2 小时内发病。经皮肤吸收发生的中毒,一般在接触有机磷农药后数小时至 6 天内发病。

有机磷农药进入体内后迅速与体内的胆碱酯酶结合,生成磷酰化胆碱酯酶,使胆碱酯酶丧失了水解乙酰胆碱的功能,导致胆碱能神经递质大量积聚,作用于胆碱受体,产生严重的神经功能紊乱,特别是呼吸功能障碍,从而影响生命活动。

临床上针对有机磷农药中毒患者的诊断主要通过:①有机磷农药接触史与口服史;②典型的临床表现:毒蕈碱样症状、烟碱样症状和中枢神经系统症状及随后出现的中间综合征和迟发性周围神经病;③实验室检查:全血胆碱酯酶活性测定,毒物检测,尿中有机磷代谢产物检测。

临床上针对有机磷农药中毒患者应采取以下治疗及护理措施:①立即终止毒物吸收,尽早、彻底、反复洗胃;②保持呼吸道通畅;③建立静脉通路,准备抢救药品;④观察病情:包括体温、呼吸、心率、血压、瞳孔、神志变化,有无呕吐便血,动态监测血胆碱酯酶活性;⑤解毒剂阿托品、解磷定的应用及观察护理;⑥饮食护理;⑦防治并发症;⑧心理护理。

有效预防有机磷农药中毒,需建立健全农药销售、运输及保管制度。同时加强安全宣传教育,让群众保管好有机磷农药,切勿与生活用品混放,以免误服。

(郑 纺)

重难点解析

扫一扫,
测一测

复习思考题

1. 试述酶的可逆性与不可逆抑制作用的作用机制,以及临床相关药物的应用举例。
2. 从疾病的发生、诊断与治疗方面,举例说明酶与医药学的关系。
3. 举例说明酶原及酶原激活的生理意义。

PPT 课件

◆◆◆ **第九章** ◆◆◆

糖 代 谢

📖 **学习目标**

1. 通过学习糖的无氧分解、有氧氧化、戊糖磷酸途径、糖原分解、糖原合成和糖异生等相关知识,理解机体利用糖类物质的代谢概况,为学习其他营养物(脂肪、蛋白质)等物质代谢与能量代谢奠定基础。

2. 通过糖代谢过程的学习,加强对高血糖、糖尿病及其并发症(酮症酸中毒等)等发生原因的了解。

3. 通过糖代谢内容的学习,指导临床对相关患者设计合理的护理方案和措施,促进康复及有效预防糖尿病及其并发症的发生。

第一节　糖代谢概况

维持生命的条件之一是生物体从体外摄取各种营养物,经过消化、吸收进入体内后,按一定的规律进行代谢变化。部分物质经分解代谢转变为能量供机体活动所需;部分物质经合成代谢转变为机体的组成成分,用以更新原有的物质。而体内原有的物质不断被分解,最后以代谢废物排出体外,从而实现生物体与外界环境不断地进行物质交换,这一过程称为新陈代谢,或称物质代谢。物质代谢包括消化吸收、中间代谢和排泄三个阶段。中间代谢是物质在细胞内的合成与分解的过程,合成是吸能反应,分解是放能反应,所以中间代谢伴随着能量的释放、转移和利用。物质代谢与能量代谢始终相伴而行、相互促进、相互协调,维持新陈代谢过程。

一、糖的生理功能

糖具有多方面的重要功能:①氧化供能是糖主要的生理功能,1g 葡萄糖在体内完全氧化,可以释放能量约 17kJ,通过糖类物质氧化产能可提供给人体约 70% 以上的能量;②糖也是人体的重要组成成分之一。如糖与脂类形成的糖脂是细胞膜的组成成分;糖胺聚糖与蛋白质形成的蛋白聚糖是构成结缔组织的基质成分;核糖和脱氧核糖是核酸的组成成分;③糖与蛋白质形成的糖蛋白具有重要生理功能。如抗体、某些酶和激素、膜受体等;④糖的磷酸化衍生物可以形成许多重要的生物活性物质,如 ATP、HSCoA、FAD 和 NAD^+ 等。

二、糖的消化与吸收

膳食中的糖主要是淀粉,还包括蔗糖、乳糖等。这些糖都必须经过相应的酶催化水解成单糖才能被吸收。唾液和胰液中都含有 α-淀粉酶（α-amylase），可水解淀粉分子内的 α-1,4 糖苷键。淀粉的消化可以从口腔开始，但食物在口腔内停留时间很短，胃内酸性又很强，唾液 α-淀粉酶几乎不起作用。所以，淀粉的消化主要在小肠内进行，受到胰液 α-淀粉酶作用，淀粉被水解为麦芽糖（maltose）、麦芽三糖、含分支的异麦芽糖及 α-极限糊精（α-limit dextrin），这些寡糖还需进一步消化。在小肠黏膜纹状缘上，麦芽糖酶（maltase）水解麦芽糖和麦芽三糖的 α-1,4-糖苷键，α-极限糊精酶（α-limit dextrinase）水解 α-极限糊精和异麦芽糖的 α-1,4-糖苷键和 α-1,6-糖苷键。在上述各种酶协同作用下，将食物淀粉全部水解成葡萄糖（图 9-1）。

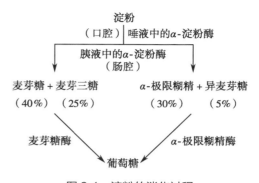

图 9-1 淀粉的消化过程

肠黏膜细胞还存在有蔗糖酶和乳糖酶等，可分别水解蔗糖和乳糖。有些成人由于缺乏乳糖酶，在食用牛奶后发生乳糖消化吸收障碍，可引起腹胀、腹泻等症状。膳食中还含有大量的纤维素（cellulose），因人体内无纤维素酶（或称 β-1,4-糖苷酶）不能消化纤维素作为能源物质。但纤维素具有刺激肠蠕动促进消化、排便，降血糖、降血脂、降低结肠癌发生率等功效。

糖被消化成单糖后主要被小肠黏膜细胞吸收，经门静脉入肝，一部分在肝细胞内直接代谢，另一部分则通过肝静脉进入血液循环，再转运入其他组织细胞被代谢利用。小肠黏膜细胞对葡萄糖的吸收是一个依赖于特定载体的主动转运过程，在吸收过程中同时伴有 Na⁺ 的转运和 ATP 的消耗。这类葡萄糖转运体被称为 Na⁺ 依赖型葡萄糖转运体（Na⁺-dependent glucose transporter，SGLT）。葡萄糖的吸收过程简单概括为：单糖→小肠肠腔→小肠黏膜细胞吸收→门静脉入肝→部分在肝内代谢→部分入血循环→被输送到全身各组织代谢利用。

三、糖代谢概况

糖代谢是指葡萄糖在体内进行的一系列复杂的化学变化。食物中的糖类通过消化吸收后，单糖（主要为葡萄糖）由血液循环运输到各组织细胞内进行合成和分解代谢。葡萄糖的分解代谢途径主要有无氧分解、有氧氧化、戊糖磷酸途径和糖原分解等；合成代谢主要有糖原合成和糖异生途径。本章主要围绕糖的六条代谢途径，重点介绍各途径的主要反应过程、生理意义及其关键酶等。

第二节 糖的氧化分解

糖的分解代谢途径主要有三条：糖的无氧分解、有氧氧化和戊糖磷酸途径。

一、糖的无氧分解

在供氧不足条件下，葡萄糖或糖原分解为乳酸，同时释放少量能量的过程称为**糖的无氧分解**或**糖酵解**（glycolysis）。

（一）糖酵解的反应过程

葡萄糖经无氧分解生成乳酸主要包括 11 步连续的化学反应。根据反应特点，可分为以下 4 个阶段：

1. **葡萄糖或糖原转变为果糖-1,6-二磷酸**　若从葡萄糖开始酵解,葡萄糖受己糖激酶(hexokinase,HK)催化而生成葡糖-6-磷酸(glucose-6-phosphate,G-6-P)。己糖激酶是糖酵解途径的第一个关键酶。反应中需要消耗 ATP 提供磷酸基团,是一个耗能的不可逆反应,Mg^{2+}作为该酶的激活剂。葡萄糖的磷酸化不仅利于其进一步代谢,同时还能使进入细胞的葡萄糖不再逸出细胞。

糖酵解也可从糖原开始,在糖原磷酸化酶催化下,从糖原非还原端进行磷酸化分解生成葡糖-1-磷酸(glucose-1-phosphate,G-1-P),此反应消耗细胞质中的无机磷酸,不需要消耗 ATP。然后在磷酸葡糖变位酶催化下使葡糖-1-磷酸异构成葡糖-6-磷酸。

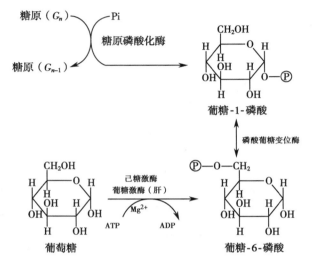

己糖激酶广泛存在于各组织中,专一性不强,可作用于葡萄糖等多种己糖。该酶有 4 种同工酶,其中己糖激酶Ⅰ、Ⅱ、Ⅲ型主要存在于肝外组织,它们的 K_m 值较低(0.1mmol/L 左右),对葡萄糖有较强的亲和力,使酶即使在葡萄糖浓度较低时仍可发挥较强的催化作用,从而保证大脑等重要组织器官即使在饥饿、血糖浓度较低情况下,仍可有效地摄取利用葡萄糖以维持能量供应。Ⅳ型己糖激酶也称为葡糖激酶(glucokinase,GK),存在于肝细胞内,专一性较强,只能催化葡萄糖磷酸化。此酶 K_m 值较高(10mmol/L 左右),与葡萄糖的亲和力较低,只有当饱食、血糖浓度较高时,才能充分发挥催化作用。这样,利于餐后将大量吸收的葡萄糖在肝内 GK 作用下,将葡萄糖合成为糖原储存起来,以维持血糖浓度相对恒定。

G-6-P 是一个重要的中间代谢物,是许多糖代谢途径(无氧酵解、有氧氧化、戊糖磷酸途径、糖原合成、糖原分解)的连接点。

G-6-P 在磷酸己糖异构酶(phosphohexose isomerase)催化下,发生醛糖和酮糖的异构转变,生成果糖-6-磷酸(fructose-6-phosphate,F-6-P)。反应可逆,需要 Mg^{2+} 参与。

F-6-P 继续受磷酸果糖激酶-1(phosphofructokinase-l,PFK-1)催化,使其分子中的 C-1 发生磷酸化生成果糖-1,6-二磷酸(fructose-1,6-bisphosphate,F-1,6-BP,FDP)。该反应为糖酵

解过程中第二次消耗 ATP 提供磷酸基团的反应,是第二个耗能的不可逆反应,并需要 Mg²⁺参与。

至此,完成了糖酵解的第一阶段反应。这一阶段的主要特点是:涉及六碳糖的演变和磷酸化,是耗能阶段。从 1 分子葡萄糖演变为 1 分子 F-1,6-BP 消耗了 2 分子 ATP;从糖原磷酸解为 1 分子 G-1-P 开始,再演变为 1 分子 F-1,6-BP 消耗了 1 分子 ATP。这一阶段中,有两个催化不可逆反应的酶:HK(肝内为 GK)和 PFK-1,它们都是糖酵解过程中的关键酶。

果糖-6-磷酸 →(磷酸果糖激酶-1,Mg²⁺,ATP → ADP)→ 果糖-1,6-二磷酸

2. 果糖-1,6-二磷酸裂解为 2 分子磷酸丙糖 此反应由醛缩酶(aldolase)催化,反应结果将六碳的 F-1,6-BP 裂解为 2 分子三碳糖,包括磷酸二羟丙酮(dihydroxyacetone phosphate)和甘油醛-3-磷酸(glyceraldehyde-3-phosphate),反应可逆。

果糖-1,6-二磷酸 —(醛缩酶)→ 磷酸二羟丙酮 ⇅(磷酸丙糖异构酶) 甘油醛-3-磷酸

甘油醛-3-磷酸和磷酸二羟丙酮是同分异构体,在磷酸丙糖异构酶(triose phosphate isomerase)催化下可互相转变。从整个糖酵解进程看,生成的甘油醛-3-磷酸必须进一步代谢转变,磷酸二羟丙酮经异构酶催化也会转变为甘油醛-3-磷酸继续代谢转变。因此,此阶段可视为 1 分子葡萄糖生成了 2 分子甘油醛-3-磷酸。果糖、半乳糖和甘露糖等己糖也可转变为甘油醛-3-磷酸而进一步代谢。这里的磷酸二羟丙酮也是连接糖代谢与甘油代谢的中介分子。

3. 甘油醛-3-磷酸转变为丙酮酸 在甘油醛-3-磷酸脱氢酶(glyceraldehyde-3-phosphate dehydrogenase)催化下,甘油醛-3-磷酸发生脱氢并磷酸化反应生成含有一个高能磷酸酯键(酸酐键)的甘油酸-1,3-二磷酸,脱下的氢由甘油醛-3-磷酸脱氢酶的辅酶 NAD⁺接受,被还原为 NADH+H⁺。此反应是糖酵解过程中唯一的脱氢反应,也是糖酵解过程中第一个形成高能化合物的反应,反应中消耗的磷酸来自细胞质中的无机磷酸。

甘油醛-3-磷酸 —(甘油醛-3-磷酸脱氢酶,Pi,NAD⁺ → NADH+H⁺)→ 甘油酸-1,3-二磷酸

甘油酸-1,3-二磷酸在磷酸甘油酸激酶(phosphoglycerate kinase)催化下,将分子中的高能磷酸基团转移给 ADP,生成 ATP 和甘油酸-3-磷酸,反应需要 Mg²⁺参与。这是糖酵解过程

中第一次产生 ATP 的反应。这种由底物分子中的高能磷酸基直接使 ADP 磷酸化生成 ATP 的方式称为**底物水平磷酸化**(substrate level phosphorylation),这是体内生成 ATP 的一种方式。

甘油酸-1,3-二磷酸 可以通过磷酸甘油酸变位酶催化生成甘油酸-2,3-二磷酸(2,3-DPG)。2,3-DPG 不能使 ADP 磷酸化生成 ATP,其在调节血红蛋白运输氧的过程中起重要的作用,故在红细胞中含量较高(详见第十六章)。

甘油酸-3-磷酸在磷酸甘油酸变位酶(phosphoglycerate mutase)催化下,使分子中 C-3 的磷酸基团转移到 C-2 上,生成甘油酸-2-磷酸,反应可逆,并需 Mg^{2+} 作为激活剂。

甘油酸-2-磷酸在烯醇化酶(enolase)催化下脱水,并使分子内部能量重新分布而生成含高能磷酸基团的磷酸烯醇式丙酮酸(phosphoenolpyruvate,PEP),这是糖酵解过程中第二个形成高能化合物的反应。反应中需要 Mg^{2+} 或 Mn^{2+} 作为酶的激活剂。

磷酸烯醇式丙酮酸在丙酮酸激酶(pyruvate kinase)催化下生成烯醇式丙酮酸,同时将分子中的高能磷酸基团转移给 ADP 生成 ATP,这是糖酵解过程中第二次发生底物水平磷酸化。该酶促反应需要 Mg^{2+} 和 K^+ 参与,此步是糖酵解过程中第三个不可逆反应。产物烯醇式丙酮酸极不稳定,会自发进行分子内原子重新排列,形成稳定的丙酮酸(pyruvate)。

至此,完成了糖酵解的第三阶段反应。这一阶段的主要特点是:涉及三碳糖的演变过程,是产能阶段,发生两次底物水平磷酸化,生成 2 分子 ATP。从 1 分子葡萄糖酵解开始,分解产生 2 分子甘油醛-3-磷酸,进一步转变为 2 分子丙酮酸来计算,共产生 4 分子 ATP。此阶段中,丙酮酸激酶催化的为不可逆反应,是糖酵解的第三个关键酶。

4. 丙酮酸还原为乳酸 当机体或组织处于氧供给不足的情况下(如缺氧、剧烈运动时的肌肉组织等),由葡萄糖经糖酵解过程分解产生的丙酮酸,将在乳酸脱氢酶催化下加氢还原生成乳酸(lactate)。此时的供氢体来自甘油醛-3-磷酸脱氢产生的 $NADH+H^+$,$NADH+H^+$ 使丙酮酸加氢还原成乳酸后自身又重新转变成 NAD^+,转而又促进甘油醛-3-磷酸的脱氢,使糖酵解过程在相对缺氧情况下得以持续进行。

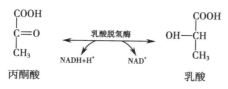

丙酮酸　　　　　　　　　　乳酸

糖酵解的总反应式可表示为：

$$C_6H_{12}O_6+2ADP+2H_3PO_4 \rightarrow 2CH_3CHOHCOOH+2ATP+2H_2O$$

糖酵解反应全过程可用图 9-2 表示。

5. 糖酵解小结

（1）糖酵解反应的全过程无需氧的参与：生成的 NADH+H⁺用来还原丙酮酸生成乳酸。

（2）糖酵解全过程释放能量较少：1 分子葡萄糖分解为 2 分子乳酸，同时净生成 2 分子 ATP；若从糖原开始酵解生成 2 分子乳酸，则净生成 3 分子 ATP。

（3）糖酵解全过程中有 3 个关键酶：包括己糖激酶（肝内：葡糖激酶）、磷酸果糖激酶-1、丙酮酸激酶催化的均为不可逆反应。调节其中任何一个酶活性，均可影响糖酵解速度甚至改变方向。但其中磷酸果糖激酶-1 的催化活性最低，是糖酵解过程中最重要的关键酶及调节点。

（4）糖酵解反应的部位：糖酵解反应的全过程均在细胞质中进行。

（二）糖酵解的生理意义

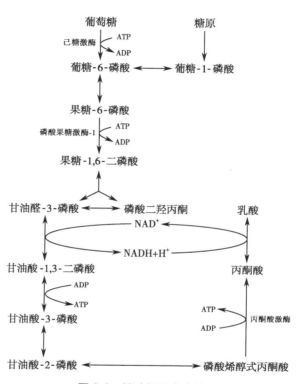

图 9-2　糖酵解反应全过程

1. 糖酵解是机体相对缺氧时补充能量的一种方式　生物体在进行剧烈运动或长时间运动时，能量需求增加，糖酵解加速，此时即使呼吸和循环加快以增加氧的供应，仍不能满足需要，尤其肌肉组织仍处于相对缺氧状态，此时往往通过加速糖酵解以补充急需的能量；人们从平原初到高原时，组织细胞也往往通过增强糖酵解以获得足够的能量来适应高原缺氧。

2. 糖酵解是某些组织在有氧时获得能量的有效方式　糖酵解是成熟红细胞获得能量的唯一方式。成熟红细胞没有线粒体，尽管它以运氧为主要功能，却不能利用氧进行有氧氧化，只能依靠糖酵解取得能量。糖酵解也是神经、白细胞、骨髓等组织细胞在有氧情况下获得部分能量的方式。

在病理情况下，如呼吸或循环功能障碍、严重贫血、大量失血等造成机体缺氧时，导致糖酵解加速甚至过度进行，此时可因乳酸产生过多而造成乳酸酸中毒。对于这些患者，临床在治疗及护理过程中除应纠正酸中毒外，还应注意针对病因改善其缺氧状况。此外，恶性肿瘤细胞即使在有氧时也通过糖酵解消耗大量葡萄糖而产生过多的乳酸。

二、糖的有氧氧化

在供氧充足条件下,葡萄糖或糖原彻底氧化分解为 CO_2 和 H_2O,并释放大量能量的过程,被称为**有氧氧化**(aerobic oxidation)。将糖的有氧氧化与糖酵解过程相比较,从葡萄糖分解为丙酮酸的过程两者都相同,都是在细胞质中进行的。但丙酮酸以后的代谢过程取决于细胞供氧条件,在缺氧情况下丙酮酸加氢还原为乳酸;在供氧充足条件下,丙酮酸进入线粒体,经氧化脱羧生成乙酰辅酶 A(acetyl-CoA),然后进入三羧酸循环彻底氧化分解为 CO_2 和 H_2O。糖的有氧氧化与糖酵解的关系见图 9-3。

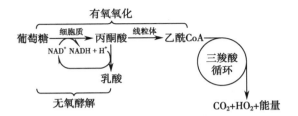

图 9-3 糖有氧氧化与糖酵解的关系

（一）糖有氧氧化的反应过程

糖的有氧氧化过程可分为三个阶段:①葡萄糖或糖原在细胞质中分解为丙酮酸;②丙酮酸进入线粒体氧化脱羧生成乙酰辅酶 A;③乙酰辅酶 A 经三羧酸循环,彻底氧化为 CO_2 和 H_2O 并释放大量能量。

1. 葡萄糖或糖原分解为丙酮酸　此阶段与糖酵解反应基本上相同,所不同的是甘油醛-3-磷酸脱氢生成的 $NADH+H^+$ 不交给丙酮酸还原为乳酸,而是通过穿梭机制从细胞质进入线粒体,经呼吸链传递给氧生成 H_2O,同时释放能量生成 ATP(详见第十章)。

2. 丙酮酸氧化脱羧为乙酰辅酶 A　细胞质中的丙酮酸进入线粒体后,在丙酮酸脱氢酶复合体催化下氧化脱羧生成乙酰辅酶 A(acetyl-CoA)、CO_2 和 2H。这是一个高度不可逆反应,是糖类物质经丙酮酸进入线粒体氧化分解的必经途径,也是连接糖酵解和三羧酸循环的关键性环节。

$$\underset{\text{丙酮酸}}{\underset{|}{\overset{COOH}{\underset{CH_3}{\overset{|}{C=O}}}}} + \underset{\text{辅酶A}}{HSCoA} + NAD^+ \xrightarrow[\text{TPP FAD 硫辛酸}]{\text{丙酮酸脱氢酶复合体}} \underset{\text{乙酰CoA}}{CH_3-\overset{O}{\overset{||}{C}}\sim SCoA} + NADH+H^+ + CO_2$$

丙酮酸脱氢酶复合体也称为丙酮酸脱氢酶系(pyruvate dehydrogenase system),是由 3 种酶和 5 种辅助因子构成的多酶复合体,包括丙酮酸脱氢酶(辅酶是 TPP)、硫辛酸乙酰转移酶(辅酶是硫辛酸和 HSCoA)、二氢硫辛酸脱氢酶(辅基 FAD 和辅酶 NAD^+),另外还需 Mg^{2+} 参与。它们形成了紧密的连锁反应体系,具有高度催化效率。产生的 2H 最后交给 NAD^+ 生成 $NADH+H^+$。$NADH+H^+$ 经呼吸链传递给氧形成水,并释放能量生成 ATP。

3. 三羧酸循环　此循环过程从 2 碳的乙酰辅酶 A 与 4 碳的草酰乙酸缩合生成 6 碳的含 3 个羧基的柠檬酸开始,经过一系列脱氢(氧化)和脱羧等连续反应,又生成 4 碳的草酰乙酸进入下一轮循环。该循环反应因从生成含有 3 个羧基的柠檬酸开始而得名为**三羧酸循环**(tricarboxylic acid cycle,TCAC)或柠檬酸循环(citrate cycle)。该循环由德国科学家 Hans A. Krebs 经实验推理出来,为了纪念他做出的突出贡献,这一循环又被称为 Krebs 循环(Krebs cycle)。

（1）三羧酸循环的反应过程

1）乙酰辅酶 A 与草酰乙酸缩合为柠檬酸:在柠檬酸合酶(citrate synthase)催化下,使乙酰辅酶 A 的高能硫酯键水解，释放的能量促进乙酰基与草酰乙酸缩合形成含有 3 个羧基的柠檬酸，同时释放出 HSCoA，此反应为不可逆反应，是三羧酸循环的第一个限速反应，故柠檬酸合酶为三羧酸循环的第一个关键酶。

2）柠檬酸异构成异柠檬酸：在顺乌头酸酶（aconitase）催化下，柠檬酸经过脱水反应形成中间产物顺乌头酸，然后再加水生成异柠檬酸（isocitrate）。该两步反应总结果是将柠檬酸 C-3 上的羟基转移到 C-2 上生成异柠檬酸。

3）异柠檬酸氧化脱羧生成 α-酮戊二酸：在异柠檬酸脱氢酶（isocitrate dehydrogenase）催化下，异柠檬酸发生氧化脱羧转变为 α-酮戊二酸（α-ketoglutarate，α-KG），释放 1 分子 CO_2。反应中脱下的 2H 由 NAD^+ 接受生成 $NADH+H^+$。此反应为不可逆反应，是三羧酸循环的第二个限速反应，异柠檬酸脱氢酶也是三羧酸循环最重要的关键酶，许多因素通过调节其活性控制三羧酸循环的速度。

4）α-酮戊二酸氧化脱羧生成琥珀酰辅酶 A：反应是由 α-酮戊二酸脱氢酶复合体也称为 α-酮戊二酸脱氢酶系（α-ketoglutarate dehydrogenase complex）催化的，该酶系的组成和催化机制与丙酮酸脱氢酶系类似，也是由 3 种酶和 5 种辅助因子构成的多酶复合体。α-酮戊二酸经氧化脱羧反应，生成含有高能硫酯键的琥珀酰辅酶 A（succinyl CoA）、CO_2 和 2H，脱下的 2H 最终也由 NAD^+ 接受生成 $NADH+H^+$，反应还需 Mg^{2+} 参与。α-酮戊二酸脱氢酶系催化的反应高度不可逆，是三羧酸循环中第 3 个关键酶系和重要调节点。

5）琥珀酰辅酶 A 生成琥珀酸：在琥珀酰辅酶 A 合成酶（succinyl CoA synthetase）催化下，使琥珀酰辅酶 A 的高能硫酯键水解，释放能量驱动 GDP 磷酸化生成 GTP，同时分子本身转变为琥珀酸。生成的 GTP 可将高能磷酸基团转移给 ADP 生成 ATP。这是三羧酸循环中发生的唯一一次底物水平磷酸化反应。

6）琥珀酸脱氢生成延胡索酸：在琥珀酸脱氢酶（succinate dehydrogenase）催化下，琥珀酸脱氢生成延胡索酸（或称反丁烯二酸），此酶的辅基是 FAD，接受脱下的 2H 生成 $FADH_2$。

7）延胡索酸加水生成苹果酸：在延胡索酸酶（fumarase）催化下，延胡索酸加水生成苹果酸。

8）苹果酸脱氢又生成草酰乙酸：在苹果酸脱氢酶（malate dehydrogenase）催化下，苹果酸脱氢生成草酰乙酸，脱下的 2H 由 NAD^+ 接受生成 $NADH+H^+$。再生的草酰乙酸则可继续与另一分子乙酰辅酶 A 缩合生成柠檬酸，进入下一轮循环。三羧酸循环反应总过程见图 9-4。

三羧酸循环的总反应式为：

$$CH_3CO\sim SCoA+3NAD^++FAD+GDP+Pi+2H_2O\rightarrow 2CO_2+3NADH+3H^++FADH_2+GTP+HSCoA$$

（2）三羧酸循环小结

1）三羧酸循环是乙酰基彻底氧化的过程：三羧酸循环每运转一次消耗 1 个乙酰基。循环中有 2 次脱羧反应，生成两分子 CO_2；有 4 次脱氢反应，生成 3 分子 $NADH+H^+$ 和 1 分子 $FADH_2$，它们经呼吸链把氢和电子传递给氧生成水，同时释放能量，生成 9 分子 ATP；另外，通过底物水平磷酸化产生 1 分子 ATP。故三羧酸循环每循环一次可生成 10 分子 ATP。

2）三羧酸循环是在有氧条件下进行的连续反应过程：一次三羧酸循环发生 4 次脱氢反应，脱下的氢必须交给 NAD^+ 和 FAD 传递经呼吸链与氧结合形成水。

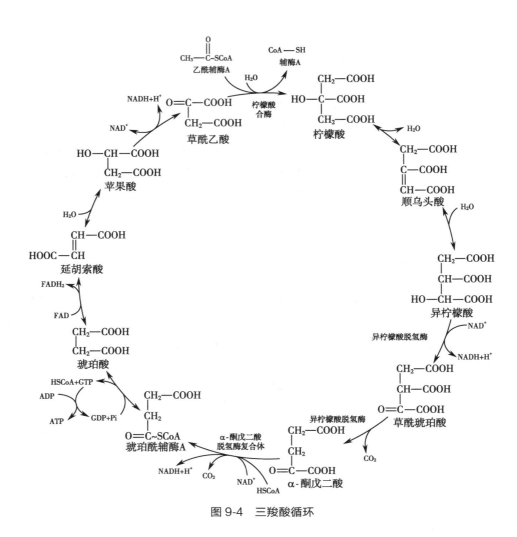

图 9-4 三羧酸循环

3）三羧酸循环反应不可逆：三羧酸循环过程中的柠檬酸合酶、异柠檬酸脱氢酶和 α-酮戊二酸脱氢酶系催化的是不可逆反应，在生理条件下使整个循环不可逆转，从而保证线粒体产能系统的稳定性。其中异柠檬酸脱氢酶是三羧酸循环中最重要的调节酶。

4）三羧酸循环中间物在不断更新：比如草酰乙酸可以通过脱羧和羧化反应与丙酮酸发生互变，草酰乙酸、α-酮戊二酸可以通过转氨基作用与天冬氨酸和谷氨酸发生互变等，从而使三羧酸循环中间物得到更新，并与其他物质代谢途径发生相互联系。

（二）有氧氧化的生理意义

1. 糖的有氧氧化是机体内的主要产能方式　葡萄糖经有氧氧化各反应阶段脱下的氢，都可经相应的辅酶传递，在线粒体内通过呼吸链传递给氧形成水，同时释放能量使 ADP 磷酸化生成 ATP。在胞质内产生的 $NADH+H^+$，必须通过一定的穿梭机制才能进入线粒体氧化。在线粒体内，每分子 $NADH+H^+$ 经呼吸链传递给氧形成 H_2O 的过程中可产生 2.5 分子 ATP，$FADH_2$ 传递给氧形成 H_2O 的过程中产生 1.5 分子 ATP，加上底物水平磷酸化产生的 ATP，1 分子葡萄糖在体内彻底氧化可净生成 30（或 32）分子 ATP（表 9-1），与糖酵解只生成 2 分子 ATP 相比，为其 15~16 倍。一般生理条件下，绝大多数组织细胞都是经糖的有氧氧化途径获得能量。

表 9-1 1 分子葡萄糖经有氧氧化净生成 ATP 数

亚细胞定位及反应阶段		反应	递氢体	ATP
细胞质	第一阶段	葡萄糖→葡萄糖-6-磷酸	—	-1
		果糖-6-磷酸→果糖-1,6-二磷酸	—	-1
		甘油醛-3-磷酸→甘油酸-1,3-二磷酸	NADH+H$^+$	2×2.5 或 2×1.5*
		甘油酸-1,3-二磷酸→甘油酸-3-磷酸	—	2×1
		磷酸烯醇式丙酮酸→丙酮酸	—	2×1
线粒体	第二阶段	丙酮酸→乙酰辅酶 A	NADH+H$^+$	2×2.5
	第三阶段	异柠檬酸→α-酮戊二酸	NADH+H$^+$	2×2.5
		α-酮戊二酸→琥珀酰辅酶 A	NADH+H$^+$	2×2.5
		琥珀酰辅酶 A→琥珀酸		2×1
		琥珀酸→延胡索酸	FADH$_2$	2×1.5
		苹果酸→草酰乙酸	NADH+H$^+$	2×2.5
合计（净生成数）				30（或 32）

注：*:（1）酵解途径产生的 NADH+H$^+$，若经苹果酸穿梭机制进入线粒体可产生 2.5 分子 ATP；而经甘油-3-磷酸穿梭机制进入线粒体则产生 1.5 分子 ATP（详见第十章）。
（2）1 分子葡萄糖分解生成 2 分子甘油醛-3-磷酸，故其后的代谢物及产生的 ATP 数均需乘以 2。

葡萄糖有氧氧化的总反应式可表示为：

$$C_6H_{12}O_6+30（或 32）ADP+30（或 32）Pi→30（或 32）ATP+6CO_2$$

2. 三羧酸循环是三大营养物氧化产能的共同途径 糖、脂肪和蛋白质在体内氧化分解都可生成乙酰辅酶 A，然后进入三羧酸循环彻底氧化产生能量。

3. 三羧酸循环是体内糖、脂肪和氨基酸代谢相互联系的枢纽 三羧酸循环消耗的乙酰辅酶 A，不仅可由糖分解转变生成，也可由脂肪及氨基酸分解产生；乙酰辅酶 A 还可重新用于合成脂肪等物质。三羧酸循环许多中间物可直接或间接代谢转变为多种非必需氨基酸，反之亦然。三羧酸循环中间物可以经草酰乙酸脱羧生成丙酮酸，重新异生为葡萄糖等。因此，糖、脂肪和氨基酸可以经过转变为三羧酸循环中间物而相互沟通、联系，三羧酸循环是体内连接糖、脂肪和氨基酸代谢的枢纽（详见第十二章）。

思政元素

以整体观认识物质代谢

糖代谢充分体现了整体观，仅一个"三羧酸循环"途径就贯穿了糖、脂肪及蛋白质三大营养物质的代谢，既是它们代谢的共同通路，又是它们之间相互转化的枢纽。一旦糖代谢紊乱就会波及其他代谢途径，尤其是脂代谢过程，导致机体出现整体代谢紊乱，可谓牵一发而动全身。因此，在对代谢性疾病的认识及治疗上都要具备辩证思维，考虑整体调节，而不能"头痛医头，脚痛医脚"，这与中医的整体观思维不谋而合。

三、戊糖磷酸途径

戊糖磷酸途径（pentose phosphate pathway）以产生磷酸核糖和 NADPH+H⁺为特点。全过程可分为两个阶段：第一阶段是氧化阶段，以葡糖-6-磷酸为起点经氧化脱羧等反应，生成磷酸核糖和 NADPH+H⁺等物质；第二阶段是非氧化阶段，经过一系列基团移换反应又生成糖酵解中间物。戊糖磷酸途径可在肝脏、脂肪组织、哺乳期的乳腺、肾上腺皮质、性腺、骨髓、红细胞等组织细胞的细胞质中进行。

（一）主要反应过程

1. 氧化阶段　葡糖-6-磷酸在葡糖-6-磷酸脱氢酶催化下发生脱氢氧化生成 NADPH+H⁺和葡糖酸-6-磷酸。葡糖-6-磷酸脱氢酶是该途径中催化不可逆反应的关键酶，生成的葡糖酸-6-磷酸再通过葡糖酸-6-磷酸脱氢酶催化，发生脱氢又脱羧反应生成核酮糖-5-磷酸，以及 NADPH+H⁺和 CO_2。

2. 非氧化阶段　核酮糖-5-磷酸经异构化反应转变为核糖-5-磷酸或木酮糖-5-磷酸。后两者再经过一系列化学反应，进行基团转移生成甘油醛-3-磷酸和果糖-6-磷酸。这样又可进入糖酵解或有氧氧化通路进行分解代谢（图 9-5）。

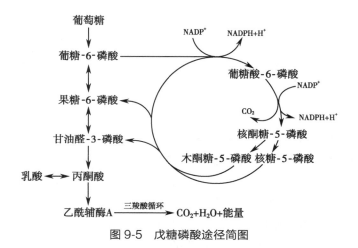

图 9-5　戊糖磷酸途径简图

（二）戊糖磷酸途径的生理意义

戊糖磷酸途径的主要生理意义是为机体提供核糖-5-磷酸和 NADPH+H⁺。

1. 提供核糖-5-磷酸作为核苷酸合成的原料　戊糖磷酸途径是体内利用葡萄糖生成磷酸核糖的唯一途径，为体内核苷酸乃至核酸合成提供原料。由于核酸参与蛋白质的合成，故增殖旺盛或损伤后修补再生作用强的组织，如梗死后的心肌和肝脏部分切除后进行再生的组织中戊糖磷酸途径往往进行得比较活跃。

2. 提供 NADPH+H⁺作为供氢体参与多种代谢反应　NADPH 与 NADH 作用不同，NADPH 携带的氢不是通过呼吸链氧化以释放能量，而主要作为供氢体参与体内多种代谢反应，发挥重要功能。

（1）NADPH+H⁺是体内许多合成代谢的供氢体：体内脂肪酸、胆固醇、类固醇激素等物质的生物合成需要大量的 NADPH+H⁺，主要由戊糖磷酸途径提供。

（2）NADPH+H⁺能维持谷胱甘肽的还原态：NADPH+H⁺是谷胱甘肽还原酶（glutathione reductase）的辅酶，此酶催化氧化型谷胱甘肽（GSSG）还原为还原型谷胱甘肽（reduced glutathione，GSH），使其 GSH/GSSG 比值维持在正常范围（约 500∶1）。

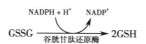

GSH 是体内重要的抗氧化剂,具有保护体内含巯基的蛋白质或酶免遭氧化而失活,还可以保护红细胞膜上的脂类和蛋白质不被氧化。此外,GSH 还参与细胞内 H_2O_2 的清除,对维持红细胞膜的完整性,防止溶血起到非常重要的作用。H_2O_2 不仅可以氧化细胞膜,还可将血红蛋白氧化成高铁血红蛋白,破坏红细胞,造成溶血性贫血。$NADPH+H^+$ 还可维持高铁血红蛋白还原酶(methemoglobin reductase)的活性,使高铁血红蛋白还原为血红蛋白,保证血红蛋白的正常运氧功能。一些遗传性缺乏葡糖-6-磷酸脱氢酶的患者,戊糖磷酸途径不能有效地进行,导致 $NADPH+H^+$ 的生成量减少,不能保持 GSH 处于还原状态,红细胞很容易被破坏而发生溶血。尤其是衰老红细胞易于破裂,发生溶血,出现急性溶血性贫血(acute hemolytic anemia),并常在进食蚕豆以后发病,故称为蚕豆病(favism)。

（3）$NADPH+H^+$ 参与体内羟化反应:体内的羟化反应主要发生在某些合成代谢过程以及生物转化两方面,如参与从鲨烯合成胆固醇,从胆固醇合成胆汁酸、类固醇激素等过程中的羟化反应;是组成肝脏加单氧酶体系的成分,参与激素灭活、药物、毒物等非营养物质生物转化过程中的羟化反应均需要 $NADPH+H^+$ 供氢(详见第十七章)。

第三节　糖原的合成与分解

糖原是动物体内糖的储存形式,人体内在肝脏和肌肉储存的糖原最多,分别称为肝糖原和肌糖原。正常成人肝糖原总量约 100g,肌糖原 120~400g。肝糖原的合成与分解参与维持血糖浓度的相对恒定;肝糖原分解是空腹血糖的重要来源之一,这对于主要依靠葡萄糖作为能源的组织,如脑组织和红细胞尤为重要;肌糖原可为肌肉收缩提供能量。

一、糖原合成

由葡萄糖合成糖原的过程称为**糖原合成**(glycogenesis)。糖原合成的部位在细胞质,主要包括以下四步反应:

1. 葡糖-6-磷酸的生成　葡萄糖磷酸化生成葡糖-6-磷酸。这一反应与葡萄糖酵解的第一步相同。

$$葡萄糖 \xrightarrow[\substack{己糖激酶 \\ 葡糖激酶（肝）}]{} 葡糖-6-磷酸$$

2. 葡糖-1-磷酸的生成　葡糖-6-磷酸经葡糖磷酸变位酶催化转变为葡糖-1-磷酸。

$$葡糖-6-磷酸 \xrightarrow{葡糖磷酸变位酶} 葡糖-1-磷酸$$

3. UDPG 的生成　在 UDPG 焦磷酸化酶催化下,葡糖-1-磷酸与 UTP 反应生成尿苷二磷酸葡萄糖(uridine diphosphate glucose,UDPG)。

$$葡糖-1-磷酸 + UTP \xrightarrow{UDPG焦磷酸化酶} UDPG + PPi$$

4. 糖原的生成　在糖原合酶(glycogen synthase)催化下,以原有的糖原分子为引物,由 UDPG 提供葡萄糖,通过 α-1,4-糖苷键在糖原引物的非还原端上连接一个葡萄糖单位。连续进行这个反应可使糖原分子链不断延长。

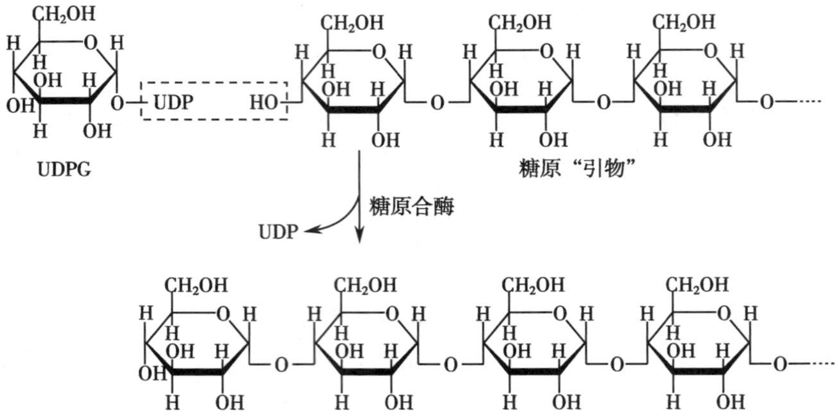

当合成的糖链长度延长达 12~18 个葡萄糖单位时,由分支酶(branching enzyme)将链长 6~7 个葡萄糖单位的糖链移至邻近的糖链上,并以 α-1,6-糖苷键相连,从而形成糖原的分支 (图 9-6)。如此反复进行,使小分子糖原变为大分子糖原。合成的糖原主要以颗粒形式存在 于细胞质中。

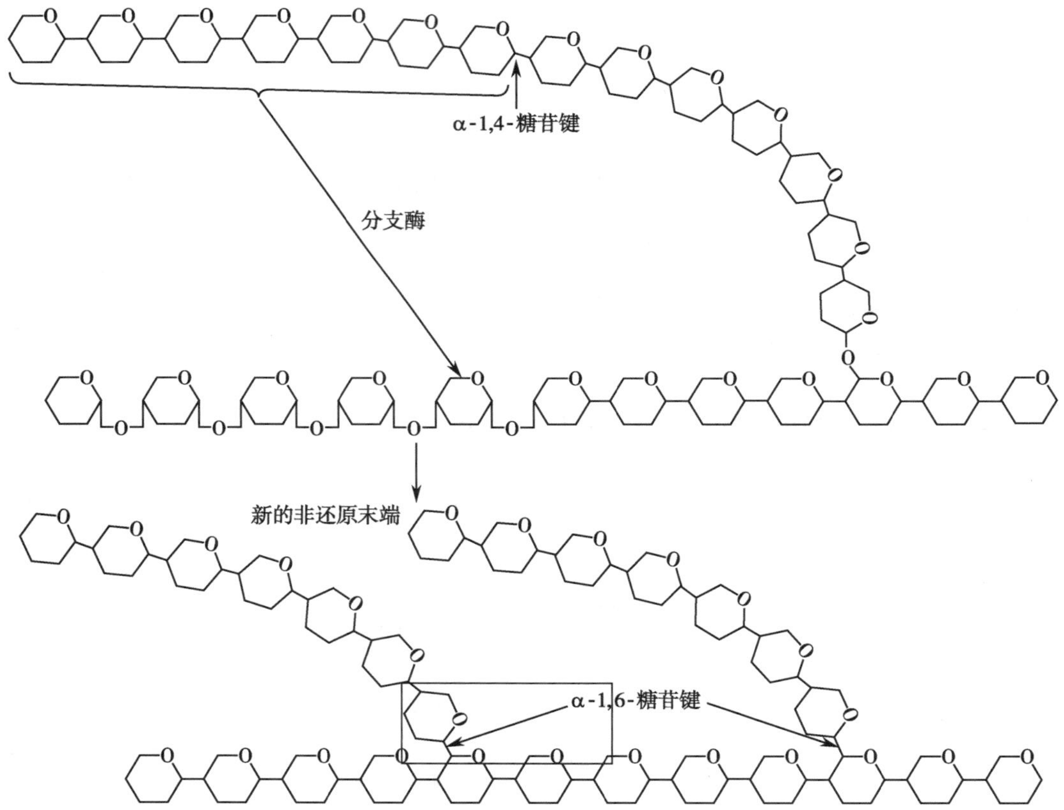

图 9-6 糖原分支形成

糖原合成过程中每增加 1 个葡萄糖单位需要消耗 2 个高能磷酸键,如在葡萄糖转变 成葡糖-6-磷酸时伴有 ATP→ADP,在 UDPG 提供葡萄糖单位后释放出的 UDP,需要进行 UDP+ATP ⇌ UTP+ADP 反应,UTP 才能继续形成 UDPG 提供葡萄糖。故可认为在糖原 分子上每增加 1 分子葡萄糖单位需消耗 2 分子 ATP。糖原合酶是糖原合成过程中的关 键酶。

二、糖原分解

由糖原分解成葡萄糖的过程称为**糖原分解**(glycogenolysis),反应过程如下:

1. 糖原分解为葡糖-1-磷酸 在无机磷酸存在下,从糖原分子的非还原端开始,由糖原磷酸化酶催化 α-1,4-糖苷键逐步磷酸解而释放出葡糖-1-磷酸,直至距离分支点 α-1,6-糖苷键约 4 个糖单位时暂停作用,后者被称为极限糊精。在脱支酶作用下,将极限糊精分支点上的三糖单位转移至邻近糖链末端以 α-1,4-糖苷键相连,并将分支点上暴露的糖单位水解下来释放出游离葡萄糖,然后继续在糖原磷酸化酶催化下不断发生磷酸解。这样,在糖原磷酸化酶和脱支酶交替催化下,使糖原分子链不断缩短、分支不断减少,并不断产生葡糖-1-磷酸(图 9-7)。糖原磷酸化酶是糖原分解过程中催化不可逆反应的关键酶。

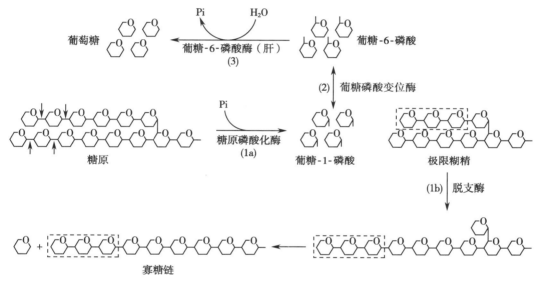

图 9-7 糖原分解反应过程

2. 葡糖-6-磷酸的生成 在葡糖磷酸变位酶催化下,葡糖-1-磷酸转变为葡糖-6-磷酸。

3. 葡糖-6-磷酸水解为葡萄糖 此反应由肝细胞特有的葡糖-6-磷酸酶(glucose-6-phosphatase)催化,使葡糖-6-磷酸水解为葡萄糖,释放到血液中,维持血糖浓度的相对恒定。

由于肌肉组织不含葡糖-6-磷酸酶,故肌糖原不能直接分解为葡萄糖补充血糖。但肌糖原同样可以分解产生葡糖-6-磷酸,在有氧条件下可经有氧氧化彻底分解,在无氧条件下可经糖酵解生成乳酸,后者经血液循环运送至肝脏进行糖异生作用,再合成葡萄糖或糖原。

糖原合成与分解全过程都是在细胞质中进行,反应简要过程见图 9-8。

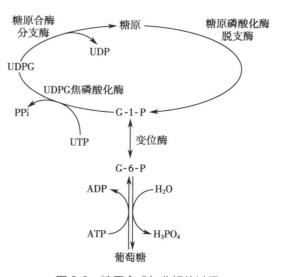

图 9-8 糖原合成与分解的过程

三、糖原合成与分解的生理意义

糖原的合成与分解可参与维持血糖浓度相对恒定。当机体糖供应丰富时,肝脏和肌肉组织可将多余的糖合成糖原储存起来;当糖供应不足(如空腹时)或能量需求增加时,肝脏中葡糖-6-磷酸酶活性增强,可将肝糖原分解为葡萄糖进入血液以补充血糖。肌糖原分解产生的葡糖-6-磷酸可经糖酵解途径分解,为肌肉运动提供能量。

第四节 糖 异 生

由非糖物质转变为葡萄糖或糖原的过程称为**糖异生**(gluconeogenesis)。糖异生的原料主要有甘油、乳酸、丙酮酸和生糖氨基酸,以及其他糖代谢中间物等。乳酸主要来自糖酵解,甘油来自脂肪分解,氨基酸来自食物及蛋白质的分解代谢。在生理条件下,糖异生的器官主要是肝脏。当长期饥饿或酸中毒时,肾脏可加强糖异生作用。

一、糖异生途径

糖异生途径基本上是糖酵解的逆过程。糖酵解反应大部分是可逆的。但己糖激酶(肝内为葡糖激酶)、磷酸果糖激酶-1 和丙酮酸激酶所催化的反应都是不可逆的,都有相当大的能量释放,这些反应的逆过程需要吸收同量的能量,在生物体内难以进行。因此,必须经过特异的酶催化,才能绕过这三个"能障"使反应逆行。这些酶包括丙酮酸羧化酶、磷酸烯醇式丙酮酸羧激酶、果糖-1,6-二磷酸酶和葡糖-6-磷酸酶,这 4 个酶,是糖异生途径中催化单向反应的关键酶。

1. 丙酮酸羧化支路 在糖异生途径中,丙酮酸逆转变为磷酸烯醇式丙酮酸是由 2 个酶催化来完成的:①丙酮酸从细胞质进入线粒体,在以生物素为辅酶的丙酮酸羧化酶(pyruvate carboxylase)催化下,由 ATP 供能,将 CO_2 固定在丙酮酸分子上生成草酰乙酸。生物素在反应中起着羧基载体的作用。②生成的草酰乙酸透出线粒体,在细胞质中的磷酸烯醇式丙酮酸羧激酶催化下,由 GTP 提供能量及磷酸基而生成磷酸烯醇式丙酮酸,从而构成一个代谢支路,被称为丙酮酸羧化支路。此过程可以绕过糖酵解过程中的第三个能障。丙酮酸逆转变为磷酸烯醇式丙酮酸是消耗能量的反应,也是许多物质进行糖异生的必经之路(图 9-9a)。

2. 果糖-1,6-二磷酸转变成果糖-6-磷酸 在果糖-1,6-二磷酸酶催化下,果糖-1,6-二磷酸水解脱去磷酸而生成果糖-6-磷酸(图 9-9b)。

3. 葡糖-6-磷酸水解生成葡萄糖 该反应由葡糖-6-磷酸酶催化,使葡糖-6-磷酸水解脱去磷酸而生成葡萄糖(图 9-9c)。

由上可见,糖酵解途径中的 3 个不可逆反应都可经另外的酶催化绕道进行,使整个酵解途径成为"可逆"。非糖物质得以循糖酵解"逆行"途径以合成葡萄糖。上述由不同酶催化的单向反应使两个底物互变的循环称为**底物循环**(substrate cycle)。

二、糖异生的生理意义

糖异生主要在饥饿时或剧烈运动之后进行。

1. 饥饿情况下维持血糖浓度的相对恒定 体内一些组织(如脑、红细胞等)主要依靠葡萄糖作为能源。在不进食情况下,可以通过肝糖原分解来提供血糖,但肝糖原储存量有限,不到 12 小时即可被全部耗尽。饥饿时,机体可通过糖异生来维持血糖浓度的相对恒定,这对主要利用葡萄糖供能的脑组织来说具有重要意义。

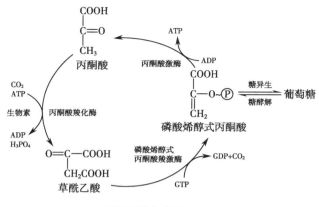

a. 丙酮酸羧化支路

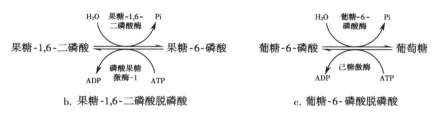

b. 果糖-1,6-二磷酸脱磷酸   c. 葡糖-6-磷酸脱磷酸

图 9-9 糖异生途径的关键反应

2. 糖异生作用有利于乳酸的回收利用 这一作用在某些生理和病理情况下有重要的意义。例如,剧烈运动或呼吸障碍时,肌糖原经无氧酵解生成大量乳酸,后者经血循环运至肝脏,乳酸经丙酮酸异生成葡萄糖或糖原。肝脏再将葡萄糖释放入血,被肌肉组织摄取利用,此循环称为**乳酸循环**或 Cori 循环(图 9-10)。当肌肉剧烈运动时,通过 Cori 循环,可将不能直接分解为葡萄

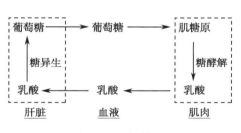

图 9-10 乳酸循环

糖的肌糖原间接转化成血糖,这对于回收乳酸分子中的能量,更新肝糖原、补充血糖和防止乳酸酸中毒的发生等都有重要意义。

3. 协助氨基酸代谢 大多数氨基酸经脱氨基分解后生成的 α-酮酸(如丙酮酸、草酰乙酸等)可以通过糖异生途径合成葡萄糖。因此,从食物消化吸收的氨基酸就可以合成葡萄糖,并进一步合成糖原。糖异生作用有利用氨基酸的分解代谢。

4. 有助于维持酸碱平衡 长期饥饿,肾脏可以加强谷氨酰胺等氨基酸的分解,生成的 α-酮酸可以参与糖异生作用。释放的 NH_3 分泌入肾小管管腔液中,与 H^+ 结合成 NH_4^+ 排出体外,这对调节酸碱平衡具有重要意义(详见第十九章)。

第五节 血糖及其调节

一、血糖的来源与去路

血糖(blood glucose)主要指血液中的葡萄糖。正常人空腹血糖浓度相对恒定,仅在较小

范围内波动。采用葡萄糖氧化酶法测定空腹血糖浓度为 $3.89\sim6.11$mmol/L。进食后血糖稍高,不久即恢复正常。在短期内即使没有糖被吸收入体内,血糖也可维持正常水平。这是由于血糖有许多来源和去路,在神经和激素及某些器官的调节下维持动态平衡。

（一）血糖的来源

1. 食物中的糖　食物多糖的消化吸收是血糖的主要来源。

2. 肝糖原的分解　肝糖原分解为葡萄糖入血是空腹时血糖的直接来源。

3. 肝中糖异生作用　非糖物质在肝脏中经糖异生作用生成葡萄糖,是饥饿时血糖的主要来源。

（二）血糖的去路

1. 氧化分解供能　血糖进入全身组织细胞中彻底氧化分解为 CO_2 和水,同时释放大量能量。这是血糖的主要去路。

2. 合成糖原　饱食时血糖进入肝脏、肌肉等组织合成肝糖原和肌糖原而被储存起来。

3. 转变为其他物质　葡萄糖在肝和脂肪等组织中可转变为脂肪、核糖和非必需氨基酸碳架等。

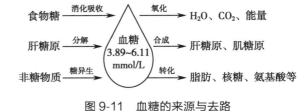

图 9-11　血糖的来源与去路

血糖的来源与去路总结于图 9-11。

正常人血糖来源与去路维持动态平衡。但某些情况下引起血糖过高时,尤其超过肾脏重吸收糖的能力时,糖可随尿排出而出现糖尿。

二、血糖浓度的调节

血糖浓度的恒定是机体通过肝脏、肾脏、神经和激素的调节机制,协调各组织器官的糖、脂肪和氨基酸的代谢,血糖的来源与去路保持动态平衡的结果。

（一）肝脏调节

肝脏是调节血糖浓度的最重要器官,主要是通过肝糖原的合成与分解及糖异生作用来实现的。餐后血糖浓度增高时,肝糖原的合成作用加强;当空腹血糖浓度低下时,肝糖原分解作用加强,并使非糖物质经糖异生作用合成葡萄糖,进而维持血糖浓度的相对稳定。

（二）肾脏调节

肾小管有较强重吸收葡萄糖的能力。它的控糖机制犹如一个阈门,当血糖浓度高于 $8.89\sim10.00$mmol/L 时,即超过肾小管重吸收糖的能力时则出现糖尿。当血糖浓度低于 $8.89\sim10.00$mmol/L 时,肾脏可将滤入管腔液内的糖几乎全部重吸收入血,所以正常人尿液中一般检测不出葡萄糖。临床以血糖浓度 $8.89\sim10.00$mmol/L 表示肾脏重吸收糖的浓度界限,称为**肾糖阈**（renal threshold for glucose）。肾糖阈可有一定变动,如长期糖尿病患者肾糖阈稍高;但有的人肾糖阈稍低,如有的妊娠妇女出现暂时性糖尿是肾糖阈较低的缘故。

（三）神经和激素的调节

1. 神经调节　用电刺激交感神经系的视丘下部腹内侧核或内脏神经,能使肝糖原分解,血糖浓度升高;用电刺激副交感神经系的视丘下部外侧或迷走神经时,肝糖原合成增加,血糖浓度降低。

2. 激素调节　激素是维持血糖浓度恒定的最重要因素。调节血糖的激素分两类:一类是降低血糖的激素,如由胰岛 β 细胞分泌的胰岛素（insulin）;另一类是升高血糖的激素,主要有胰岛 α 细胞分泌的胰高血糖素（glucagon）、肾上腺髓质分泌的肾上腺素及皮质分泌的糖皮激质素、腺垂体分泌的生长素、甲状腺分泌的甲状腺激素等。正常情况下,两类激素相互协调、相互制约,共同调节血糖的正常水平,以维持糖代谢的正常进行,这主要是通过对糖代谢各重要途径的影响而实现的(表9-2)。

表9-2 激素对血糖浓度的影响

激素		效应
降血糖	胰岛素	1. 促进葡萄糖通过肌肉、脂肪等组织的细胞膜进入细胞内代谢 2. 诱导葡糖激酶(肝)、磷酸果糖激酶-1、丙酮酸激酶的生成,促进糖的氧化利用 3. 促进糖原合成 4. 促进糖转变为脂肪 5. 抑制糖原分解和糖异生作用(抑制糖异生的4个关键酶)
升血糖	胰高血糖素	1. 促进肝糖原分解成葡萄糖 2. 促进糖异生
	肾上腺素	1. 促进肝糖原分解成葡萄糖 2. 促进糖异生 3. 促进肌糖原酵解成乳酸
	糖皮质激素	1. 加强脂肪动员,使血中脂肪酸增加,从而抑制肌肉及脂肪组织对葡萄糖的摄取和利用 2. 促进糖异生(诱导肝细胞合成糖异生的关键酶)
	生长素	抗胰岛素作用
	甲状腺激素	1. 促进小肠吸收单糖,使血糖升高(作用大) 2. 促进肝糖原分解及糖异生,使血糖升高(作用大) ⎫总的趋势使血糖升高 3. 促进糖的氧化分解,使血糖降低(作用小)

第六节　糖代谢紊乱

许多因素都可影响糖代谢,如神经系统功能紊乱、内分泌失调、某些酶的先天性缺陷、肝或肾功能障碍等,均可引起糖代谢紊乱。无论何种原因引起的糖代谢紊乱都可引起血糖浓度的改变,有时还会出现尿糖,但不应将偶尔出现的血糖改变看作糖代谢紊乱,只有在血糖水平持续异常或耐糖曲线异常时才表明糖代谢失常。糖代谢异常表现为低血糖或高血糖和糖尿。

一、低血糖

空腹时血糖浓度低于3.89mmol/L,称为低血糖(hypoglycemia)。低血糖可以有生理性和病理性两类。

1. 生理性低血糖　长期饥饿或持续的剧烈体力活动时,外源性糖来源阻断,内源性的肝糖原已经耗竭,此时,糖异生作用亦减弱,因而易造成低血糖。

2. 病理性低血糖　①胰岛β细胞增生或癌瘤等可导致胰岛素分泌过多,引起低血糖;②内分泌异常(垂体前叶或肾上腺皮质功能减退),使生长素或糖皮质激素等对抗胰岛素的激素分泌不足;③肿瘤(胃癌等);④严重的肝脏疾病(肝癌、糖原累积病等),肝功能严重低下,肝糖原的合成、分解及糖异生等糖代谢作用均受阻,肝脏不能及时有效地调节血糖浓度,故产生低血糖。

此时,脑组织首先对低血糖出现反应,常表现为头晕、心悸、出冷汗、面色苍白及饥饿感等,并影响脑的功能。因为脑组织不能利用脂肪酸氧化供能,且几乎不储存糖原,其所需能量主要依靠血中葡萄糖氧化分解。当血糖含量降低时,可直接影响脑细胞的能量供给,若血糖继续下降至低于 2.48mmol/L,就会影响脑的功能,严重时发生低血糖昏迷甚至死亡。

二、高血糖与糖尿

空腹时血糖浓度超过 7.22mmol/L,称为高血糖(hyperglycemia)。如血糖浓度超过肾糖阈值 8.89~10.00mmol/L 时,则尿中会出现糖,称为糖尿(glucosuria)。引起高血糖的原因也有生理性和病理性两类。

1. 生理性高血糖　在生理情况下,由于糖的来源增加也可引起高血糖。①一次性食入或静脉输入大量葡萄糖时,血糖浓度急剧升高,可引起饮食性高血糖和糖尿;②情绪过度激动时,交感神经兴奋,肾上腺素分泌增加,肝糖原分解为葡萄糖释放入血,使血糖浓度增高,可出现情感性高血糖和糖尿。这些都属于生理性高血糖和糖尿,其特点是高血糖和糖尿都是暂时的,而且空腹血糖正常。

2. 病理性高血糖　在病理情况下,①升高血糖的激素分泌过多或胰岛素分泌障碍均可导致高血糖,以致出现糖尿;②肾脏疾病可导致肾小管重吸收葡萄糖的能力减弱而出现糖尿,称为**肾性糖尿**。这是由肾糖阈下降引起的,此时血糖水平并不增高。

三、糖尿病

糖尿病(diabetes mellitus,DM)是由于胰岛素绝对或相对不足或细胞对胰岛素敏感性降低,引起糖、脂肪、蛋白质、水和电解质等一系列代谢紊乱的临床综合征。糖尿病在中医学中属于"消渴"病。临床上常见的糖尿病有两类,即 1 型和 2 型。1 型糖尿病多发于青少年,主要与遗传有关。2 型糖尿病和肥胖关系密切,我国糖尿病患者以 2 型居多。糖尿病的病因是胰岛 β 细胞功能减低,胰岛素分泌量绝对或相对不足,或其靶细胞膜上胰岛素受体数量不足、亲和力降低或由于胰高血糖素分泌过量等,导致胰岛素不足。其中胰岛素受体基因缺陷已被证实是 2 型糖尿病的病因之一。

糖尿病时,可出现多方面的糖代谢紊乱,血糖不易进入组织细胞;糖原合成减少,分解增强;组织细胞氧化利用葡萄糖的能力减弱;糖异生作用及肝糖原分解均增强,以致血糖的来源增加而去路减少,出现持续性高血糖和糖尿。典型糖尿病,由于糖的氧化发生障碍,机体所需能量不足,故患者感到饥饿而多食;多食进一步导致血糖升高,使血浆渗透压升高,引起口渴,因而多饮;血糖升高形成高渗性利尿而导致多尿。由于机体糖氧化供能发生障碍,大量动员体内脂肪及蛋白质氧化分解,加之排尿多而引起失水,患者逐渐消瘦,体重下降。因此,糖尿病患者常现出多食、多饮、多尿和体重下降的"三多一少"的症状。严重糖尿病患者还可导致许多并发症的产生,如微血管或大血管病变、动脉粥样硬化、高血压、糖尿病肾病、糖尿病白内障,甚至出现酮症酸中毒和水盐代谢紊乱等(详见第十一章、第十八章)。

四、糖耐量试验

人体处理葡萄糖的能力称为**葡萄糖耐量**(glucose tolerance)或耐糖现象。糖耐量试验是临床上用于了解机体调节糖代谢的常用方法。当空腹血糖浓度在 6~7mmol/L 之间,又怀疑为糖尿病时,可做此试验帮助诊断。

试验方法:先测定受试者清晨空腹血糖浓度,然后一次进食 100g 葡萄糖,或按每千克体重 0.333g 的葡萄糖剂量静脉注射 50% 葡萄糖溶液。给糖后于 0.5、1、2 及 3 小时分别采血,测定血糖浓度。然后以采血时间为横坐标,血糖浓度为纵坐标绘制曲线,称为耐糖曲线(图 9-12)。

正常人耐糖曲线特点:空腹、餐后 2 小时和随机测定血糖浓度均正常;食入大量糖后血糖浓度稍有升高,在 1 小时内达高峰,但不超过肾糖阈 8.89mmol/L,而后血糖浓度又逐渐降低,一般在 2~3 小时即可恢复到正常水平。

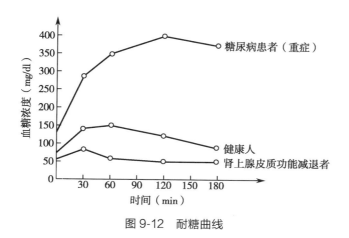

图 9-12 耐糖曲线

典型糖尿病(胰岛素不足)的耐糖曲线:空腹、餐后 2 小时和随机测定血糖浓度均高于正常水平;进食大量糖后,血糖水平急剧上升,并超过肾糖阈;2~3 小时后仍不能恢复至空腹血糖水平。

艾迪生病患者(肾上腺皮质功能减退)的耐糖曲线:空腹时血糖浓度低于正常值;进食大量糖后迅速被组织利用,所以血糖浓度升高不明显;且短时间即恢复到原有水平,这是由于患者糖皮质激素分泌不足,糖的氧化分解加快,糖异生作用降低,故血糖浓度升高不明显。

📖 知识链接

胰岛素抵抗与糖尿病

国际糖尿病联盟数据显示全世界约有 4 亿糖尿病患者。尤为明显的是,随着青少年肥胖的日益增多和体力活动的减少,青少年 2 型糖尿病的发病率呈逐渐上升趋势。2型糖尿病对健康产生严重影响,逐渐成为全球公共卫生问题。

糖尿病病因较多,目前普遍认为糖尿病发病除与年龄、遗传、肥胖程度及类型有关外,还与胰岛素抵抗有关。胰岛素抵抗是指各种原因使胰岛素促进葡萄糖摄取和利用的效率下降,机体代偿性地分泌过多胰岛素产生高胰岛素血症,以维持血糖的稳定。正常情况下,胰岛素在进食后由胰腺内的胰岛 β 细胞分泌,它传递信号给体内的胰岛素感应组织(如肌肉与脂肪),使细胞膜表面产生葡萄糖运载体 4(GLUT4)吸收葡萄糖,使血糖含量降低到正常值。在胰岛素抵抗的人体内,正常水平的胰岛素无法激发肌肉和脂肪细胞吸收葡萄糖的信号,为了对此进行补偿,胰腺释放大量的胰岛素以使足够的细胞被激发来吸收葡萄糖。

胰岛素抵抗可发展为 2 型糖尿病。常见的是餐后高血糖症,在这种情况下,胰岛 β细胞无法产生足够的胰岛素来保持正常血糖水平。胰岛 β 细胞在高血糖的情况下无力分泌更多的胰岛素是从胰岛素抵抗向 2 型糖尿病转变的特征。

导致胰岛素抵抗的原因很多,包括遗传性因素或称原发性胰岛素抵抗(如胰岛素的结构异常)、体内存在胰岛素抗体、胰岛素受体或胰岛素受体后的基因突变(如GLUT4、葡萄糖激酶、胰岛素受体底物等基因突变)等。另外,许多外因也可以使人体对胰岛素变得越来越抵抗,例如感染、酸中毒症、过高的压力、吸烟及接触二手烟、某些细胞因子分泌过多、特定的药物(如糖皮质激素)等。

重难点解析

扫一扫,
测一测

(陈美娟)

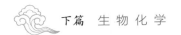
笔记栏

复习思考题

1. 试计算乳酸、丙酮酸、α-酮戊二酸(以 1 分子计)彻底氧化可产生多少分子 ATP,请列出主要代谢过程。

2. 试述以乳酸为原料进行糖异生的代谢过程,以及能量消耗情况。

3. 试述典型糖尿病的"三多一少"机制,严重糖尿病患者常可出现哪些并发症? 试述其主要生化原因。

第十章

生 物 氧 化

📎 学习目标

通过学习生物氧化、呼吸链及其组成与功能,理解代谢物如何经氧化脱羧过程,将 2H 交给 $\frac{1}{2}O_2$ 形成 H_2O 同时释放能量形成 ATP,以驱动各种生命活动等相关知识,为糖、脂肪与蛋白质三大营养物的氧化产能奠定理论基础。

各种生命活动都需要能量驱动,糖、脂肪和蛋白质三大营养物的氧化分解均能为机体提供能量。尽管三大营养物的组成有差别,但是它们在氧化分解释放能量的过程中却有着共同的规律,反应过程都可以分为三个阶段:第一阶段是三大营养物经过分解代谢转变为乙酰辅酶 A;第二阶段乙酰辅酶 A 进入三羧酸循环,经脱氢反应生成 NADH+H$^+$ 和 FADH$_2$,经脱羧反应生成 CO_2;第三阶段是 NADH+H$^+$ 和 FADH$_2$ 将 2H 经过线粒体内的呼吸链逐步传递给氧生成水,并逐步释放能量。其中相当一部分的能量用于生成 ATP,以供各种生命活动所需,另一部分能量以热能散发,维持体温的恒定。

第一节 概   述

真核生物的线粒体基质中,含有丙酮酸脱氢酶系及参与三羧酸循环和脂肪酸 β 氧化等分解代谢所需的各种酶类,因此代谢物的氧化分解释放能量过程主要在线粒体内进行,线粒体被称为"细胞的能量库"。

一、生物氧化的概念

生物氧化(biological oxidation)是指糖类、脂肪和蛋白质三大营养物在体内氧化分解为二氧化碳和水,并逐步释放能量的过程。其中一部分能量使 ADP 磷酸化生成 ATP,供给各种生命活动利用;另一部分能量主要以热能散发,用于维持体温恒定。生物氧化过程需要伴随肺的呼吸作用,吸入氧和呼出二氧化碳,故生物氧化又称细胞呼吸或组织呼吸。

二、生物氧化的特点

三大营养物在体内外进行氧化(体外高温下氧化过程称为燃烧)过程中的耗氧量、终产物和能量的生成量均相同,但是体内氧化过程因其反应环境和条件不同而具有独特的特点(表 10-1)。

表 10-1 生物氧化和体外燃烧的比较

区别	生物氧化	体外燃烧
反应条件	37℃近中性的水溶液中进行，需酶催化	高温燃烧，不需要酶
CO_2 的生成方式	有机酸的脱羧反应	C 和 O_2 的直接结合
H_2O 的生成方式	代谢物脱下的 H 经呼吸链传递给氧生成 H_2O	H 和 O_2 的直接结合
能量释放形式	逐步释放，一部分储存于高能化合物中，另一部分以热能散发	以光和热的形式瞬间释放

三、生物氧化的方式

（一）二氧化碳的生成方式

营养物在生物氧化过程中，可以代谢产生一些有机酸，例如三羧酸循环中的异柠檬酸、α-酮戊二酸等，通过这些有机酸的脱羧反应生成了 CO_2。根据有机酸在脱羧的同时，是否伴随氧化反应，脱羧反应可以分为单纯脱羧和氧化脱羧。根据有机酸脱去的羧基位置不同，脱羧反应可以分为 α-脱羧和 β-脱羧。因此有以下四种脱羧方式。

1. α-单纯脱羧

$$R-\underset{\underset{H}{|}}{\overset{\overset{\boxed{COOH}}{|}}{C}}-NH_2 \xrightarrow{\text{氨基酸脱羧酶}} R-CH_2NH_2 + CO_2$$

α-氨基酸　　　　　　　　　　　胺

2. α-氧化脱羧

$$H_3C-\overset{O}{\overset{||}{C}}-\boxed{COOH} + CoASH + NAD^+ \xrightarrow{\text{丙酮酸脱氢酶系}} H_3C-\overset{O}{\overset{||}{C}}\sim SCoA + CO_2 + NADH + H^+$$

丙酮酸　　　　　　　　　　　　　　　乙酰辅酶A

3. β-单纯脱羧

$$\boxed{HOOC}-CH_2-\overset{O}{\overset{||}{C}}-COOH \xrightarrow{\text{草酰乙酸脱羧酶}} H_3C-\overset{O}{\overset{||}{C}}-COOH + CO_2$$

草酰乙酸　　　　　　　　　　　丙酮酸

4. β-氧化脱羧

$$\boxed{HOOC}-CH_2-\underset{\underset{H}{|}}{\overset{\overset{OH}{|}}{C}}-COOH + NADP^+ \xrightarrow{\text{苹果酸酶}} H_3C-\overset{O}{\overset{||}{C}}-COOH + CO_2 + NADPH + H^+$$

苹果酸　　　　　　　　　　　　丙酮酸

（二）水的生成

生物体内物质的氧化方式包括加氧、脱氢和失电子，但是脱氢是最常见的氧化方式。在生物氧化过程中，代谢物一般会脱下一对氢原子（2H），并传递给脱氢酶的辅酶或辅基生成 $NADH+H^+$ 和 $FADH_2$，再经线粒体内的一系列中间传递体进行传递，最终传递给氧生成水。例如：苹果酸在苹果酸脱氢酶的催化下生成草酰乙酸时，脱下的一对氢原子（2H）传递给 NAD^+ 生成 $NADH+H^+$；琥珀酸在琥珀酸脱氢酶的催化下生成延胡索酸时，脱下的一对氢原子（2H）传递给 FAD 生成 $FADH_2$，$NADH+H^+$ 和 $FADH_2$ 的氢原子继续经过线粒体内的一系列中间体传递给氧，最后生成水。

第二节　线粒体氧化体系

线粒体内代谢物氧化过程中伴随着能量的生成,在这一过程中参与电子传递的物质称为**递电子体**,参与传递氢原子的成员称为**递氢体**,递氢体同时也传递了电子,因此也可以称为递电子体,但是递电子体不一定是递氢体。线粒体内的递氢体和递电子体逐步进行氢和电子的传递,伴随这一传递过程能够释放能量,并且和 ATP 的生成耦联在一起,成为体内ATP 的最主要来源。

一、呼吸链

呼吸链(respiratory chain)指存在于线粒体内膜上的按一定顺序排列的具有递氢、递电子功能的酶复合体构成的链状氧化还原体系,也称电子传递链。呼吸链中的递氢体与递电子体主要是以四大复合体(复合体 Ⅰ、Ⅱ、Ⅲ 和 Ⅳ)形式存在于线粒体内膜上,每种复合体含有多种不同成分,同时还有复合体外的一些游离组分,这些组分主要有以下五大类。

（一）烟酰胺脱氢酶类及其辅酶

烟酰胺脱氢酶类是指以 NAD^+ 或 $NADP^+$ 为辅酶的脱氢酶,是体内分布最广泛的脱氢酶类,因其辅酶分子中含有烟酰胺而得名。烟酰胺脱氢酶类催化代谢物脱氢($2H \rightarrow H + H^+ + e$)交给 NAD^+ 生成 $NADH + H^+$ 后,主要进入呼吸链传递、产能;而 $NADPH + H^+$ 主要参与体内脂肪酸、胆固醇等物质的合成过程。

在递氢过程中,NAD^+ 或 $NADP^+$ 分子中烟酰胺的吡啶环以 5 价的氮接受 1 个电子变为 3价的氮,而其对侧的碳原子能接受 1 个氢原子。这样,NAD^+ 或 $NADP^+$ 接受 1 个氢原子和 1个电子后转变为 NADH 或 NADPH,而一个 H^+ 伴随其游离在介质中,分别表示为 $NADH + H^+$（或 NADH）和 $NADPH + H^+$（或 NADPH）。具体反应如下:

$$\text{NAD}^+/\text{NADP}^+ \quad +H+H^++e \rightleftharpoons \quad \text{NADH}+\text{H}^+/\text{NADPH}+\text{H}^+$$

当 NAD^+ 接受了代谢物脱下的 2H 转变为 $NADH + H^+$ 后,进入呼吸链进一步将 2H 传递给复合体 Ⅰ 中黄素蛋白的辅基 FMN。

（二）黄素蛋白酶类及其辅基

黄素蛋白酶(flavoprotein,FP)是以 FAD 和 FMN 为辅基的一类脱氢酶,因其辅基分子中含有核黄素而得名。在黄素蛋白酶催化代谢物脱氢(2H)反应中,其辅基 FAD 或 FMN 分子的异咯嗪环中的 N^1 和 N^{10} 能够分别接受 1 个氢原子,生成 $FADH_2$ 或 $FMNH_2$,通过它们继续把氢原子传递下去。具体反应如下:

$$\text{FMN/FAD} \quad \overset{+2H}{\underset{-2H}{\rightleftharpoons}} \quad \text{FMNH}_2/\text{FADH}_2$$

呼吸链复合体 I 中的 NADH 脱氢酶属于黄素蛋白酶(FP_1),含有辅基 FMN。FP_1 可以催化 $NADH+H^+$ 脱氢,将 2H 传递给 FMN 生成 $FMNH_2$。琥珀酸脱氢酶是复合体 II 成员,辅基为 FAD,属于另一类黄素蛋白酶(FP_2)。FP_2 能够催化琥珀酸脱氢(2H)交给 FAD 生成 $FADH_2$。$FMNH_2$ 或 $FADH_2$ 可进一步将氢原子传递给泛醌。

(三)铁硫蛋白类

铁硫蛋白(iron-sulfur protein)和烟酰胺脱氢酶类及黄素蛋白酶类的功能不同,它属于呼吸链中的一类电子传递体,因其辅基为等量的非血红蛋白铁和无机硫构成的铁硫簇(iron-sulfur cluster,Fe-S)而得名。铁硫簇有 2Fe-2S、4Fe-4S 等多种形式,它们通过分子中的铁原子与蛋白质多肽链中的半胱氨酸残基的硫原子连接构成铁硫蛋白。

2Fe-2S   4Fe-4S

铁硫蛋白通过其辅基铁硫簇中的铁离子发生变价($Fe^{3+} \rightleftharpoons Fe^{2+}$)进行电子的传递,每个 Fe^{3+} 只接受 1 个电子还原成 Fe^{2+},因此铁硫蛋白属于单电子传递体。在呼吸链中,铁硫蛋白分布比较广泛,复合体 I、III 和 IV 中都存在,通常是与其他传递体结合构成复合物的形式而存在,从而参与复合体的电子传递过程。

(四)泛醌

泛醌(ubiquinone,Q)是一类广泛存在于生物体内的脂溶性醌类化合物,曾认为其是一种辅酶,而被称为辅酶 Q(coenzyme Q,CoQ)。但是至今没有发现有哪种蛋白质与其结合构成全酶形式,因此称泛醌更确切。在泛醌分子中的 C-6 上含有一个由多个异戊烯单位构成的侧链,不同的物种该侧链中的异戊烯单位数目不同。人体内的泛醌含有 10 个异戊烯单位($n=10$),常用 Q_{10} 来表示。泛醌因其侧链的疏水作用,能够在线粒体内膜中迅速扩散,并且非常容易被从线粒体内膜中分离出来。

在呼吸链中,泛醌可以分别接受复合体 I 和复合体 II 中黄素蛋白传递来的 2H。泛醌首先接受 1 个电子和 1 个质子被还原成半醌型,然后再接受 1 个电子和 1 个质子被还原成二氢泛醌(QH_2)。QH_2 再将 2 个质子释放入线粒体基质中,而把 2 个电子传递给其后的复合体 III 中的细胞色素类依次传递。

泛醌   半醌型   二氢泛醌
(Q)   (QH_2)

(五)细胞色素类

细胞色素(cytochrome,Cyt)是呼吸链中一类以铁卟啉为辅基的色素蛋白质,通过其辅基铁卟啉中的铁离子变价($Fe^{3+}\Longleftrightarrow Fe^{2+}$)以传递电子,因此细胞色素类也是单电子传递体。根据细胞色素类的吸收光谱不同,可以分为细胞色素 a、b、c 三大类。每一类又可以根据其最大吸收峰的微小差别再分成几种亚类。Cyta 又分为 a 和 a_3,Cytb 有 b_{560}、b_{562}、b_{566},Cytc 分为 c 和 c_1。参与呼吸链组成的细胞色素主要有 Cytb、c_1、c、a 和 a_3,其中 Cytb 和 c_1 存在于复合体Ⅲ中,Cyta 和 a_3 存在于复合体Ⅳ中,并且两者结合紧密,常用 $Cytaa_3$ 表示。Cytc 则单独与线粒体内膜外表面疏松结合。在呼吸链中,复合体Ⅲ中的 Cytb 率先能够接受泛醌传递来的电子,并且通过 $Cytb\rightarrow Cytc_1\rightarrow Cytc\rightarrow Cytaa_3$ 的顺序依次传递。最后由复合体Ⅳ中的 $Cytaa_3$ 将从 Cytc 接受的电子直接传递给 $\frac{1}{2}O_2$,因此 $Cytaa_3$ 被称为**细胞色素氧化酶**(cytochrome oxidase,CO)。

上述呼吸链各组分中,泛醌游离存在于线粒体内膜中,细胞色素 c 疏松结合在线粒体内膜外侧,其余成分则组合成四大复合体。复合体Ⅰ、Ⅲ和Ⅳ完全镶嵌在线粒体内膜中,而复合体Ⅱ镶嵌在线粒体内膜的基质侧。由于泛醌能在内膜中自由扩散,细胞色素 c 能在内膜外表面移动,从而使代谢物氧化脱下的氢和电子能够经呼吸链 4 大复合体依次传递,最终交给氧形成水。呼吸链的主要成分及 4 种复合体在线粒体内膜中的分布见图 10-1。

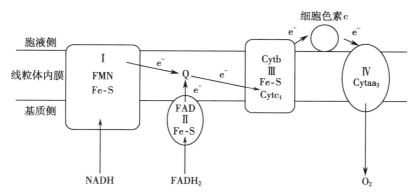

图 10-1　呼吸链四大复合体及其主要成分在线粒体内膜中的分布

二、体内重要呼吸链的排列顺序

呼吸链中的递氢体和递电子体是按严格的顺序和方向排列的,这是通过下列实验推测的:①测定呼吸链各成分的标准氧化还原电位($E^{0}{}'$)值,由低到高进行排序;②在底物存在下,加入不同抑制剂,特异阻断呼吸链某一组分的电子传递,根据阻断部位前后组分的氧化还原态不同及其吸收光谱的变化进行判断;③利用呼吸链各组分具有特征性吸收光谱的特点,以离体线粒体无氧时处于还原态作对照,然后缓慢供氧,观察各组分被氧化的顺序;④在体外将呼吸链拆开和重组,确定四大复合体的组成和排列顺序。通过上述实验结果的综合分析,目前认为体内主要有两条呼吸链,分别是 NADH 氧化呼吸链和 $FADH_2$ 氧化呼吸链,它们的组成与排列顺序如下:

1. NADH 氧化呼吸链　在生物氧化过程中,大多数脱氢酶属于以 NAD^+ 为辅酶的烟酰胺脱氢酶类,例如三羧酸循环中的异枸橼酸脱氢酶、苹果酸脱氢酶等,它们催化底物脱下一对氢原子(2H)都是交给 NAD^+ 生成 $NADH+H^+$,然后进入 NADH 氧化呼吸链传递给氧生成水。因此,NADH 氧化呼吸链是体内分布最广的一条呼吸链。

NADH 氧化呼吸链的基本组成依次有 NAD^+、复合体Ⅰ(主要含 FMN、Fe-S)、Q、复合体Ⅲ(主要含 Cytb、$Cytc_1$)、Cytc 和复合体Ⅳ(主要含 $Cytaa_3$)等。通过这些组分依次递氢和递电子,最后交给½O_2 形成 H_2O,同时释放能量形成 ATP。实验证明,NADH 氧化呼吸链每传递 2H 约生成 2.5 分子 ATP(图 10-2)。

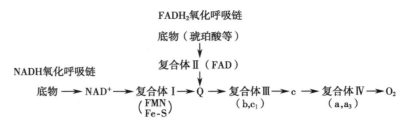

图 10-2　NADH 氧化呼吸链和 FADH₂ 氧化呼吸链的排列顺序

2. FADH$_2$ 氧化呼吸链　催化琥珀酸、脂酰辅酶 A 等底物脱氢氧化的脱氢酶属于黄素蛋白酶类,其辅基为 FAD。它们催化底物脱下的一对氢原子(2H)交给 FAD 生成 FADH$_2$,然后进入 FADH$_2$ 氧化呼吸链传递给氧生成水。

FADH$_2$ 氧化呼吸链的基本组成有复合体Ⅱ(主要含 FAD)、Q、复合体Ⅲ(主要含 Cytb、Cytc$_1$)、Cytc 和复合体Ⅳ(主要含 Cytaa$_3$)等。通过这些组分依次递氢和递电子,最后交给½O_2 形成 H_2O,同时释放能量形成 ATP。实验证明,FADH$_2$ 氧化呼吸链每传递 2H 约生成 1.5 分子 ATP(图 10-2)。

三、胞质中 NADH+H⁺的氧化

在线粒体内,代谢物脱氢生成的 NADH+H⁺,可以直接进入 NADH 氧化呼吸链传递给氧生成水。但是在细胞质中,代谢物脱氢生成的 NADH+H⁺不能自由透过线粒体内膜。例如在糖的有氧氧化过程中,甘油醛-3-磷酸脱氢生成的 NADH+H⁺,必须要经过载体转运才能进入线粒体经呼吸链氧化生成水。这种转运是通过穿梭机制实现的,主要包括甘油-3-磷酸穿梭(α-glycerophosphate shuttle)和苹果酸-天冬氨酸穿梭(malate-aspartate shuttle)两种方式。

1. 甘油-3-磷酸穿梭　在脑和骨骼肌等组织中,胞质中代谢物脱氢生成的 NADH+H⁺是通过甘油-3-磷酸穿梭被转运进入线粒体的。其转运过程中是以甘油-3-磷酸为载体将 2H 转运进入线粒体,由此而得名。

胞质中代谢物脱氢生成的 NADH+H⁺,在甘油-3-磷酸脱氢酶(以 NAD⁺为辅酶)的催化下,将 NADH+H⁺的氢原子加到磷酸二羟丙酮分子上,使其还原为甘油-3-磷酸,后者通过线粒体内膜,经线粒体内膜上存在的甘油-3-磷酸脱氢酶(以 FAD 为辅基)催化重新脱氢生成磷酸二羟丙酮,并将氢原子传递给线粒体内的 FAD。后者进入 FADH$_2$ 呼吸链氧化生成水,同时生成 1.5 分子 ATP(图 10-3)。因此葡萄糖在脑和骨骼肌中进行有氧氧化时,生成的 ATP 比其他组织要少一些。以这种方式穿梭,1 分子葡萄糖经有氧氧化生成 30 分子 ATP。

2. 苹果酸-天冬氨酸穿梭　在肝脏和心肌等组织中,胞质中代谢物脱氢生成的 NADH+H⁺是通过苹果酸-天冬氨酸穿梭转运进入线粒体的。

胞质中代谢物脱氢生成的 NADH+H⁺,在苹果酸脱氢酶催化下,将 NADH+H⁺的氢原子加到草酰乙酸分子上,使其还原为苹果酸,后者借助线粒体内膜上的羧酸转运蛋白进入线粒体,又在线粒体内苹果酸脱氢酶的催化下脱氢生成草酰乙酸,把氢原子传递给线粒体内的 NAD⁺,进入 NADH 氧化呼吸链氧化生成水,同时生成 2.5 分子 ATP。草酰乙酸经相应转氨

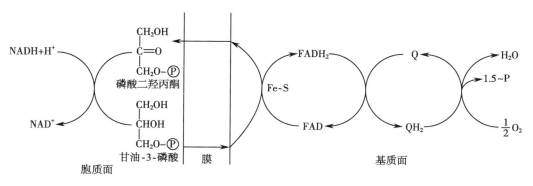

图 10-3　甘油-3-磷酸穿梭

酶催化生成天冬氨酸,后者再经酸性氨基酸转运蛋白转运出线粒体,在胞质中经天冬氨酸又转变成草酰乙酸(图 10-4)。以这种方式穿梭,1 分子葡萄糖经有氧氧化生成 32 分子 ATP。

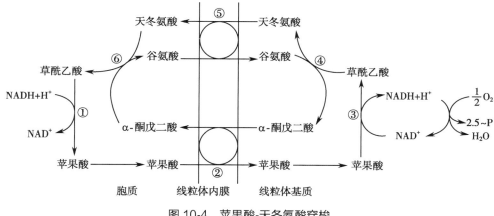

图 10-4　苹果酸-天冬氨酸穿梭

第三节　生物氧化与能量代谢

三大营养物经生物氧化过程分解可以释放大量能量,其中约有 40% 左右的能量以化学能的形式储存在高能化合物中(如 ATP),其余能量以热能形式散发用于维持体温。高能化合物(主要是 ATP)可以将其分子内部的能量释出供给呼吸、运动、神经传导或酶促反应等各种生命活动所需。

一、高能化合物的种类

生物化学中将水解时能够释放 21kJ/mol 以上能量的、含有磷酸酯键或硫酯键的化合物称为高能化合物。其分子中的磷酸酯键称为高能磷酸酯键,硫酯键称为高能硫酯键,通常用"～"表示。但实际上高能化合物释放的能量是由整个分子结构决定的,并不存在键能高的化学键。因此高能键的名称不够确切,但是为了叙述方便,习惯上还在使用。高能化合物是生物体释放、储存和利用能量的媒介,例如 ATP、磷酸肌酸等(表 10-2)。

表 10-2　体内常见的高能化合物

常见的高能化合物	结构式	释放能量（kJ/mol）
甘油酸-1,3-二磷酸	COO~P | H—C—OH | CH₂—O—P	-49.3
磷酸烯醇式丙酮酸	CH₂ ‖ HOOC—C—O~PO₃H₂	-61.9
乙酰辅酶 A	O ‖ C~SCoA | CH₃	-31.4
磷酸肌酸	CH₃NH | HOOC—CH₂—N—C—NH~PO₃H₂	-43.9
ATP	O O ‖ ‖ A—P—O~P—O—PO₃H₂ | | OH OH	-30.5

二、ATP 的生成

在生物体内,最重要的高能化合物是 ATP,它是体内能量的直接供应者。三大营养物经氧化分解释放的能量能够使 ADP 磷酸化生成 ATP,ATP 又可以分解为 ADP 和磷酸,同时释放能量供给生命活动利用。通过 ATP 和 ADP 的这种相互转化,保证了机体的能量代谢平衡。体内 ATP 的生成方式包括底物水平磷酸化和氧化磷酸化两种。

（一）底物水平磷酸化

底物水平磷酸化（substrate level phosphorylation）是指物质在分解代谢过程中,底物在发生脱氢或脱水反应时,其分子内部的能量重新分布生成高能磷酸化合物,然后将高能磷酸化合物分子上的高能磷酸基团转移给 ADP 生成 ATP 的过程。例如糖酵解过程中甘油酸-1,3-二磷酸转变生成甘油酸-3-磷酸和磷酸烯醇式丙酮酸转变为丙酮酸的反应,三羧酸循环过程中琥珀酰辅酶 A 转变生成琥珀酸的反应。见下反应式:

$$甘油酸\text{-}1,3\text{-}二磷酸 + ADP \xrightleftharpoons[Mg^{2+}]{甘油酸\text{-}3\text{-}磷酸激酶} 甘油酸\text{-}3\text{-}磷酸 + ATP$$

$$磷酸烯醇式丙酮酸 + ADP \xrightleftharpoons[Mg^{2+},\ K^+]{丙酮酸激酶} 丙酮酸 + ATP$$

$$琥珀酰辅酶A + UDP + Pi \xrightleftharpoons{琥珀酰CoA合成酶} 琥珀酸 + UTP + HSCoA$$

$$GTP + ADP \xrightleftharpoons{} GDP + ATP$$

（二）氧化磷酸化

1. 氧化磷酸化的概念　**氧化磷酸化**（oxidative phosphorylation）是指在生物氧化过程中,代谢物脱下来的氢原子通过呼吸链传递给氧生成水,所释放的能量能够耦联 ADP 磷酸化生成 ATP 的过程。该过程把氧化释放能量的过程和 ADP 磷酸化生成 ATP 的过程耦联在一起,因此也称为**氧化磷酸化耦联**。体内 80% 以上的 ATP 是经氧化磷酸化耦联生成的,因此该过程是生物体内生成 ATP 的最主要方式。

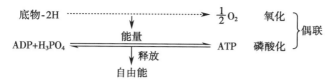

2. 氧化磷酸化的耦联部位　通过体外测定 P/O 比值和自由能变化的实验,大致能够推测氧化与磷酸化耦联的部位,即呼吸链中 ATP 的生成部位。

(1) P/O 比值的测定:P/O 比值是指在氧化磷酸化过程中,每消耗 1mol 氧原子的同时消耗无机磷的摩尔数,该数值即为生成 ATP 的摩尔数。在体外模拟细胞内的环境,将分离得到的完整线粒体,加入不同的底物、ADP、无机磷、Mg^{2+} 等进行反应,然后测定消耗的氧原子和无机磷的量,并计算出 P/O 比值(表 10-3),通过 P/O 比值大致推测呼吸链中发生氧化磷酸化的耦联部位。

表 10-3 线粒体离体实验中加入不同底物的 P/O 比值

底物	经过的呼吸链过程	P/O 比值	生成 ATP 的数目
β-羟丁酸	$NAD^+ \rightarrow FMN \rightarrow Q \rightarrow Cyt \rightarrow \frac{1}{2}O_2$	2.5	2.5
琥珀酸	$FAD \rightarrow Q \rightarrow Cyt \rightarrow \frac{1}{2}O_2$	1.5	1.5
抗坏血酸	$Cytc \rightarrow Cytaa_3 \rightarrow \frac{1}{2}O_2$	1	1
还原型 Cytc	$Cytaa_3 \rightarrow \frac{1}{2}O_2$	1	1

β-羟丁酸脱下的氢传递给 NAD^+,经过 NADH 呼吸链氧化,P/O 比值为 2.5,即生成 2.5 分子 ATP。琥珀酸脱下的氢传递给 FAD,经过 $FADH_2$ 呼吸链氧化,P/O 比值为 1.5,即生成 1.5 分子 ATP。由此推测在 $NAD^+ \rightarrow Q$ 之间存在 1 个耦联部位。抗坏血酸的电子传递给 Cytc,P/O 比值为 1,Cytc 的电子传递给 $Cytaa_3$,其 P/O 比值也为 1,由此推测在 $Cytaa_3 \rightarrow \frac{1}{2}O_2$ 之间存在 1 个耦联部位。通过琥珀酸和还原型 Cytc 氧化时的 P/O 比值比较,可以推测出在 $Q \rightarrow Cytc$ 之间也存在 1 个耦联部位。

(2) 自由能的变化:通过自由能变化的测定进一步证实了上述氧化磷酸化的耦联部位。$NAD^+ \rightarrow Q$、$Q \rightarrow Cytc$ 和 $Cytaa_3 \rightarrow \frac{1}{2}O_2$,这 3 个部位的自由能变化分别为 69.5kJ/mol、36.7kJ/mol 和 112kJ/mol,而每生成 1 摩尔 ATP 约需要消耗 30.5kJ 的能量,因此 3 个部位均能为 ATP 的生成提供足够的能量。

通过上述实验可以得出:NADH 氧化呼吸链存在 3 个耦联部位,每传递 1 对氢原子生成 2.5 分子 ATP;$FADH_2$ 呼吸链存在 2 个耦联部位,每传递 1 对氢原子生成 1.5 分子 ATP。2 条呼吸链中氧化磷酸的耦联部位见图 10-5。

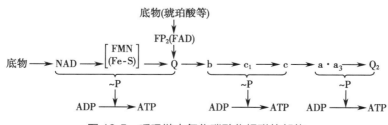

图 10-5　呼吸链中氧化磷酸化耦联的部位

1961 年英国科学者 Peter Mitchell 提出的化学渗透学说解释了呼吸链电子传递释放的自由能是如何和 ADP 的磷酸化生成 ATP 的过程耦联到一起的。该学说认为:通过一种跨线粒体内膜的质子梯度,能够把电子传递释放出的自由能和 ADP 磷酸化生成 ATP 的过程相耦联。在呼吸链电子传递的过程中释放的自由能驱动线粒体基质中的 H^+ 跨过内膜进入胞质侧,从而形成线粒体内膜内外 H^+ 的电化学梯度,并以此储存能量。当 H^+ 顺浓度梯度通过 ATP 合酶(ATP synthase)的 F_0(疏水部分)的 H^+ 通道回流到线粒体基质时,驱动 ADP 与 Pi 作用合成 ATP。

三、影响氧化磷酸化的因素

影响氧化磷酸化的因素主要包括抑制剂、ADP 的浓度、甲状腺素和线粒体 DNA 突变等,其中最主要的影响因素是 ADP 的浓度。

（一）抑制剂

1. 呼吸链抑制剂 **呼吸链抑制剂**(respiratory chain inhibitor)能够在特异部位阻断呼吸链某一组分的电子传递,从而阻断氧化磷酸化的进行。例如麻醉药异戊巴比妥(阿米妥)、杀虫剂鱼藤酮能够与复合体 I 中的铁硫蛋白结合,从而阻断铁硫蛋白到泛醌的电子传递。抗霉素 A、二巯基丙醇能够抑制复合体 III 中 Cytb 到 $Cytc_1$ 的电子传递。氰化物（CN^-）和叠氮化物（N_3^-）可以与复合体 IV 中的氧化型 $Cyta_3$ 紧密结合,一氧化碳和硫化氢可以与还原型 $Cyta_3$ 结合,阻断电子传递给氧,引起呼吸链的中断。因此在氰化物和一氧化碳中毒时,即使氧气供应充足,也不能被细胞利用,从而造成细胞呼吸停止,引起机体迅速死亡。

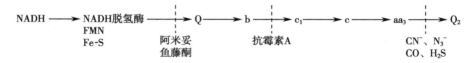

2. 解耦联剂 **解耦联剂**(uncoupling agent)指能使氧化与磷酸化的耦联过程脱离的化合物。解耦联剂不影响呼吸链对电子的传递作用,即氧化仍能进行,但是释放的能量不能驱动线粒体内膜胞质侧的 H^+ 经过 ATP 合酶的 F_0 质子通道回流到基质侧,进而不能使 ADP 磷酸化生成 ATP。因此,解耦联剂使氧化与磷酸化的耦联作用解除,使氧化释放出来的能量全部以热能形式散发,无 ATP 生成。例如 2,4-二硝基苯酚(dinitrophenol, DNP)通过引起线粒体内膜上质子的渗漏,使线粒体内膜内外 H^+ 的电化学梯度消失,这时虽然呼吸链的电子传递照常进行,氧还在消耗,但 ADP 不能磷酸化生成 ATP,使 P/O 比值下降。人类(尤其新生儿)及其他哺乳动物体内存在棕色脂肪组织,该组织含有大量的线粒体,在其线粒体内膜上存在解耦联蛋白(uncoupling protein),能够解除氧化和磷酸化的耦联作用,使氧化释放的能量主要以热能散发。因此,棕色脂肪组织具有产热御寒的功能。如果新生儿体内缺乏棕色脂肪组织,就不能维持正常体温,皮下脂肪凝固就会导致新生儿硬肿症。

（二）ADP 的调节

ADP 是正常机体内调节氧化磷酸化的最主要因素。当机体 ATP 利用增多,ADP 浓度升高,其进入线粒体促使氧化磷酸化速度加快。反之,当 ADP 不足时,氧化磷酸化速度减慢。通过这种方式调节 ATP 的合成速率使之符合生理需要。

（三）甲状腺激素

甲状腺激素能够诱导细胞膜上的 Na^+/K^+-ATP 酶的生成,从而促进 ATP 分解为 ADP,

ADP浓度升高后进一步促进氧化磷酸化的进行,加速细胞内营养物质的氧化分解,使细胞的耗氧量和产热量均增加。因此,甲状腺功能亢进的患者常出现基础代谢率升高、怕热、易出汗等症状。

（四）线粒体DNA的突变

线粒体拥有自己的基因组,线粒体DNA(mitochondrial DNA,mtDNA)含有编码呼吸链复合体中13条多肽链的基因及线粒体中22个tRNA和2个rRNA的基因。然而,mtDNA为裸露的环状双链结构,缺乏蛋白质的保护和损伤修复系统,容易受到氧化磷酸化过程中产生的氧自由基的损伤而发生突变。mtDNA的突变会影响呼吸链复合体的合成和功能,从而影响氧化磷酸化的进行,使ATP的生成减少产生mtDNA病。mtDNA病易引起耗能较多的组织器官首先出现功能障碍,常见失明、耳聋、痴呆、肌无力和糖尿病等,并且随着年龄的增长病情加重。

四、ATP的利用、转移与储存

ATP是体内能量的直接供应者,是机体能量代谢的中心。糖、脂肪和蛋白质三大营养物氧化分解释放的能量能够使ADP磷酸化生成ATP;ATP又可以分解为ADP和磷酸,释放能量,供给生命活动所需,通过ADP和ATP之间的相互转化,实现能量的利用,保证了机体的能量代谢平衡。ATP还可以将其高能键转移给肌酸生成磷酸肌酸储存起来,例如当机体处于安静状态能量供过于求时,ATP可以将能量(~P)转移给肌酸生成磷酸肌酸储存在肌肉和脑组织中,因而磷酸肌酸是能量的储存者。当机体消耗ATP增多时,磷酸肌酸又可以将能量(~P)转移给ADP生成ATP,后者直接供给机体利用。另外,在某些情况下ATP也可以将高能磷酸基团转移到UDP、CDP和GDP的分子上,为糖原、磷脂和蛋白质的合成提供高能化合物UTP、CTP和GTP。因此ATP是生物体内能量利用、转移和储存的中心(图10-6)。

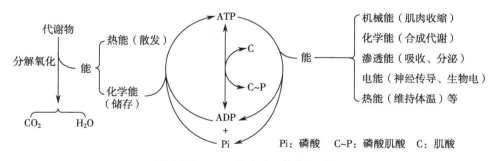

图10-6 ATP的生成、储存和利用

第四节 非线粒体氧化体系

微粒体和过氧化物酶体中存在一些不同于线粒体呼吸链的氧化酶类,也能够进行物质氧化,是一类特殊的非线粒体氧化体系。包括肝细胞微粒体中的加单氧酶(monooxygenase)或称羟化酶(hydroxylase)、过氧化物酶体中的过氧化物酶(peroxidase)、过氧化氢酶(catalase)、谷胱甘肽过氧化物酶(glutathione peroxidase)及细胞质中的超氧化物歧化酶(superoxide dismutase,SOD)等。这些酶催化氧化反应不偶联ADP磷酸化生成ATP的过程,而主要是参与清除氧自由基和过氧化氢等,参与药物和毒物的生物转化(详见第十七章),部分也参

笔记栏

与类固醇和儿茶酚胺等化合物的转化,从而保护生物体免遭氧化损伤或毒物的作用而健康生存。

重难点解析

**扫一扫,
测一测**

> ### 知识链接
>
> #### 线粒体 DNA 突变与 Leber 遗传性视神经病(LHON)
>
> Leber 遗传性视神经病(Leber's hereditary optic neuropathy,LHON)为人类最早证实的线粒体 DNA(mtDNA)缺损的一种遗传病,是遗传性视神经病变的常见类型,1871 年德国医生 Theoder Leber 首次报道。诱发 LHON 的 mtDNA 突变均为点突变,发病在 20~30 岁的男性青年,为严格的母系遗传,但不外显,男性患者不会将性状遗传给下一代。患者中央视力丧失,周边视力保存,全盲者少见,瞳孔对光反射保存,伴色觉障碍。病因是母系细胞质线粒体 DNA 缺陷,Complex I 的 ND4 基因第 11778 位点的碱基由 G 置换为 A(G11778A),导致 340 位高度保守的精氨酸被组氨酸取代,ND4 空间结构发生改变,由此影响细胞产生腺苷三磷酸的能力,且该病在北欧及东方亚洲人群发病率高。

● (王艳杰)

复习思考题

1. 简述生物体内能量的主要来源及 ATP 的生成机制。

2. 结合甲状腺激素对生物氧化的影响,阐述甲状腺功能亢进的患者出现基础代谢率升高、怕热、易出汗等症状的机制。

第十一章

脂 类 代 谢

📐 **学习目标**

1. 掌握甘油三酯、磷脂、胆固醇和血浆脂蛋白代谢等相关知识。

2. 通过脂类代谢的学习,了解高脂血症、动脉粥样硬化、肥胖症、脂肪肝、糖尿病并发酮症酸中毒的发生原因。

3. 通过脂类代谢的学习,指导在临床工作中对不同患者设计合理的护理方案,促进康复或预防脂类代谢紊乱相关疾病的发生与发展。

脂类是重要的生命物质,其代谢与正常生命活动、健康、疾病发生的关系十分密切。体内脂类代谢失衡或紊乱会引起严重的病变,如肥胖症、脂肪肝、动脉硬化、冠心病等。因此,研究和了解脂类代谢对于促进人类健康及防治相关疾病具有重要意义。

第一节　脂类的消化吸收与分布

脂类包括脂肪和类脂。脂肪和类脂在组成、结构、体内的分布、生理功能等多方面都有所不同。

一、脂类的消化与吸收

脂类的消化与吸收的主要场所是小肠。食物中的脂类物质 90% 以上是脂肪,其余为磷脂、胆固醇及胆固醇酯等。食物脂类的消化与吸收由各种脂酶催化,且需要胆汁酸盐作为乳化剂,将脂类乳化成细小的微滴,以利于脂酶的接触。胆汁酸盐也是多种脂酶的激活剂,激活胰脂酶、磷脂酶 A_2、胆固醇酯酶及辅脂酶等。各种脂酶作用于食物中的相应脂类进行消化,如胰脂酶在辅脂酶协助下催化甘油三酯分解为甘油一酯和脂肪酸,磷脂酶 A_2 催化磷脂分解为溶血磷脂和脂肪酸,胆固醇酯酶催化胆固醇酯分解为游离胆固醇和脂肪酸。

脂类消化产物由小肠黏膜上皮细胞吸收。其中甘油和中、短链脂肪酸可被直接吸收,通过门静脉进入血液循环;其他消化产物(如甘油一酯、长链脂肪酸、溶血磷脂和胆固醇等)在胆汁酸盐的乳化作用下形成极性较大的混合微团进入肠黏膜细胞,在滑面内质网上重新酯化成甘油三酯、磷脂和胆固醇酯等,再与载脂蛋白结合组装成乳糜微粒(chylomicron,CM),经淋巴管进入血液循环。CM 中的甘油三酯约占 90%,来自食物脂类的消化吸收,被称为**外源性甘油三酯**。毛细血管壁表面的脂蛋白脂酶(lipoprotein lipase,LPL)作用于血液中的 CM,催化甘油三酯水解为甘油和脂肪酸,或被其他组织氧化利用,或以甘油三酯形式储存于脂库,即**脂肪储存**。

食物脂肪经消化后多被吸收,但胆固醇的吸收率较低,一般只有 30%~40%,且受多种因

189

素影响:如植物中的豆固醇、谷固醇能抑制胆固醇的吸收,食物中的纤维素、果胶、琼脂等因与胆汁酸形成不溶性复合物而影响胆固醇的吸收。因此,冠心病患者多吃豆类、蔬菜类食物可降低胆固醇的吸收。

二、脂类的分布和功能

脂类具有重要的生物学功能。甘油三酯主要分布在皮下、腹腔大网膜、肠系膜、内脏周围等处的脂肪组织中,作为储能物质,被称为**储存脂**。这些储存脂肪的部位被称为**脂库**。与糖原比较,糖原是亲水性的,储存 1g 糖原需结合 2 倍于自身重量的水;脂肪是疏水性的,氧化 1g 脂肪所产生的能量是水合糖原的 6 倍。因此,甘油三酯是一种经济有效的储能和供能物质。储存脂含量一般占体重的 10%~20%,其含量易受机体的营养状况、耗能情况、神经激素等多因素的影响而变动,故又被称为**可变脂**。分布在皮下、内脏周围的脂肪,又有调节体温、保护内脏等作用。食物脂肪还可提供必需脂肪酸,协助脂溶性维生素吸收等。

类脂主要分布在生物膜中,作为生物膜的基本成分,含量占膜成分的 50% 以上。因其含量较稳定(约占体重的 5%),被称为**基本脂**或固定脂。

第二节 血 脂

血浆中的脂类和游离脂肪酸统称为**血脂**。

一、血脂的组成与含量

血脂包括甘油三酯、磷脂、胆固醇及其酯、游离脂肪酸(free fatty acid,FFA)等。血脂的含量不如血糖恒定,可受膳食、运动、年龄、性别、生理状态等多种因素影响,波动范围较大。如高脂膳食后可使血浆脂类短时间内含量大幅度上升,因此,血脂含量测定前需清淡饮食,并在空腹 12~14 小时后采血。某些疾病也可以影响血脂水平,如严重糖尿病患者因体内脂肪动员增加,使可致血脂含量增高。血脂含量测定在临床具有重要意义。正常成人空腹血脂组成与含量见表 11-1。

表 11-1 正常成人空腹血脂组成与含量

脂类	含量参考值（均值）	
	mmol/L	mg/dl
总脂类	—	400~700(500)
总胆固醇	2.59~6.47(5.17)	100~240(200)
总磷脂	48.44~80.73(64.58)	150~250(200)
甘油三酯	0.11~1.69(1.13)	10~150(100)
游离脂肪酸	—	5~20(15)
胆固醇酯	1.81~5.17(3.75)	70~200(145)
游离胆固醇	1.03~1.81(1.42)	40~70(55)

二、血脂的来源与去路

血脂含量虽波动较大,但健康成人空腹 12~14 小时血脂含量维持在 400~700mg/dl,说明机体内血脂的来源与去路处于动态平衡(图 11-1)。

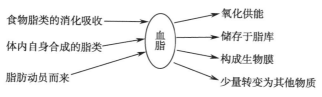

图 11-1 血脂的来源与去路

第三节 甘油三酯的代谢

甘油三酯代谢包括分解代谢和合成代谢,其中脂肪酸代谢是主要内容。脂肪酸在肝脏可分解为酮体,经血液运输到肝外组织氧化利用。

一、甘油三酯的分解代谢

甘油三酯的分解代谢主要指脂肪细胞内的甘油三酯水解,其产物①甘油被肝脏和肾脏等摄取利用;②脂肪酸在肝脏和肝外组织氧化分解,或在肝脏合成酮体向肝外输出利用。

(一)脂肪动员

脂肪组织中的甘油三酯逐步水解生成甘油和脂肪酸,释放入血,供全身各组织氧化利用的过程称为**脂肪动员**(fat mobilization)。此过程由脂肪酶催化,经甘油二酯、甘油一酯,最后得到甘油和脂肪酸。

$$甘油三酯 \xrightarrow[\text{甘油三酯脂肪酶}]{\text{H}_2\text{O} \quad 脂肪酸} 甘油二酯 \xrightarrow{\text{H}_2\text{O} \quad 脂肪酸} 甘油一酯 \xrightarrow{\text{H}_2\text{O} \quad 脂肪酸} 甘油$$

甘油三酯脂肪酶是脂肪动员的限速酶,其活性受多种激素调控,故称为**激素敏感性脂肪酶**(hormone-sensitive triglyceride lipase,HSL)。其调控激素按其作用效果分为两类:①**脂解激素**,通过磷酸化激活 HSL 以促进脂肪动员的激素;②**抗脂解激素**,通过去磷酸化抑制 HSL 活性以抑制脂肪动员的激素。禁食、饥饿、交感神经兴奋时,胰高血糖素、肾上腺素等分泌增加,激活甘油三酯脂肪酶,使脂肪水解加速,这些是脂解激素;饱食时,胰岛素分泌增加,抑制甘油三酯脂肪酶,为抗脂解激素。

脂肪动员水解生成的甘油和脂肪酸释放入血。甘油溶于水,通过血液循环直接运送到肝、肾、肠等组织被利用。脂肪酸不溶于水,进入血液与**清蛋白**(又称**白蛋白**)结合,转运至肝、骨骼肌、心肌等组织被摄取利用。

(二)甘油的代谢

甘油通过血液循环直接运送到肝、肾、肠等富含甘油激酶的组织,在该酶的催化下,甘油与 ATP 反应生成甘油-3-磷酸,再脱氢氧化生成磷酸二羟丙酮。磷酸二羟丙酮或经糖分解代谢途径氧化供能,或经糖异生途径生糖(反应过程见下)。脂肪细胞和骨骼肌细胞缺乏甘油激酶,不能利用脂解作用产生的甘油。

$$
\begin{array}{c}
\underset{\text{甘油}}{\begin{array}{c}\text{CH}_2\text{OH}\\|\\\text{HO—CH}\\|\\\text{CH}_2\text{OH}\end{array}}
\xrightarrow[\substack{\text{甘油激酶}\\(\text{肝、肾、肠})}]{\text{ATP} \quad \text{ADP}}
\underset{\text{甘油-3-磷酸}}{\begin{array}{c}\text{CH}_2\text{OH}\\|\\\text{HO—CH}\\|\\\text{CH}_2\text{OPO}_3\text{H}_2\end{array}}
\xrightarrow[\text{甘油-3-磷酸脱氢酶}]{\text{NAD}^+ \quad \text{NADH+H}^+}
\underset{\text{磷酸二羟丙酮}}{\begin{array}{c}\text{CH}_2\text{OH}\\|\\\text{C=O}\\|\\\text{CH}_2\text{OPO}_3\text{H}_2\end{array}}
\begin{array}{c}\nearrow \text{异生为糖}\\\\\searrow \text{氧化产能}\end{array}
\end{array}
$$

（三）脂肪酸的分解

除脑组织之外，大多数组织能利用脂肪酸氧化供能，其中以肝脏、心脏和骨骼肌最为活跃。人体内脂肪酸的氧化有多条途径，其中最主要的方式是在线粒体基质内经 β 氧化以 2 碳为单位逐步降解为乙酰辅酶 A。

1. 脂肪酸的氧化分解过程　长链脂肪酸不能直接进入线粒体内，必须在胞质内活化为脂酰辅酶 A，经肉碱转运进入线粒体内进行 β 氧化降解，产物乙酰辅酶 A 进入三羧酸循环。

（1）脂肪酸活化成脂酰辅酶 A：在 ATP、HSCoA、Mg^{2+} 存在条件下，胞质内的脂肪酸受到内质网或线粒体外膜上的脂酰辅酶 A 合成酶催化，生成含有高能硫酯键的脂酰辅酶 A，反应中消耗 2 个高能键，相当于消耗 2 分子 ATP（反应式见下）。

脂酰辅酶 A 可以进入线粒体进一步氧化分解，也可以在细胞质中参与脂肪和类脂的合成。

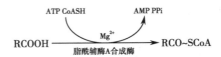

（2）脂酰辅酶 A 进入线粒体：催化脂酰辅酶 A 分解的 β 氧化酶系在线粒体基质内。胞质中的脂酰辅酶 A 以肉碱（carnitine，3-羟-4-三甲氨基丁酸）为载体转运入线粒体内。在线粒体内膜的两侧分别存在肉碱脂酰转移酶 Ⅰ 和酶 Ⅱ，线粒体内膜上存在肉碱-脂酰肉碱转运体。首先，线粒体内膜外侧的酶 Ⅰ 催化长链脂酰辅酶 A 与肉碱反应生成脂酰肉碱，经由转运体进入线粒体内，由线粒体内膜内侧的肉碱脂酰转移酶 Ⅱ 催化脂酰肉碱转变为脂酰辅酶 A 并释放出肉碱（图 11-2）。

肉碱脂酰转移酶 Ⅰ 是控制脂肪酸进入线粒体进行 β 氧化的限速酶。饱食后，丙二酸单酰辅酶 A 的合成增加，可以抑制肉碱脂酰转移酶 Ⅰ 活性，使脂肪酸氧化分解速率下降。反之，饥饿、高脂低糖膳食或糖尿病时，肉碱脂酰转移酶 Ⅰ 活性增高，脂肪酸氧化作用增强。

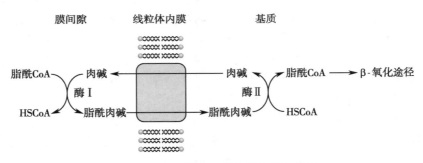

图 11-2　脂酰辅酶 A 进入线粒体的机制

（3）脂肪酸的 β 氧化：脂酰辅酶 A 进入线粒体基质后，在一系列酶的作用下进行脱氢、加水、再脱氢、硫解 4 步连续的反应，使脂酰辅酶 A 的 β 碳原子氧化分解产生 1 分子乙酰辅酶 A，因此称为 β 氧化，其过程如下：

1）脱氢：在脂酰辅酶 A 脱氢酶催化下，脂酰辅酶 A α、β 碳原子各脱下 1 个氢原子，生成 α、β-烯脂酰辅酶 A，脱下的 2H 由该酶的辅基 FAD 接受生成 $FADH_2$。

2）加水：在烯脂酰辅酶 A 水化酶催化下，α、β-烯脂酰辅酶 A 发生加水，生成 β-羟脂酰辅酶 A。

3）再脱氢：在 β-羟脂酰辅酶 A 脱氢酶催化下，β-羟脂酰辅酶 A 的 β-碳原子脱去 2 个氢原子，生成 β-酮脂酰辅酶 A，脱下的 2H 由该酶的辅酶 NAD^+ 接受生成 $NADH+H^+$。

4）硫解：在 β-酮脂酰辅酶 A 硫解酶催化下，β-酮脂酰辅酶 A 分子中的 α、β 碳原子之间的碳碳单键断裂，生成 1 分子乙酰辅酶 A，脂酰基与 1 分子 HSCoA 生成比原来少 2 个碳原子的脂酰辅酶 A。

含偶数（2n）碳原子的长链脂酰辅酶 A 每经过一次 β 氧化过程（脱氢、加水、再脱氢、硫解），生成 1 分子乙酰辅酶 A、1 分子 $FADH_2$ 和 1 分子 $NADH+H^+$。经（n-1）次 β 氧化将长链脂酰辅酶 A 降解为 n 分子乙酰辅酶 A（图 11-3）。

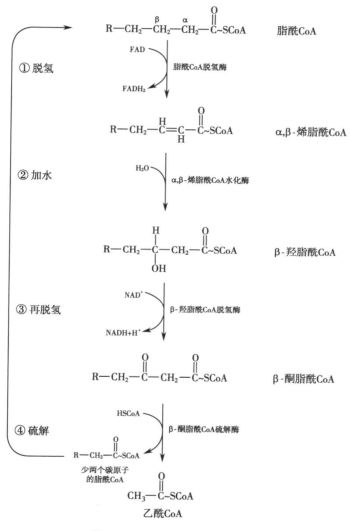

图 11-3　脂肪酸的 β 氧化过程

（4）乙酰辅酶 A 的彻底氧化：脂肪酸经过 β 氧化方式生成的乙酰辅酶 A，在线粒体内经三羧酸循环过程彻底氧化分解，生成 CO_2 和 H_2O 并释放能量。

2. 脂肪酸氧化的能量生成　脂肪酸氧化分解可以释放大量能量。β 氧化过程中脱氢反应生成的还原当量 $FADH_2$ 和 $NADH+H^+$ 进入呼吸链生成水时推动 ATP 生成。每分子 $FADH_2$ 生成 1.5 分子 ATP，每分子 $NADH+H^+$ 生成 2.5 分子 ATP，1 次 β 氧化共计生成 4 分子 ATP。

以 1 分子十六碳的软脂酸为例：①软脂酸活化为软脂酰辅酶 A 消耗 2 分子 ATP；②软脂酰辅酶 A 经过 7 次 β 氧化过程，产生 8 分子乙酰辅酶 A，同时生成 7 分子 $FADH_2$ 和 7

分子 NADH+H$^+$；③7 分子 FADH$_2$ 和 7 分子 NADH+H$^+$共计生成 28 分子 ATP；④8 分子乙酰辅酶 A 彻底氧化分解生成 80 分子 ATP。1 分子软脂酸彻底氧化释放的能量净生成 106 分子 ATP。

脂肪酸与葡萄糖均可氧化供能。正常情况下，机体优先利用葡糖糖氧化供能；当糖的氧化供能不足时(如长时间饥饿、糖尿病等)，机体动员脂肪氧化供能。β 氧化是人体内脂肪酸氧化的最重要方式。除此之外，还有 α 氧化、ω 氧化等方式。

(四) 酮体的生成和利用

肝脏是脂肪酸氧化分解的主要场所，经 β 氧化产生的大量乙酰辅酶 A，一部分直接进入三羧酸循环氧化供能，大部分则以酮体形式外送到肝外组织氧化利用。酮体是乙酰乙酸(acetoacetic acid)、β-羟丁酸(β-hydroxybutyrate)和丙酮(acetone)三种物质的总称，由肝线粒体内的生酮酶系作用下生成，输出至肝外组织线粒体内氧化分解供能。

1. 酮体的生成　酮体生成酶系存在于肝细胞线粒体内，包括 HMG-CoA 合成酶、HMG-CoA 裂解酶等，以乙酰辅酶 A 为原料催化生成酮体，其反应过程如下：

(1) 乙酰乙酰辅酶 A 的生成：在硫解酶催化下，2 分子乙酰辅酶 A 缩合成乙酰乙酰辅酶 A，并释放出 1 分子 HSCoA。

(2) HMG-CoA 的生成：在 HMG-CoA 合成酶催化下，乙酰乙酰辅酶 A 与另一分子乙酰辅酶 A 缩合生成 3-羟-3-甲基戊二酸单酰辅酶 A(3-hydroxyl-3-methyl glutaryl CoA，HMG-CoA)，并释放出 1 分子 HSCoA。

(3) 酮体的生成：在 HMG-CoA 裂解酶催化下，HMG-CoA 裂解生成乙酰辅酶 A 和乙酰乙酸；后者在 β-羟丁酸脱氢酶催化下，由 NADH+H$^+$供氢还原生成 β-羟丁酸；部分乙酰乙酸也可自发脱羧生成丙酮(图 11-4)。

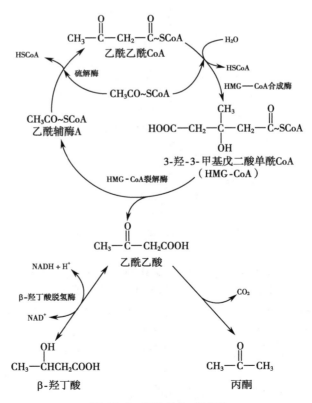

图 11-4　酮体的生成过程

肝细胞富含生酮酶系,但缺乏利用酮体的酶,不能氧化利用酮体。肝内生成的酮体需进入血液,经血液循环运输到肝外组织进一步氧化利用。

2. 酮体的利用　心、脑、肾等肝外组织富含利用酮体的酶,如琥珀酰辅酶 A 转硫酶、乙酰乙酸硫激酶等。乙酰乙酸可以在琥珀酰辅酶 A 转硫酶或乙酰乙酸硫激酶催化下活化成乙酰乙酰辅酶 A,继而在硫解酶催化下分解生成 2 分子乙酰辅酶 A,后者进入三羧酸循环彻底氧化(图 11-5)。β-羟丁酸可在 β-羟丁酸脱氢酶催化生成乙酰乙酸。丙酮不能被机体利用,量少时随尿排出。而当机体发生酮症时,呼出气体中也可检测到。

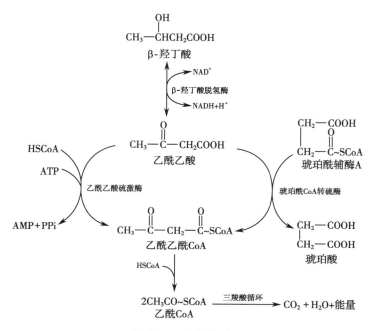

图 11-5　酮体的利用

3. 酮体生成的意义　酮体是脂肪酸在肝内分解的正常中间代谢产物,是肝脏向肝外组织输出脂肪酸类能源物质的一种形式。酮体分子小,易溶于水,能透过血-脑屏障和肌肉毛细血管壁,是脑和肌肉组织的重要能源。

4. 影响酮体生成的因素　正常生理条件下,肝内生酮速度与肝外利用速度相当,血中仅含少量酮体,一般为 0.03~0.5mmol/L(0.3~5.0mg/dl)。但是,饥饿时,胰高血糖素等脂解激素分泌增加,可使脂肪动员加强,脂肪酸进入肝内生成酮体增多。尤其当长时间饥饿、严重糖尿病患者,脂肪动员大大加强,肝内生酮速度超过肝外利用能力时,将导致血中酮体蓄积起来,临床称此为**酮血症**,过多酮体随尿排出,称此为**酮尿症**。乙酰乙酸、β-羟丁酸是酸性物质,在血中过多积聚易使血液 pH 下降,导致**酮症酸中毒**。

二、甘油三酯的合成代谢

人体内的甘油三酯可以来自食物脂类,称为外源性甘油三酯;也可自身合成,称为内源性甘油三酯。内源性甘油三酯的合成包括脂肪酸的合成、甘油-3-磷酸的生成和甘油三酯的合成。

(一)脂肪酸的合成

1. 部位和原料　体内脂肪酸的合成可在肝、肾、乳腺、脂肪等组织的细胞质中进行,其中肝脏合成能力最强。合成脂肪酸的直接原料是乙酰辅酶 A,它来自糖、脂、蛋白质氧化分解,但主要来自葡萄糖的氧化分解。脂肪酸合成还需 NADPH+H⁺供氢,ATP 供能,以及 CO_2 和 Mg^{2+} 等。NADPH+H⁺主要来自葡萄糖的磷酸戊糖途径。

脂肪酸合成酶系存在于胞质内,而乙酰辅酶 A 在线粒体内产生。乙酰辅酶 A 必须出线粒体进入胞质中才能参与脂肪酸的合成。乙酰辅酶 A 不能自由透过线粒体内膜,必须借助于柠檬酸-丙酮酸循环过程进入胞质内。在此循环中,线粒体内的乙酰辅酶 A 与草酰乙酸缩合生成柠檬酸,柠檬酸通过线粒体内膜上的载体转运入胞质内,再经柠檬酸裂解酶作用,使之裂解为乙酰辅酶 A 和草酰乙酸。乙酰辅酶 A 即可作为原料,参与脂肪酸的合成。草酰乙酸则在苹果酸脱氢酶作用下还原为苹果酸,后者继续受苹果酸酶催化发生氧化脱羧,生成丙酮酸,再进入线粒体羧化为草酰乙酸。苹果酸也可直接进入线粒体,再还原生成草酰乙酸。草酰乙酸与另一分子乙酰辅酶 A 缩合成柠檬酸,继续转运乙酰辅酶 A(图 11-6)。

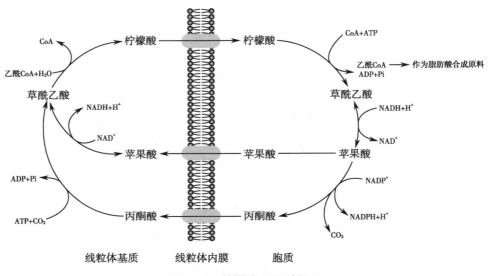

图 11-6　柠檬酸-丙酮酸循环

2. 合成过程

(1) 乙酰辅酶 A 的羧化:乙酰辅酶 A 羧化成丙二酸单酰辅酶 A 是脂肪酸合成的第一步反应。反应式如下:

$$CH_3-\overset{O}{\overset{\|}{C}}\sim SCoA \xrightarrow[\text{乙酰CoA羧化酶}]{\overset{ATP\ CO_2 \quad ADP\ Pi}{Mg^{2+}\text{生物素}}} HOOC-CH_2-\overset{O}{\overset{\|}{C}}\sim SCoA$$

乙酰CoA　　　　　　　　　　　　　　　丙二酸单酰CoA

催化此反应的乙酰辅酶 A 羧化酶是脂肪酸合成过程中的限速酶,生物素是该酶的辅助因子。乙酰辅酶 A 羧化酶受变构调节和化学修饰调节:①柠檬酸是其变构激活剂,长链脂肪酸是其变构抑制剂;②乙酰辅酶 A 羧化酶又可受磷酸化修饰调节,饥饿时,胰高血糖素分泌促进其磷酸化抑制,脂肪酸合成减少;饱食后,胰岛素分泌增加促进其去磷酸化激活,脂肪酸合成增加。

(2) 软脂酸的合成:在脂肪酸合成酶催化下以 2C 为单位逐步加成形成十六碳软脂酸。人体脂肪酸合成酶是一种多功能酶:分子结构中有 1 个酰基载体蛋白(ACP)中心和 7 种酶活性,其催化过程包括脱羧缩合、加氢、脱水、再加氢 4 步反应,以乙酰辅酶 A 为初始反应物,从丙二酸单酰辅酶 A 获得两个碳原子以延长脂酰基链,重复七次生成软脂酸。软脂酸再经碳链延长、去饱和等加工过程生成多种脂肪酸。软脂酸合成的总反应式如下:

乙酰辅酶 A + 7 丙二酸单酰辅酶 A + 14NADPH + H$^+$ → 软脂酸 + 7CO$_2$ + 6H$_2$O + 8HSCoA + 14NADP$^+$

（二）甘油-3-磷酸的合成

甘油三酯的合成需要脂肪酸和甘油-3-磷酸。甘油-3-磷酸主要由糖代谢中间产物磷酸二羟丙酮还原生成。此外,肝、肾、肠等组织细胞中含有丰富的甘油激酶,来自脂肪动员的甘油,在甘油激酶催化下磷酸化生成甘油-3-磷酸。

（三）甘油三酯的合成过程

脂酰辅酶 A 和甘油-3-磷酸是合成甘油三酯的直接原料。以甘油-3-磷酸为基础,在脂酰转移酶催化下,依次接受 2 分子脂酰基生成磷酸甘油二酯,简称磷脂酸。后者脱去磷酸基,再接受 1 分子脂酰基生成甘油三酯。甘油三酯合成过程如下：

肝脏、脂肪组织和小肠黏膜是合成甘油三酯的主要场所,但合成原料及来源不同：①肝脏合成甘油三酯最多,其原料既有消化吸收的脂肪酸,亦有其他营养物质(主要是葡萄糖)为原料合成的脂肪酸,也可以是脂肪组织脂肪动员释放出来的脂肪酸；②脂肪组织合成甘油三酯所需的脂肪酸主要来自血浆脂蛋白；③小肠黏膜用消化吸收的甘油一酯与游离脂肪酸合成甘油三酯。其中,肝脏可以合成脂肪,但不能储存脂肪。肝脏合成的脂肪以极低密度脂蛋白(very low density lipoprotein, VLDL)的形式运输出肝。如果肝中合成脂肪过多,或极低密度脂蛋白运输发生障碍,脂肪将在肝中堆积形成脂肪肝。

喜爱甜食或长期饱食易引起肥胖,这是因为葡萄糖是脂肪合成的主要原料；饱食能促进胰岛素的分泌,胰岛素通过调节乙酰辅酶 A 羧化酶和脂酰转移酶活性,促进脂肪酸和甘油三酯的合成。

第四节　类脂的代谢

类脂包括磷脂、糖脂、胆固醇及其酯等。本节主要介绍磷脂和胆固醇在体内的代谢概况。

磷脂不仅是生物膜的重要组成成分,而且对脂类的消化、吸收、转运等都起着重要作用。磷脂又分为甘油磷脂和鞘磷脂两大类。

一、甘油磷脂的代谢

人体内含量最多的甘油磷脂是磷脂酰胆碱,俗称卵磷脂,其次是磷脂酰乙醇胺,俗称脑磷脂。两者占体内磷脂总量的 75%。

（一）甘油磷脂的分解

体内含有多种能使甘油磷脂水解的磷脂酶,包括磷脂酶 A_1、A_2、C 和 D 等。它们特异作用于甘油磷脂分子中的特定酯键,产生多种产物被机体重新利用。生物膜中的磷脂还可在磷脂酶作用下,使分子中部分成分被水解、更新、交换。

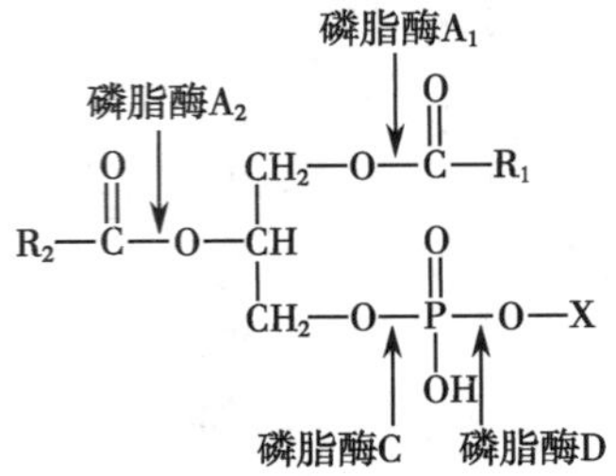

（二）甘油磷脂的合成

1. 部位与原料 体内许多组织细胞都可合成磷脂,但以肝、肾和小肠等组织最为活跃。甘油磷脂合成原料主要有甘油、脂肪酸、胆碱、乙醇胺、丝氨酸等。其中甘油和脂肪酸可由糖代谢转变而来。但甘油磷脂分子中的 C-2 一般为不饱和脂肪酸,多是必需脂肪酸,须由食物提供。胆碱可以由食物提供,也可以由丝氨酸脱羧生成乙醇胺,再接受 S-腺苷甲硫氨酸提供的甲基转变而来。

2. 合成过程 甘油磷脂合成需要 CTP 的参与。根据被 CTP 活化的组分不同,有两条不同的合成途径:①CDP-甘油二酯途径,由 CTP 活化甘油二酯生成的 CDP-甘油二酯可分别与肌醇、磷酸甘油或磷脂酰甘油结合,生成磷脂酰肌醇、磷脂酰甘油、或心磷脂等;②甘油二酯途径由 CTP 分别活化胆碱或乙醇胺生成 CDP-胆碱或 CDP-乙醇胺,甘油二酯与之提供的磷酸胆碱或磷酸乙醇胺结合生成卵磷脂或脑磷脂(图 11-7)。

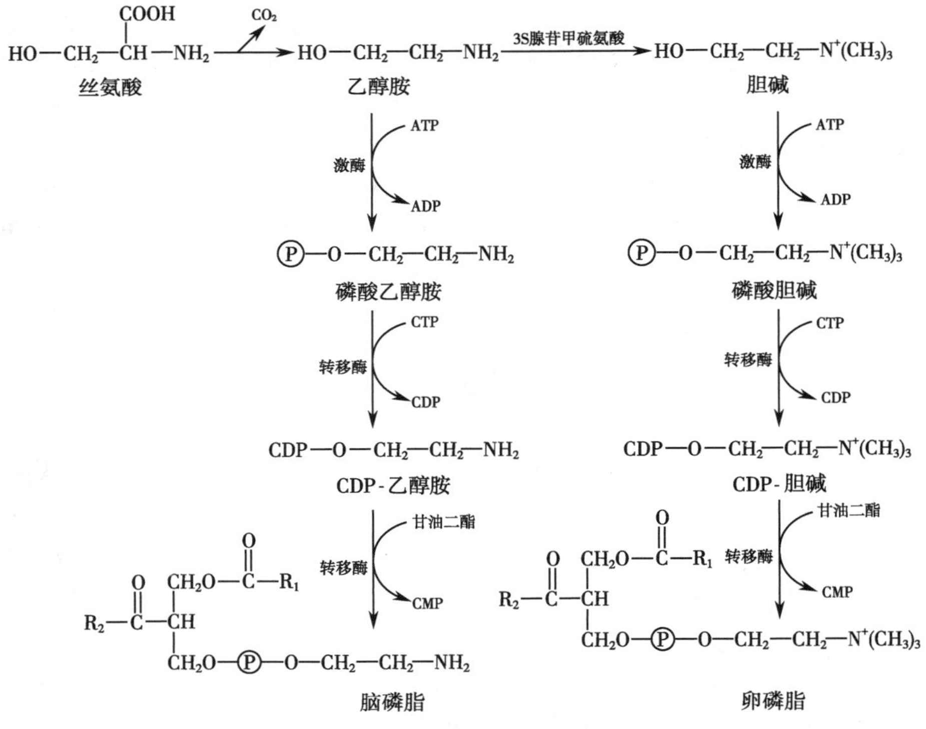

图 11-7 卵磷脂和脑磷脂的合成过程

二、鞘磷脂的代谢

鞘磷脂合成是在各组织细胞的滑面内质网内进行的。在酶的催化下,先由软脂酰辅酶A与丝氨酸反应生成鞘氨醇,然后与脂肪酸反应生成 N-脂酰鞘氨醇,再与 CDP-胆碱反应,合成鞘磷脂。鞘磷脂在神经组织和脑组织中含量最高。鞘磷脂的降解可在脑、肝、脾、肾等细胞的溶酶体中进行。正常情况下,鞘磷脂的合成与降解维持动态平衡。当先天缺乏降解鞘磷脂的磷脂酶时,可使过多鞘磷脂沉积在细胞内,引起肝、脾肿大、反应迟钝等,这些病被统称为鞘脂病。

三、胆固醇的代谢

体内胆固醇来源分为两部分:①从食物摄取的外源性胆固醇,健康成人每日摄取 0.1～0.5g;②机体自身合成的内源性胆固醇。胆固醇广泛分布于全身各组织中,但分布极不均匀,大约 1/4 分布在脑和神经组织中。肝脏是胆固醇合成与转化的主要场所。

（一）胆固醇的合成

1. 部位及原料 肝脏是胆固醇合成的主要场所,其次是小肠、皮肤、肾上腺皮质、性腺等组织,其合成主要在细胞的胞质和内质网中进行,原料及其来源类同于脂肪酸合成,直接原料是乙酰辅酶 A,还需 $NADPH+H^+$ 供氢、ATP 供能。

2. 合成过程 胆固醇的合成过程复杂,大约有 30 步酶促反应,可分为三个大阶段:

（1）甲羟戊酸的合成:在胞质内,2 分子乙酰辅酶 A 缩合生成乙酰乙酰辅酶 A,然后继续与另一分子乙酰辅酶 A 进行反应,缩合成 HMG-CoA。此过程与酮体生成相同,但反应场所不同,酮体生成在线粒体内。胞质中生成的 HMG-CoA 继续在内质网 HMG-CoA 还原酶催化下还原生成甲羟戊酸(mevalonic acid, MVA),由 $NADPH+H^+$ 供氢。HMG-CoA 还原酶(HMG-CoA reductase)是胆固醇合成的限速酶。

（2）鲨烯的合成:在胞质中,甲羟戊酸继续在一系列酶的作用下,由 ATP 供能,经磷酸化、脱羧基、脱羟基等反应生成 5C 焦磷酸化合物:异戊烯焦磷酸及其异构物二甲基丙烯焦磷酸;3 分子 5C 焦磷酸化合物进一步缩合形成 15C 的焦磷酸法尼酯;2 分子焦磷酸法尼酯在内质网鲨烯合成酶催化下再进行缩合、还原成为 30C 的鲨烯。

（3）胆固醇的合成:鲨烯是含 30C 的多烯烃,与胆固醇的组成和结构相比,未形成环核结构,且多 3 个碳原子。由此,鲨烯与胞质中的固醇载体蛋白结合,在内质网加单氧酶和环化酶等作用下,环化生成羊毛固醇,后者再经氧化、脱羧、还原等反应,生成 27C 的胆固醇(图11-8)。

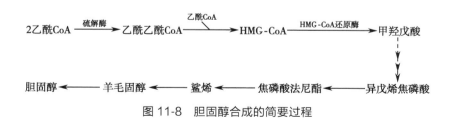

图 11-8 胆固醇合成的简要过程

3. 胆固醇合成的调节 动物实验发现,大鼠肝脏合成胆固醇具有昼夜节律性,午夜时最高,中午时最低,这可能是由肝内 HMG-CoA 还原酶活性的昼夜节律变化所致。

（1）饥饿与饱食:饥饿或禁食时,可使 HMG-CoA 还原酶的蛋白合成减少、活性降低,也可能由于乙酰辅酶 A、$NADPH+H^+$、ATP 不足使胆固醇合成减少。相反,高糖、高脂膳食后,可使 HMG-CoA 还原酶活性增高,胆固醇合成增加。

（2）胆固醇:当膳食胆固醇摄入量或自身胆固醇合成量增加时,可以反馈抑制肝内 HMG-CoA 还原酶的合成,使肝内胆固醇合成减少。但是,膳食胆固醇对小肠黏膜细胞内 HMG-CoA 还原酶无抑制作用。

（3）激素:胰高血糖素和皮质醇能抑制 HMG-CoA 还原酶活性,使胆固醇合成减少。胰岛素和甲状腺激素能诱导肝细胞内 HMG-CoA 还原酶的合成,以增加胆固醇的合成。此外,甲状腺激素还能促进胆固醇在肝内转变为胆汁酸,且作用更强。因而,临床可见甲状腺功能亢进者血清胆固醇含量下降,甲减患者则相反。

（二）胆固醇的酯化

血中胆固醇,大约 1/3 是游离胆固醇,2/3 是胆固醇酯。胆固醇的酯化在各组织细胞和血浆中均能进行。在组织细胞中催化胆固醇酯化的酶是脂酰辅酶 A 胆固醇酰基转移酶(acyl CoA cholesterol acyltransferase,ACAT),在血浆中催化胆固醇酯化的酶称为卵磷脂胆固醇脂酰转移酶(lecithin cholesterol acyl transferase,LCAT 或 PCCAT),反应式如下:

LCAT 是在肝细胞内合成后分泌入血浆中发挥催化作用的。肝细胞受损时,可使该酶的合成和分泌均下降,使血浆胆固醇酯含量减少。临床上可根据血浆胆固醇酯含量变化推测肝功能状况。

（三）胆固醇的转化

胆固醇在体内不能彻底氧化分解为 CO_2 和 H_2O,但可代谢转化为一些具有重要生物活性的物质(图 11-9)。因此,应辩证地看待胆固醇,不能片面夸大其不利因素,而否定其有用的功能。

1. 转变为胆汁酸　通常,约有 80% 的胆固醇在肝内转变为胆汁酸,这是胆固醇代谢转化的主要途径。胆汁酸以胆盐形式浓缩储存于胆囊,随胆汁分泌进入肠道,促进脂类物质的消化、吸收。

2. 转变为类固醇激素　胆固醇是类固醇激素合成的前体。在肾上腺皮

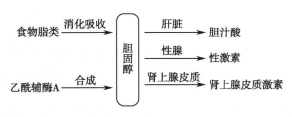

图 11-9　胆固醇的转化

质,胆固醇代谢转变为皮质醇、醛固酮等肾上腺皮质激素;在卵巢,转变为雌二醇、孕酮等雌性激素;在睾丸,转变为睾酮等雄性激素。

（四）胆固醇的排泄

人体每日排出约 1.5g 胆固醇,以肠道排泄为主。胆固醇随胆汁分泌进入肠道,其中大部分被重吸收,只有少量被肠菌作用还原成粪固醇,随粪便排出。直接通过皮脂腺排出约 0.1g。

第五节　脂蛋白及其代谢

脂类不溶于水,但正常人血浆中脂类虽多,仍清澈透明,说明脂类物质在血浆中不是以脂溶性状态存在,而是与血浆蛋白质结合成水溶性的脂蛋白(lipoprotein)颗粒形式而转运,以供各组织利用或储存。如果脂蛋白代谢、利用发生异常,引起高脂蛋白血症,使甘油三酯或胆固醇过度积聚,易导致肥胖或动脉粥样硬化等。

一、血浆脂蛋白的分类与命名

血浆脂蛋白颗粒可因所含的脂类及蛋白质的种类与含量不同而有不同理化性质,常用电泳法和超速离心法将血浆脂蛋白进行分类,并给予命名。

（一）电泳法

主要根据脂蛋白中蛋白质含量不同而有不同的表面电荷,其颗粒大小也不同,在电场中具有不同的迁移率。按脂蛋白在电场中移动速度的快慢而彼此分离开来,并对照血清蛋白电泳图谱相对位置给予命名。从阴极到阳极依次分为:乳糜微粒(CM)、β-脂蛋白、前 β-脂蛋白、α-脂蛋白四大类。其中乳糜微粒含蛋白质量最少,表面

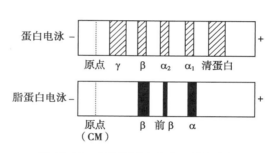

图 11-10　血浆脂蛋白电泳图谱与命名

电荷少,颗粒最大,移动速度最慢,几乎在原点;α-脂蛋白含蛋白质量最高,表面电荷多,颗粒最小,移动速度最快(图 11-10)。

（二）超速离心法

主要根据脂蛋白中脂类与蛋白质的比例不同而有不同的密度,脂类比例高者密度低,蛋白质比例高者密度高。将血浆在一定密度的盐溶液中进行超速离心时,各种脂蛋白可以依据密度不同而产生不同的漂浮或沉降。根据沉降情况,可将脂蛋白颗粒从密度低到高依次分为乳糜微粒(CM)、极低密度脂蛋白(very low density lipoprotein,VLDL)、低密度脂蛋白(low density lipoprotein,LDL)和高密度脂蛋白(high density lipoprotein,HDL)四大类。其中乳糜微粒含脂类最多,蛋白质含量最少,密度最低,离心时越上浮;高密度脂蛋白含脂类最少,蛋白质含量最多,密度最高,离心时越下沉。

两种分类法的脂蛋白颗粒对应关系是:α-脂蛋白相当于 HDL,前 β-脂蛋白相当于VLDL,β-脂蛋白相当于 LDL。此外,介于 VLDL 与 LDL 之间,还有一类中间密度脂蛋白(IDL)。在人类和某些动物血浆中还发现有一类脂蛋白 α[LP(α)],其脂类组成类似于LDL,所含的载脂蛋白主要为 B100 和 apo(α),在肝和小肠合成。LP(α)是目前公认的致动脉粥样硬化的独立危险因子,其发病机制还有待于进一步研究。

二、血浆脂蛋白的组成与结构

（一）血浆脂蛋白的组成

血浆脂蛋白由脂类和蛋白质两大类成分构成。脂类和蛋白质各有不同的种类。

笔记栏

1. 脂类　血浆脂蛋白中的脂类成分包括甘油三酯、磷脂、胆固醇及其酯等。这些脂类成分在各类血浆脂蛋白中含量和组成比各不相同(表11-2)。

表 11-2　血浆脂蛋白中的脂类组成及含量(%)

名称	CM	VLDL	LDL	HDL
甘油三酯	80～95	50～70	10	5
磷脂	5～7	15	20	25
胆固醇及其酯	1～4	15	45～50	20

2. 载脂蛋白　血浆脂蛋白中的蛋白质部分称为载脂蛋白(apolipoprotein,apo)。迄今已发现人血浆中载脂蛋白有 20 多种,分为 A、B、C、D 和 E 五大类,每类又分为若干亚类。如 apoA 又分为 AⅠ、AⅡ、和 AⅣ;apoB 分为 B100 和 B48;apoC 分为 CⅠ、CⅡ、和 CⅢ等。各类血浆脂蛋白所含的载脂蛋白不同(表11-3),如 VLDL 主要含 apoB100、CⅠ、CⅡ、CⅢ和 E;HDL 主要含 apoAⅠ、AⅡ等。目前,人类几种主要载脂蛋白的基因结构、染色体定位、氨基酸序列均已确定。

表 11-3　人血浆主要载脂蛋白的分布及功能

载脂蛋白	在脂蛋白中的分布(%)				主要功能
	CM	VLDL	LDL	HDL	
AⅠ	7	—	—	67	激活 LCAT,识别 HDL 受体
AⅡ	4	—	—	22	稳定 HDL 结构,抑制 LCAT
AⅣ	10	—	—	—	辅助激活 LPL
B48	23	—	—	—	促进 CM 合成
B100	—	37	98	—	识别 LDL 受体
CⅠ	15	3	—	2	激活 LCAT
CⅡ	15	7	—	2	激活 LPL
CⅢ	36	40	—	4	抑制 LPL,抑制肝 apoE 受体
D	—	—	—	痕量	转运胆固醇酯
E	—	13	—	痕量	识别 LDL 受体

载脂蛋白的主要功能是结合及转运脂类。此外,不同的载脂蛋白还具有某些特殊功能。如 apoAⅠ能激活 LCAT,从而促进 HDL 成熟和胆固醇从血浆逆向转运至肝脏;apoCⅡ是 LPL 的激活剂,能够促进血浆中 CM 和 VLDL 的降解。

(二)血浆脂蛋白的结构

各种血浆脂蛋白都具有相似的基本结构,疏水性的甘油三酯及胆固醇酯位于脂蛋白颗粒内部构成核心部分,而其表面覆盖以单层极性分子如载脂蛋白、磷脂等,从而构成亲水性强的球状脂蛋白颗粒(图11-11),使脂类易于在血浆中转运。

三、血浆脂蛋白的代谢与功能

各类血浆脂蛋白由于其合成部位、含有的脂类和蛋白质种类与成分比的不同,具有不同的功能。

1. **乳糜微粒(CM)**　在小肠黏膜细胞内合成,是运输外源性甘油三酯的主要形式。

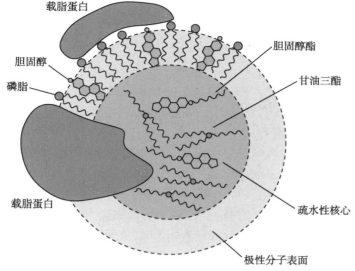

图 11-11 血浆脂蛋白颗粒的结构示意图

脂类膳食消化后,在小肠黏膜细胞内质网重新合成为甘油三酯、磷脂和胆固醇酯。然后以疏水性的甘油三酯和胆固醇酯为核心,与磷脂和胆固醇组装在一起,外包水溶性的 apoB48 和 apoA I 等载脂蛋白形成颗粒较大的 CM。这种 CM 颗粒内含 90% 左右的外源性甘油三酯和少量外源性胆固醇。CM 经淋巴管进入血液。在血液中,CM 从 HDL 颗粒中获得 apoC、apoE,并将部分 apoA 转移给 HDL 而转变为成熟型 CM。存在于毛细血管壁表面的 LPL 在 apoC II 激活下,作用于血液中的 CM 使其中的甘油三酯水解为甘油和脂肪酸被其他组织氧化利用,相当部分则进入脂肪组织又以甘油三酯形式储存起来。随着甘油和脂肪酸的释出,CM 颗粒逐渐变小,最后转变为富含胆固醇酯、apoB48 和 apoE 的 CM 残余颗粒。后者再经肝细胞膜上的特殊受体结合而摄入肝细胞被进一步分解利用。正常人 CM 在血浆中代谢速度非常快,半衰期为 5~15 分钟,饭后 12~14 小时血浆中不再含 CM。

2. **极低密度脂蛋白(VLDL)** 主要是在肝内合成的。VLDL 的功能是将肝内合成的内源性甘油三酯转运到肝外。肝细胞可以葡萄糖为原料合成甘油三酯,也可利用食物和脂肪动员而来的脂肪酸为原料合成甘油三酯,称此为**内源性甘油三酯**。然后,以甘油三酯为核心,再加上磷脂、胆固醇、apoB100、apoE 等形成 VLDL。这种 VLDL 颗粒内含 60% 左右的内源性甘油三酯。少量 VLDL 也可在肠黏膜细胞内合成。VLDL 分泌入血后从 HDL 颗粒中获得 apoC,激活毛细血管壁表面的 LPL,不断释放出甘油和脂肪酸被其他组织氧化利用,也可储存于脂肪组织;其后将自身表面的 apoC、磷脂和胆固醇向 HDL 转移,而 HDL 的胆固醇酯又转移给 VLDL。随着甘油和脂肪酸的释出,VLDL 颗粒逐渐变小,其胆固醇酯、apoB100、apoE 含量相对增加,密度逐渐增大,转变为中间密度脂蛋白(IDL)。部分 IDL 被肝细胞特殊受体结合而进入肝细胞内代谢。未被肝细胞摄取的 IDL 颗粒中的甘油三酯继续被 LPL 水解,其表面的 apoE 转移给 HDL 而只剩下 apoB100,进而转变为富含胆固醇及其酯的低密度脂蛋白(LDL)颗粒。VLDL 在血中的半衰期为 6~12 小时。

3. **低密度脂蛋白(LDL)** 是在血浆中由 VLDL 转变而来,LDL 颗粒中约含 50% 的胆固醇,是转运肝细胞合成的内源性胆固醇的主要形式。体内各组织细胞膜表面均含有 LDL 受体,其可特异识别和结合含有 apoB100 的 LDL 颗粒。血浆中的 LDL 颗粒被各组织细胞膜上的相应受体结合后被摄入细胞内,与溶酶体融合,继而在溶酶体中的蛋白水解酶作用下被水解,释放出胆固醇被细胞利用。如胆固醇参与构成细胞膜的重要成分,在肾上腺、性腺组织则进一步转变为类固醇激素等。LDL 是正常人空腹血浆中含量最高的脂蛋白,占血浆脂蛋白总量的 1/2~2/3。LDL 在血中的半衰期为 2~4 天。

4. 高密度脂蛋白(HDL) 主要在肝内合成,小肠也可合成部分。HDL 颗粒中的磷脂和胆固醇各占 25% 左右,其主要功能是将肝外胆固醇逆向转运入肝内代谢。刚从肝或小肠分泌出来的 HDL 为新生 HDL,为盘状双脂层,主要由磷脂、胆固醇和 apoA、apoC、apoE 等组成。新生 HDL 进入血液后,在血浆 LCAT 作用下,使其颗粒表面卵磷脂的 C-2 脂酰基转移至胆固醇的 C-3 羟基上,生成溶血卵磷脂和胆固醇酯。胆固醇酯移向 HDL 的核心部位,使双脂层 HDL 逐步膨胀为单脂层 HDL,而颗粒表面的 apoC、apoE 又转移到 CM 和 VLDL 上,随之 HDL 转变为成熟 HDL。此过程所消耗的卵磷脂和胆固醇可不断从细胞膜、CM 及 VLDL 颗粒得到补充。成熟 HDL 可被肝细胞膜上的 HDL 受体结合,而被摄入肝细胞内,其中的胆固醇大部分被代谢转变为胆汁酸,后者随胆汁分泌进入肠道,促进脂类物质的消化吸收。HDL 在血浆中的半衰期为 3~5 天。

各类血浆脂蛋白的主要组成、合成场所与功能见表 11-4。

表 11-4　血浆脂蛋白的主要组成及功能

名称		CM 乳糜微粒	VLDL 前 β 脂蛋白	LDL β 脂蛋白	HDL α 脂蛋白
主要组成	脂类	甘油三酯 (90%)	甘油三酯 (60%)	胆固醇 (50%)	磷脂和胆固醇 (各占 25%)
	蛋白质	1%	8%	25%	50%
主要合成场所		小肠黏膜	肝	血浆	肝
主要功能		从小肠转运外源性甘油三酯至体内各组织	从肝转运内源性甘油三酯至肝外组织	从肝转运胆固醇至体内各组织	将胆固醇从肝外逆向转运至肝内

第六节　脂代谢紊乱

脂代谢紊乱的主要形式是血脂代谢紊乱。血脂在血中以脂蛋白的形式存在和运输,因此,血浆脂蛋白代谢紊乱常为血脂代谢紊乱的反映。脂代谢紊乱可引起一些严重危害人体健康的疾病,如动脉粥样硬化性心脑血管疾病、肥胖症、脂肪肝等,或使肿瘤发生的风险增加。

一、脂蛋白异常血症

脂蛋白异常血症是指各种因素造成血浆中一种或多种脂质成分增高或降低、脂蛋白量和质发生改变,主要表现为高脂蛋白血症和低脂蛋白血症。脂蛋白异常血症按其病因分为原发性和继发性。原发性脂蛋白异常血症是遗传缺陷与环境因素相互作用的结果;继发性脂蛋白异常血症为全身性疾病。

1. 高脂蛋白血症(hyperlipoproteinemia) 亦称**高脂血症**(hyperlipidemia),表现为空腹血脂浓度持续高于正常,主要是指血浆中胆固醇或甘油三酯、或两者兼高于正常上限。正常上限标准可因膳食、年龄、种属、地区、职业以及测定方法等不同而有一定差异。1970 年世界卫生组织(WHO)建议将高脂蛋白血症分为六型(表 11-5)。

表 11-5　高脂蛋白血症分型

分型	血浆脂蛋白变化	血脂变化
Ⅰ	CM 增加	甘油三酯↑↑↑，胆固醇↑
Ⅱa、	LDL 增加	胆固醇↑↑
Ⅱb	LDL 和 VLDL 同时增加	胆固醇↑↑，甘油三酯↑↑
Ⅲ	IDL 增加（电泳出现宽 β-带）	胆固醇↑↑，甘油三酯↑↑
Ⅳ	VLDL 增加	甘油三酯↑↑
Ⅴ	VLDL 和 CM 同时增加	甘油三酯↑↑↑，胆固醇↑

　　高脂蛋白血症从病因上可分原发性和继发性两大类。继发性高脂蛋白血症是指继发于某种疾病，如糖尿病、肾病、甲状腺功能减退等。原发性高脂蛋白血症病因多不明确，现已证明有些是由遗传缺陷而引起。譬如遗传缺陷 LPL 时，血浆 CM、VLDL 清除率下降，血中甘油三酯异常增高，易引起Ⅴ型高脂蛋白血症。当遗传缺陷 LDL 受体时，各组织对 LDL 的利用率下降，血中胆固醇异常增高，易引起Ⅱa 型高脂蛋白血症。现已证明遗传缺陷 LDL 受体是引起家族性高胆固醇血症的重要原因，患者 20 岁之前就有典型的冠心病症状。

　　2. 低脂蛋白血症（hypolipoproteinemia）　　目前对其血脂水平没有统一的标准，一般认为血浆总胆固醇低于 3.10mmol/L（120mg/dl）为有临床意义的判断标准。原发性低脂蛋白血症主要由基因突变等遗传因素引起，常为常染色体隐性遗传。继发性低脂蛋白血症影响因素众多，营养不良和消化不良、贫血、恶性肿瘤、感染和慢性炎症、甲亢、慢性严重肝胆和肠道疾病等均可引起低脂蛋白血症，而长时间大剂量降脂药物治疗也已成为低脂蛋白血症发生的一个重要影响因素。

　　低脂蛋白血症对机体的影响主要表现在血液系统、消化系统和神经系统，如棘形红细胞、脂肪泻、精神运动发育迟缓等。

二、动脉粥样硬化

　　动脉粥样硬化（atherosclerosis，AS）的发生与高血脂、高血糖、高血压、吸烟、遗传、性别、年龄、肥胖等多因素有关。AS 主要累及大、中动脉病变，粥样斑块沉积在动脉内膜上对血管壁造成损伤，管壁增厚变硬、管腔狭窄甚至阻塞，进而影响受累器官的血液供应，导致器官组织缺血缺氧、功能障碍、组织坏死，甚至引起危重后果的发生。如果冠状动脉粥样硬化造成血管腔狭窄所致心脏病变，可引起心肌缺血、心律失常、心绞痛、心肌梗死等。如果脑动脉粥样硬化造成脑缺血，可引起晕头痛、脑血栓、脑卒中等各种心脑血管病，动脉粥样硬化也是人体功能退化的重要原因。

　　在长期高脂血症状况下，增高的脂蛋白中主要是 LDL 以及氧化型 LDL（oxidized LDL，ox-LDL）对动脉内膜造成的损伤，而 LDL 是由 VLDL 转变而来。近年来的研究证明，血浆 LDL 和 VLDL 水平增高的患者，AS 性心脑血管病的发病率显著增高；而血浆 HDL 水平与 AS 性心脑血管病的发病率呈负相关。因此，降低血浆 LDL 和 VLDL 水平和升高血浆 HDL 水平是防治动脉粥样硬化性心脑血管病的关键措施。

三、肝脂肪变性和脂肪肝

　　正常肝脏所含脂类占肝重的 4%~7%，其中 50% 为甘油三酯。脂肪代谢障碍会导致甘油三酯在肝细胞积累,细胞质出现脂滴,称为肝脂肪变性;重度肝脂肪变性累及 50% 以上肝细胞时称为脂肪肝。长期脂肪肝可发展至肝纤维化、肝硬化。

肝脂肪变性及脂肪肝形成的两个直接原因:①甘油三酯合成过多,主要见于甘油三酯或糖、氨基酸摄取过多及脂肪动员增多。饥饿或糖尿病患者可因胰岛素缺乏,引起动员增加,大量脂肪酸进入肝内参与脂肪的合成。②VLDL 形成障碍,磷脂参与 VLDL 的合成,以运输肝内合成的脂肪。磷脂摄取或合成不足引起肝内 VLDL 合成障碍,脂肪不能由 VLDL 及时输出,易使过多脂肪在肝内堆积。磷脂酰胆碱、胆碱、甲硫氨酸、维生素 B_{12}、CTP 等都能促进肝细胞合成磷脂,利于 VLDL 的合成及肝脂肪的输出,有抗脂肪肝的作用。

四、肥胖症

全身性的脂肪堆积过多而导致体内发生一系列病理生理变化,称为**肥胖症**(obesity)。目前国际上用体重指数(body mass index,BMI)作为衡量肥胖的参考指标,单位为体重(kg)/身高^2(m^2),即 kg/m^2。我国规定:BMI 在 20~24 为正常,24~28 为超重,BMI>28 为肥胖。肥胖是引发糖尿病、高血压、冠心病、脂肪肝、肝硬化和心血管疾病的危险因素。

肥胖症的发生与饮食过多、活动量过少、内分泌紊乱、遗传等多因素有关。体内脂肪大部分来自饮食,因此过多的食物摄取超过了机体的消耗,造成大量脂肪蓄积在体内是导致肥胖的重要原因。

🔍 知识链接

高脂蛋白血症

血脂水平高于正常上限即为高脂血症(hyperlipidemia),我国一般以成人空腹血总胆固醇(total cholesterol,TC)≥6.22mmol/L(240mg/dl)和/或甘油三酯≥2.26mmol/L(200mg/dl)为高脂血症的诊断标准。高脂血症又称高脂蛋白血症(hyperlipoproteinemia)。

高脂蛋白血症主要由多方面的因素引起,包括遗传(基因突变及基因多态性)、生活习惯(饮食、运动、饮酒、吸烟、睡眠等)、年龄、代谢性疾病和其他疾病等。

在诸多因素中,饮食的影响最为显著。例如,进食糖的比例过高,引起血糖升高,刺激胰岛素分泌增加,胰岛素可促进肝脏合成甘油三酯和 VLDL 增加,引起血浆甘油三酯浓度升高。高糖饮食还诱发 apoCⅢ 基因的表达,使血浆 apoCⅢ 浓度升高,而 apoCⅢ 是 LPL 的抑制因子,可造成 LPL 的活性降低,从而影响 CM 和 VLDL 中甘油三酯的水解,引起高甘油三酯血症。而长期的高脂饮食可从三方面导致血脂增高:①促使肝脏胆固醇含量增加,LDL 受体合成减少,脂质代谢减少;②饮食中大量甘油三酯的摄取,使小肠经外源性途径合成 CM 大量增加;③促使肝脏经内源性途径合成 VLDL 增加。

酒精可增加体内脂质的合成率,降低 LPL 的活性,使甘油三酯分解代谢减慢,导致高甘油三酯血症。因此,酗酒亦是导致血脂异常的危险因素。酗酒还会引起 LDL 和 apoB 显著升高,而 HDL 和 apoAⅠ 显著降低,导致胆固醇代谢紊乱。

体育锻炼可增加 LPL 的活性,并降低肝脂酶活性,是升高 HDL 水平的有效途径。长期坚持体育锻炼,还可增加从血浆中清除外源性甘油三酯的效率。

重难点解析

扫一扫,
测一测

(李　璐)

复习思考题

1. 脂类物质是如何被消化吸收的？哪些因素影响脂类物质的吸收？

2. 根据血浆脂蛋白颗粒的理化性质，可用哪些技术分离、分类血浆脂蛋白？

3. 试述各类血浆脂蛋白的合成场所、所含主要脂类及主要生理功能。

4. 嗜好甜食或长期饱食者为什么容易肥胖？试述糖转变为脂肪的代谢过程。

5. 试计算硬脂酸、酮体物质——β-羟丁酸或乙酰乙酸彻底氧化时净产生 ATP 分子数。（请列出简要代谢过程）

笔记栏

12章PPT

PPT 课件

第十二章

蛋白质的分解代谢

学习目标

1. 掌握氨基酸的一般代谢(氨基酸的脱氨基作用、α-酮酸的代谢、氨的生成及转运、尿素的生成及生理意义)及特殊代谢(一碳单位代谢及生理意义、甲硫氨酸循环及生理意义)。

2. 熟悉蛋白质的营养作用和腐败作用;了解芳香族氨基酸代谢异常与疾病;认识糖、脂类和蛋白质代谢上的相互联系。

3. 通过本章学习,为今后学习与氨基酸代谢相关的疾病及分子生物学奠定基础。

蛋白质代谢包括合成代谢和分解代谢,蛋白质生物合成除需要 20 种氨基酸作为原料外,还需要核酸的参与,而核酸本身又处于不断的合成与分解动态平衡之中,因此相关问题将于后续章节分别讨论。本章主要介绍蛋白质的分解代谢。蛋白质分解为氨基酸时,涉及肽键断裂,氨基酸的进一步分解更为复杂而重要。因此,本章重点介绍氨基酸的分解代谢及其与医学的关系。

第一节 蛋白质的营养作用

一、蛋白质营养的重要性

(一)蛋白质是生命的物质基础

蛋白质参与体内许多重要的生命活动,例如酶的催化作用、激素的调控及受体的作用、免疫防御、血液凝固、物质运输、运动与支持、生长与繁殖等。因此,蛋白质是生命活动的物质基础,与生命活动密切相关。

(二)蛋白质可作为组织结构的材料

蛋白质是细胞的主要组成成分,参与构成组织细胞。蛋白质可以促进胎儿和儿童的生长发育,维持成年人组织蛋白的更新;对于创伤和手术后恢复期患者,补充蛋白质还可修复损伤组织。

(三)氧化供能

每克蛋白质在体内氧化分解可释放 17.19kJ(4.1kcal)能量,正常生理状态下,成人每日约 18%的能量从蛋白质获得,蛋白质的这种功能可由糖、脂肪代替。

因此,机体要维持正常代谢和各种生命活动,必须经常从外界摄取足够蛋白质。

二、蛋白质的需要量

为维持组织细胞的生长、更新和修补，人体日摄入蛋白质的量可通过氮平衡（nitrogen balance）来衡量。

（一）氮平衡

氮平衡是指摄入氮与排出氮之间的平衡关系，反映体内蛋白质代谢状况。蛋白质含氮量相对恒定，平均为16%，即1g氮相当于6.25g蛋白质。根据此特点，测定食物含氮量（摄入氮），可推算出食物中蛋白质含量。蛋白质经分解代谢所产生的含氮物主要由尿、粪排出，因此测定尿、粪中的含氮量（排出氮），可推测体内蛋白质的分解情况。正常情况下，体内蛋白质的分解与合成维持在动态平衡的状态，每天分解的蛋白质由食物蛋白质来补充，故测定摄入氮与排出氮，在一定程度上反映体内蛋白质的合成与分解情况。

氮平衡有以下三种情况：

1. 氮总平衡　即摄入氮等于排出氮，说明人体摄入的蛋白质可满足体内组织蛋白更新的需要，即体内蛋白质的合成与分解处于动态平衡。健康成人每天通过摄取种类丰富的食物来维持机体氮的摄取和排泄的动态平衡。因此，正常成年人处于氮总平衡状态。

2. 正氮平衡　是指机体摄入氮大于排出氮，说明摄入的部分蛋白质用于合成组织蛋白储存在体内，也说明体内蛋白质合成代谢占优势。如儿童、孕妇和康复期患者的蛋白质代谢均属于此类情况。

3. 负氮平衡　是指机体中摄入氮小于排出氮，说明摄入的蛋白质不足以补充体内分解的蛋白质，也说明体内蛋白质分解代谢占优势。一般见于消耗性疾病、大面积烧伤、大量失血、长时间饥饿等患者。

根据氮平衡情况，可推测体内蛋白质代谢状况，还可估算机体对蛋白质的需要量。

（二）蛋白质的生理需要量

根据氮平衡实验测算，在不进食蛋白质时，成人每天最少需分解约20g蛋白质，这是组织蛋白的最低更新量。由于食物蛋白质与人体蛋白质组成有差异，不可能全部被利用。因此，成人每天至少需补充30~50g食物蛋白质才能维持氮的总平衡，此为蛋白质的最低生理需要量。由于个体差异、劳动强度不同等原因，要长期保持氮总平衡，还需增加一定量的蛋白质才能满足人体的生理需要。我国营养学会目前推荐成人每天蛋白质的日需要量为80g。现将常用食物中蛋白质含量列于表12-1中。

表 12-1　常用食物中蛋白质含量（%）

食物名称	蛋白质含量	食物名称	蛋白质含量	食物名称	蛋白质含量
猪肉	13.3~18.5	小麦	12.4	大白菜	1.1
牛肉	15.8~21.7	小米	9.7	菠菜	1.8
羊肉	14.3~18.7	玉米	8.6	油菜	1.4
鸡肉	21.5	高粱	9.5	黄瓜	0.8
鲤鱼	18.1	面粉	11.0	橘子	0.9
鸡蛋	13.4	大豆	39.2	苹果	0.2
牛奶	3.3	花生	25.8	红薯	1.3
稻米	8.5	白萝卜	0.6		

三、蛋白质的营养价值与互补作用

（一）必需氨基酸

用于合成蛋白质的氨基酸有 20 种,其中 8 种氨基酸人体不能合成,必须由食物供给,缺乏任何一种,均会引起负氮平衡。这些体内需要而自身又不能合成、必须由食物供给的氨基酸,称为**必需氨基酸**(essential amino acid)。人体的必需氨基酸有 8 种:缬氨酸、亮氨酸、异亮氨酸、苏氨酸、赖氨酸、甲硫氨酸、苯丙氨酸和色氨酸(表 12-2)。

表 12-2 成人、儿童和婴儿必需氨基酸的每天最低需要量（mg/kg 体重）

必需氨基酸	成人	儿童	婴儿
异亮氨酸	10	30	70
甲硫氨酸	13	27	58
缬氨酸	10	33	93
亮氨酸	14	45	161
色氨酸	35	4	17
苯丙氨酸	14	27	125
苏氨酸	7	35	87
赖氨酸	12	60	103

除了上述人体不能合成而必须由食物供给的 8 种氨基酸外,其余 12 种氨基酸体内能够合成,不一定需由食物提供,称为非必需氨基酸(nonessential amino acid)。其中精氨酸在体内的合成量可以满足健康成年人的代谢需要,但对于处在生长发育期的个体来讲仍需从食物中补充;组氨酸合成量不多,若长期缺乏也会造成负氮平衡。因此,有人将这两种氨基酸称为半必需氨基酸。

（二）蛋白质的营养价值

蛋白质的营养价值(nutrition value)是指外源性蛋白质被人体利用的程度,其高低取决于组成蛋白质的必需氨基酸的种类、含量和比例。食物蛋白质与人体蛋白质的氨基酸组成越接近,人体对其利用率越高,蛋白质的营养价值就越高,反之营养价值低。例如动物蛋白质所含必需氨基酸的种类、含量与比例较适合于人体所需。鸡蛋、牛肉、牛奶等都是营养价值较高的食物蛋白质来源。植物蛋白质,如玉米、小麦等一般属于低质量的,往往缺少一种或几种必需氨基酸。

（三）食物蛋白质的互补作用

如果将不同种类的食物蛋白混合食用,则可以互相补充所缺少的必需氨基酸,从而提高蛋白质的营养价值,称为**蛋白质的互补作用**。例如谷类蛋白含赖氨酸较少而色氨酸多,豆类蛋白含色氨酸较少而赖氨酸多,两者单独食用营养价值均不高,但如果将两者混合食用,则由于互相补充了所缺少的必需氨基酸,使利用率大大提高,从而提高了蛋白质的营养价值(表 12-3)。

对临床危重患者护理过程中,为维持患者体内氮平衡,保证氨基酸的需要,可用比例适当、营养价值较高的混合氨基酸或必需氨基酸进行治疗。

表 12-3　蛋白质的生理价值及互补作用

食物	生理价值	
	单独食用	混合食用
玉米	60	
小米	57	73
大豆	64	
小麦	67	
小米	57	
大豆	64	89
牛肉	69	
大豆	70	
鸡蛋	30	77
小麦	66	
奶粉	33	83

第二节　蛋白质的消化、吸收和腐败作用

一、蛋白质的消化

消化道消化的蛋白质既有内源性蛋白质,又有外源性蛋白质。其中内源性蛋白质包括酶、激素、免疫球蛋白、肠道脱落细胞蛋白质等;外源性蛋白质大多存在于瘦肉、鸡蛋、鱼类和大豆等固体食物中。蛋白质是生物大分子,未经消化很难吸收;另外,蛋白质具有免疫原性,未消化的蛋白质如果进入体内有可能会引起过敏反应,严重时可因血压下降引起休克症状。因此,食物蛋白质必须经胃肠道消化酶分解成氨基酸,才能被机体安全地吸收利用。

食物蛋白质的消化从胃开始,但主要在小肠中进行。

（一）胃内消化

胃黏膜主细胞能分泌胃蛋白酶原,被胃酸激活转变为胃蛋白酶(pepsin),后者又反过来激活胃蛋白酶原。胃蛋白酶属于内肽酶(endopeptidase),最适 pH 为 1.5~2.5,对肽键的特异性较差。食物蛋白质在胃内主要水解产物是多肽、寡肽和少量氨基酸,消化并不完全。

（二）小肠内消化

小肠是消化蛋白质的主要场所。食物在胃内消化不完全,很快进入小肠。小肠内有胰腺和肠黏膜细胞分泌的多种蛋白水解酶和肽酶,在这些酶的协同作用下,将蛋白质分解为氨基酸。

1. 胰腺分泌的蛋白酶　胰腺分泌的蛋白酶统称胰酶。根据作用部位不同,分为内肽酶和外肽酶(exopeptidase)两类。内肽酶是指水解肽链非末端肽键产生寡肽的酶,例如胰蛋白酶(trypsin)、糜蛋白酶(chymotrypsin,又称胰凝乳蛋白酶)和弹性蛋白酶(elastase)等,这些酶对不同氨基酸残基组成的肽键有一定的专一性;外肽酶是指水解肽链末端肽键产生氨基酸的酶,主要有羧基肽酶(carboxypeptidase)A 和羧基肽酶 B。食物蛋白质在各类胰酶的协同作用下,分解为氨基酸(占 1/3)和寡肽(占 2/3)。各类胰酶作用的特异性及其产物见图 12-1。

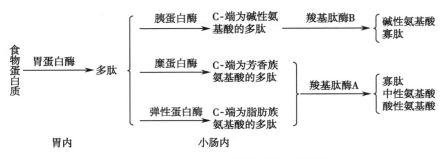

图 12-1　各类胰酶作用的特异性及其产物

2. 肠黏膜细胞分泌的蛋白酶　根据它们的水解作用分为两类。

（1）肠激酶：肠激酶（enterokinase）存在于肠黏膜细胞纹状缘表面。在胆汁酸作用下，可大量释放入肠液。最初从胰腺细胞分泌出来的各类胰酶均以无活性的酶原形式存在，分泌入十二指肠后需要经过激活过程。首先，肠激酶激活胰蛋白酶原转变为胰蛋白酶，有活性的胰蛋白酶除了对自身产生微弱激活作用外，还可以依次激活糜蛋白酶原、弹性蛋白酶原和羧基肽酶原，然后启动各种蛋白酶的水解作用。

（2）氨基肽酶和二肽酶：肠黏膜细胞纹状缘和胞质中存在着一些寡肽酶（oligopeptidase），例如氨基肽酶（aminopeptidase）和二肽酶（dipeptidase）等。氨基肽酶可将寡肽从氨基末端逐个水解产生氨基酸和二肽，二肽再经二肽酶催化水解生成氨基酸。

$$寡肽 \xrightarrow[\text{氨基酸}]{\text{氨基肽酶}} 二肽 \xrightarrow[\text{氨基酸}]{\text{二肽酶}} 氨基酸$$

综上所述，食物蛋白质在胃肠道各种消化酶的共同作用下，大约有 95% 被完全水解，消除了食物蛋白质的免疫原性，使机体可以安全、充分地吸收利用氨基酸。此外，胰液中还存在胰蛋白酶抑制剂，保护胰腺组织免受蛋白酶的自身消化作用。

二、氨基酸的吸收和转运

研究表明，肠黏膜细胞、肾小管上皮细胞和肌肉细胞膜上均具有转运氨基酸的载体蛋白，在耗能、需钠的条件下，将氨基酸主动吸收入细胞内。载体蛋白对氨基酸的吸收机理类似于葡萄糖的主动吸收。但是由于氨基酸种类比糖多，结构差异大，因此转运氨基酸的载体蛋白也有多种类型。包括中性氨基酸载体、碱性氨基酸载体、酸性氨基酸载体、亚氨基酸和甘氨酸载体，其中酸性氨基酸载体主要转运天冬氨酸和谷氨酸，其转运速度很慢。当同一载体转运不同氨基酸时，相互间可产生竞争作用。此外，未被水解的二肽及三肽可被二肽及三肽转运蛋白转运进入小肠黏膜细胞，完成进一步的水解作用。

小肠黏膜细胞膜上转运氨基酸的载体蛋白能与氨基酸及 Na^+ 形成三联体复合物，使载体蛋白的构象发生改变，把氨基酸和 Na^+ 都转运进入肠黏膜细胞内，Na^+ 则借钠泵排出细胞外，并消耗 ATP。氨基酸的不断进入使得小肠黏膜细胞内的氨基酸浓度高于毛细血管内，胞内高浓度的游离氨基酸则扩散到肠浆膜面的门静脉血液中，此过程与葡萄糖吸收的载体系统相似。这种通过载体蛋白转运系统吸收氨基酸的过程也存在于肾小管细胞和肌肉细胞等胞膜上。

三、蛋白质的腐败作用

肠道内未被消化的蛋白质和未被吸收的氨基酸，在肠道细菌的作用下产生一系列对人体有害物质的过程,被称为**腐败作用**(putrefaction)。腐败产物中,大多数对人体是有害的,如胺类、酚类、氨、吲哚及硫化氢等,但产生的维生素和脂肪酸等具有一定的营养价值。生成的腐败产物,主要随粪便排出体外,少量经门静脉吸收进入体内,随后在肝经过生物转化作用排出体外,故不会发生中毒现象。

（一）胺类的生成

在肠道内,氨基酸在肠菌作用下发生脱羧反应,生成相应的胺类。如组氨酸脱羧生成组胺,赖氨酸脱羧生成尸胺,酪氨酸脱羧生成酪胺,苯丙氨酸脱羧生成苯乙胺等。

这些腐败产物大多有毒性。例如组胺和尸胺具有降血压作用,酪胺具有升血压作用等。通常这些有毒产物需经肝脏代谢转化为无毒形式排出体外。肠梗阻或肝功能障碍患者,腐败产物生成增多,或无法被有效降解,导致某些胺类物质进入脑组织产生毒性作用。例如腐败生成的酪胺和苯乙胺,若不能在肝内及时转化,则易进入脑组织,经 β-羟化酶作用,转化为β-羟酪胺或苯乙醇胺,其结构类似于儿茶酚胺递质,称为假神经递质(false neurotransmitter)。假神经递质增多时,竞争性抑制儿茶酚胺递质受体,使正常的神经冲动传递受阻,导致大脑功能障碍,发生深度抑制而昏迷,临床称这种现象为肝性脑昏迷,简称肝昏迷。

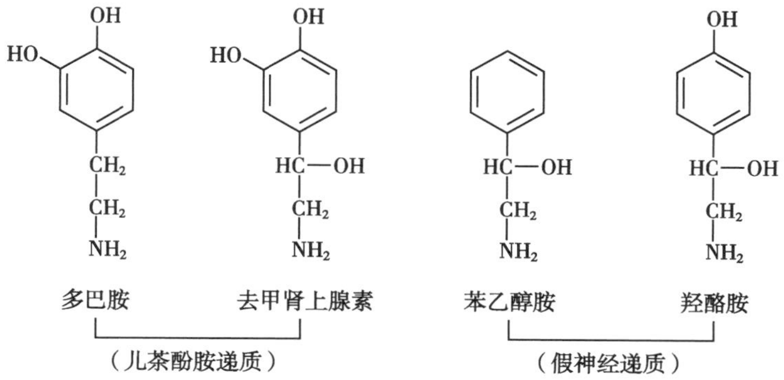

（二）氨的生成

未吸收的氨基酸在肠菌作用下,可发生加氢脱氨基作用,生成游离氨,这是肠道氨的重要来源之一。另外血液中的尿素渗入肠道,经肠菌尿素酶的水解也可产生氨。这些氨可被吸收进入血液,在肝中合成尿素。降低肠道的 pH,可减少氨的吸收。

$$R-\underset{\underset{NH_2}{|}}{CH}-COOH + 2(H) \longrightarrow R-CH_2-COOH + NH_3$$

（三）其他腐败产物的生成

除了胺类和氨以外,通过腐败作用还可以产生其他有害物质。如苯酚、吲哚、甲基吲哚及硫化氢等。

1. 酚类的生成 酪氨酸脱羧基生成的酪胺,进一步脱氨基和氧化,生成苯酚和对甲酚等有毒物质。

2. 吲哚及甲基吲哚的生成 色氨酸经肠道细菌作用分解产生吲哚和甲基吲哚,随粪便排出体外,是粪便臭味的主要来源。

3. 硫化氢的生成 半胱氨酸在肠道细菌作用下分解产生硫醇、硫化氢和甲烷等。

第三节 氨基酸的代谢概况

氨基酸在体内代谢活跃,有三个来源和四条去路。

一、氨基酸的来源

氨基酸的三个来源:①食物蛋白质的消化吸收:食物中的蛋白质在消化道由多种酶催化分解为氨基酸,由小肠吸收经门静脉进入血液,此种氨基酸称为外源性氨基酸。②组织蛋白质的分解:人体内蛋白质处于不断降解与合成的动态平衡中。组织蛋白质经细胞内一系列蛋白酶和肽酶催化降解为氨基酸,进入代谢库,此种氨基酸是内源性氨基酸。③利用 α-酮酸和氨合成一些非必需氨基酸(内源性氨基酸之一):体内每天经氨基酸氧化分解的逆过程合成一定量的氨基酸。不同来源的氨基酸混合在一起分布于全身各组织细胞内参与代谢,称为**氨基酸代谢库**(amino acid metabolic pool)。

二、氨基酸的去路

氨基酸的四条代谢去路:①合成组织蛋白质;②脱氨基作用生成 α-酮酸和氨。α-酮酸可彻底氧化分解为 CO_2 和 H_2O,并产生能量;氨主要在肝脏合成尿素,少量转化为谷氨酰胺或其他物质;③脱羧基作用生成胺类和 CO_2;④经特殊代谢途径,转变为一些重要生物活性物质(如儿茶酚胺和甲状腺激素等)或重要含氮物(嘌呤碱和嘧啶碱)等。概括如图 12-2 所示:

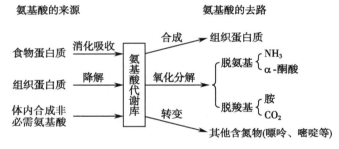

图 12-2 氨基酸代谢概况

体内氨基酸的来源和去路维持动态平衡,与生理需要相适应。以下着重讨论氨基酸的分解代谢,包括一般代谢和特殊代谢。首先介绍氨基酸的一般代谢,包括脱氨基、脱羧基、氨的代谢及 α-酮酸的代谢。

第四节 氨基酸的一般代谢

一、氨基酸的脱氨基作用

氨基酸的脱氨基作用是指在酶的作用下,使氨基酸脱去氨基生成 α-酮酸和氨的过程。氨基酸脱氨基的方式有氨基转移作用、氧化脱氨基作用、联合脱氨基作用以及其他脱氨基作用等方式,其中联合脱氨基作用是最主要的脱氨基方式。

(一)转氨基作用

氨基转移作用(即转氨基作用)是指氨基酸在氨基转移酶(aminotransferase)或称转氨酶(transaminase)催化下,将一个 α-氨基酸的氨基转移给一个 α-酮酸,从而生成相应的 α-酮酸和一个新的 α-氨基酸,反应如下:

$$\underset{\text{COOH}}{\text{H}-\text{C}-\text{NH}_2} \ + \ \underset{\text{COOH}}{\text{C}=\text{O}} \ \xrightleftharpoons{\text{氨基转移酶}} \ \underset{\text{COOH}}{\text{C}=\text{O}} \ + \ \underset{\text{COOH}}{\text{H}-\text{C}-\text{NH}_2}$$

氨基转移反应需要维生素 B_6 的磷酸酯,即磷酸吡哆醛为辅酶,起氨基传递体的作用。磷酸吡哆醛结合在转氨酶活性中心赖氨酸的 ε-氨基上,接受氨基转变成磷酸吡哆胺,同时氨基酸转变成 α-酮酸。磷酸吡哆胺进一步将氨基转移给另一个 α-酮酸而生成相应的氨基酸。同时磷酸吡哆胺转变回磷酸吡哆醛。

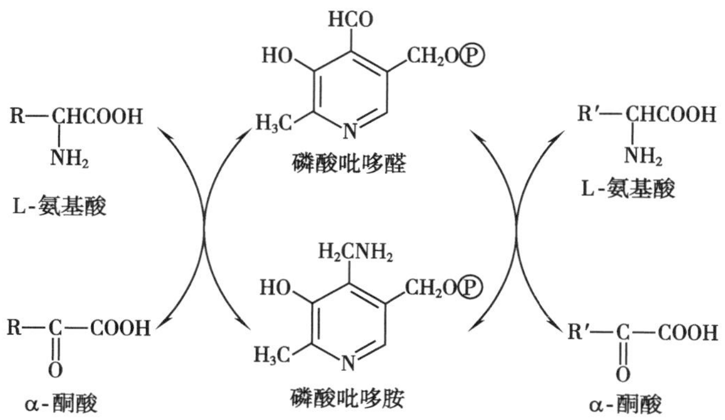

除了苏氨酸、赖氨酸、脯氨酸和羟脯氨酸等个别氨基酸外,大多数氨基酸都可进行转氨基反应。而且,许多氨基酸可在特异的氨基转移酶作用下,将 α-氨基转移给 α-酮戊二酸生成谷氨酸和相应的 α-酮酸,该反应在氨基酸的脱氨基作用中具有十分重要的意义。

例如重要的氨基转移酶有丙氨酸转氨酶(alanine aminotransferase,ALT,又称谷丙转氨酶,glutamic-pyruvic transaminase,GPT)和天冬氨酸转氨酶(aspartate aminotransferase,AST,又称谷草转氨酶,glutamic-oxaloacetic transaminase,GOT)。由 ALT 催化的转氨基反应如下:

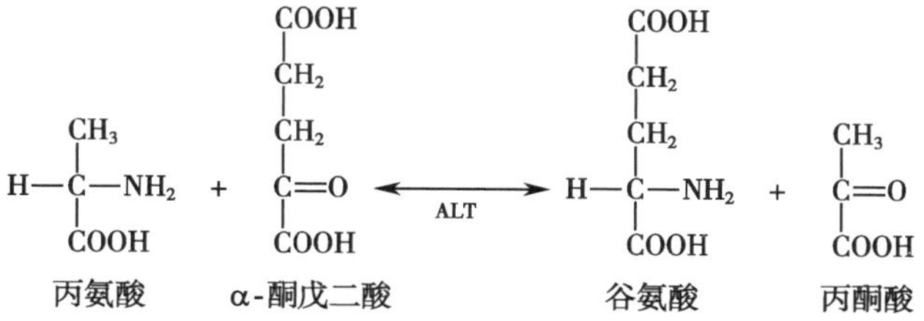

ALT 和 AST 分布广泛,但在不同组织细胞内酶活性不同。正常情况下转氨酶在组织细胞内活性高、血清中活性较低。如 ALT 在肝细胞内(44 000U/g 组织)活性最高,AST 在心肌细胞内(156 000U/g 组织)活性最高,而在血清中两者活性均较低。当组织细胞受损时,可使细胞内的转氨酶大量释放入血,导致血清中转氨酶活性异常增高。例如急性肝炎患者血清 ALT 活性显著增高,心肌梗死患者血清中 AST 活性明显上升。故临床可以通过测定血清 ALT 或 AST 活性变化,帮助诊断急性肝炎或心肌梗死。

（二）氧化脱氨基作用

氧化脱氨基作用是指氨基酸在酶的作用下,发生氧化脱氢和水解脱氨反应,产生游离氨和 α-酮酸。

催化氨基酸氧化脱氨基的酶主要是 L-谷氨酸脱氢酶(L-glutamate dehydrogenase),该酶是以 NAD^+ 或 $NADP^+$ 为辅酶的,不需氧脱氢酶。L-谷氨酸脱氢酶在体内分布广(肌肉组织除外)、活性高,能催化 L-谷氨酸氧化脱氢和水解脱氨,生成 α-酮戊二酸和游离氨。反应如下:

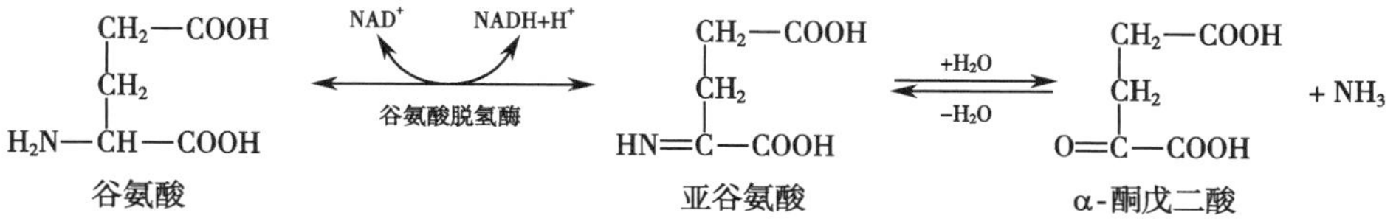

L-谷氨酸脱氢酶催化的是可逆反应,其逆过程是合成谷氨酸的重要方式。L-谷氨酸脱氢酶是由6个相同亚基构成的别构酶,其活性受别构调节。当体内ATP消耗生成ADP增多时,通过ADP的别构激活作用,以加强氨基酸的分解产能作用。而当体内ATP增多时,通过ATP的别构抑制作用,以减少氨基酸的分解。

（三）联合脱氨基作用

在转氨酶和L-谷氨酸脱氢酶的联合作用下使氨基酸脱去氨基的作用称为联合脱氨基作用。氨基酸在转氨酶作用下先将氨基转移给α-酮戊二酸生成谷氨酸,再由L-谷氨酸脱氢酶催化谷氨酸脱氨基生成α-酮戊二酸和氨,此过程为联合脱氨基作用。反应过程见图12-3。

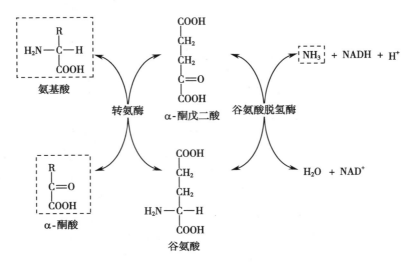

图12-3 联合脱氨基作用

上述联合脱氨基作用是体内氨基酸脱氨基作用的最重要方式,主要在肝、肾等组织中进行。全过程是可逆的,其逆过程又是体内合成非必需氨基酸的主要途径。

L-谷氨酸脱氢酶在体内分布广、活性高,但肌肉组织除外。骨骼肌和心肌中谷氨酸脱氢酶活性很弱,难于进行上述联合脱氨基作用,但可以通过嘌呤核苷酸循环过程脱去氨基。

在肌肉组织中,首先一个氨基酸经过两次连续的转氨基作用,将氨基转移给草酰乙酸生成天冬氨酸。然后由天冬氨酸与次黄嘌呤核苷酸(IMP)进行缩合反应,生成腺苷酸代琥珀酸。后者进一步裂解为延胡索酸和AMP,AMP在腺苷酸脱氨酶催化下水解脱氨,产生游离氨。AMP被水解释放氨后又转变为IMP,后者再进入循环。可见,嘌呤核苷酸循环是发生在肌肉组织中的另一种重要的联合脱氨基作用。反应过程见图12-4。

（四）其他脱氨基作用

在生物体内,除了上述几种脱氨基方式外,个别氨基酸还有其他特殊的脱氨基方式。例如,半胱氨酸可发生脱硫化氢脱氨基作用生成丙酮酸;天冬氨酸可直接脱氨基生成延胡索酸等;丝氨酸可经脱水脱氨基作用生成丙酮酸等。

二、氨的代谢

氨是机体正常代谢产物,但氨也是一种有毒物质,特别是脑组织对氨的作用极为敏感。体内代谢产生的氨与消化道吸收的氨进入血液后,形成血氨;解除氨毒的主要途径是在肝内合成尿素,再经肾脏排出体外。

（一）氨的来源与去路

1. 氨的来源 机体内氨可以来自:①氨基酸脱氨基产氨,这是体内氨基酸的主要来源;

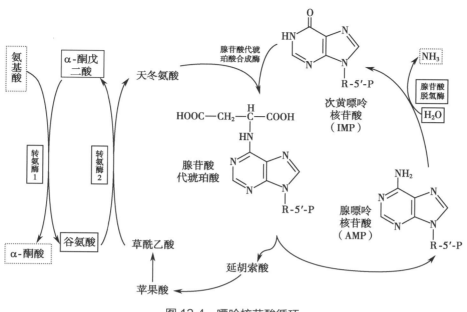

图 12-4　嘌呤核苷酸循环

②胺类物质氧化分解、嘌呤及嘧啶等化合物分解代谢时也产生氨;③肠道内氨的来源有两个方面:一是肠道内未被消化蛋白质或未被吸收的氨基酸在细菌的作用下腐败产生氨;二是血液中的尿素渗透入肠道后由细菌的尿素酶作用分解产生;④肾小管上皮细胞中,谷氨酰胺酶催化谷氨酰胺水解生成谷氨酸和 NH_3。

2. 氨的去路　氨有毒性,能渗透细胞膜与脑-血屏障,导致脑功能障碍。因此氨产生后,必须通过一定的代谢机制解除氨毒。机体内氨的代谢去路主要有:①在肝脏合成尿素,经肾排出体外,这是解除氨毒的最重要机制;②合成非必需氨基酸、嘌呤碱和嘧啶碱等其他含氮物;③部分氨以谷氨酰胺形式运输到肾,水解产生 NH_3,与 H^+ 结合以 NH_4^+ 形式排出体外。所以,酸性尿有利于氨的排出。而在碱性环境中,NH_4^+ 电离成 NH_3,后者比 NH_4^+ 更易透过细胞膜而被吸收。因此,肠道 pH 偏碱或碱性尿时,氨的吸收增加。因此临床上对高血氨患者禁用碱性肥皂水灌肠,对肝硬化产生腹水的患者,不宜使用碱性利尿药,以免血氨升高。机体内氨的来源与去路总结如图 12-5。

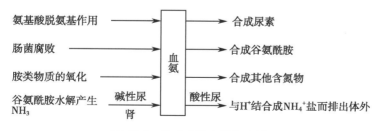

图 12-5　体内氨的来源与去路

（二）氨的转运

正常人血氨浓度一般不超过 $0.60\mu mol/L$,如果血氨过多积聚,易产生毒性。尤其脑组织对氨极为敏感,高血氨进入脑组织,影响脑血流量,并通过干扰脑内糖代谢影响能量的生成与利用,严重时可致昏迷甚至死亡。所以,保持低血氨浓度,在血中以无毒形式转运氨至肝或肾解除氨毒,具有十分重要意义。

各组织产生的氨,主要以谷氨酰胺或丙氨酸两种无毒形式进入血液循环被运输。

1. 谷氨酰胺的运氨作用　在谷氨酰胺合成酶(glutamine synthetase)催化下,谷氨酸和氨结合生成谷氨酰胺,反应消耗 ATP。谷氨酰胺水溶性强,在脑和肌肉等组织内生成后可经血液循环运送至肝或肾。在肝或肾组织细胞内的谷氨酰胺酶(glutaminase)催化下,谷氨酰胺水解为谷氨酸和氨。在肝脏,大部分氨参与合成尿素,经肾随尿排出。在肾脏,氨与 H^+ 结合成 NH_4^+,随尿排出体外。

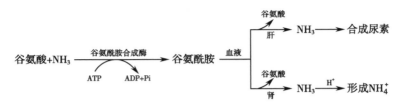

综上所述,在脑组织通过合成谷氨酰胺,防止氨对脑组织产生毒性。谷氨酰胺进入血液后,又以无毒形式将氨运输到肝脏和肾脏以解除氨毒。临床上对氨中毒患者常给予口服或静脉滴注谷氨酸钠盐,以解除氨毒和降低血氨浓度。

2. 葡萄糖-丙氨酸循环　肌肉中的氨基酸经转氨基作用将氨基转给丙酮酸生成丙氨酸;丙氨酸经血液运到肝。在肝中,丙氨酸通过联合脱氨基作用,释放出氨,用于合成尿素。转氨基后生成的丙酮酸经糖异生途径生成葡萄糖。葡萄糖经血液循环输送到肌组织,经糖分解途径转变成丙酮酸,后者可再接受氨基生成丙氨酸。丙氨酸和葡萄糖反复在肌肉和肝之间进行氨的转运,称为**葡萄糖-丙氨酸循环**(图 12-6)。通过该循环过程,既实现了氨的无毒运输,又使肝组织为肌肉活动提供能量。

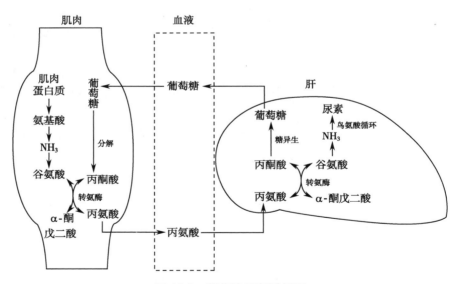

图 12-6　葡萄糖-丙氨酸循环

(三)尿素的合成——鸟氨酸循环

正常情况下,体内的氨有 80%~90% 是在肝脏合成为中性、无毒、水溶性强的尿素,经血液循环运送至肾脏,随尿排出体外。尿素是氨代谢的终产物。

1932 年德国学者 Hans Krebs 和 Kurt Henseleit 通过实验发现,将大鼠肝切片在有氧条件下与铵盐保温数小时后可以合成尿素,同时发现加入鸟氨酸、瓜氨酸或精氨酸都能促进尿素的合成,但它们的量并不减少。根据这些实验结果,Krebs 和 Henseleit 推断,尿素的合成是通过环状代谢过程实现的:首先鸟氨酸与氨及 CO_2 结合生成瓜氨酸,然后瓜氨酸再接受 1 分子氨生成精氨酸,最后精氨酸水解产生 1 分子尿素和鸟氨酸,后者进入下一轮循环,此循环过程称为**鸟氨酸循环**(ornithine cycle)或称尿素循环(urea cycle)(图 12-7)。

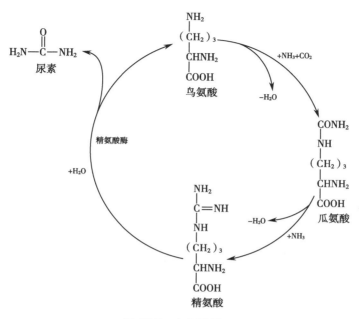

图 12-7 鸟氨酸循环

1. 尿素合成过程分四个步骤,前两步在线粒体中进行,后两步在细胞质中进行。

(1) 氨基甲酰磷酸的合成:在肝细胞线粒体内,NH_3、CO_2 在 Mg^{2+}、ATP 及 N-乙酰谷氨酸存在时,由氨基甲酰磷酸合成酶 I(carbamyl phosphate synthetase I,CPS-I)催化,生成氨基甲酰磷酸,此反应不可逆。CPS-I 是鸟氨酸循环过程中的关键酶,N-乙酰谷氨酸是该酶的别构激活剂。

$$NH_3 + CO_2 + H_2O + 2ATP \xrightarrow[\text{N-乙酰谷氨,}~Mg^{2+}]{\text{氨基甲酰磷酸合成酶}} H_2N—COO\sim PO_3H_2 + 2ADP + Pi$$

(2) 瓜氨酸的合成:在鸟氨酸氨基甲酰转移酶(ornithine carbamoyl transferase,OCT)催化下,氨基甲酰磷上的氨基部分转移到鸟氨酸上,生成瓜氨酸和磷酸,反应在线粒体内进行,此反应不可逆。

鸟氨酸 + 氨基甲酰磷酸 → 瓜氨酸

(3) 精氨酸的合成:瓜氨酸由线粒体内膜上的载体转运至细胞质内,受精氨酸代琥珀酸合成酶催化,与天冬氨酸进行缩合反应,生成精氨酸代琥珀酸,后者再经裂解酶催化,裂解为精氨酸和延胡索酸。综合这两步反应,是由瓜氨酸接受天冬氨酸提供的氨基生成精氨酸,反应过程中伴随 1 分子 ATP 分解为 AMP 和 PPi,即消耗了两个高能磷酸基团。

天冬氨酸提供氨基后,生成的延胡索酸可循三羧酸循环途径加水、脱氢转变为草酰乙酸,后者在转氨酶催化下接受谷氨酸转来的氨基,又生成天冬氨酸。而谷氨酸的氨基可来自其他氨基酸与 α-酮戊二酸的转氨基作用。因此,体内许多氨基酸的氨基可以天冬氨酸的形式参与尿素的合成。由上可见,通过延胡索酸和天冬氨酸,可将鸟氨酸循环、三羧酸循环和转氨基作用相互联系起来。

（4）精氨酸水解生成尿素:在胞质内的精氨酸酶催化下,精氨酸水解为尿素并重新生成鸟氨酸。鸟氨酸通过线粒体内膜上的载体蛋白帮助,从胞质转运入线粒体,又接受下一个氨基甲酰磷酸生成瓜氨酸,进入下一轮循环。尿素则通过血液循环运送到肾随尿排出。

2. 尿素合成总结果及其意义

$$2NH_3 + CO_2 + 3ATP + 3H_2O \longrightarrow 尿素 + 2ADP + AMP + 4Pi$$

尿素合成是一个耗能过程,合成 1 分子尿素需要 3 分子 ATP 共 4 个高能磷酸键。尿素分子中的 2 个氮原子,一个来自 NH_3,另一个来自天冬氨酸,而天冬氨酸又可通过转氨基作用由其他氨基酸生成。因此,尿素分子中的 2 个氮原子实际上直接或间接来源于各种氨基酸。此循环中,CPS-I 和精氨酸代琥珀酸合成酶为限速酶。通过鸟氨酸循环将有毒的氨转变成无毒的尿素。尿素则通过血液循环运输到肾随尿液排出体外。此循环是肝的一个重要功能,其意义在于解除氨毒。此外鸟氨酸循环的中间产物浓度,如鸟氨酸、瓜氨酸和精氨酸,可以影响尿素的合成速度,因此,临床上常输注精氨酸以促进尿素的合成,来降低血氨的浓度。

现将尿素合成的详细过程及其在细胞内的定位总结于图 12-8。

正常生理情况下,血氨处于较低水平。尿素循环是维持血氨低浓度的关键。当肝功能严重受损时,尿素合成障碍,可致血氨增高,称为高血氨症。大量的氨进入脑组织,在消耗 $NADH+H^+$ 条件下氨与脑细胞中的 α-酮戊二酸结合生成谷氨酸,后者在消耗 ATP 条件下进一步与氨结合生成谷氨酰胺。结果,一方面消耗较多的 NADH 和 ATP 等能源物质,另一方

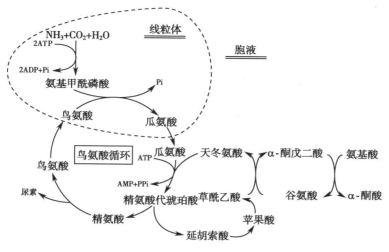

图 12-8　尿素合成的详细过程

面消耗大量的 α-酮戊二酸,使三羧酸循环速率降低,影响 ATP 的生成,导致脑组织供能不足;此外,谷氨酸是兴奋性神经递质,当能量缺乏及谷氨酸神经递质失调时将影响脑功能甚至昏迷,临床称为氨中毒或肝昏迷。这就是目前肝昏迷的氨中毒学说。

思政元素

鸟氨酸循环的发现

1981 年 11 月 22 日,三羧酸循环的发现者 Hans Krebs 因患黑色素瘤,在牛津医院逝世。1988 年,*Nature* 的一位编辑匿名发表了一篇公开信,在公开信上,这位编辑说了这样一句话:"拒绝 Hans Krebs 的文章是 *Nature* 杂志有史以来所犯的最大错误。"

Hans Krebs 是一位英籍德裔科学家,医学博士,1900 年出生在德国,父亲是耳鼻喉科医生。1925 年,Krebs 在汉堡大学拿到了自己的博士学位,毕业后成为柏林威廉皇家生物学研究所的助理研究员,师从著名的生物化学家奥托·海因里希·瓦尔堡(1931年诺贝尔奖获得者)。Krebs 是个勤奋又聪明的人,他一心想要弄明白生物的代谢过程。

1932 年,Hans Krebs 与同事 Kurt Henseleit 一起研究动物体中尿素在肝脏中的产生过程。他将大鼠的肝脏切片浸入氯化铵溶液,放进保温箱里,几个小时以后,溶液中的铵根离子有明显下降,原本含量很低的尿素却有所上升;再向溶液中加入鸟氨酸、瓜氨酸和精氨酸,尿素含量进一步上升。在此之前,各国科学家的实验中已经证明肝脏内有精氨酸酶的存在。根据实验结果,Krebs 提出了著名的尿素循环代谢途径,这个循环阐述了人体内尿素的生成途径。

1937 年,Hans Krebs 又提出了柠檬酸循环,成为所有医学生学习生化入门必备的内容。当时他提出的理论被 *Nature* 杂志拒稿,他却始终坚持自己的想法。Krebs 的重要贡献并不会因为被 *Nature* 拒绝过而被抹消。除了为世人所瞩目的诺贝尔奖之外,他还获得了拉斯克基础医学研究奖(美国最具名望的生物医学奖项)。

鸟氨酸循环及三羧酸循环的发现,告诉我们要有严谨、细致、科学的态度,在科学的领域更要坚持自己的想法,坚持真理。

三、α-酮酸的代谢

氨基酸脱氨基后生成的α-酮酸进一步经历以下代谢过程。

（一）合成非必需氨基酸

α-酮酸可通过氨基化重新生成氨基酸,这是体内合成非必需氨基酸的重要途径。如丙酮酸经氨基化作用生成丙氨酸,草酰乙酸经氨基化作用生成天冬氨酸,α-酮戊二酸经氨基化作用生成谷氨酸。

（二）氧化供能

α-酮酸在体内可通过三羧酸循环彻底氧化,生成二氧化碳和水,同时释放能量以供机体活动所需。氨基酸也是一类能源物质。

（三）转变为糖或脂质

在体内 α-酮酸可转变成糖和脂质。动物实验发现,用各种氨基酸喂养糖尿病模型犬时,大多数氨基酸可使尿糖增加,表明这些氨基酸在体内经脱氨基生成的α-酮酸,可以通过糖异生作用合成葡萄糖,这些氨基酸被称为**生糖氨基酸**;少数几种可同时增加葡萄糖和酮体的排出,被称为**生糖兼生酮氨基酸**;而亮氨酸和赖氨酸只能使酮体排出量增加,被称为**生酮氨基酸**（表 12-4）。

表 12-4 生糖和生酮氨基酸种类

分类	氨基酸
生酮氨基酸	亮氨酸、赖氨酸
生糖氨基酸	甘氨酸、丙氨酸、丝氨酸、精氨酸、脯氨酸、谷氨酸、谷氨酰胺、缬氨酸、组氨酸、甲硫氨酸、半胱氨酸、天冬氨酸、天冬酰胺
生糖兼生酮氨基酸	苯丙氨酸、酪氨酸、色氨酸、异亮氨酸、苏氨酸

四、氨基酸的脱羧基作用

氨基酸分解的主要方式是脱氨基作用,但部分氨基酸还可脱羧基生成相应的胺类。反应由特异的氨基酸脱羧酶（amino acid decarboxylase）催化,并需磷酸吡哆醛作为辅酶。体内胺类物质含量虽不高,但往往具有重要的生理功能。细胞内存在着胺氧化酶,能将胺类氧化成 NH_3 和醛,NH_3 合成为尿素排出体外,醛继续氧化成羧酸,羧酸再氧化成 CO_2 和 H_2O 或随尿排出,从而避免胺类的蓄积。

（一）γ-氨基丁酸

γ-氨基丁酸（γ-aminobutyric acid,GABA）是由谷氨酸脱羧基产生的。催化此反应的酶是谷氨酸脱羧酶,此酶在脑组织中活性最高,所以脑中 GABA 含量最高。GABA 是一种重要的抑制性神经递质,其生成不足易引起中枢神经系统的过度兴奋。

$$H_2N-\underset{\underset{\text{谷氨酸}}{|}}{\overset{\overset{\text{COOH}}{|}}{CH}}-CH_2-CH_2-COOH \xrightarrow{CO_2} H_2N-CH-CH_2-CH_2-COOH$$

谷氨酸   GABA

（二）牛磺酸

牛磺酸（taurine）是由半胱氨酸氧化成磺酰丙氨酸,再脱去羧基生成的。牛磺酸具有抗氧化,稳定细胞膜功能,对神经、心肌,肝等多种细胞具有保护作用。脑组织中含有较多的牛磺酸,可能发挥着抑制性神经递质的作用。在肝脏,牛磺酸是参与合成结合胆汁酸（详见第十七章）的重要成分。

（三）5-羟色胺

5-羟色胺（5-hydroxytryptamine,5-HT,又称血清素,serotonin）是由色氨酸经羟化和脱羧基作用生成的。5-HT 在神经系统、胃肠道、血小板和乳腺等组织均能生成。在脑内,5-HT 可作为抑制性神经递质,与调节睡眠、体温和镇痛等有关。在松果体,5-HT 可经乙酰化、甲基化等反应转变为褪黑激素（melatonin）,褪黑激素的分泌有昼夜节律和季节性节律,与神经内分泌及免疫调节功能有密切关系。在外周,5-HT 是一种强烈的血管收缩剂。

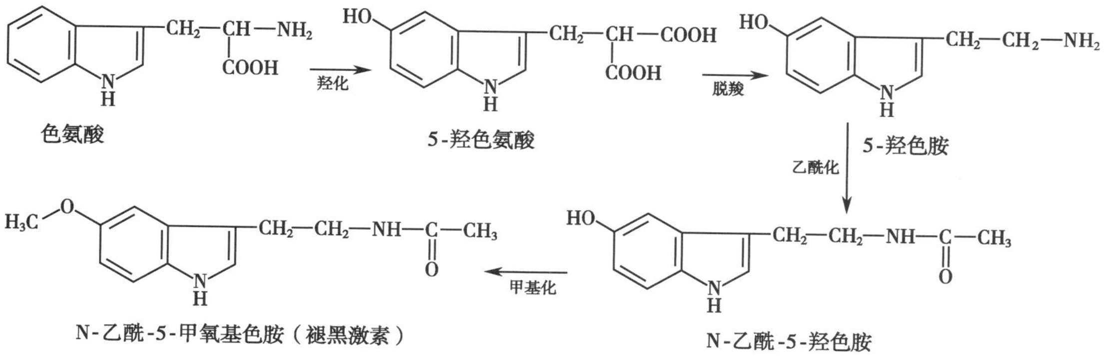

（四）组胺

在组氨酸脱羧酶催化下,组氨酸脱去羧基生成组胺,组胺是一种强烈的血管扩张剂,并能增加毛细血管的通透性,引起血压下降,甚至休克。组织创伤或炎症部位由于组胺的释放,可引起局部组织水肿。组胺能使支气管平滑肌痉挛发生哮喘。组胺还能刺激胃酸和胃蛋白酶分泌,故常被作为研究胃功能活动的工具药。

（五）多胺

多胺是体内腐胺、精脒和精胺的总称。

鸟氨酸脱羧酶可催化鸟氨酸产生腐胺,然后再转变为精脒和精胺,它们是调节细胞生长的重要物质。多胺在哺乳动物体内分布广,尤其在生长旺盛的组织,如胚胎、再生肝、肿瘤组织,含量较高。临床上常测定患者血及尿中多胺含量作为肿瘤非特异性辅助诊断指标之一。

第五节　个别氨基酸的特殊代谢

氨基酸除了经历脱氨基和脱羧基一般代谢外,有些氨基酸还有其特殊代谢方式,并产生一些具有重要生理功能的物质。

一、一碳单位的代谢

有些氨基酸在体内分解过程中,可产生含一个碳原子的活性基团,称为**一碳单位**（one carbon unit）。CO_2 不属于一碳单位。一碳单位不能游离存在于体内,常与四氢叶酸（FH_4）结合而被转运,进一步参与代谢。

（一）一碳单位的形式与来源

体内重要的一碳单位主要有甲基（—CH_3）、甲烯基（—CH_2—）、甲炔基（—CH＝）、甲酰基（—CHO）、亚氨甲基（—CH＝NH）等。主要来自甘氨酸、组氨酸、丝氨酸、色氨酸等（表12-5）。

表 12-5 一碳单位存在形式

一碳单位名称	结构	与四氢叶酸结合位点
甲基	—CH_3	N^5
甲烯基	—CH_2—	N^5 和 N^{10}
甲炔基	—CH=	N^5 和 N^{10}
甲酰基	—CHO	N^5 或 N^{10}
亚氨甲基	—CH=NH	N^5

（二）一碳单位的生成与四氢叶酸

由氨基酸分解产生一碳单位需经过复杂的代谢过程,并且需要四氢叶酸作为一碳单位转移酶的辅酶。例如丝氨酸或甘氨酸分解生成 N^5,N^{10}-甲烯基四氢叶酸。

丝氨酸在羟甲基转移酶催化下,其羟甲基转移到四氢叶酸分子上,并脱去水生成 N^5,N^{10}-甲烯基四氢叶酸和甘氨酸。甘氨酸在裂解酶催化下,又与四氢叶酸反应,生成 N^5,N^{10}-甲烯基四氢叶酸。

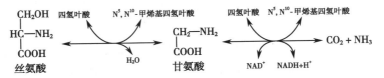

（三）一碳单位的互变与代谢意义

各种不同形式的一碳单位,其主要差别是碳原子的氧化状态不同,因此在适当条件下,可以通过氧化还原反应而彼此互变(图12-9)。但是,N^5-甲基四氢叶酸的还原生成是不可逆的,不能再氧化为其他形式。

由氨基酸分解产生的一碳单位,被 FH_4 携带和转运,其重要的代谢去向是参与嘌呤碱和嘧啶碱的合成。例如,N^{10}-甲酰基四氢叶酸为嘌呤碱提供 C-2 与 C-8 位的碳原子,N^5,N^{10}-亚甲基四氢叶酸则提供脱氧胸苷酸(dTMP)的嘧啶环 C-5 位上的甲基。然而,N^5-甲基四氢叶酸则需与甲硫氨酸循环联系起来才能提供活性甲基,参与体内重要甲基化合物的合成。

由上看出,一碳单位与核苷酸及核酸代谢关系密切。当一碳单位代谢发生障碍时,易影响核酸的代谢。例如,磺胺类药及某些抗癌药(氨甲蝶呤等)的使用,由于干扰了细菌及癌细胞的叶酸或四氢叶酸的合成,进一步影响到一碳单位与核酸的代谢,使细菌及癌细胞分裂增殖受阻,以达到抗菌或抑癌的目的。

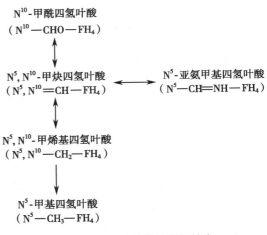

图 12-9 一碳单位的相互转变

二、含硫氨基酸的代谢

含硫氨基酸包括甲硫氨酸(蛋氨酸)、半胱氨酸和胱氨酸三种。在体内,甲硫氨酸可转变为半胱氨酸和胱氨酸,半胱氨酸与胱氨酸可以互变,但后两者不能逆转变为甲硫氨酸,所以甲硫氨酸是营养必需氨基酸。

（一）甲硫氨酸循环

甲硫氨酸除了作为蛋白质合成原料外,还可提供甲基,参与体内许多重要甲基化合物的合成。

1. 甲硫氨酸循环过程

（1）甲硫氨酸的活化:在甲硫氨酸腺苷转移酶催化下,甲硫氨酸与 ATP 反应,形成 S-腺苷甲硫氨酸(S-adenosylmethionine,SAM),SAM 是活性甲基(activated methyl,CH_3)的直接供体,故将 SAM 称为活性甲硫氨酸。

（2）SAM 提供活性甲基:在甲基转移酶催化下,SAM 可将甲基转移给各种甲基受体分子,合成多种重要甲基化合物。例如,去甲肾上腺素、胍乙酸、乙醇胺等接受 SAM 提供的甲基后,分别生成肾上腺素、肌酸和胆碱,这些物质在体内都具有重要的生理功能。而 SAM 提供出甲基后则转变为 S-腺苷同型半胱氨酸,然后进一步脱去腺苷,生成同型半胱氨酸(homo-cysteine)。

（3）甲硫氨酸再生:同型半胱氨酸在 N^5-甲基四氢叶酸甲基转移酶催化下,以维生素 B_{12} 作为辅酶,接受由 N^5-甲基四氢叶酸提供的甲基,重新再生成甲硫氨酸,形成一个循环过程,称为甲硫氨酸循环(methionine cycle)(图12-10)。

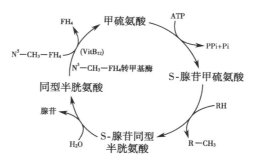

图 12-10　甲硫氨酸循环

2. 甲硫氨酸循环的生理意义

（1）甲硫氨酸循环提供活性甲基,用于合成许多重要甲基化合物。

（2）N^5-甲基四氢叶酸通过甲硫氨酸循环转移出甲基,使四氢叶酸得到再生,重新参与其他一碳单位代谢。维生素 B_{12} 是 N^5-甲基四氢叶酸甲基转移酶的辅酶。当缺乏维生素 B_{12} 时,N^5-甲基四氢叶酸的甲基不能转移出去,既影响甲硫氨酸的再生,又影响四氢叶酸的游离,进而影响一碳单位的代谢,导致核酸合成减少,细胞分裂速度下降。因此,维生素 B_{12} 不足也会出现类似于叶酸缺乏的症状,如出现巨幼细胞贫血。

甲硫氨酸循环过程中的同型半胱氨酸可以在胱硫醚合成酶等催化下,与丝氨酸缩合,再裂解为半胱氨酸和 α-酮丁酸,后者转变成琥珀酰辅酶 A 进入糖代谢途径。研究表明,同型半胱氨酸对血管内皮细胞有损伤作用,是动脉粥样硬化发病的危险因子。先天性缺乏胱硫醚合成酶可导致血中同型半胱氨酸堆积,出现高同型半胱氨酸血症,患儿有明显的心血管异常症状。

（二）半胱氨酸与胱氨酸代谢

半胱氨酸与胱氨酸可以互变,2 分子半胱氨酸的巯基可以脱氢氧化、以二硫键相连形成胱氨酸,胱氨酸分子中二硫键又可以断裂还原重新转变为 2 分子半胱氨酸。

$$2\ \begin{array}{c} CH_2SH \\ | \\ CH-NH_2 \\ | \\ COOH \end{array} \xrightleftharpoons[+2H]{-2H} \begin{array}{c} CH_2-S-S-CH_2 \\ | \qquad\qquad | \\ CH-NH_2 \quad CH-NH_2 \\ | \qquad\qquad | \\ COOH \qquad COOH \end{array}$$

L-半胱氨酸　　　　　　胱氨酸

半胱氨酸与胱氨酸可存在于酶或蛋白质等肽链中,通过半胱氨酸与胱氨酸之间发生氧化还原而互变,从而影响酶或蛋白质的结构与功能。例如,胰岛素分子是由 A、B 两条肽链构成,分子内含 3 对二硫键。当二硫键断裂还原,使 A、B 两条肽链分开,则完全丧失胰岛素活性。又如体内有许多巯基酶,其活性中心中的巯基呈游离状态,当被氧化成结合状态时,则失去酶的活性。

1. 半胱氨酸氧化分解为硫酸根　半胱氨酸除了氧化脱羧基生成牛磺酸外,还可以氧化脱氨基生成丙酮酸、氨和硫化氢,后者进一步氧化生成硫酸。生成的硫酸一部分以无机盐形式随尿排出,另一部分则与 ATP 进行反应,被活化成活性硫酸根,即 3′-磷酸腺苷-5′-磷酸硫酸(3′-phosphoadenosine-5′-phosphosulfate,PAPS),反应过程如下:

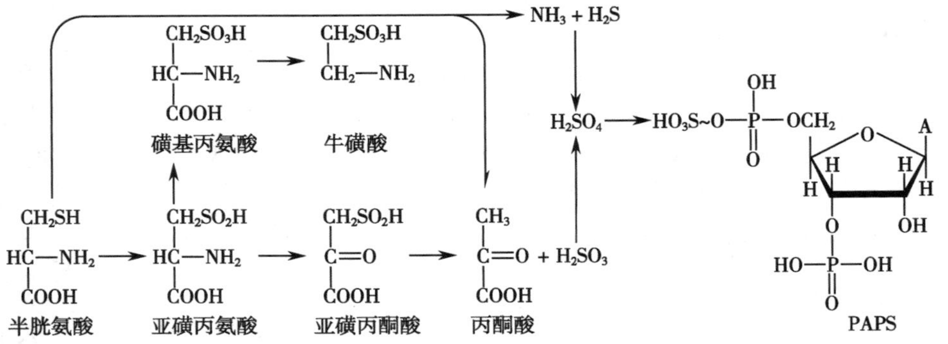

PAPS 的性质较活泼,可提供硫酸根参与硫酸软骨素、硫酸角质素和肝素等黏多糖的合成,进而与蛋白质结合形成蛋白聚糖。在生物转化(详见第十八章中),PAPS 可提供硫酸根参与固醇类或酚类等物质的灭活作用,并促使它们随尿排出。

2. 半胱氨酸参与合成谷胱甘肽　谷胱甘肽(GSH)是由谷氨酸、半胱氨酸和甘氨酸构成的三肽。GSH 中的巯基具有还原性,可作为体内重要的还原剂。GSH 可优先与氧化剂进行反应,保护体内许多酶或蛋白质分子中的巯基免遭氧化而失活;GSH 中的巯基还可与外源性的毒物如药物或致癌剂等结合,从而阻断这些物质在体内与生物大分子 DNA、RNA 或蛋白质结合,以保护机体免遭毒物损害。

三、芳香族氨基酸的代谢

芳香族氨基酸有苯丙氨酸、酪氨酸和色氨酸三种。这里主要介绍苯丙氨酸和酪氨酸的特殊代谢。

(一) 苯丙氨酸羟化为酪氨酸

苯丙氨酸在体内经苯丙氨酸羟化酶(phenylalanine hydroxylase)催化转变为酪氨酸。苯丙氨酸羟化酶属于加单氧酶,以四氢生物蝶呤为辅酶。该反应不可逆,酪氨酸不能逆转为苯丙氨酸。

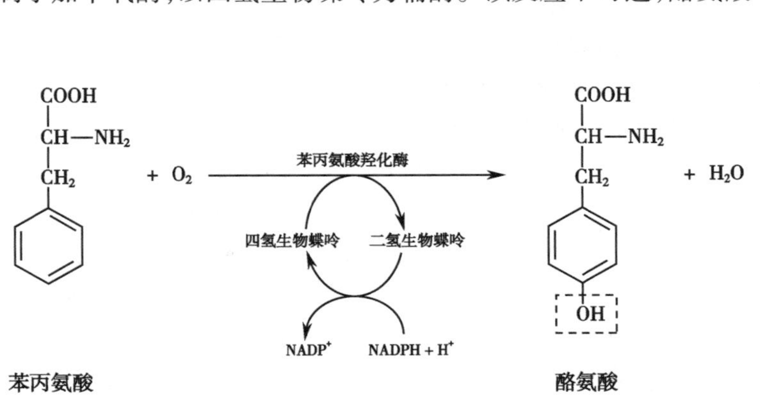

当先天性缺乏苯丙氨酸羟化酶时,苯丙氨酸不能羟化为酪氨酸,而只能通过转氨基反应生成苯丙酮酸。过多的苯丙酮酸可随尿排出,使尿中出现大量苯丙酮酸,临床称此为**苯丙酮酸尿症**(phenylketonuria,PKU)。苯丙酮酸在血液中积累,对中枢神经系统有毒性作用,影响幼儿智力发育。该病属于代谢性遗传病,也是目前唯一通过饮食可以控制不发病的遗传病,目前有些国家规定对新生儿必须做 PKU 的筛查。对此类患儿的治疗原则是早期诊断,并严格控制膳食中的苯丙氨酸和酪氨酸量。

（二）酪氨酸转变为甲状腺激素

甲状腺激素(thyroid hormone)主要有甲状腺素(thyroxine,又称四碘甲腺原氨酸(tetraiodothyronine,T_4)和三碘甲腺原氨酸(triiodothyronine,T_3)两种。甲状腺球蛋白分子中的酪氨酸残基,可发生碘化生成一碘酪氨酸和二碘酪氨酸,然后由两分子二碘酪氨酸缩合成 T_4,或二碘酪氨酸与一碘酪氨酸缩合成 T_3。甲状腺激素(T_4 和 T_3)从甲状腺球蛋白上水解下来,并储存于甲状腺滤泡胶质中。当甲状腺受到垂体分泌的促甲状腺激素(thyroid stimulating hormone,TSH)刺激后,甲状腺激素分泌入血。甲状腺激素的主要作用是促进糖、脂肪和蛋白质代谢以及能量代谢,促进机体生长、发育。特别对骨和脑的发育尤为重要。婴、幼儿缺乏甲状腺激素时,中枢神经系统发育出现障碍,长骨生长停滞,以致出现智力迟钝和身材矮小等现象,被称为**呆小症**(又称克汀病)。过去某些地区因饮食中缺少碘,可以影响甲状腺激素的合成,在垂体 TSH 刺激下,使甲状腺组织增生、肿大,引起地方性甲状腺肿,故现在常在食盐中加碘以预防缺乏。

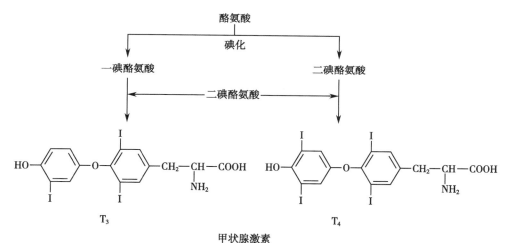

甲状腺激素

（三）酪氨酸转变为儿茶酚胺

在神经组织或肾上腺髓质,酪氨酸受到酪氨酸羟化酶(tyrosine hydroxylase)的催化,使分子发生羟化转变为多巴。多巴经多巴脱羧酶催化,脱去羧基转变为多巴胺。多巴胺(dopamine,DA)再经多巴胺 β-羟化酶催化生成去甲肾上腺素(norepinephrine,NE)。后者经 N-甲基转移酶催化,接受 SAM 提供的甲基,转变成肾上腺素(epinephrine,E)。

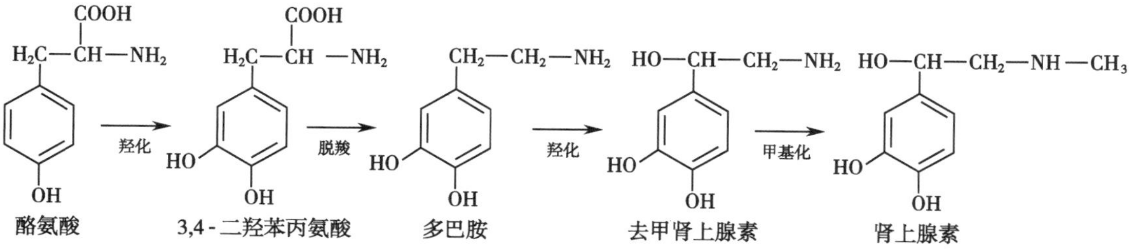

由酪氨酸代谢转变生成的多巴胺、去甲肾上腺素和肾上腺素都是具有儿茶酚结构的胺类物质,故统称为**儿茶酚胺**(catecholamine,CA)。儿茶酚胺是重要生物活性物质,如多巴胺和去甲肾上腺素都是重要的神经递质,多巴胺的生成不足是造成**帕金森病**(Parkinson's disease)的重要原因,帕金森病又称震颤麻痹(paralysis agitans)。肾上腺素主要作为外周重要的激素物质。

(四) 酪氨酸转变为黑色素

在皮肤、毛囊等组织的黑色素细胞中,酪氨酸受到酪氨酸酶(tyrosinase)(一种含铜的氧化酶)的催化,使酪氨酸发生羟化反应生成 3,4-二羟苯丙氨酸(3,4-dihydroxy phenylalanine,DOPA,多巴)。多巴再经氧化、脱羧等反应转变为吲哚醌。然后再聚合成黑色素,成为这些组织中的色素来源。

酪氨酸 → 多巴 → 多巴醌 → 吲哚-5,6-醌 → 黑色素

当先天性缺乏酪氨酸酶时,因黑色素合成障碍,可使毛发、皮肤等组织因色素缺少而呈白色的现象,称为**白化病**。皮肤缺乏色素使白化病患者的皮肤对紫外线敏感,容易被阳光晒伤,皮肤癌的发病率也会增加,眼睛也因为缺少色素而导致惧光。另外,酪氨酸酶活性的检测可作为增白类化妆品研制过程中的重要指标。

(五) 酪氨酸的氧化分解

酪氨酸除了上述的特殊代谢外,其分解代谢的主要方式是经转氨基作用,生成相应的对羟苯丙酮酸。后者进一步氧化、脱羧生成尿黑酸。尿黑酸经尿黑酸氧化酶催化,开环生成马来酰乙酰乙酸,异构为延胡索酰乙酰乙酸,水解为延胡索酸和乙酰乙酸。因此苯丙氨酸和酪氨酸都是生糖兼生酮氨基酸。

酪氨酸 →(转氨基)→ 对羟苯丙酮酸 →(氧化)→ 尿黑酸 →(氧化)→ 马来酰乙酰乙酸 →(异构)→ 延胡索乙酰乙酸 →(水解)→ 延胡索酸 + 乙酰乙酸

当先天性缺乏尿黑酸氧化酶时,因尿黑酸不能氧化分解,使大量尿黑酸随尿排出。在碱性条件下易被空气中的氧氧化为醌类化合物,并进一步生成黑色化合物,称此为**尿黑酸症**。患者的骨等结缔组织也有广泛的黑色物质沉积。

由上可知,酪氨酸在体内的代谢途径较多,可生成多种重要生物活性物质,而且可发生多种先天性代谢缺陷。现归纳如下:

苯丙氨酸 ──────→ 苯丙酮酸

酪氨酸 ───***──→ 对羟苯丙酮酸 ──────→ 尿黑酸 ───***──→ 乙酰乙酸 ＋ 延胡索酸

酪氨酸 ───***──→ 3,4-二羟苯丙氨酸（多巴）──────────────────→ 黑色素

甲状腺激素 T_3/T_4　　多巴胺 ──────→ 去甲肾上腺素 ──────→ 肾上腺素

（***代谢缺陷）

第六节　糖、脂类和蛋白质在代谢上的相互联系与协调平衡

　　生物体内的各种物质代谢不是孤立的,而是相互联系、相互制约,以适应生理需要。它们通过共同的中间代谢物如丙酮酸、乙酰辅酶 A 等联系在一起。当一种物质代谢障碍时可引起其他物质代谢的紊乱。

一、糖与脂类在代谢上的联系

（一）糖可转化成脂肪

　　糖与脂代谢的交汇点主要在乙酰辅酶 A 和磷酸二羟丙酮。有氧条件下,糖代谢产生的乙酰辅酶 A 可羧化成丙二酰辅酶 A,进而合成脂肪酸及脂肪。糖代谢的另一个中间产物磷酸二羟丙酮,可还原生成甘油-3-磷酸。脂肪酸和甘油-3-磷酸进一步合成为脂肪。所以糖供应较多时,葡萄糖很容易代谢转变为脂肪而储存起来。但是必需脂肪酸是不能在体内合成的,因此食物中不可缺少脂类的供给,尤其是含必需脂肪酸的脂类。

（二）脂肪中甘油可生糖

　　脂肪分解产生甘油和脂肪酸,脂肪酸通过 β 氧化产生乙酰辅酶 A。在动物体内乙酰辅酶 A 主要经三羧酸循环彻底氧化或在肝脏形成酮体。这是因为乙酰辅酶 A 不能逆转成丙酮酸,故无法进入糖异生途径。甘油可经磷酸化生成甘油-3-磷酸,再氧化脱氢转变成磷酸二羟丙酮。后者可循糖酵解逆过程异生为葡萄糖,但其量和脂肪中大量分解生成的乙酰辅酶 A 相比是微不足道的。所以,糖容易转变为脂肪,而脂肪很难转变为糖,只有甘油部分可以转变为糖。这也是长期饱食易胖的原因。

二、糖与蛋白质在代谢上的联系

（一）糖代谢产生的 α-酮酸可转化成非必需氨基酸

　　氨基酸的转氨基作用是氨基酸与糖代谢联系的重要环节。葡萄糖氧化分解产生的 α-酮酸经氨基化后可以生成非必需氨基酸。如丙酮酸生成丙氨酸,α-酮戊二酸生成谷氨酸,草酰乙酸生成天冬氨酸。其他非必需氨基酸虽然生成过程复杂,但均可由葡萄糖提供碳骨架,再还原氨基化合成氨基酸。但体内 8 种必需氨基酸,必须由食物供给。

（二）脱氨作用生成相应的 α-酮酸可转化为葡萄糖

　　组成机体蛋白质的 20 种氨基酸,除生酮氨基酸（亮氨酸、赖氨酸）外,都可通过脱氨作用生成相应的 α-酮酸。这些 α-酮酸可通过三羧酸循环氧化分解生成 CO_2 及 H_2O 并释放出能量生成 ATP,也可转变成某些中间代谢物如丙酮酸,循糖异生途径转变为糖。因此食物中的蛋白质不能为糖、脂类替代,而蛋白质却能替代糖和脂肪供能。

三、脂类与蛋白质在代谢上的联系

（一）氨基酸可转化为脂类

　　氨基酸脱氨基生成的 α-酮酸,可进一步分解为乙酰辅酶 A。乙酰辅酶 A 是脂肪酸合成

的原料,经还原缩合反应合成脂肪酸进而合成脂肪,即蛋白质可转变为脂肪。乙酰辅酶 A 也可合成胆固醇以满足机体的需要。此外,丝氨酸、甲硫氨酸可生成胆胺、胆碱而成为磷脂的组成成分。因此氨基酸可转变成脂类物质。

(二)脂肪中甘油可转化成非必需氨基酸

脂肪中除甘油部分可生成非必需氨基酸的碳骨架外,其他均不能转变成氨基酸。

糖、脂类、蛋白质是氧化产能的三大营养物质,其中三羧酸循环是它们氧化产能的共同途径,也是三者互变的联系枢纽(图 12-11)。从饮食习惯和机体对营养物的优先利用看,由葡萄糖氧化产能,占总能量的 50%~70%。脂肪具有储能和供能作用,一般情况下脂肪氧化分解提供约 25% 的能量。在糖、脂肪供应充足情况下,机体尽量节约蛋白质的氧化产能。三种物质在供能方面可以根据各组织代谢特殊性而相互替代、补充,表现在:①不同的组织器官以不同的物质为主要能量来源,如心脏能量来源依次为酮体、乳酸、游离脂肪酸和葡萄糖,并以有氧氧化为主;肾髓质及红细胞因无线粒体,只能由糖酵解产能;而脑组织,一般情况下几乎以葡萄糖为唯一供能物质,每天需消耗约 100g 葡萄糖。②糖供应不足时,脂肪动员加强,增加其供能比例。如饥饿时,心脏的能量来源绝大部分是酮体和脂肪酸,可达 95% 以上,脑组织此时也可利用酮体供能。当有一种物质代谢障碍时,也可引起其他物质代谢的紊乱,

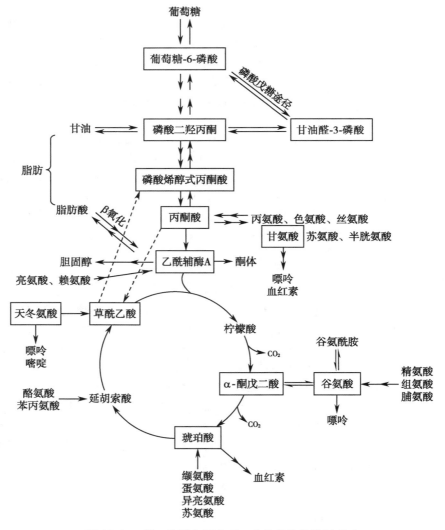

图 12-11　糖、脂肪和蛋白质三大营养物的代谢联系

如长时间饥饿或严重糖尿病时,糖氧化供能不足或糖代谢紊乱,可引起脂类代谢、蛋白质代谢、水盐代谢甚至酸碱平衡紊乱。如果糖的利用能力下降而至血糖增高,脂类代谢紊乱而导致血脂增高、内脏脂肪堆积、引起中心性肥胖,进一步引起高血压,将会导致代谢综合征(metabolic syndrome,MS),同时会增加冠心病、脑血管病等多种疾病的发病风险。

四、神经内分泌对物质代谢平衡的调控

三大营养物在代谢上相互联系,维持动态平衡。物质代谢是在严格调控下进行的,如果调节失控,代谢发生异常,易导致某些疾病的发生。机体对于物质代谢的调控是生物长期进化过程中逐步形成的一种适应能力,在生物界普遍存在。通过调控,使各物质代谢随着体内外环境变化而协调进行。人们把生物体内的代谢调节分为细胞水平调节、激素水平调节和神经系统水平的调节三个层次。

高等生物具有完整的内分泌系统和功能复杂的神经系统。在中枢神经系统控制下,通过神经递质直接作用于靶细胞,或通过影响某些激素的分泌,使神经递质与激素相互协调对靶细胞的物质代谢进行综合调节,称此为**整体水平的代谢调节**,也称为**神经系统水平调节**。如机体在禁食24小时后,肝糖原显著减少,血糖趋于降低,胰岛素分泌减少,胰高血糖素分泌增加。胰岛素和胰高血糖素这两种激素的增减可引起一系列的代谢改变。机体主要能量来源是储存的蛋白质和脂肪,以脂肪提供能量为主。如此时补充葡萄糖,可减少酮体的生成,降低酸中毒的发生率,防止机体内蛋白质的消耗,这对不能进食的消耗性疾病患者尤为重要。

由上可见,体内糖、脂和蛋白质等物质通过一些共同的中间代谢物,相互联系,在神经内分泌整体、综合调控下,相互协调、相互制约,维持动态平衡。

📖 知识链接

肝硬化患者如何补充蛋白质

肝硬化患者的肝细胞受损严重,导致合成蛋白的能力下降,血浆蛋白中的白蛋白是由肝脏合成的,一旦肝硬化患者进入失代偿期,则导致白蛋白明显降低,进一步导致腹水的发生,因此肝硬化患者应定期补充蛋白质。但是,由于蛋白质分解后,在肠道一些细菌的作用下产生氨,在正常情况下,可被肝细胞通过解毒作用而消除。可是慢性肝病、肝硬化患者,由于肝细胞大量坏死或有效细胞明显减少及其他原因,导致这些有毒物质绕过肝细胞,不被解毒,进入体循环,引起大脑功能障碍,使患者出现神志模糊,情志异常,甚至死亡。临床上因吃一个鸡蛋而导致肝昏迷的并不少见。因此,在肝昏迷期应严格控制蛋白质饮食,每日给予葡萄糖或支链氨基酸制剂提供能量。恢复期先给予蛋白质20g/d,以后增加到40g/d,即使完全清醒也不能超过50g/d。

重难点解析

扫一扫,
测一测

● (张春蕾)

复习思考题

1. 试用已学的生化知识,解释引起肝性脑昏迷的主要学说及其机制。

2. 氨基酸特殊代谢(如一碳单位代谢、含硫氨基酸代谢和芳香族氨基酸代谢)发生异常时,常与哪些疾病的发生有关?

3. 试述丙氨酸的可能代谢去路。

◆◆◆ 第十三章 ◆◆◆

核苷酸代谢

学习目标

1. 掌握核苷酸合成和分解的代谢过程。

2. 了解与核苷酸代谢异常相关的疾病,如痛风、肿瘤、重症联合免疫缺陷症、自毁容貌症等。

3. 理解抗代谢物在抗肿瘤治疗中的干扰机制及重要作用。

几乎所有的生物都能自身合成核苷酸,因此核苷酸不属营养必需物质。食物中的核酸多以核蛋白形式存在,核蛋白在胃中受胃酸作用分解为核酸和蛋白质。核酸的消化是在小肠内依次受到核酸酶、核苷酸酶和核苷酶等作用,分解产生戊糖、磷酸和各种碱基,各种消化产物除了戊糖可被重新利用外,大部分被排出体外,因此食物来源的嘌呤和嘧啶极少被机体利用。

核苷酸的主要作用是作为核酸的基本组成单位,此外还有一些特殊的功能:①参与体内化学能的储存和利用,如 ATP、GTP;②参与构成某些物质生物合成的中间供体,如 UDP-葡萄糖、CDP-胆碱分别为糖原、甘油磷脂的活性中间体;③参与组成辅酶,如 AMP 是 NAD^+、$NADP^+$、FAD 和 HSCoA 的组成成分;④参与细胞信号传导,如 cAMP、cGMP 是细胞内信号转导的第二信使;⑤GTP 是合成四氢生物蝶呤的前体;⑥参与组成活性基团的供体,如 SAM、PAPS 等。

第一节 核苷酸的合成代谢

核苷酸主要由机体自身合成,有两条合成途径:①从头合成途径:利用磷酸核糖、氨基酸、一碳单位及 CO_2 等简单物质为原料,经一系列连续酶促反应合成核苷酸的过程,称为**从头合成途径**(de novo synthesis pathway)。②补救合成途径:利用体内游离碱基或核苷,经简单反应过程生成核苷酸的过程,称为**补救合成途径**(salvage synthesis pathway)。从头合成途径主要在肝内进行,其次是在小肠黏膜和胸腺。而脑和骨髓等缺乏从头合成的酶系,只能进行补救合成途径。

一、嘌呤核苷酸的合成

(一)从头合成途径

1. 合成原料 John Buchanan 和 Robert Greenberg 使用放射性同位素标记的小分子营养

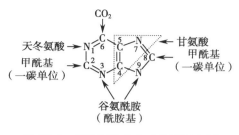

图 13-1 嘌呤碱从头合成的元素来源

物喂养鸽子,通过分析各自粪便中尿酸分子上同位素分布,率先确定了嘌呤环上各原子的来源(图 13-1),证实合成嘌呤碱的原料有甘氨酸、天冬氨酸、谷氨酰胺、CO_2 和一碳单位。此外,作为主要合成原料的还有核糖-5′-磷酸,它主要来自磷酸戊糖途径。

2. 合成过程 嘌呤核苷酸的从头合成是在胞质中进行的。首先核糖-5′-磷酸(R-5′-P)活化为 5′-磷酸核糖-1′-焦磷酸(5′-phosphoribosyl-1′-pyrophosphate, PRPP);然后在 PRPP 基础上逐步加上各种原料合成次黄嘌呤核苷酸(inosine monophosphate, IMP);IMP 再分别转变生成 AMP 和 GMP。全过程分为以下三个阶段:

(1)PRPP 的生成:糖代谢中磷酸戊糖途径生成的 R-5′-P 在磷酸核糖焦磷酸激酶(或称 PRPP 合成酶)催化下,由 ATP 提供焦磷酸,生成 PRPP(图 13-4)。PRPP 是一种极为重要的代谢中间产物,它不仅参与嘌呤核苷酸和嘧啶核苷酸的从头合成,还参与它们的补救合成,ADP、AMP、GMP 等能够抑制 PRPP 合成酶活性。因此,细胞内的 PRPP 的浓度受到严格的控制,其浓度通常较低。

(2)IMP 的合成:此阶段在 PRPP 提供核糖-5′-磷酸基础上,经过大约 10 步酶促化学反应,逐步加上各种原料,生成 IMP,简称肌苷酸。简要过程如图 13-2。

(3)AMP 和 GMP 的生成:IMP 可以接受天冬氨酸提供的氨基,转变为腺嘌呤核苷酸(adenosine monophosphate, AMP);也可以先氧化为黄嘌呤核苷酸(xanthosine monophosphate, XMP),再接受谷氨酰胺提供的氨基转变为鸟嘌呤核苷酸(guanosine monophosphate, GMP)。反应过程如图 13-3 所示。

1)AMP 的生成:在腺苷酸代琥珀酸合成酶催化下,由 GTP 水解供能,IMP 与天冬氨酸缩合生成腺苷酸代琥珀酸,后者在裂解酶催化下释放延胡索酸和 AMP。

2)GMP 的生成:IMP 在脱氢酶作用下发生加水脱氢反应,使嘌呤环 C-2 氧化生成黄嘌呤核苷酸(xanthosine monophosphate, XMP),再由 GMP 合成酶催化,ATP 供能,从谷氨酰胺获得氨基生成 GMP。

AMP 和 GMP 在激酶作用下,连续发生两次磷酸化分别生成 ATP 和 GTP,可以作为 RNA 合成的原料。

$$AMP \xrightarrow{\text{激酶}} ADP \xrightarrow{\text{激酶}} ATP \, ; GMP \xrightarrow{\text{激酶}} GDP \xrightarrow{\text{激酶}} GTP$$

(二)补救合成途径

细胞可以利用嘌呤碱或嘌呤核苷经简单反应过程直接合成核苷酸。主要有腺嘌呤磷酸核糖转移酶(adenine phosphoribosyl transferase, APRT)和次黄嘌呤-鸟嘌呤磷酸核糖转移酶(hypoxanthine-guanine phosphoribosyl transferase, HGPRT)两种酶,它们可以催化嘌呤碱与 PRPP 提供的磷酸核糖直接结合生成嘌呤核苷酸。

$$腺嘌呤 + PRPP \xrightarrow{\text{APRT}} AMP + PPi$$

$$次黄嘌呤 + PRPP \xrightarrow{\text{HGPRT}} IMP + PPi$$

$$鸟嘌呤 + PRPP \xrightarrow{\text{HGPRT}} GMP + PPi$$

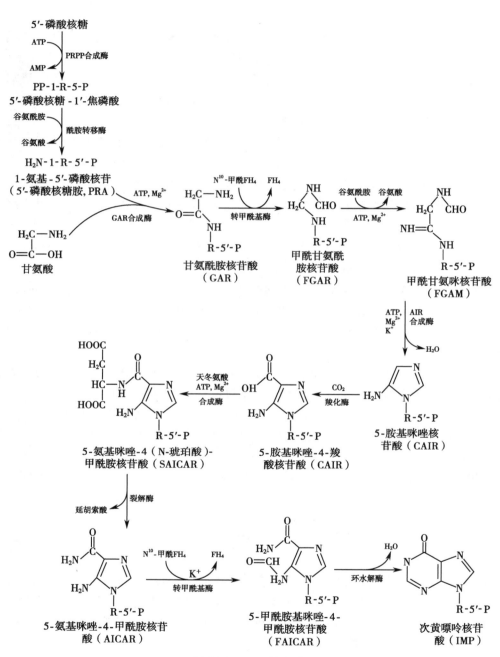

图 13-2 IMP 的合成

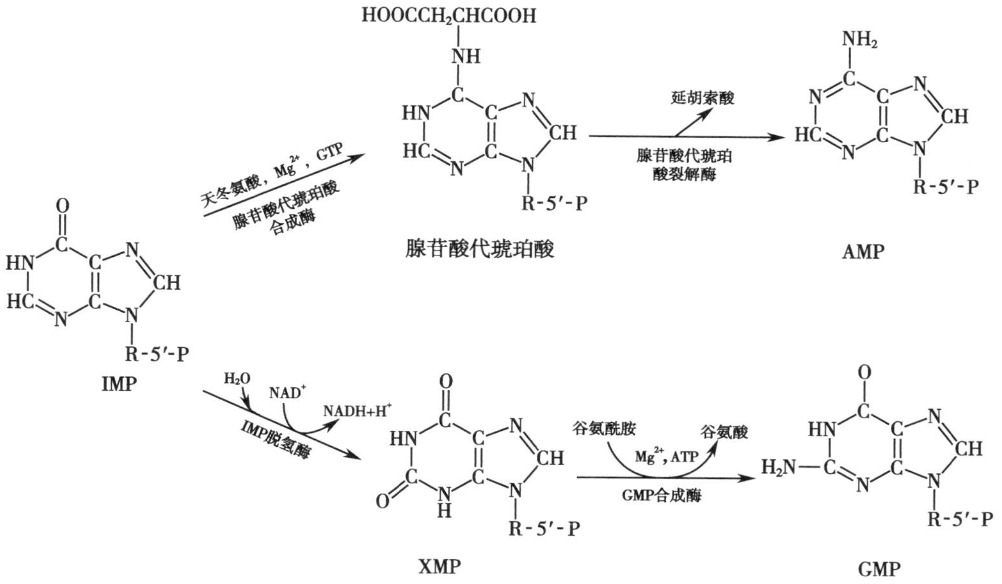

图 13-3 AMP 和 GMP 的生成

体内腺嘌呤核苷也可通过腺苷激酶的催化直接生成腺嘌呤核苷酸。

腺嘌呤核苷 ——腺苷激酶→ AMP
ATP → ADP

嘌呤核苷酸补救合成途径的生理意义一方面在于减少一些氨基酸的消耗、节省从头合成所需的能量;另一方面,体内某些组织器官,例如脑、骨髓等由于缺乏从头合成的酶体系,只能通过此途径合成嘌呤核苷酸,维持其正常代谢。因此,对于这些组织器官来说,补救合成途径具有更重要的意义。由于基因缺陷而导致 HGPRT 完全缺失的患儿,可使 GMP 乃至 GTP 生成减少,进而影响四氢生物蝶呤及单胺类神经递质的合成,患儿智力迟钝,出现自残行为,表现为自毁容貌症或称 Lesch-Nyhan 综合征(Lesch-Nyhan syndrome)。

(三)嘌呤核苷酸合成的抗代谢物

抗代谢物(antimetabolite)是指在化学结构上与正常代谢物结构相似、具有拮抗正常代谢过程的物质。抗代谢物大部分属于竞争性抑制剂,它们与正常代谢物竞争酶的活性中心,抑制酶活性,使代谢不能正常进行。还有一些抗代谢物作为假底物掺入病原体生物大分子中,破坏其功能,抑制病原体的生长与繁殖。

嘌呤核苷酸的抗代谢物主要是一些嘌呤、氨基酸和叶酸等的类似物,临床常用于拮抗肿瘤细胞核酸的合成。

1. 嘌呤类似物 嘌呤类似物主要有 6-巯基嘌呤(6-mercaptopurine,6-MP)、6-巯基鸟嘌呤(6-mercaptoguanosine)、8-氮杂鸟嘌呤(8-azaguanine,8-AG)等,其中以 6-MP 临床应用较多。6-MP 结构(图 13-4)类似于次黄嘌呤,在体内可经磷酸核糖化生成 6-巯基嘌呤核苷酸,进而抑制 IMP 代谢转变为 AMP 和 GMP;另外,6-MP 还可以竞争性抑制 HGPRT 的活性,使鸟嘌呤及次黄嘌呤不能经补救合成途径直接代谢转变为嘌呤核苷酸。

2. 氨基酸类似物 氨基酸类似物有**氮杂丝氨酸**(azaserine,Azas)及 **6-重氮-5-氧正亮氨酸**(6-diazo-5-oxonorleucine)等。氮杂丝氨酸结构(图 13-4)与谷氨酰胺相似,因而干扰谷氨酰胺在核苷酸合成中提供氨基的作用,抑制嘌呤核苷酸合成。

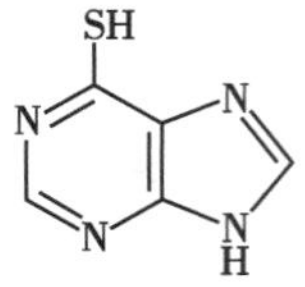

6-巯基嘌呤

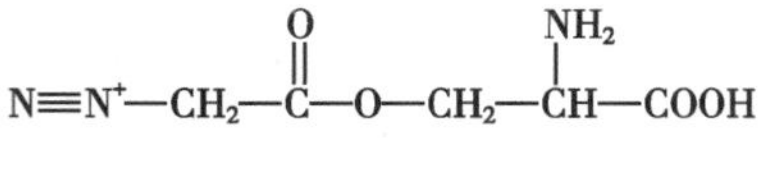

氮杂丝氨酸（Azas）

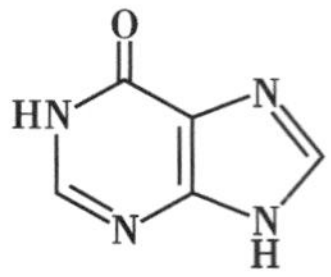

次黄嘌呤

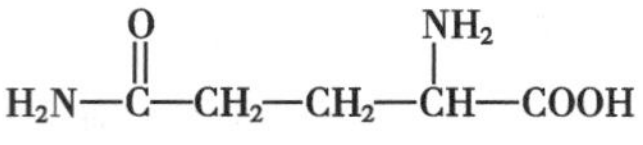

谷氨酰胺

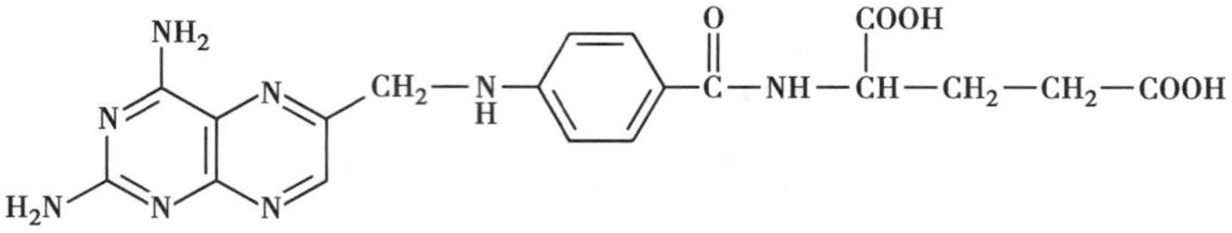

氨基蝶呤

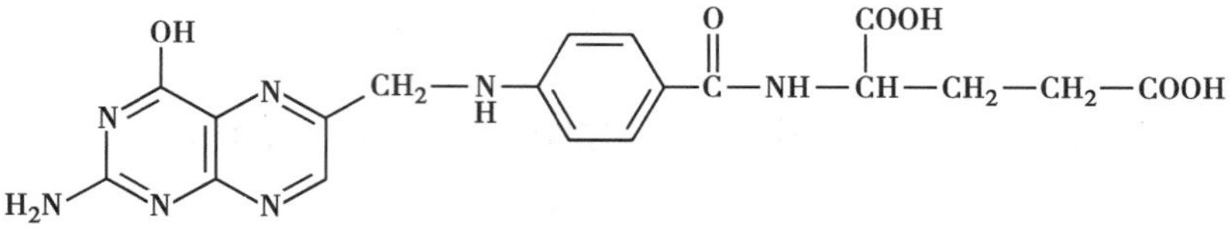

叶酸

图 13-4 嘌呤核苷酸合成的抗代谢物及类似物结构

3. 叶酸类似物　**氨甲蝶呤**（methotrexate，MTX）及**氨基蝶呤**（aminopterin）（图 13-4）等叶酸类似物，可抑制四氢叶酸再生及其一碳单位的转运，使嘌呤分子中来自一碳单位的"C"得不到供应，进而嘌呤核苷酸合成受到抑制。MTX 在临床上用于白血病等的治疗。

二、嘧啶核苷酸的合成

（一）从头合成途径

1. 合成原料　放射性核素示踪实验证实，合成嘧啶碱的原料有谷氨酰胺、天冬氨酸和 CO_2（图 13-5）。合成嘧啶核苷酸还需要核糖-5'-磷酸的参与。

2. 合成过程　与嘌呤核苷酸从头合成途径不同，嘧啶核苷酸合成是先合成嘧啶环，再与 PRPP 提供的磷酸核糖结合形成**尿嘧啶核苷酸**（uridine monophosphate，UMP），然后再转变为其他嘧啶核苷酸，如生成**胞苷三磷酸**（cytosine triphosphate，CTP）。全过程分为以下三个阶段（图 13-6）：

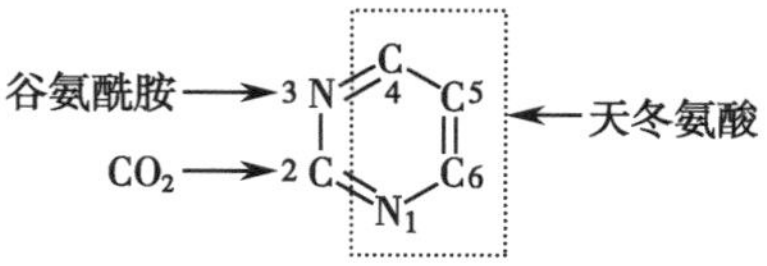

谷氨酰胺 → 3N C C5 ← 天冬氨酸
CO_2 → 2C C6
N1

图 13-5 嘧啶碱从头合成的元素来源

（1）嘧啶环（乳清酸）的合成：在胞质**氨基甲酰磷酸合成酶Ⅱ**（carbamyl phosphate synthase Ⅱ，CPS-Ⅱ）催化下，由谷氨酰胺提供氨基与 CO_2 和 ATP 反应，生成氨基甲酰磷酸。后者在天冬氨酸氨基甲酰基转移酶（aspartate carbamyl transferase，ACT）催化下与天冬氨酸反应生成氨基甲酰天冬氨酸，然后再经二氢乳清酸酶（dihydroorotase）催化脱水形成闭环的二氢乳清酸。二氢乳清酸经脱氢反应生成含有嘧啶环结构的乳清酸（orotic acid）。CPS-Ⅱ是调节嘧啶核苷酸合成的主要酶，受 UMP 的反馈抑制。

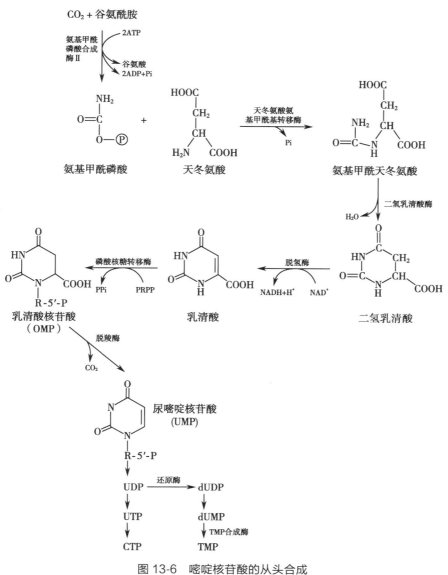

图 13-6　嘧啶核苷酸的从头合成

（2）UMP 的合成：在乳清酸磷酸核糖转移酶催化下，乳清酸与 PRPP 提供的磷酸核糖缩合生成乳清酸核苷酸（OMP），再由乳清酸核苷酸脱羧酶催化，脱去羧基生成 UMP。

（3）CTP 的生成：UMP 通过尿苷酸激酶与二磷酸核苷酸激酶的连续催化生成 UTP。UTP 再受 CTP 合成酶催化，从谷氨酰胺接受氨基生成 CTP。

先天缺乏乳清酸磷酸核糖转移酶和乳清酸核苷酸脱羧酶，可使乳清酸不能转变为尿苷酸，因而导致大量乳清酸出现在血液和尿液中。这种患者会出现生长迟缓和重度贫血，尿中排出大量乳清酸，被称为乳清酸尿症（orotic aciduria）。临床可用尿嘧啶治疗，尿嘧啶经磷酸化生成 UMP，以抑制 CPS-Ⅱ活性，进而减少乳清酸的生成。

（二）补救合成途径

嘧啶核苷酸的补救合成途径与嘌呤核苷酸类似。细胞可利用游离嘧啶碱或嘧啶核苷经简单反应直接合成嘧啶核苷酸。在嘧啶磷酸核糖转移酶催化下，尿嘧啶、胸腺嘧啶与 PRPP提供的磷酸核糖结合生成嘧啶核苷酸。也可在嘧啶核苷激酶催化下，由 ATP 提供磷酸，使嘧啶核苷发生磷酸化生成相应的嘧啶核苷酸。

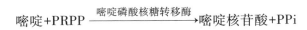

$$嘧啶+PRPP \xrightarrow{\text{嘧啶磷酸核糖转移酶}} 嘧啶核苷酸+PPi$$

$$嘧啶核苷+ATP \xrightarrow{\text{嘧啶核苷激酶}} 嘧啶核苷酸+ADP$$

脱氧胸苷可通过胸苷激酶催化生成 dTMP。胸苷激酶在正常肝组织中活性很低,恶性肿瘤组织中活性明显升高,并与恶化程度有关。

三、脱氧核苷酸的合成

体内脱氧核苷酸的合成是在脱氧二磷酸核苷(dNDP)水平上进行的,然后再转变为各种脱氧核苷酸。

(一)脱氧核苷二磷酸的合成

脱氧核苷二磷酸(dNDP)是在二磷酸核苷(NDP)水平上使核糖 C′-2 发生脱氧而成,催化此反应的酶是核糖核苷酸还原酶(图 13-7)。

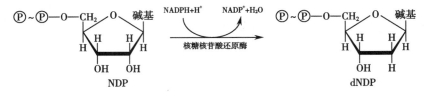

图 13-7 脱氧核苷酸的生成

生成的 dNDP(其中的 dADP、dGDP、dCDP)可进一步磷酸化生成 dNTP(dATP、dGTP、dCTP),作为 DNA 合成的原料;而 dUDP 则进一步脱磷酸生成脱氧尿嘧啶核苷酸(dUMP),然后发生甲基化反应生成脱氧胸苷酸(deoxythymidine monophosphate,dTMP)。

(二)脱氧胸苷酸的合成

在胸苷酸合酶催化下,dUMP 接受 N^5,N^{10}-甲烯-FH_4 提供的甲基,使其嘧啶环上 C-5 发生甲基化生成 dTMP。dUMP 既可由 dUDP 水解脱磷酸生成,也可由 dCMP 发生脱氨基作用而生成(图 13-8)。

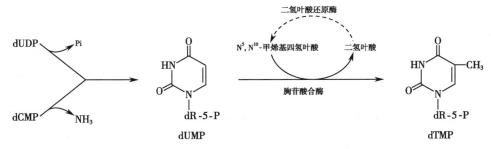

图 13-8 脱氧胸苷酸(dTMP)的合成

(三)嘧啶核苷酸合成的抗代谢物

嘧啶核苷酸的抗代谢物也是一些叶酸、嘧啶和氨基酸等的类似物,与嘌呤核苷酸抗代谢物的作用类似。

1. 叶酸类似物 氨甲蝶呤(methotrexate,MTX)属于叶酸类似物,通过 MTX 竞争性抑制二氢叶酸（FH_2）还原酶活性（图 13-8），使 FH_2 不能还原为 FH_4，阻断 FH_4 携带和转运一碳单位，抑制 dTMP 的合成，进而影响 DNA 合成。临床上常用 MTX 治疗白血病等癌症患者。

2. 嘧啶类似物　5-氟尿嘧啶（5-fluorouracil，5-FU）结构（图 13-9）与胸腺嘧啶相似，属于嘧啶类似物。5-FU 本身并无生物学活性，必须在体内转变为脱氧氟尿嘧啶核苷一磷酸（FdUMP）及氟尿嘧啶核苷三磷酸（FUTP）后才能发挥作用。FdUMP 和 FUTP 的结构相似是胸苷酸合酶（dTMP 合酶）的抑制剂，能阻断 dTMP 的合成，进而影响 DNA 的复制。FUTP 也能以 FUMP 的形式掺入 RNA 分子中，进而破坏 RNA 的结构与功能。

3. 氨基酸类似物　Azas 是谷氨酰胺的类似物，可通过抑制谷氨酰胺提供氨基，使 UTP 不能氨基化生成 CTP，进而抑制嘧啶核苷酸的合成。

4. 核苷类似物　阿糖胞苷（图 13-9）和环胞苷是核苷的类似物，阿糖胞苷能抑制 CDP 脱氧生成 dCDP，从而抑制 DNA 的生物合成，是重要的抗肿瘤药物。

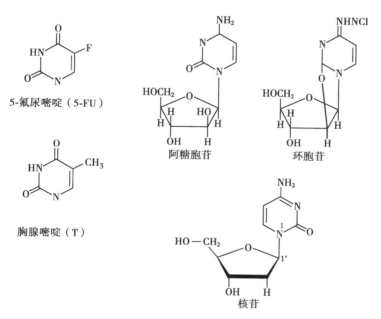

图 13-9　嘧啶和核苷类似物的结构

抗代谢物大多是作为竞争性抑制剂，作用于核苷酸合成过程中的不同环节，以干扰核苷酸的合成代谢。或者作为代谢类似物"以假乱真"掺入核酸分子中，从而阻断核酸乃至蛋白质的生物合成。肿瘤细胞核酸和蛋白质合成十分旺盛，抗代谢物通过阻断肿瘤细胞核酸和蛋白质的合成，可以有效杀伤肿瘤细胞。然而，抗代谢物对正常增殖旺盛的组织细胞（如胃肠道上皮细胞、骨髓造血细胞等）以及正常免疫活性细胞（如淋巴细胞等）也有一定的毒性作用。因此，化疗使患者易出现恶心、呕吐、脱发，白细胞、红细胞和血小板减少、免疫功能低下等副作用。

第二节　核苷酸的分解代谢

细胞内的各种核苷酸在核苷酸酶的催化下水解成核苷和磷酸，核苷经核苷磷酸化酶催化生成磷酸戊糖和碱基,碱基可以进一步分解或参与核苷酸的补救合成。

一、嘌呤核苷酸的分解

嘌呤核苷酸 AMP 和 GMP 在核苷酸酶的催化下水解去除磷酸后,分别生成腺苷和鸟苷。腺苷经脱氨和水解作用生成次黄嘌呤,在黄嘌呤氧化酶作用下生成黄嘌呤,鸟苷分解生成的鸟嘌呤经水解和脱氨基也生成黄嘌呤。黄嘌呤在黄嘌呤氧化酶的作用下生成**尿酸**(uric acid)(图 13-10)。黄嘌呤氧化酶在肝、小肠及肾中活性较强,因此嘌呤核苷酸分解代谢主要在这些脏器中进行。

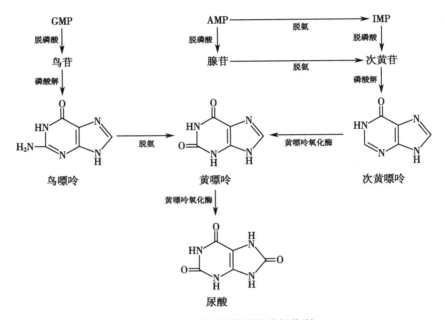

图 13-10　嘌呤核苷酸的分解代谢

尿酸是人体内嘌呤碱分解的终产物,随尿排出体外。正常人血浆中尿酸含量为 $0.12 \sim 0.36mmol/L$。尿酸的水溶性较差,如果血中尿酸含量增高超过 $0.48mmol/L$,会形成尿酸盐晶体沉积于关节、软骨组织而引起痛风,如沉积于肾脏则导致肾结石。原发性痛风属于先天性代谢疾病,患者的次黄嘌呤-鸟嘌呤磷酸核糖转移酶出现部分缺陷,使嘌呤碱利用率下降、分解加强,形成过量的尿酸。此外,当进食高嘌呤食物、某些疾病(如白血病、恶性肿瘤、红细胞增多症等)导致核酸大量分解或肾功能减退使尿酸排出障碍时,也可导致血中尿酸含量升高。临床上常用与次黄嘌呤结构相似的别嘌呤醇(allopurinol)竞争性抑制黄嘌呤氧化酶,以抑制尿酸的生成来治疗痛风。

别嘌呤醇　　　　次黄嘌呤

案例分析

案例：患者,男,45岁,1年来因全身关节疼痛伴反复低热就诊,均被诊断为"风湿性关节炎"。经抗风湿和激素治疗后,疼痛稍有缓解。2个月前疼痛加重,因经抗风湿治疗效果不明显前来就诊。

查体：体温37.3℃,双足第一跖趾关节红肿,压痛,双踝关节肿胀,局部皮肤可见脱屑,并自述有瘙痒感,双侧耳廓触及绿豆大小的结节数个。

实验室检查：白细胞计数 $9.5×10^9/L$,血沉76mm/h。

问题：

1. 该患者可能的诊断是什么? 为明确诊断,还需要做什么检查?

2. 结合痛风的发病原因,试述临床常用抗痛风药物的作用机制。

分析：从症状分析,患者可能患有痛风。为明确诊断,可进行血液及尿液尿酸检测、关节腔液结晶检测及X线检测。痛风基本的生化特征为高尿酸血症。由于尿酸的溶解度很低,尿酸以钠盐或钾盐的形式沉积于软组织、软骨及关节等处,形成尿酸结石及关节炎(尿酸盐结晶沉积于关节腔内引起的关节炎为痛风性关节炎);尿酸盐也可沉积于肾脏形成肾结石。临床常用的治疗痛风的药物别嘌呤醇与次黄嘌呤结构类似,故可抑制黄嘌呤氧化酶,从而抑制尿酸的生成。

腺苷脱氨酶(adenosine deaminase,ADA)催化腺苷脱氨基,此酶单个基因突变使细胞内dATP急剧升高,高浓度的dATP与核苷酸还原酶结合,关闭该酶的活性,使细胞内dNDPs不能有效地合成,这必然影响到细胞DNA的复制。白细胞是受ADA突变影响最大的一类细胞,白细胞的分裂受阻会导致患者的免疫反应几乎完全丧失,必须生活在无菌的环境中,任何病原体的感染都可能是致命的,已发现约有85%的ADA缺陷患者往往伴有致死性的重症联合免疫缺陷症(severe combined immunodeficiency disease,SCID)。虽然世界上第一次成功的基因治疗就是应用在SCID上,但是基因治疗费用昂贵,成功率不高,一时还难以推广。

二、嘧啶核苷酸的分解

嘧啶核苷酸分解代谢途径与嘌呤核苷酸相似,经降解除去磷酸及核糖后,产生的嘧啶碱可进一步分解。胞嘧啶脱氨基转变成尿嘧啶后,经还原、并水解开环,最终生成 NH_3 、 CO_2 及β-丙氨酸,胸腺嘧啶则水解生成 NH_3 、 CO_2 和β-氨基异丁酸(图13-11)。由嘧啶碱分解生成的β-氨基酸易溶于水,可直接随尿排出或进一步分解。食入富含DNA的食物、肿瘤患者经过放射线

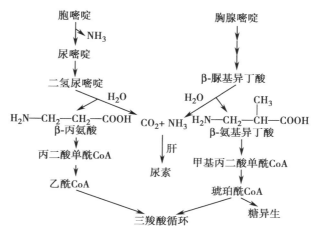

图13-11　嘧啶碱的分解

治疗或化学治疗后,尿中β-氨基异丁酸排出量增多,故检测尿中的β-氨基异丁酸含量对监测放射性损伤有一定的临床指导意义。

重难点解析

扫一扫，
测一测

知识链接

痛风

痛风(gout)是尿酸过量产生或尿酸排泄不畅造成的一种疾病,其临床特征为高尿酸血症(hyperuricemia)和反复发作的急性关节炎症。由于尿酸或尿酸盐的溶解度有限,当其在血浆中的浓度超过 0.48mmol/L 时,极易形成结晶并沉积在关节滑膜、滑囊、软骨及肾脏等组织中。早期阶段往往仅表现为间断发作的急性关节炎,以单关节受累为主,其中以第一跖趾关节最为常见。关节肿痛通常持续 7~10 天,可自发或通过药物缓解,在间歇期无任何症状。随着痛风病程的延长,发作次数、受累关节数目逐渐增多,间歇期也开始出现关节症状,关节或皮肤软组织中形成痛风石,关节出现畸形引起功能障碍。此外,慢性痛风患者约 1/3 有肾脏损害,表现为蛋白尿、腰痛、血尿等症状,最终可能发展为慢性肾衰竭。据统计,在欧美等经济发达地区,1960 年痛风的年患病率为 0.175%,而 1994 年时高达 2.7% 的个体曾被诊断为痛风;1958 年以前我国仅报道了 25 例痛风,但从 20 世纪 80 年代起,随着生活水平的提高,人们摄入高嘌呤食物日益增多,痛风的发病率呈现逐年递增的趋势。痛风与高血压、高脂血症、动脉粥样硬化等疾病的发生也有密切相关性,已成为严重威胁人类健康的一种代谢性疾病。

(赵 敏)

复习思考题

1. 试述核苷酸为什么不属于必需营养物质。

2. 比较嘌呤核苷酸和嘧啶核苷酸合成原料、从头合成途径的异同点,以及 PRPP 在各核苷酸合成途径中的作用。

3. 试述各类抗代谢物阻断核苷酸合成的主要环节(即作用机制),根据抗代谢物对肿瘤患者产生的副作用,如何针对肿瘤患者加强护理工作(可查阅相关资料)。

4. 嘌呤核苷酸代谢的终产物是尿酸,请从尿酸的角度探讨痛风的发病机制,并结合尿酸生成的过程阐明使用别嘌呤醇治疗痛风的治疗机制。

第十四章

核酸的生物合成

1869 年,Johannes F. Miescher 从细胞核中发现了组成 DNA 的物质,当时称为**核素**(nuclein)。1944 年,美国生物学家 Colin M. MacLeod 和 Maclyn McCarty 进行了肺炎双球菌体外转化实验,证明 DNA 是遗传信息的载体。1953 年,James D. Watson 和 Francis H. Crick 提出了 DNA 双螺旋结构的分子模型,成为生物化学发展进入分子生物学时代的重要标志。现代遗传学已充分证明遗传信息是以脱氧核苷酸排列顺序的方式储存在 DNA 分子上,亲代 DNA 通过复制将遗传信息传递给子代。在生长发育过程中,遗传信息自 DNA 转录给 RNA,再翻译成特异的蛋白质执行各种生理功能。

第一节 DNA 的生物合成

DNA 是生物遗传的主要物质基础,遗传信息以基因的形式存在于 DNA 分子中。**基因**(gene)是指 DNA 分子中贮存遗传信息的基本单位,它含有编码一条多肽链或功能 RNA 所必需的全部信息,表现为特定的脱氧核苷酸序列。**基因组**(genome)是一个生物体或细胞内所有遗传信息的总和。基因组中蕴藏的遗传信息决定着物种的遗传和变异。与真核生物相比,原核生物基因组相对较小,容纳的基因数量有限。如大肠杆菌基因组序列约为 4.60×10^6 bp,约含 4 300 个基因;人的染色体基因组序列长 3.03×10^9 bp,编码 2 万~2.5 万个基因,存在 1.5 万个基因家族,蕴含着人类发生、发育、衰老、疾病和死亡的全部遗传信息。

DNA 复制(replication)即 DNA 的生物合成,是以亲代 DNA 为模板,按照碱基互补配对原则合成子代 DNA,是基因组的复制过程。其化学本质是酶促脱氧核苷酸的聚合反应。在个体发育过程中,细胞又以 DNA 为模板合成 RNA,将遗传信息转抄给 RNA 分子,这一过程称为**转录**(transcription),即 RNA 的生物合成。然后以 mRNA 为模板,由 mRNA 中的遗传密码决定蛋白质的氨基酸排列顺序,这一过程称为**翻译**(translation),即蛋白质的生物合成。通过转录和翻译,将储存在 DNA 中的遗传信息转变成为有特定生物学功能的蛋白质,称为**基因表达**(gene expression)。1958 年 Francis H. Crick 归纳的**中心法则**(the central dogma)即指遗传信息从 DNA 经 RNA 流向蛋白质的过程。1970 年 Howard Temin 和 David Baltimore 分别从致癌的 RNA 病毒中发现了逆转录酶，证实少数病毒 RNA 也是遗传信息的携带者，能以 RNA 为模板指导 DNA 的合成。这种遗传信息的传递方向与转录过程相反，故称**逆转录**（reverse transcription）。病毒 RNA 遗传信息逆转录现象的发现，使中心法则的内容得以扩充（图 14-1）。

中心法则代表了大多数生物遗传信息贮存和表达的规律，是指导包括医学在内的生命科学研究的重要原则。对某些 RNA 具有催化活性的研究，使人们认识到 RNA 不仅是沟通 DNA 与蛋白质的桥

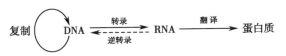

图 14-1　遗传信息传递的中心法则

梁，还可能是比 DNA 分子具有更广泛功能的信息分子，这预示着中心法则可能还将继续得到补充和修正。

一、DNA 复制的特征

（一）半保留复制

自从人们认识了 DNA 双链严格按照碱基互补配对和 DNA 双螺旋结构，就开始揣测遗传信息传递的机制。1958 年，Mathew Meselson 和 Franklin Stahl 通过大量实验证明，DNA 合成时，亲代 DNA 双链先解旋、解链分开为两条单链，解旋的同时每条链各自作为模板，按照 A 与 T、G 与 C 碱基互补配对原则指导合成一股新的互补链；新合成的子代 DNA 分子中，一条链是亲代模板，另一条链则是与之互补合成的，新生成的两个子代 DNA 与亲代 DNA 的碱基序列高度一致，保留了亲代全部遗传信息，因此称之为 DNA 的**半保留复制**（semiconservative replication）（图 14-2）。

DNA 复制是一个复杂而精细的酶促反应过程。除了需要以亲代 DNA 双链为模板和 4 种三磷酸脱氧核糖核苷酸（dNTP）为原料外，还需要多种酶及蛋白因子的协同参与。DNA 复制的相关知识来自原核生物大肠杆菌（*Escherichia coli*，*E. coli*）的研究居多，本节主要介绍原核生物 DNA 的复制过程及相关酶的主要作用。

（二）复制起始点和方向

复制不是在基因组上的任意部位随机起始。原核生物基因组是环状 DNA，为单点起始双向复制，即从固定的**复制起始点**（origin）开始，向两个方向进行解链，形成两个延伸方向相反的开链区，称为**复制叉**（replication fork）。从一个 DNA 复制起始点起始的 DNA 复制区域称为**复制子**（replicon），是独立完成复制的功能单位。例如，*E. coli* 的复制有一个固定的起始点，称为 ori C，（图 14-3），含 245bp，由两组短的重复序列构成，包括上游的 3 个 13bp 的串联重复序列和下游的 2 个 9bp 的反向重复序列。上游的串联重复序列称为识别区，下游的反向重复序列碱基组成以 A、T 为主，称为富含 AT（AT rich）区。DNA 双链中，AT 间的配对只有 2 个氢键维系，故富含 AT 的部位利于双链 DNA 解开。

原核生物的染色质和质粒、真核生物的细胞器 DNA 都是环状双链分子，只有一个复制起始点，向两侧形成两个复制叉，称为**复制体**（replisome）或单复制子的复制。真核生物基因组庞大复杂，由多个染色体组成，全部的染色体均需要复制，而每个染色体上有多个复制起始点，呈多起始点双向复制特征，称为**多复制子**（multireplicon）复制。每个复制的起始点产生两个移动方向相反的复制叉，复制完成时复制叉汇合连接。高等生物有数以万计的复制子，复制子间的长度差别很大，在 13~900kb 之间。

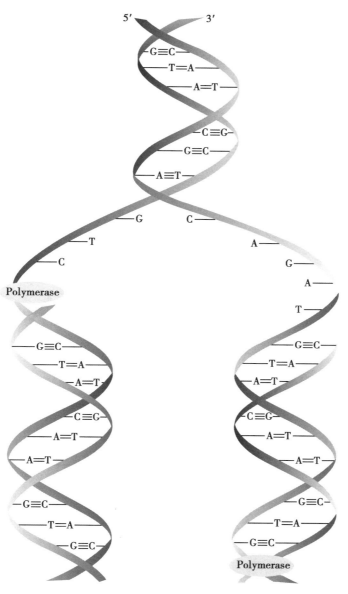

图 14-2　DNA 的半保留复制

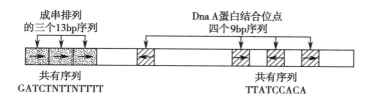

图 14-3　*E. coli* 复制起始点 oriC 的结构

DNA 的半
不连续复制

> **思政元素**
>
> **生物体的复杂性**
>
> 　　原核生物基因组 DNA 复制是单起点双向复制,而真核生物基因组 DNA 庞大复杂,多个染色体可以同时复制,每个染色体上又具有多个复制起点,是多起点双向复制,提高真核生物 DNA 复制的效率。因此,人作为生物界最高级、最复杂的物种,在面对生活、工作中各种问题时,要多角度、多层面进行分析并加以有效率的解决,而不能简单地从一而终。

(三)半不连续复制

　　DNA 双螺旋结构中的两条链反向平行,一条链为 5′→3′方向,其互补链为 3′→5′方向。DNA 聚合酶只能催化 DNA 链从 5′→3′方向的生物合成,因此,子链复制时延伸方向是 5′→3′。在同一个复制叉上,解链方向只有一个,在复制时一条子链的合成方向和复制叉前进方向相同,可以边解链边合成新链,这段连续复制的子链称为**领头链**(leading strand);另一条链的合成方向与解链方向相反,不能连续延长,需要等待模板解开足够的长度后,沿 5′→3′生成引物并复制一段子链,随着模板链的不断解开并逐段合成许多不连续的 DNA 片段,最后经去除引物,填补引物留下的空隙,连成一条完整的 DNA 新链,这一不连续复制的链称为**随从链**(lagging strand)。复制中领头链连续复制而随从链不连续复制的现象,称为**半不连续复制**(semidiscontinuous replication)(图 14-4)。在引物合成和子链延长上,随从链迟于领头链,故两条互补链的合成不对称。

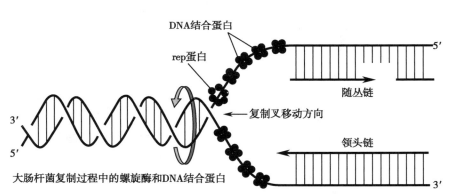

图 14-4　DNA 的半不连续复制

　　半不连续复制现象是 1968 年日本科学家冈崎(Reiji Okazaki)提出的,因此把随从链中不连续生成的 DNA 片段命名为**冈崎片段**(Okazaki fragment)。原核生物冈崎片段长度为 1 000~2 000 个核苷酸残基,相当于一个顺反子(cistron)的大小;真核生物的冈崎片段长度为 100~200 个核苷酸残基。复制完成后,这些不连续片段经过去除引物和填补引物留下的空隙,连接成完整的 DNA 长链。

二、参与 DNA 复制的主要酶类

　　复制时亲代 DNA 需要解成单链才能做模板,这个过程需要多种酶及蛋白质因子参与,共同解开并理顺 DNA 双链,且在一段时间内维持局部处于单链状态。参与复制的体系包括:DNA 模板、4 种 dNTP、RNA 引物、DNA 聚合酶等酶类、蛋白质因子和无机离子(如 Mg^{2+}、

Mn^{2+}）。

（一）参与双螺旋 DNA 解链的酶类

1. **解螺旋酶**（helicase） 又称为解链酶,利用 ATP 供能,断开互补链配对碱基间的氢键,使 DNA 双链打开成为两条单链。解螺旋酶通常为多聚体,有多个 DNA 结合位点,能在 DNA 上定向移动。原核生物复制时,DNA 超螺旋结构被拓扑异构酶松弛后解链过程需要 DnaA、DnaB、DnaC 等多种解链蛋白参与,解螺旋酶是由 dnaB 基因编码的 DnaB 蛋白。复制过程中 DnaB 蛋白由 ATP 供能,推动解链蛋白沿着模板链复制叉方向移动,促使 DNA 双链不断解开。

2. **DNA 拓扑异构酶**（DNA topoisomerase） 简称拓扑酶,广泛存在于原核和真核生物。拓扑酶分为 Ⅰ 型、Ⅱ 型,最近发现了拓扑酶Ⅲ,它能够水解和连接 DNA 分子中的磷酸二酯键以松弛 DNA 超螺旋结构。DNA 链是很长的双螺旋线性分子,随着 DNA 复制的进行,解链前方会扭结形成正超螺旋,此时主要有两类拓扑酶作用以改变 DNA 的拓扑构象,理顺 DNA 链的结构配合复制的进程。拓扑酶 Ⅰ 能切断 DNA 双链中的一条,切口链末端绕另一条链沿着松弛超螺旋方向旋转至适当时候将切口封闭,DNA 超螺旋变为松弛状态,Ⅰ 型酶的作用不消耗 ATP。拓扑酶 Ⅱ 可在一定位置切断处于正超螺旋的 DNA 两条链,通过切口旋转使超螺旋松弛,然后利用 ATP 供能催化封闭切口。在复制末期新合成的子链与模板链也会相互缠绕,形成打结或连环,需要拓扑酶 Ⅱ 的作用。因此,通过拓扑酶的切断、旋转和再连接等作用,理顺 DNA 拓扑构象,使复制、转录和重组得以顺利进行。拓扑酶在生物体 DNA 复制中起了非常重要的作用,也是某些化疗药物与抗生素作用的重要靶标。

3. **单链 DNA 结合蛋白**（single-stranded DNA binding protein, SSB） 模板 DNA 解为单链状态时,两链间由于碱基互补配对,具有重新形成双链的趋势,并且单链易被细胞内广泛存在的核酸酶降解,因此,原核和真核细胞内存在的 SSB 可迅速与单链 DNA 可逆结合并保护解开的 DNA 单链模板,维持模板处于单链状态。在复制过程中,1 分子的 SSB 可覆盖 7~8 个核苷酸残基,若干个 SSB 同时结合在 DNA 单链上,随着双链的打开,SSB 不断脱离又不断与新解开的 DNA 单链结合,通过这种结合、脱离,向复制叉移动的方向前进。

（二）引发体与引物酶

复制是在 DNA 聚合酶的催化下,脱氧核苷酸聚合的连续化学反应,但 DNA 聚合酶不能催化两个游离的 dNTP 聚合,只能催化核酸片段的 3′-OH 末端与 dNTP 间的聚合。这种提供 3′-OH 末端的多核苷酸短片段 RNA 称为 **RNA 引物**（primer）。无论是领头链还是随从链中冈崎片段的合成都需要引物,引物最终被 DNA 置换。催化引物合成的酶称为**引物酶**（primase）,它是一种特殊的**依赖于 DNA 的 RNA 聚合酶**（DNA-dependent RNA polymerase, DDRP）,该酶不同于转录过程中的 RNA 聚合酶,是一种催化反应速度慢且具有差错倾向性的聚合酶。在复制起始时,以复制起始点的 DNA 为模板,NTP 为原料,多种蛋白因子和酶参与催化合成 5′→3′ 的 RNA,获得 RNA 3′-OH 末端,这一过程称为**引发**（priming）。

原核生物 DnaA 蛋白辨认并结合于 oriC 的重复序列（AT 区）上,形成 DNA-蛋白质复合体结构,DNA 发生解链,ATP 供能,DnaB（解螺旋酶）、DnaC 蛋白因子先后参与,结合复制起始区域的 DNA 蛋白质复合体,进而结合引物酶,形成**引发体**（primosome）。DnaB 是个复合功能蛋白,除了具有解旋酶作用外,还具有激活引物酶、促进 RNA 引物合成的作用。**引物酶**（primase）是由 dnaG 基因编码的 DnaG 蛋白,它是一种性质独特的 RNA 聚合酶,以核糖核苷三磷酸（NTP）为原料,催化合成一小段 RNA 引物（约有十个核苷酸）,其 3′-OH 端是 DNA 合成的起始点。

（三）DNA 聚合酶

DNA 聚合酶全称为**依赖于 DNA 的 DNA 聚合酶**（DNA-dependent DNA polymerase,

DDDP,DNA-pol),在 DNA 模板、引物、dNTP 存在的条件下,能催化与模板链互补的 DNA 新链合成。1958 年 Arthur Kornberg 等在 *E.coli* 中首先发现了 DNA-pol,当时命名为**复制酶**(replicase)。现已发现多种 DNA-pol,且真核与原核的不同。

1. 原核生物有 3 种 DNA 聚合酶 大肠杆菌 *E coli* 基因组中已发现三种 DNA 聚合酶,按发现的顺序称为 DNA pol Ⅰ、Ⅱ 和 Ⅲ,这三种酶都具有 5′→3′ 方向延长脱氧核苷酸链的聚合活性。以 3′→5′ 方向的 DNA 链为模板,按碱基配对(A═T、C≡G)规则,在引物 RNA 3′-OH 末端基础上,催化合成 5′→3′ 方向的 DNA 新链(图 14-5)。三种酶还具有 3′→5′ 外切酶活性,在复制过程中,当出现一些错配碱基时,DNA pol 能够识别、切除并纠正错误碱基,具有"**校读**"(proofreading)功能,从而保证了 DNA 复制的高度准确性和遗传信息传递的稳定性。

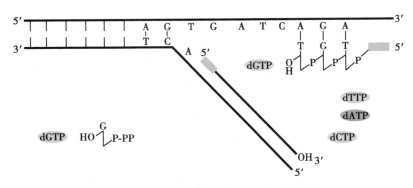

图 14-5 DNA 聚合酶的 5′→3′ 聚合活性

(1) DNA pol Ⅰ 是由 928 个氨基酸残基组成的一条多肽链,其相对分子质量为 110kD。DNA pol Ⅰ 从其多肽链的 N 端→C 端,依次具有 5′→3′ 外切酶和 5′→3′ 聚合酶和 3′→5′ 外切酶三种酶活性。DNA pol Ⅰ 5′→3′ 聚合酶活性可催化 DNA 合成,但当 DNA pol Ⅰ 基因失活时,并不严重影响细胞活性,表明 DNA pol Ⅰ 并非是主要的复制酶;当新链延伸至一定长度后,需要切除引物,留下的空隙由 DNA pol Ⅰ 的 5′→3′ 外切酶和 5′→3′ 聚合酶活性完成;当 DNA 分子损伤时,又可利用其 5′→3′ 外切酶和 5′→3′ 聚合酶活性切除损伤 DNA 并进行修复合成。因此,DNA pol Ⅰ 是多功能酶,具有催化 DNA 合成和校读作用、还具有在复制中切除 RNA 引物、填补冈崎片段间的空隙、修复损伤 DNA 等多方面的作用。

经特异的蛋白酶处理,DNA pol Ⅰ 可水解为两个片段,氨基末端 323 个氨基酸的小片段具有 5′→3′ 外切酶活性,羧基端 604 个氨基酸残基的大片段,称为 Klenow 片段,具有 3′→5′ 外切酶活性和 DNA 聚合酶活性,Klenow 片段是实验室中合成 DNA,进行分子生物学研究常用的工具酶。

(2) DNA pol Ⅱ 为多亚基聚合体,尽管其具有 5′→3′ 聚合酶和 3′→5′ 外切酶活性,但无 5′→3′ 外切酶活性。当 DNA pol Ⅱ 基因发生突变时,细菌依然能存活,表明 DNA pol Ⅱ 也不是 DNA 复制的主要聚合酶。实验发现 DNA pol Ⅱ 只是在没有 DNA pol Ⅰ 和 DNA pol Ⅲ 时才起作用,且 DNA pol Ⅱ 对模板特异性不高,即使在已发生损伤的 DNA 模板上,也能催化核苷酸聚合。因此认为,它可能参与 DNA 损伤的应急状态恢复。

(3) DNA pol Ⅲ 是由 10 种近 20 个亚基构成的异源二聚体,结构复杂,主要包含 2 个核心酶、滑动夹(1 对 β-亚基)和 1 个 γ-复合物。DNA-pol Ⅲ 的聚合反应的活性比 DNA pol Ⅰ 高 40 倍以上,聚合速度最快。在 DNA 复制过程中,DNA pol Ⅲ 在 γ-复合物辅助下,由 2 个核心酶发挥高效的 5′→3′ 方向的聚合酶活性作用,每分钟可催化多至 10^5 个脱氧核苷酸发生聚合,是原核生物复制延长中主要的 DNA 复制酶。

　　E. coli 三种 DNA 聚合酶的主要性质和功能见表 14-1。

表 14-1　*E. coli* 三种 DNA 聚合酶的比较

酶活性及其作用	DNA pol Ⅰ	DNA pol Ⅱ	DNA pol Ⅲ
5′→3′聚合酶活性	+	+	+
3′→5′核酸外切酶活性	+	+	+
5′→3′核酸外切酶活性	+	−	−
作用	切除引物 填补空隙 校读作用 DNA 修复和重组	特殊的 DNA 损伤修复 校读作用	主要复制酶 校读作用

　　2. 常见的真核生物 DNA 聚合酶　已发现的真核生物 DNA 聚合酶至少有 15 种,其中常见的有 5 种分别命名为 DNA-pol α、β、γ、δ 和 ε,见表 14-2。

表 14-2　真核生物的五种 DNA 聚合酶

酶活性及作用	α	β	γ	δ	ε
5′→3′聚合酶活性	+	+	++	++	++
3′→5′外切酶活性	−	−	+	+	+
细胞内定位	核	核	线粒体	核	核
作用	引物酶	应急修复	线粒体 DNA 合成	合成子链,错配修复	错配修复

　　真核生物染色体复制由 DNA-pol α 和 δ 共同完成。DNA-pol α 中的大亚基具有聚合酶活性,两个小亚基具有引物酶活性,能催化 RNA 引物的合成,在合成的一小段 RNA 后还可聚合 4~5 个寡聚脱氧核糖核苷酸;DNA-pol δ 是真核生物 DNA 复制时链延长过程中主要起催化作用的聚合酶,有持续合成 DNA 链的能力,分别合成领头链和随从链;又具有 3′→5′外切酶活性(校正功能),相当于原核生物的 DNA pol Ⅲ;此外,DNA-pol δ 还具有解旋酶的活性。至于高等生物中是否具有独立的解旋酶和引物酶,目前还未确定。DNA-pol β 复制的保真性低,可能是参与应急修复复制的酶。DNA-pol ε 在复制中起校对修复和填补切除引物留下的缺口的作用,类似原核生物的 DNA-pol Ⅰ。DNA-pol γ 存在于线粒体中,参与线粒体DNA 的复制。

　　(四) DNA 连接酶

　　DNA 连接酶(DNA ligase)催化相邻 DNA 链 3′-OH 末端和 5′-P 末端间生成磷酸二酯键,从而把两段相邻的 DNA 片段连成完整的链。连接酶只能连接双链中的单链缺口,对单独存在的 DNA 或 RNA 单链没有连接的作用(图 14-6)。DNA 连接酶催化的反应需要消耗 ATP。除复制过程外,DNA 连接酶还在 DNA 修复、重组、剪接中起连接缺口作用,是基因工程的重要工具酶之一。

三、原核生物 DNA 复制的过程

　　生物体在细胞分裂之前完成 DNA 复制。原核生物与真核生物不同的基因组结构决定

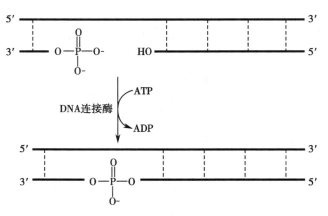

图 14-6 DNA 连接酶的作用

了它们 DNA 复制的体系组成及复制过程均有所不同。复制是一个连续的过程，为方便描述人为分成起始、延长和终止三个阶段。

（一）起始阶段

原核生物复制起始是以形成引发体、催化引物的生成为标志。复制起始时，多个 DnaA 蛋白（一般为 20～40 个）辨认结合于 9bp 的重复序列区域，形成 DNA-DnaA 蛋白复合体。后者在 ATP 参与下促进其上游串联排列的 13bp 序列双链解开，随之，DnaB 蛋白在 DnaC 蛋白的协同下，结合于解链区，借助水解 ATP 产生的能量，沿解链方向移动，继续打开双链至足够长度，并且逐步置换出 DnaA 蛋白，形成复制叉。进一步结合引物酶形成含有 DnaA、DnaB、DnaC、引物酶和 DNA 复制起始区的引发体。随着引发体在 DNA 链上沿着复制叉方向移动，引物酶按碱基配对原则，以 4 种 NTP 为原料，由 5′→3′方向催化合成一小段 RNA 引物。RNA 引物的 3′-OH 末端作为合成 DNA 新链的起始点，为后续的 DNA 复制做好准备。此过程中由于双链的局部解开导致 DNA 超螺旋的其他部分过度拧结而形成正超螺旋，此时需拓扑异构酶不断地进行切开、旋转和再连接，消除解链产生的拓扑张力，实现 DNA 超螺旋的转型。另一方面，单链结合蛋白（SSB）参与稳定单链 DNA，防止恢复双链构象。

（二）延长阶段

延长阶段主要在 DNA 聚合酶Ⅲ作用下，以 RNA 引物的 3′-OH 为起点，4 种 dNTP 为原料，分别以 DNA 的两条链为模板，按 5′→3′方向催化合成互补 DNA 新链。在一个复制起始点 DNA 双链解旋和松开后，形成两个方向相反的复制叉，进行双向复制。对于一个复制叉而言，领头链可以在 RNA 引物 3′-OH 基础上沿着复制叉前进的方向连续合成，而随从链的延长方向与复制叉行进方向相反，需要等双链 DNA 解开至相当长度后，先合成引物 RNA，再延长 DNA 新链。因此随从链的合成滞后于领头链。但是，领头链和随从链的合成是在同一 DNA 聚合酶Ⅲ复合体的两个核心酶催化下进行的。其中一个核心酶催化领头链合成，另一个核心酶催化随从链合成。其复制过程可能是在 γ-复合物的辅助下，通过随从链的模板 DNA 作 180°的回转，绕成一个突环，与领头链的合成点处在 DNA 聚合酶Ⅲ核心酶的催

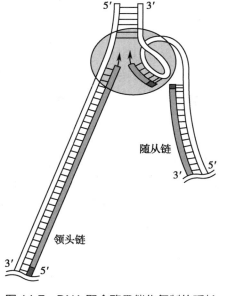

图 14-7 DNA 聚合酶Ⅲ催化复制的延长

化位点上(图 14-7)。随从链的一个冈崎片段合成约 1 000 个核苷酸长度后,回环解开。随后,随从链的模板 DNA 再作 180°回转,引物酶催化合成 RNA 引物,DNA 聚合酶Ⅲ再催化合成另一冈崎片段。随从链冈崎片段的合成需要不断合成 RNA 引物,聚合反应一直进行到另一个 RNA 引物的 5′端为止。

（三）终止阶段

在复制过程中,两条子代 DNA 链(即领头链和随从链)都是在 RNA 引物基础上不断延伸。在终止阶段先由 DNA 聚合酶 I 作用,切除引物 RNA 以 DNA 取代填补空隙。最后的缺口由 DNA 连接酶在毗邻的 5′-P 和 3′-OH 之间形成一个磷酸二酯键的连接,构成完整的 DNA 新链。环状 DNA 最后复制的 3′-OH 端继续延长,与另一方向复制叉的 DNA 链 5′-P 末端连接,形成完整的环状,完成基因组 DNA 的复制过程(图 14-8)。环状 DNA 复制双向等速,从起点开始,两个复制叉各进行了 180°移动,在终止位点上相遇而停止复制。复制终点在起点对侧的终止区域内含有多个约 22bp 的**终止子**(terminator)。有些生物两个方向复制是不等速的,起始点和终止点不一定把基因组 DNA 分为两个等份。

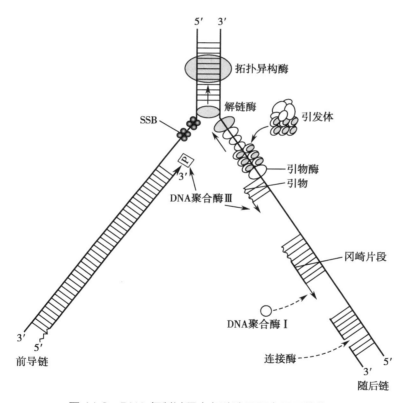

图 14-8　DNA 复制过程中各种酶及蛋白因子的作用

四、真核生物 DNA 复制的特点

真核生物基因组比原核生物的大得多,其 DNA 分子以染色质、染色体等复杂结构存在,因此复制也比原核生物的复制过程复杂得多。真核生物 DNA 是线性双链分子,含有许多复制起始点,采取多点双向复制,两个复制起始点之间构成一个复制单位,叫**复制子**(replicon)。复制子以分组方式有序激活而不是同步起动,说明复制有时序性。

单个复制子的复制起始过程与原核生物相似,催化 DNA 复制的原理基本相同,也是打开双链,形成复制叉,组装成引发体和合成 RNA 引物。但详细的真核生物复制起始的机制,尚未完全明了。真核生物聚合酶主要有 DNA 聚合酶 α、DNA 聚合酶 ε 和 DNA 聚合酶 δ 的参与,此外还需要解旋酶,拓扑酶等相关因子的参与。在真核生物复制延长过程中会发生 DNA 聚合酶的转换,目前认为 DNA 聚合酶 α 主要负责催化合成引物,随后迅速被具有连续合成能力的 DNA 聚合酶 δ 和 DNA 聚合酶 ε 所替换。

由于真核生物 DNA 缠绕在组蛋白八聚体上形成核小体结构,复制过程需要解开和重新组装核小体以克服其造成的空间障碍,因此复制叉前进速度慢、合成的冈崎片段短,需要引物合成频率高。但真核生物通过多复制子双向复制,可大大提高复制的速度,使总体速度并不慢,DNA 合成后立即组装成核小体。真核生物复制的详细机制目前尚未完全清楚。

五、端粒与端粒酶

真核细胞染色体 DNA 是双链线性结构,且复制的方向只能沿着 5′→3′ 方向,DNA 聚合酶都是在 RNA 引物 3′-OH 上起始复制的。在模板链 3′-OH 末端,新生子链最后复制的引物 RNA 去除后留下的空缺,因没有 3′-OH 作为 DNA 聚合酶的起点而无法填补,末端单链存在的 DNA 母链就会被核内 DNase 酶解,在遗传信息代代相传过程中,可能会造成染色体 DNA 链末端逐渐缩短的现象,称为线性染色体末端复制问题(图 14-9)。研究表明,正常生理状况下染色质的复制是可以保持应有长度的,线性染色体末端复制问题由染色体末端特殊的结构——端粒来解决。

(一) 端粒与端粒酶的概念

端粒(telomere)是覆盖在真核生物染色体线性 DNA 分子两个末端膨大成粒状的特殊结构,它是由许多富含 T-G 的重复序列串联而成,并与端粒结合蛋白紧密结合,像两顶帽子那样盖在染色体两端,因而得名。端粒是由端粒酶催化合成的,**端粒酶**(telomerase)是由蛋白质和 RNA 构成的复合体,是一种自带模板 RNA 的逆转录酶。端粒酶以染色体 DNA 3′-OH 为起点,以自身携带的 RNA 链为模板,催化合成端粒的数百个串联重复序列 "5′-GGGTTT-3′",以维持端粒一定长度。因此,端粒酶具有提供 RNA 模板和催化逆转录的功能。

1997 年,人类端粒酶被克隆成功,经鉴定由三部分组成:**端粒酶 RNA**(telomerase RNA,TR)150~1 300 个核苷酸,富含 CA;**端粒酶协同蛋白 1**(telomerase associated protein1,TP1);**端粒酶逆转录酶**(telomerase reverse transcriptase,TRT)。端粒酶可能通过一种称为**爬行模型**(inchworm model)的机制合成端粒结构,端粒结构对维持染色体的稳定性及 DNA 复制的完整性具有重要作用。

(二) 端粒酶与衰老及肿瘤发生的关系

端粒与端粒酶对细胞的生长及肿瘤的发生有非常重要的意义。由于端粒酶的存在,端粒酶催化端粒 DNA 链延长,避免复制过程中子代 DNA 链的缩短,增加了染色体 DNA 的稳定性。如果端粒酶活性下降或丧失,将会导致细胞染色体末端的端粒 DNA 逐渐缩短,短到一定程度即引起细胞生长停止、衰老或凋亡。研究发现培养的人成纤维细胞端粒随着分裂次数的增加,长度变短。生殖细胞端粒长于体细胞,成年细胞的端粒比胚胎细胞的短。如把端粒酶注入衰老细胞中,可弥补端粒的缺损,确实可以延长细胞的寿命。这说明细胞水平的老化可能与端粒酶活性的下降有关。然而,如果端粒酶被过度激活,染色体 DNA 不发生进行性缩短,使 DNA 复制失去制约而使细胞"永生",可能会引发肿瘤,甚至恶性肿瘤的发生。对于端粒、端粒酶与人类体细胞衰老或肿瘤的发生之间的关系,相关的探索性研究具有重要意义。

第二节　逆　转　录

一、逆转录酶催化合成 cDNA

1970 年,Temin 和 Baltimore 分别从鸡肉瘤病毒颗粒中发现以 RNA 为模板合成双链 DNA 的酶,称为**逆转录酶**(reverse transcriptase),又称为**依赖于 RNA 的 DNA 聚合酶**(RNA dependent DNA polymerase,RDDP),是一多功能酶。逆转录酶可以 RNA 为模板、4 种 dNTP 为原料,按碱基互补配对原则,合成**互补 DNA**(complementary DNA,cDNA)。

在逆转录酶催化下合成 cDNA 双链包括三大步骤:首先逆转录酶以病毒基因组 RNA 为模板,催化 dNTP 聚合生成 DNA 互补链,产物是 RNA/DNA 杂化双链,然后催化杂化双链中 RNA 被逆转录酶中的 RNase 活性的组分水解后,降解去除而留下 cDNA 单链;再以 RNA 分解后剩下的 cDNA 单链为模板,由逆转录酶催化合成第二条 DNA 互补链,即 cDNA 双链(图 14-9)。

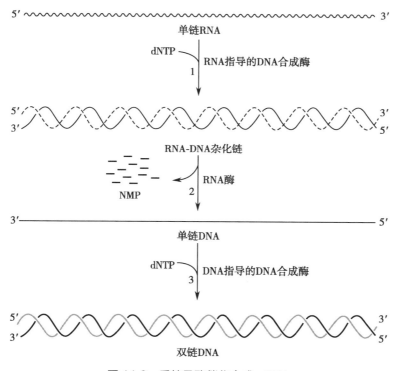

图 14-9　反转录酶催化合成 cDNA

由上可见,逆转录酶有三种催化活性:①RNA 指导的 DNA 聚合酶活性;②降解 RNA-DNA 杂合分子中 RNA 的 RNA 酶活性;③DNA 指导的 DNA 聚合酶活性。

二、逆转录酶与病毒

逆转录酶及其催化的遗传信息从 RNA 传递至 DNA 的逆转录现象是分子生物学研究中的重大发现,进一步补充和完善了遗传信息传递的中心法则。大多数致癌病毒是 RNA 病毒,含有逆转录酶。病毒 RNA 通过逆转录先形成 cDNA,然后整合入宿主细胞染色体 DNA 中,借助宿主细胞酶系表达病毒蛋白质。这些病毒蛋白质能使正常细胞发生癌变。

1983 年,发现**人类免疫缺陷病毒**(human immunodeficiency virus,HIV)是一类反转录病毒,可引起**获得性免疫缺陷综合征**(acquired immune deficiency syndrome,AIDS)。绝大多数反转录病毒侵入细胞后,并不杀死宿主细胞,而是发生病毒基因组的整合,与宿主细胞 DNA 一起复制。但是 HIV 却不同,它感染宿主细胞后不引起癌变,而是杀死宿主细胞(主要是淋巴细胞),造成宿主机体免疫系统抑制,引起 AIDS。1987 年获美国 FDA 首批的抗 HIV 药物——**叠氮胸苷**(azidothymidine,AZT)属于核苷类反转录酶抑制剂。AZT 能进入受 HIV 感染的 T 淋巴细胞,在反转录酶作用下使 AZT 插入正在延伸的 RNA 链 3′末端,以中止病毒 RNA 的合成,治疗 AIDS。AZT 的副作用是对骨髓细胞有毒性,使患者发生贫血。

第三节 DNA 的损伤与修复

一、DNA 突变

生物进化过程中,遗传物质的保真性是维持物种相对稳定的主要因素,因内外环境中各因素的影响使基因组 DNA 的组成与结构发生改变,称为**突变**(mutation),也称为 DNA 损伤。DNA 损伤可使 DNA 结构发生永久性改变,也可导致 DNA 失去作为复制和/或转录的模板功能。突变分为自发突变和人工诱变。在体内 DNA 复制过程中偶尔也可能留下错配碱基而引起的突变称为自发突变,自发突变率一般非常低。外界的物理或化学因素等引起的突变称为人工诱变。例如紫外线损伤会产生嘧啶二聚体,电离辐射生成自由基引起 DNA 损伤或 DNA 双链断裂;碱基修饰剂可通过对 DNA 碱基的修饰作用而改变其配对性质,如亚硝酸盐能去除腺嘌呤的氨基,使之成为次黄嘌呤(I),它与胞嘧啶配对,而不是与原来的胸腺嘧啶配对;又如烷化剂不仅能使碱基修饰,而且能引起 DNA 分子链内或链间发生共价交联等。若发生的突变有利于生物的生存而被保留下来,这就是进化;若不适应自然选择则被淘汰;还有一些基因的突变导致疾病的发生;尤其动物细胞中突变的积累和癌瘤的发生有着紧密的相关性。

二、突变的类型

DNA 碱基序列发生任何异常变化都会产生突变,一般有下列几种突变类型。

(一)点突变

DNA 分子上单个碱基发生变异,称为**点突变**(point mutation)。可分为:①**转换**(transition):同型碱基变异,即嘌呤与嘌呤之间或嘧啶与嘧啶之间的互换,比如 A 替换 G 或者 C 替换 T;②**颠换**(transversion):异型碱基变异,是指嘌呤与嘧啶之间的互换,比如 C 替换 A。自然界中转换多于颠换。点突变如发生在基因的编码区,通过基因表达,可使蛋白质中原来的氨基酸被其他氨基酸取代,从而改变蛋白质的结构域功能,导致分子病。如镰状细胞贫血(图 14-10),患者与编码血红蛋白 β-链的 N 端第六个氨基酸残基相对应的基因碱基序列 T

健康人	DNA	CAA	GTA	AAT	TGT	GGG	CTT	CTT	TTT	
	mRNA	GUU	CAU	UUA	ACA	CCC	GAA	GAA	AAA	
	肽链N端	缬	组	亮	苏	脯	谷	谷	赖	C端

患者	DNA	CAA	GTA	AAT	TGT	GGG	CAT	CTT	TTT	
	mRNA	GUU	CAU	UUA	ACA	CCC	GUA	GAA	AAA	
	肽链N端	缬	组	亮	苏	脯	缬	谷	赖	C端

图 14-10 镰状细胞贫血患者 DNA 分子的点突变

颠换为 A，经转录生成的 RNA 碱基序列 GAA 颠换为 GUA，以致合成的血红蛋白 β-链中的酸性谷氨酸转变为中性缬氨酸，导致红细胞变形呈镰状，易破裂、溶血。

（二）框移突变

由于一个或多个碱基（非三倍数）插入（insertion）或缺失（deletion），而引起该突变位点后编码蛋白质的开放阅读框架发生改变，称为框移突变（frameshift mutation）。框移突变也可能使终止密码子提前出现，引起翻译的提前终止。

（三）重排

DNA 分子内较大片段发生交换，称为重排（rearrangement）。交换的 DNA 片段可以在新位点上反向排列，也可在染色体之间发生交换重组。地中海贫血就是由于血红蛋白 β 链和 δ 链的基因重排而引起的。

三、DNA 损伤的修复

许多因素可引起 DNA 损伤，如果不及时修复，则可能对生命造成威胁。**DNA 修复**（DNA repair）是机体维持 DNA 结构的完整性与稳定性，保证生命延续和物种稳定的重要环节。生物体内有多种类型的修复系统，及时修复损伤 DNA，以维持 DNA 正常结构与功能，使细胞存活。

（一）光修复

光修复是通过**光修复**（light repairing）酶催化完成的。紫外线可引起 DNA 链上相邻两个胸腺嘧啶碱基发生共价连接形成胸腺嘧啶二聚体。可见光（300～500nm）可激活光修复酶；使胸腺嘧啶二聚体共价键打开，恢复到损伤前的结构状态。光修复酶普遍存在于各种生物，但对哺乳动物作用不大（图 14-11）。

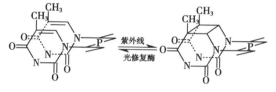

图 14-11　胸腺嘧啶二聚体的形成和光修复

（二）切除修复

是机体内最普遍、最有效的修复方式。**切除修复**（excision repairing）是指在一系列酶的作用下，将 DNA 分子中受损部分切除，并以另一条完整链为模板进行修补合成，取代被切去的部分，使 DNA 恢复正常结构与功能。有**碱基切除修复**（base excision repair，BER）和**核苷酸切除修复**（nucleotide excision repair，NER）两种方式。①BER：当遇到单个碱基受损时，常见的有 C 脱氨形成 U，或 A 脱氨形成 X，这些异常的碱基 U 或 X 被 DNA 糖基化酶识别并切除，使 DNA 骨架中产生**无嘌呤位点**（apurinic site）**或无嘧啶位点**（apyrimidinic site），称此为 AP 位点。然后由 AP 核酸内切酶切割留下的脱氧核糖-5-磷酸，产生的切口由 DNA 聚合酶 I 修补和 DNA 连接酶封口。②NER：当 DNA 损伤引起双螺旋结构变异时，如紫外线照射产生胸腺嘧啶二聚体等共价修饰导致 DNA 损伤，则需要一系列酶包括紫外特异的核酸内切酶、外切酶、DNA 聚合酶 I 和 DNA 连接酶的协同作用进行修复（图 14-12）等。**着色性干皮病**（xeroderma pigmentosum，XP）是已被证实的 DNA 修复缺陷引起的遗传病，这类患者有多个与核苷酸切除修复相关的基因突变。XP 患者对阳光或紫外线极为敏感，任何暴露于阳光下的皮肤都会出现色斑等损伤，极易患皮肤癌和过早死亡。XP 患者对香烟中的致癌物也有很高敏感性。

（三）重组修复（recombination repair）

双链 DNA 分子中的一条链断裂，可被模板依赖的 DNA 合成系统修复。当 DNA 分子双

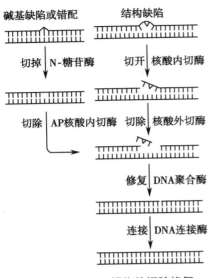

碱基缺陷或错配　结构缺陷

切掉｜N-糖苷酶　　切开｜核酸内切酶

切除｜AP核酸内切酶　切除｜核酸外切酶

修复｜DNA聚合酶

连接｜DNA连接酶

图 14-12　DNA 损伤的切除修复

链断裂时,需要另外一种复杂的机制,即重组修复来完成断裂双链的修复。重组修复是指依靠重组酶系,将另一段未受损伤的 DNA 移到损伤部位,提供正确的模板,进行修复的过程。

（四）SOS 修复

当 DNA 损伤范围大而严重时,原有的 DNA 聚合酶受抑制,进行 SOS 修复时,细胞可诱导产生缺乏校对功能的 DNA 聚合酶Ⅱ,DNA 聚合酶Ⅱ能跨越损伤部位进行修复。这种 DNA 修复精确度差,突变率高,但细胞可生存,称此为应急修复或 SOS 修复。与精确的切除修复相比较,SOS 修复对碱基的识别、选择性较差,保留的错误信息较多,可能会导致较广泛而持久的突变。实验发现大多数能在细菌中诱导产生 SOS 修复的作用剂,对高等动物都是致癌性的,如 X 射线、紫外线、烷化剂及黄曲霉素等。

第四节　RNA 的生物合成

DNA 碱基序列中储存着遗传信息,它通过转录和翻译而得到表达,实现对生命现象的控制。转录是指以生物体 DNA 为模板合成 RNA 的过程,是基因表达的关键环节。

一、参与转录的主要物质及其作用

转录过程的本质是由酶催化的核苷酸之间的聚合反应,需要有 DNA 模板、RNA 聚合酶、4 种 NTP 和一些蛋白质因子及 Mg^{2+} 和 Mn^{2+} 的参与,合成方向为 $5'\to3'$,核苷酸间的连接方式为 $3',5'$-磷酸二酯键。

（一）模板

转录以 DNA 为模板,但细胞内 DNA 全长序列并不是同时转录,而是按不同的发育阶段、生存条件和生理需要,选择性地进行区段转录。能转录生成 RNA 的 DNA 区段,称为**结构基因**(structural gene)。结构基因的 DNA 双链中只有一股链可被转录,通常将能够转录为 RNA 的一股链称为**模板链**(template strand),相对应的不被转录的另一条链称为**编码链**(coding strand)。因此,RNA 的生物合成称为**不对称转录**(asymmetric transcription)。它有两方面的含义:一是在 DNA 分子双链上,只有模板链转录,编码链不转录;二是模板链并非总是在同一条链上。DNA 编码链和转录产物 RNA 碱基序列除了 T 和 U 不同,其他与编码链一致。文献刊物登载基因碱基序列时,为了避免繁琐且方便查对遗传密码,一般只书写编码链,方向从 $5'\to3'$。

（二）原料

转录所需原料包括 ATP、GTP、CTP、UTP 4 种核糖核苷三磷酸(NTP),作为 RNA 聚合酶的底物。

（三）RNA 聚合酶

催化转录的酶是 **RNA 聚合酶**（RNA polymerase，RNA pol），能以 DNA 为模板催化合成 RNA，故又称 **DNA 指导的 RNA 聚合酶**。它以 DNA 的一条链或一节段为模板，4 种 NTP 为原料，Mg^{2+}/Mn^{2+} 为辅助因子，按 $A\equiv U$、$C\equiv G$ 碱基配对规则，催化合成 $5'\rightarrow3'$ 方向的 RNA 链。原核生物和真核生物的 RNA 聚合酶均能在模板链的转录起始部位，催化两个与模板链配对的 NTP 形成磷酸二酯键启动转录，因此转录不需引物。

细菌体内几乎所有的 mRNA、rRNA 和 tRNA 的合成都由一种 RNA 聚合酶催化合成。*E. coli* RNA 聚合酶是由 α、α、β、β′和 ω 共五个亚基组成的**核心酶**（core enzyme），与 σ 亚基（又称 σ 因子）疏松结合构成的**全酶**（holoenzyme）。其中 **σ 因子**可以辨认 DNA 模板上的转录起始点，带动全酶解开 DNA 局部双链，促进转录启动，故又称为起始因子。核心酶（$\alpha_2\beta\beta'\omega$）单独不具有起始合成 RNA 的能力，只能使已经开始合成的 RNA 链延长。因此，细胞内转录需要以全酶形式由 σ 亚基启动，而转录延长阶段仅需要核心酶。

真核生物的 RNA 聚合酶主要有 Ⅰ、Ⅱ 和Ⅲ 三种，其结构比原核生物的 RNA 聚合酶更复杂。它们位于细胞核的不同位置，分别催化不同基因的转录，对鹅膏蕈碱的反应也不同，具体见表 14-3。

表 14-3　真核生物 RNA 聚合酶的种类和性质

	Ⅰ	Ⅱ	Ⅲ
定位	核仁	核质	核质
转录产物	45S rRNA	hnRNA	tRNA，5S rRNA，snRNA
对鹅膏蕈碱的敏感性	不敏感	敏感	不同物种敏感性不同

α-鹅膏蕈碱是一种致命的毒素，存在于名为伞形毒蕈的毒蘑菇中。误服含有 α-鹅膏蕈碱的毒蘑菇，最初会出现轻微的胃肠道症状，大约 2 天后，会出现广泛的肝坏死。其原因在于 α-鹅膏蕈碱可以抑制人 RNA 聚合酶Ⅱ的活性，进而抑制 mRNA 及其蛋白质的合成，导致肝坏死。受此启发，临床应用利福霉素抑制结核分枝杆菌 RNA 聚合酶活性、杀灭细菌，而对于结构有较大差异的哺乳动物 RNA 聚合酶无明显毒副作用。因此，采用利福霉素治疗结核病时，具有良好效果，对患者不会产生明显的毒副作用。

（四）终止因子

1969 年，J. Roberts 在大肠杆菌中发现能终止转录的一种蛋白质，定名为**终止因子**（rho factor，ρ）。ρ 因子作用是协助 RNA 聚合酶辨认终止点并终止转录。

二、转录过程

转录过程包括起始、延长和终止三个阶段。

（一）起始阶段

原核生物转录起始就是 RNA 聚合酶结合在 DNA 模板的转录起始部位，形成转录起始复合体，促使 DNA 双链局部解开，促使第一个核苷酸连接上去，启动转录。

转录起始发生在模板 DNA 的特殊部位，这个在模板链上能被 RNA 聚合酶特异结合，促使转录起始的部位称为**启动子**（promoter）。通常将开始转录的第一个碱基定为+1，其上游 5′端碱基序列用负值表示，下游 3′端碱基序列用正值表示。原核基因启动子位于转录起始点的上游区域，经过对百种以上原核生物不同基因的启动子进行分析，发现启动子碱基序列具有下列共同特点：在−10bp 处，有一段富含 AT 的保守序列（TATAAT），这是 RNA 聚合酶的结合位点,由 Pribnow 首次发现,又为 **Pribnow 盒**;在 −35bp 处还有一个含 6 个碱基的保守序列(其共有序列为 TTGACA),是 σ 因子识别位点。转录起始时,在 σ 因子特异识别下,RNA 聚合酶以全酶形式结合于 DNA 启动子处,覆盖 75~80bp 范围(−55bp~+20bp)(图 14-13)。

转录起始前,RNA 聚合酶与 DNA 双链结合并滑动,在 σ 因子作用下迅速寻找启动子。σ 亚基辨认转录起始点,带动 RNA 聚合酶以全酶形式与启动子 −35 区结合,形成疏松的复合物;继而 RNA 聚合酶移向 −10 区并跨过转录起点,因 Pribnow 盒富含 AT 易被局部解开;当 DNA 双链解开约 17bp 时,按照 DNA 模板链碱基序列的指导,启动 RNA 链的合成。新合成 RNA 的 5′ 端第一个核

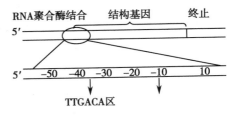

图 14-13　原核生物启动子的结构

苷酸往往是嘌呤核苷酸(ATP 或 GTP),尤以 GTP 为常见。然后第二个核苷酸进入,并与第一个 NTP 之间形成磷酸二酯键,释放 PPi。σ 亚基随之从核心酶上解离下来,与另一核心酶结合重复使用。

真核细胞启动子也有类似于原核启动子的保守序列,如 −25bp 处含有 TATA 盒,被称为 Hogness 盒,可看作启动子的核心序列;在其上游更远端(约 −30~110bp 区域)还有 CAAT 盒和 GC 盒等保守序列。真核启动子需要多种转录因子参与下才能被 RNA 聚合酶辨认结合,形成转录前起始复合物。

（二）延伸阶段

该阶段由核心酶沿着 DNA 模板链 3′→5′ 方向,催化合成 5′→3′ 方向的 RNA 链。

σ 因子脱落后核心酶构象变得松弛,有利于酶在 DNA 模板链上沿 3′→5′ 方向滑动,根据 DNA 模板链碱基序列的指导,相应 NTP 的 5′ 磷酸不断与前方核苷酸的 3′-OH 形成磷酸二酯键,使 RNA 链沿 5′→3′ 方向延长。在此过程中,转录生成的 RNA 先与模板链形成暂时的 8bp 的 RNA-DNA 杂化链,然后向外伸出。随着 RNA 聚合酶沿 DNA 模板链 3′→5′ 方向滑动,其前方不断的解链,后方又重新缠绕成双螺旋。这样,在转录的局部区域由 RNA 聚合酶、DNA 模板链和转录产物 RNA 一起形成的转录复合物被形象化地称为**转录泡**(transcription bubble)(图 14-14)。

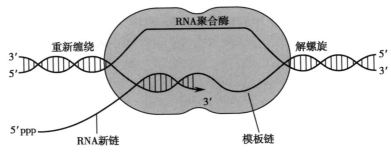

图 14-14　RNA 转录泡

（三）终止阶段

当结构基因区的信息全部被转录为 RNA 以后,RNA 聚合酶在 DNA 模板链上停止滑动,转录产物 RNA 链停止延长并从转录复合物上脱落下来,转录终止。原核生物的转录终止主要有两种机制:依赖 ρ 因子和非依赖 ρ 因子两类。

1. 依赖 ρ 因子的转录终止　ρ 因子是由相同亚基组成的六聚体蛋白质,具有 ATP 酶和解旋酶双重活性。当转录产物 RNA 链 3′端出现富含 C 的碱基序列时,ρ 因子借助其 ATP 酶活性所提供的能量移动到该特殊碱基序列部位并与之结合,进而引起 ρ 因子和 RNA 聚合酶都发生构象变化,暂停 RNA 聚合酶的作用;ρ 因子又可借助其解旋酶活性使 DNA-RNA 杂化双链拆离,释放 RNA 链,并使 RNA 聚合酶与 ρ 因子一起从 DNA 模板链上解离下来,转录终止。

2. 非依赖 ρ 因子的转录终止　即依赖茎环结构的转录终止。DNA 模板上靠近终止区域处有一段富含 GC 的回文序列(两段序列可以自身互补)及此后的 AT 密集区等特殊碱基序列,其转录产物 RNA 链的 3′端能够通过 GC 序列互补配对形成特殊的"茎环"结构(图 14-15)。在茎环底部 3′端往往出现 4~6 个连续的 U 序列。茎环结构的形成促使 RNA 聚合酶构象改变而暂停转录作用。同时,由于转录产物的(U)n 与模板链的(dA)n 组成的 RNA-DNA 杂化链间碱基配对力相对较弱而易解离,进而释放转录产物 RNA 链,转录泡关闭,转录终止。

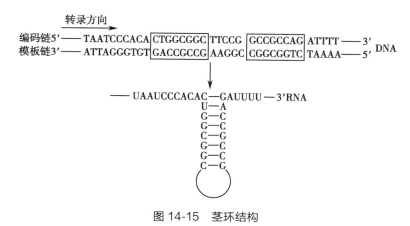

图 14-15　茎环结构

RNA 生物合成(转录)与 DNA 生物合成(复制)比较,见表 14-4。

表 14-4　DNA 和 RNA 生物合成的比较

	复制	转录
原料	dNTP	NTP
模板	DNA 两条链	DNA 一条链(或一节段)
合成方式	半保留复制	不对称转录
引物	需要 RNA 引物	不需引物
新链延伸方向	5′→3′	5′→3′
主要酶类	DNA 聚合酶、解旋解链酶类、引物酶、DNA 连接酶	RNA 聚合酶($\alpha_2\beta\beta'\omega\sigma$)、终止因子($\rho$)
基本过程	模板 DNA 解旋与解链,形成复制叉形成引发体,合成 RNA 引物 按 A＝T、G≡C 碱基配对规则,合成 DNA 或冈崎片段; 切除引物、填补空隙;DNA 连接酶连接封口,形成长链 DNA。	σ 因子辨认起始点,带动全酶解开 DNA 双链,促使转录启动;σ 因子随之脱落; 核心酶催化下,按 A＝U、G≡C 碱基配对规则,使 RNA 链不断延长; ρ 因子终止链延长或形成"茎环"结构终止转录。

三、转录后加工

原核生物无细胞核,转录与翻译耦联进行,mRNA 初始转录产物无需加工即可作为翻译的模板。而 tRNA 和 rRNA 都要经过一系列的加工才能成为活性分子。但是真核生物 RNA 初始转录产物都要加工改变才能成为具有功能的成熟 RNA,这一过程称为 RNA 转录后加工。

1. mRNA 前体的加工 真核生物由 RNA 聚合酶 II 催化生成的 mRNA 前体分子,即初始转录产物被称为核内**核内不均一 RNA**(heterogeneous nuclear RNA,hnRNA)。hnRNA 一般只含一个基因,其中编码多肽链的碱基序列并不连续排列,往往内含不编码的"插入序列"。这些不编码的"插入序列"称为**内含子**(intron),而能编码多肽链氨基酸的碱基序列被称为**外显子**(exon)。因此,真核生物基因往往是由外显子和内含子间隔排列的**断裂基因**(split gene)。在 RNA 初始转录生成后必须进行**剪接**(splicing)加工,即切除内含子、连接外显子;而且在剪接之前,还需进行首尾修饰加工,即 5′端加"帽"、3′端加"尾"。

以鸡卵清蛋白 mRNA 前体分子的加工为例,首先进行首尾修饰加工:在鸟苷酸转移酶和甲基化酶催化作用下,使 hnRNA 的 5′端加上一个特殊的帽子结构——7-甲基鸟嘌呤核苷三磷酸(m^7GpppN),然后在多聚核苷酸聚合酶作用下,使 hnRNA 3′端连接上一个多聚腺苷酸(poly A)尾,有 100~200 个腺苷酸。然后进行剪接加工:先是 hnRNA 分子中内含子区域弯成**"套索"**(lariat)状结构,使相邻外显子序列彼此接近而利于剪切,然后在 RNA 酶作用下切除内含子、连接外显子。通过上述修饰和剪接等转录后加工过程,使 hnRNA 转变成为成熟的 mRNA(图 14-16)。

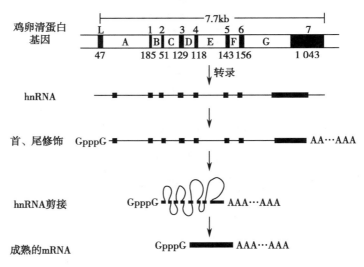

图 14-16 真核生物(鸡卵清蛋白)mRNA 的加工修饰

2. tRNA 前体的加工 由 RNA 聚合酶 III 催化合成的 tRNA 初始转录产物,需要在多种核酸酶作用下,切除 5′端多余的核苷酸,形成反密码环;在核苷酸转移酶作用下,在 3′端除去个别碱基后接上 CCA-OH;通过碱基修饰 tRNA 分子上形成稀有碱基,如 DHU、ψ 等。

3. rRNA 前体的加工 真核生物 RNA 聚合酶 I 催化生成相对分子质量较大的 45S rRNA 前体分子,它是三种 rRNA 的前身。45S rRNA 经剪接后分出属于核糖体小亚基的 18S rRNA,余下部分再剪接成 28S 和 5.8S 的 rRNA;5S rRNA 不需加工。rRNA 成熟后,在核仁上以数种 rRNA 与数十种蛋白质结合在一起装配成核糖体运至胞浆,作为蛋白质生物合成的场所(详见第十五章)。

重难点解析

扫一扫，
测一测

知识链接

DNA 损伤修复与着色性干皮病

着色性干皮病(xeroderma pigmentosum,XP)是一种常染色体隐性遗传性皮肤病,其特征是紫外光(Ultraviolet,UV)照射后产生的 DNA 损伤修复障碍,患者对日光高度敏感。光暴露部位皮肤萎缩、大量的色素加深斑,可累及其他系统,如眼球、神经系统等病变。着色性干皮病是第一个被发现的与 DNA 损伤修复缺陷有关的人类疾病。患者缺乏某些核酸内切酶,不能修复被紫外线损伤的 DNA;被紫外线损伤,先是出现皮肤炎症,继而可发生皮肤癌。

（于红莲）

复习思考题

1. 参与复制和转录过程的酶类和蛋白质因子有哪些？它们如何参与 DNA 或 RNA 的生物合成？

2. 真核生物转录后的产物如何加工修饰？

第十五章

蛋白质的生物合成

> **学习目标**
>
> 1. 掌握参与蛋白质生物合成的主要物质及其作用,原核生物翻译的基本过程。
> 2. 熟悉遗传密码的特点,翻译后加工修饰的方式,了解影响蛋白质生物合成的物质,为学习分子生物学奠定基础。

蛋白质是生命活动的主要执行者,按照中心法则,遗传信息从 DNA→RNA→蛋白质进行传递,蛋白质生物合成与 DNA 分子中所蕴藏的遗传信息密切相关。DNA 通过转录将遗传信息传递给 mRNA,再以 mRNA 为模板指导蛋白质合成,从而将 mRNA 分子中的核苷酸序列转变成为蛋白质分子中的氨基酸序列,这一过程称为**蛋白质的生物合成**,也称为**翻译**(translation)。在细胞的各种生物合成中,蛋白质的合成机制最为复杂,蛋白质合成过程中消耗的能量约占细胞合成代谢总能量的 90%,其含量约占细胞干重的 45%。

第一节 参与蛋白质生物合成的三种 RNA

蛋白质的生物合成是一个涉及数百种分子的复杂耗能过程,参与蛋白质生物合成的物质体系包括:合成原料是 20 种标准氨基酸;mRNA 是蛋白质生物合成的直接模板;tRNA 结合并运载各种氨基酸至 mRNA 模板上;rRNA 和多种蛋白质构成的核糖体是蛋白质生物合成的场所。除上述 RNA 外,还包括参与氨基酸活化及肽链合成起始、延长和终止阶段的多种蛋白质因子、酶类、供能物质和某些无机离子等。

一、mRNA 与遗传密码

(一)mRNA 的作用

mRNA 是在细胞核内以 DNA 为模板转录生成的,其核苷酸碱基排列顺序来自 DNA 的遗传信息,进入胞质后作为蛋白质合成的信息模板,指导蛋白质生物合成。原核与真核细胞基因结构及 mRNA 转录产物有不同的特点。在原核生物中,多个功能上相关联的结构基因常常串联在一起,转录生成一个 mRNA 分子,进而翻译成功能相关的几种蛋白质,这种 mRNA 被称为**多顺反子 mRNA**(polycistronic mRNA)。原核基因转录生成的 mRNA 一般不需加工即可直接作为模板进行翻译,转录与翻译可以偶联进行。而真核生物结构基因转录生成的 mRNA 上只编码一种蛋白质多肽链,称为**单顺反子 mRNA**(monocistronic mRNA)。真核生物 mRNA 转录生成后需要加工、成熟并穿过核膜进入胞质,才能作为翻译的模板。

DNA 分子中储存的遗传信息通过 mRNA 传递给蛋白质。联系 mRNA 和蛋白质之间的纽带是遗传密码。mRNA 编码区内,每 3 个相邻核苷酸碱基编码一种氨基酸,这 3 个核苷酸被称为**密码子**(codon),或称**三联体遗传密码**(genetic code)(图 15-1)。通常把 mRNA 上从起始密码子到终止密码子之间的连续的编码序列称为**开放阅读框**(open reading flame, ORF)。

mRNA　5′...AUG......CAA CGU CAG ACA AUG AUA CAA UUU......UAG...3′
起始......Gln...Arg...Gln...Thr...Met...Ile...Gln...Phe......终止
密码子　　　　　　　　　　　　　　　　　　　　　　　　　密码子

图 15-1　mRNA 分子中的三联体遗传密码

（二）遗传密码的种类

蛋白质分子中的氨基酸排列顺序是由 mRNA 分子中的三联体遗传密码决定的。mRNA 的 4 种核苷酸碱基——A、G、C、U,经排列组合可构成 64 个密码子。其中 61 个密码子编码合成人体蛋白质的 20 种氨基酸;AUG 除代表甲硫氨酸外,还可作为多肽链合成的起始信号,称为**起始密码子**(initiation codon),位于 mRNA 分子的 5′端;UAA、UAG、UGA 3 个密码子不编码任何氨基酸,只作为肽链合成的终止信号,称为**终止密码子**(termination codon),位于 mRNA 分子编码区的 3′端。64 种遗传密码见表 15-1。

表 15-1　遗传密码

第一个核苷酸碱基（5′端）	第二个核苷酸碱基				第三个核苷酸碱基（3′端）
	U	C	A	G	
U	苯丙（Phe）	丝（Ser）	酪（Tyr）	半胱（Cys）	U
	苯丙（Phe）	丝（Ser）	酪（Tyr）	半胱（Cys）	C
	亮（Leu）	丝（Ser）	终止信号	终止信号	A
	亮（Leu）	丝（Ser）	终止信号	色（Trp）	G
C	亮（Leu）	脯（Pro）	组（His）	精（Arg）	U
	亮（Leu）	脯（Pro）	组（His）	精（Arg）	C
	亮（Leu）	脯（Pro）	谷胺（Gln）	精（Arg）	A
	亮（Leu）	脯（Pro）	谷胺（Gln）	精（Arg）	G
A	异亮（Ile）	苏（Thr）	天胺（Asn）	丝（Ser）	U
	异亮（Ile）	苏（Thr）	天胺（Asn）	丝（Ser）	C
	异亮（Ile）	苏（Thr）	赖（Lys）	精（Arg）	A
	甲硫（Met）	苏（Thr）	赖（Lys）	精（Arg）	G
G	缬（Val）	丙（Ala）	天冬（Asp）	甘（Gly）	U
	缬（Val）	丙（Ala）	天冬（Asp）	甘（Gly）	C
	缬（Val）	丙（Ala）	谷（Glu）	甘（Gly）	A
	缬（Val）	丙（Ala）	谷（Glu）	甘（Gly）	G

（三）遗传密码的特性

1. **遗传密码的方向性**　mRNA 分子中三联体遗传密码的排列具有方向性,起始密码子总是位于 mRNA 编码区的 5′端,终止密码子位于 mRNA 编码区的 3′端。在 mRNA 阅读框架中,遗传密码从 5′→3′方向的排列顺序决定了翻译生成的蛋白质中氨基酸从 N 端→C 端的排列顺序。

2. **遗传密码的连续性**　mRNA 分子中的三联体遗传密码既无间断也无重叠,翻译从 mRNA 编码区的 5′端起始密码子开始,按 5′→3′方向,每 3 个核苷酸一组连续阅读,直至终止密码子出现。也就是说,三联体密码子是连续的,起始密码子决定了所有后续密码子的位置。所以,当 mRNA 分子中插入或缺失非 3 的整数倍碱基时,会引起 mRNA 阅读框的移位,称为移码(frame shift),导致翻译产物氨基酸序列的改变,使其编码的蛋白质彻底丧失原有功能,称为移码突变(frameshift mutation)。

3. 遗传密码的简并性 由 4 种碱基组合成的 64 个密码子,其中 61 个代表 20 种不同的氨基酸。除了色氨酸和甲硫氨酸只有 1 个密码子外,其余每一种氨基酸都含有 2~6 个密码子。一种氨基酸可由多个密码子编码的现象称为**遗传密码的简并性**(degeneracy)。为同一氨基酸编码的各密码子称为简并密码子,也称为**同义密码子**(synonymous codon)。比较同义密码子可发现,密码子的第 1、2 位碱基大多相同,仅第 3 位碱基有差异。因此,第 3 位碱基发生改变时一般对所翻译氨基酸的种类影响不大。遗传密码的简并性对于减少有害突变,保证遗传的稳定性具有积极意义。

4. 遗传密码的通用性 从低等生物(如病毒、细菌等)到人类,几乎共用同一套遗传密码,称之为**遗传密码的通用性**(universal)。但也有个别例外,如哺乳动物线粒体和植物叶绿体的有些密码子的编码方式与通用密码子存在一定差异。如在哺乳动物线粒体内,UAG 不代表终止信号而代表色氨酸,而 AGA 与 AGG 代表终止信号,AUA 代表甲硫氨酸(起始密码子)等。但是,遗传密码子的通用性依然得到公认。

5. 遗传密码的摆动性 翻译过程中,氨基酸的正确加入依赖于 mRNA 的密码子与 tRNA 的反密码子之间的配对结合。然而,密码子与反密码子配对时,有时会出现不严格遵守常见的碱基配对原则的情况,称为摆动配对(wobble pairing)。摆动配对常见于密码子的第 3 位碱基与反密码子的第 1 位碱基间,两者虽不严格互补,也能相互识别。如 tRNA 反密码子的第 1 位出现次黄嘌呤(inosine,I)时,可分别与密码子的第 3 位碱基 A、C、U 配对(表 15-2)。摆动配对的碱基间形成是特异、低键能的氢键连接,有利于翻译时 tRNA 迅速与密码子分离,因此摆动配对使密码子与反密码子的相互识别具有灵活性,可使一种 tRNA 能识别 mRNA 的 1~3 种简并性密码子。

表 15-2 密码子与反密码子的摆动配对

tRNA 反密码子的第 1 个碱基	mRNA 密码子的第 3 个碱基
I	A、C、U
U	A、G
G	C、U

二、tRNA 与氨基酸的转运

(一)tRNA 的作用

在蛋白质生物合成过程中,mRNA 的核苷酸序列与蛋白质的氨基酸序列之间没有直接联系,而是通过一种既能辨认 mRNA 分子上的遗传密码,又能与相应氨基酸结合的中介物,这种中介物是 tRNA 分子。它不但是密码子翻译成氨基酸的接合体,还是将氨基酸准确运输至核糖体上的转运工具。细胞内有多种 tRNA,序列各有不同,但都具有共同的结构特征:tRNA 的 3′端都有-CCA-OH 末端,反密码环上有反密码子。tRNA 与氨基酸的结合依赖于其分子中 3′-CCA-OH 末端,与 mRNA 密码子的识别取决于反密码环上的反密码子。在氨基酰-tRNA 合成酶催化下,将特定氨基酸共价连接到 tRNA 分子的 3′-CCA-OH 末端上形成氨基酰-tRNA,tRNA 通过其反密码子按碱基互补配对原则辨认 mRNA 分子的密码子,将特定氨基酸按密码子指令转运到核糖体上"对号入座",参与蛋白质多肽链的合成。

氨基酰-tRNA 合成酶对氨基酸和 tRNA 这两种底物都具有高度特异性。它能催化氨基酸的羧基与 tRNA 的 3'-CCA-OH 以酯键相连形成活化的氨基酰-tRNA,每个氨基酸活化需要消耗 2 个高能磷酸键。总反应式为:

$$氨基酸+ATP+tRNA \xrightarrow[Mg^{2+}]{氨基酰tRNA合成酶} 氨基酰-tRNA+AMP+PPi$$

(二)氨基酰-tRNA 表示法

各种氨基酸用三个英文字母表示,与之对应的 tRNA 结合形成的氨基酰-tRNA 可以表示如下:Pro-tRNA^{Pro}、Ala-tRNA^{Ala} 等。前面的三个字母代表已结合的氨基酸,右上角的三个字母代表 tRNA 对某一氨基酸的特异性。

如前述,AUG 既可代表起始密码子,又可代表甲硫氨酸的密码子。在原核生物中,起始密码子的甲酰化的甲硫氨酸(formyl-methionine,fMet),被一种起始 tRNA(initiator tRNA)携带,表示为 fMet-tRNA$_i^{fMet}$。真核生物中起始 tRNA 携带的甲硫氨酸未被甲酰化,用 Met-tRNA$_i^{Met}$ 表示。

三、rRNA 与核糖体

核糖体是由几种 rRNA 与数十种蛋白质共同构成的超大分子复合体。在蛋白质生物合成过程中,核糖体是将氨基酸连接成为多肽链的"装配机",即蛋白质生物合成的场所。

(一)核糖体的组成与结构

核糖体由大小两个亚基组成,大亚基约为小亚基相对分子质量的两倍。每个亚基包含几个主要的 rRNA 分子和多种不同功能的蛋白质分子。原核生物的核糖体为 70S,由 30S 小亚基与 50S 大亚基

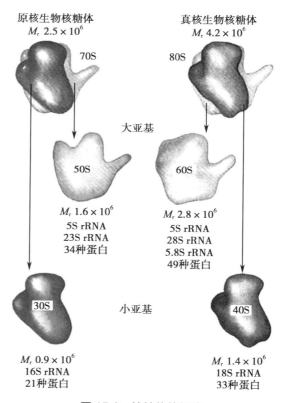

原核生物核糖体
M_r 2.5 × 10^6
70S

真核生物核糖体
M_r 4.2 × 10^6
80S

大亚基

50S

60S

M_r 1.6 × 10^6
5S rRNA
23S rRNA
34种蛋白

M_r 2.8 × 10^6
5S rRNA
28S rRNA
5.8S rRNA
49种蛋白

小亚基

30S

40S

M_r 0.9 × 10^6
16S rRNA
21种蛋白

M_r 1.4 × 10^6
18S rRNA
33种蛋白

图 15-2　核糖体的组成

组成;真核生物的核糖体为 80S,由 40S 小亚基与 60S 大亚基组成(图 15-2)。不同生物核糖体的组成见表 15-3。

表 15-3　原核生物与真核生物的核糖体组成

核糖体		大亚基		小亚基	
		rRNA	蛋白质	rRNA	蛋白质
原核生物	70S	23S, 5S	31 种	16S	21 种
真核生物	80S	28S, 5.8S, 5S	49 种	18S	33 种

细胞质中的核糖体有两类,一类附着于粗面内质网,主要参与清蛋白、胰岛素等分泌性蛋白质的合成;另一类游离于胞质内,主要参与细胞固有蛋白质的合成。

（二）核糖体的主要功能部位

作为蛋白质合成场所,核糖体包括多个活性部位(active site):①结合氨基酰-tRNA 的氨酰位(aminoacyl site),简称 A 位;②结合或接受肽酰-tRNA 的肽酰位(peptidyl site),简称 P 位;③空载 tRNA 的出口位(exit site),简称 E 位;④转肽酶(transpeptidase)活性部位;⑤mRNA 结合部位;⑥一些重要蛋白因子(起始因子、延长因子和释放因子等)结合部位。其中 A 位和 P 位分布于大小亚基的结合面,转肽酶位于大亚基,而 mRNA 则与小亚基结合。

除了上述活性部位之外,原核生物核糖体小亚基 16S-rRNA 的 3′端有一段富含嘧啶碱基的序列,如—UCCUCC—;而 mRNA 5′端起始密码子 AUG 上游含有一段富含嘌呤碱基的序列,如—AGGAGG—,称为 **S-D 序列**(Shine-Dalgarno sequence)。通过 S-D 序列与嘧啶碱基序列互补结合使 mRNA 起始密码子 AUG 在核糖体小亚基上精确定位,而 AUG 可被具有起始作用的 fMet-tRNA$_i^{fMet}$ 识别并结合在 P 位。

第二节　蛋白质生物合成的过程

蛋白质生物合成在细胞代谢中占有十分重要的地位。蛋白质生物合成从核糖体大小亚基聚合在 mRNA 5′端 AUG 部位开始,沿着 mRNA 模板链 5′→3′方向移动,由 tRNA 反密码子通过碱基互补配对"阅读"mRNA 三联体遗传密码并携带特定氨基酸在核糖体上"对号入座",将氨基酸从 N 端→C 端方向连接起来构成多肽链,直至核糖体在 mRNA 3′端遇到终止信号而使大小亚基解离为止。解离后的大小亚基又可以重新聚合在 mRNA 5′端 AUG 部位并开始另一条多肽链的合成,即进入下一轮循环。蛋白质生物合成过程包括起始、延长和终止三个阶段。原核生物和真核生物的蛋白质合成过程基本相似,本节以原核生物为例,介绍蛋白质合成的基本过程。

一、起始阶段

ER-15-2

蛋白质翻译
起始阶段

原核生物蛋白质合成的起始需要核糖体 50S 和 30S 大小亚基、mRNA、起始 fMet-tRNA$_i^{fMet}$、起始因子(initiation factor,IF$_1$、IF$_2$、IF$_3$)、Mg^{2+}参与和 GTP 供能,在 mRNA 编码区的 5′端形成 70S 起始复合物。起始阶段包括三个步骤:

（一）30S 小亚基与 mRNA 结合

前一轮肽链合成完成后解体下来的 30S 小亚基,在起始因子 IF$_1$、IF$_3$ 参与下,通过小亚基 16S rRNA 3′端的富含嘧啶碱基序列与 mRNA 5′端起始密码子 AUG 上游富含嘌呤碱基的 SD 序列配对结合形成复合物(30S 小亚基-mRNA),使起始密码子 AUG 与翻译起始点(核糖体的 P 位)准确定位。

（二）fMet-tRNA$_i^{fMet}$ 与 mRNA 起始密码子 AUG 结合

在结合了 GTP 的 IF$_2$ 参与下,具有起始作用的 fMet-tRNA$_i^{fMet}$ 通过其反密码子辨认 mRNA 起始密码子 AUG 并互补结合,形成三元复合物(30S 小亚基-mRNA-fMet-tRNA$_i^{fMet}$)。

（三）70S 起始复合物的形成

上述三元复合物一旦形成,促使 50S 大亚基与该复合物结合,同时使结合在 IF$_2$ 上的 GTP 发生水解,释放出的能量驱使 IF$_1$、IF$_2$、IF$_3$ 相继离开核糖体,形成了 70S 起始复合物。此时,结合在 mRNA 起始密码子 AUG 上的 fMet-tRNA$_i^{fMet}$ 占据着核糖体的 P 位,A 位空出并对应于下一组三联体密码子。70S 起始复合物的形成,标志着蛋白质生物合成起始阶段的完成,接着可进入肽链延长阶段(图 15-3)。

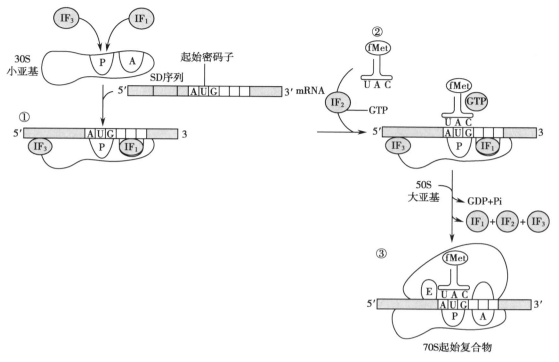

图 15-3　原核生物蛋白质生物合成的起始阶段

二、延长阶段

这一阶段在延长因子(elongation factor,EF)EF-T 和 EF-G 的参与下,按照 mRNA 三联体密码子的指令,由 tRNA 携带特定氨基酸(氨基酰-tRNA)进入核糖体 A 位。在转肽酶作用下延长肽链。此阶段包括进位、成肽和转位的反复循环,每循环一次,肽链上可增加一个氨基酸残基。这一过程需要 Mg^{2+} 及 GTP 供能。

（一）进位

进位(entrance)指特定的氨基酰-tRNA 进入核糖体 A 位。70S 起始复合物形成后,随后的氨基酰-tRNA 携带何种特定的氨基酸是由 mRNA 模板上的三联体密码子决定,并需要 EF-T 和 GTP 参与。

延长因子 EF-T 是由 Tu 和 Ts 两个亚基构成的二聚体(Tu-Ts)。首先 EF-T 以二聚体(Tu-Ts)形式与 GTP 结合并释放出 Ts 形成 Tu-GTP;Tu-GTP 进一步与氨基酰-tRNA 结合构成氨基酰-tRNA-Tu-GTP 活性复合物;后者将氨基酰-tRNA 送入核糖体的 A 位,而 GTP 随即被水解释放出 Pi 形成 Tu-GDP 并从复合物上脱落下来。Tu-GDP 在 Ts 作用下释放出 GDP 并重新形成 Tu-Ts 二聚体。后者进一步与 GTP 结合形成 Tu-GTP 进入下一轮循环。每循环一次,可将特定的氨基酰-tRNA 送入核糖体 A 位(图 15-4)。Tu-GTP 只能结合并转运三联体密码子决定的氨基酰-tRNA,并将其送至核糖体 A 位。

（二）成肽

成肽(peptide bond formation)指转肽酶催化两个氨基酸间肽键形成的反应。当核糖体 P 位被具有起始作用的 fMet-tRNA$_i^{fMet}$ 占据,A 位被第二个氨基酰 tRNA 占据后,在大亚基上的

ER-15-3

蛋白质翻译
延长阶段

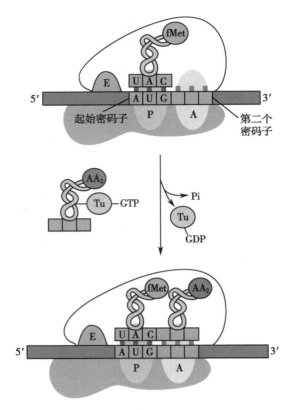

图 15-4 肽链延长阶段（进位）

转肽酶的催化下,可将 P 位上的起始 tRNA 所携带的甲酰甲硫氨酰转移到 A 位,并与 A 位上 tRNA 所携带的氨基酰上的 α-氨基形成第一个肽键(即二肽酰-tRNA)。核糖体大亚基上的转肽酶的化学本质是 RNA,而不是蛋白质。在原核生物核糖体大亚基中的 23SrRNA 具有转肽酶活性,在真核生物中,该酶的活性中心位于大亚基的 28SrRNA 中。转肽酶属于核酶(图 15-5)。

（三）转位

转位(translocation)指核糖体沿着 mRNA 5′→3′方向移动一个密码子的距离阅读下一个密码子。在延长因子 EF-G 和 GTP 作用下,核糖体向 mRNA 的 3′端方向移动一个密码子距离,空载的 tRNA 移到 E 位被释放脱落下来,而原来处于 A 位的二肽酰-tRNA 连同其结合的密码子被移位到 P 位,同时 mRNA 上的第三组密码子进入 A 位,准备接受第三个氨基酰-tRNA 进位。转位的能量来自 GTP 的水解,此过程需要 Mg^{2+} 和延长因子参与(图 15-6)。

随着核糖体沿着 mRNA5′→3′方向移动,按照 mRNA 密码子指令,经过进位、成肽和转位三个步骤的循环进行,不断向肽链 C 端添加氨基酸残基,多肽链由 N 端向 C 端逐渐延长。

多肽链延长是一个耗能过程,其中进位和转位各消耗 1 分子 GTP。由于每个氨基酸被 tRNA 结合形成活化的氨基酰-tRNA 消耗了 2 个高能磷酸键,故多肽链每延长一个肽键至少需消耗 4 个高能磷酸键。

三、终止阶段

肽链合成的终止过程包括识别终止密码子、肽链从肽酰-tRNA 上水解释放、mRNA 的分离和核糖体大小亚基的解体。这一阶段需要起终止作用的蛋白质因子——释放因子(release factor,RF)参与。

在肽链延长过程中,当终止密码子(UAA、UAG 或 UGA)出现在核糖体 A 位时,没有相应的氨基酰-tRNA 可以结合,即进入终止阶段。此时,RF 进入核糖体 A 位与终止密码子相结合,诱导转肽酶变构发挥酯酶活性,使 P 位多肽酰与 tRNA 相连的酯键水解,释放多肽链。而后,核糖体与 mRNA 解离,tRNA 脱落,各种蛋白因子释出,大小亚基解体,蛋白质生物合成终止,mRNA 和各种蛋白因子及其他成分都可被重新利用。原核生物的 RF 有三种,RF_1 能识别 UAG 和 UAA;RF_2 能识别 UGA 和 UAA;RF_3 是依赖核糖体的 GTPase,能促进 RF_1 和 RF_2 与核糖体结合。真核细胞只有一个释放因子(eRF),可识别所有终止密码子,具备原核生物各类 RF 的功能。

电镜观察发现,原核生物蛋白质生物合成过程中,在一条 mRNA 上可以同时附着 10 ~ 100 个核糖体,依次结合起始密码子并沿着 5′→3′方向读码移动,以不同进程合成多条同样的多肽链。在蛋白质生物合成过程中,一条 mRNA 同时与多个核糖体结合进行肽链合成,所形成的聚合物被称为**多聚核糖体**(polysome)(图 15-7)。多聚核糖体合成肽链的效率很高,每个核糖体一秒钟可翻译约 40 个密码子。每条 mRNA 结合的核糖体数目与生物种类和 mRNA 长度有关,一般 mRNA 每隔 80 个核苷酸即附着一个核糖体。

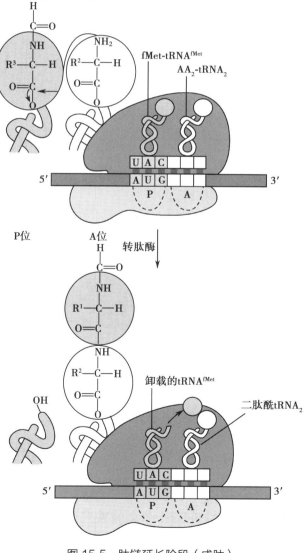

图 15-5 肽链延长阶段(成肽)

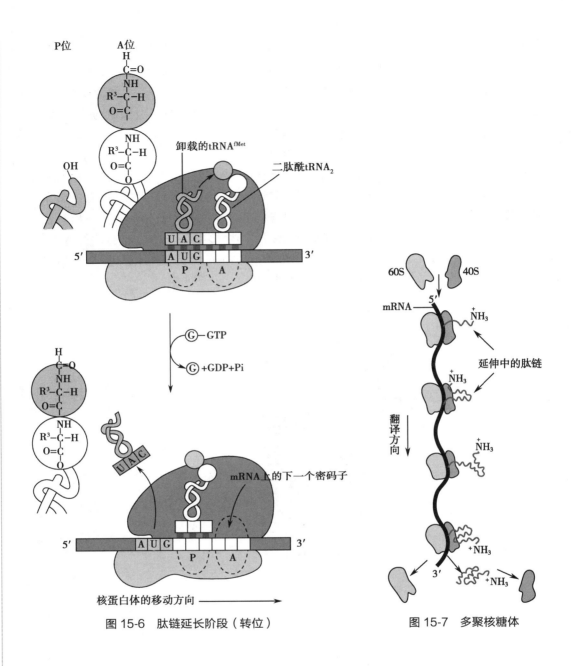

图 15-6 肽链延长阶段（转位）

图 15-7 多聚核糖体

第三节 翻译后加工

从核糖体刚释放出的新生肽链往往不具有生物活性,必须经过翻译后加工才能转变为具有特定构象和功能的蛋白质。

一、一级结构的修饰

（一）N 端 fMet 或 Met 的切除

由于起始密码子的原因,新生肽链的第一个氨基酸残基往往是甲硫氨酸或甲酰甲硫氨酸(formylmethionine,fMet)。因此,在肽链合成完成后,需要在氨基肽酶或脱甲酰基酶作用下水解去除多肽链 N 端的甲硫氨酸或甲酰甲硫氨酸残基。

（二）肽链的剪接

一些多肽链合成后需要在特异蛋白水解酶的作用下，去除某些肽段或氨基酸残基。不少多肽类激素和酶的前体必须经过加工才能变为活性分子，如血纤维蛋白原、胰蛋白酶原的加工。新生的前胰岛素原，先切去 N 端信号肽，再切去 C 肽，形成二硫键转变为有活性的胰岛素。

（三）氨基酸残基的修饰

有些蛋白质肽链合成后，其氨基酸残基的侧链（R 基团）需经过一定的化学修饰，包括甲基化、糖基化、磷酸化、羟基化、羧基化、乙酰化等。如组蛋白的精氨酸残基可进行乙酰化和甲基化修饰，从而调节染色质的精细结构，调控基因表达。许多酶蛋白含有丝氨酸、苏氨酸和酪氨酸，这些含羟基的氨基酸通过磷酸化修饰可以调节酶活性。许多多肽链内或链间含有—SH 和—S—S—的氧化还原互变，能改变蛋白质或酶的结构与功能。

二、高级结构的修饰

（一）分子伴侣参与蛋白质的折叠

新合成的蛋白质必须折叠成特定的空间构象才具有生物活性。然而，大多数蛋白质在细胞内的折叠不是自发进行的，需要细胞内一类保守蛋白质——分子伴侣的帮助。绝大多数是热激蛋白（heat shock protein，Hsp），可识别肽链的非天然构象，促进蛋白质各功能域的正确折叠；分子伴侣也可与错误聚集的蛋白质肽段结合使之解聚，然后再诱导其正确折叠。有证据表明：在分子伴侣的参与下，许多新合成的蛋白质可有效折叠成天然蛋白质的高级结构。

（二）辅基或辅酶的结合

结合蛋白酶需要结合相应的辅基或辅酶构成全酶才具有活性。例如乙酰-CoA 羧化酶需与生物素共价结合成全酶，才具有催化活性。

（三）亚基聚合

对于多亚基构成的寡聚酶或寡聚蛋白，单个亚基不表现活性，只有多亚基聚合形成特定空间构象的聚合体才具有生物学活性。如血红蛋白由 2 个 α 亚基和 2 个 β 亚基构成，并结合 4 分子血红素辅基，形成特定构象的四聚体才具有携氧功能。

三、靶向输送

细胞内附着在内质网上的核糖体颗粒，合成的是分泌性蛋白质。多肽链合成后，必须在内质网腔和高尔基体内进行加工，通过一定的复杂机制被分泌到细胞外或整合在细胞膜中，即被定向输送到最终发挥生物学功能的靶部位，此过程称为**蛋白质靶向输送**（protein targeting）。

第四节　影响蛋白质生物合成的物质

蛋白质生物合成可被多种药物和毒素抑制。如可利用原核生物与真核生物蛋白质合成过程的差异，以原核生物翻译所需的关键组分作为靶点，设计能杀灭细菌但对真核生物无明显影响的抗菌药物。此外，对毒素致病机制的理解，也有助于新药的研制开发。

一、抗生素

蛋白质合成的每一步反应几乎都可被特定的**抗生素**（antibiotics）抑制。如嘌呤霉素是氨基酰-tRNA 的结构类似物，能够结合新生肽链形成肽酰嘌呤霉素。后者进一步结合在核糖体的 A 位上，竞争性抑制氨基酰-tRNA 的进入。由于肽酰嘌呤霉素与 A 位结合力较弱，容易从核糖体上解离,导致提前释放肽链,抑制蛋白质的合成。嘌呤霉素对真核生物与原核生物蛋白质的合成都有抑制作用,临床上可用作抗肿瘤药。

四环素类抗生素可以和原核生物核糖体 30S 亚基结合阻遏氨基酰-tRNA 进入 A 位。大环内酯类抗生素可与原核生物核糖体 50S 亚基结合,阻止肽键的进一步合成,抑制细菌生长。四环素类和大环内酯类抗生素都是广泛应用于治疗细菌感染的抗生素。

氯霉素类和林可霉素类抗生素作用机制相似,都能与原核生物核糖体 50S 亚基结合,抑制肽酰转移酶活性,阻断蛋白质翻译的延长过程。高浓度的氯霉素对真核生物蛋白质合成也有抑制作用,因此对人体会产生毒性。链霉素等氨基糖苷类抗生素能与原核生物核糖体小亚基结合改变其构象,导致肽链延伸阶段的 mRNA 被错读,使细菌蛋白失活。高浓度时还可抑制蛋白翻译的起始过程。

还有一些抗生素如大观霉素等还可结合原核生物核糖体 30S 亚基,阻碍小亚基变构,抑制转位反应。

二、白喉毒素

白喉毒素(diphtheria toxin)是由白喉杆菌(Cory-nebacterium diphtheriae)产生的外毒素,由 β-棒状杆菌噬菌体毒素基因编码,只有在噬菌体侵袭后,基因转导入细菌,才能编码产生白喉毒素。它是一种单一多肽,分子量为 62 000,等电点(pI 值)为 4.1。完整的白喉毒素是一条含大量精氨酸的多肽链,经蛋白酶水解后,分为 A 和 B 两个片段,其中 A 片段具有酶活性,是主要致病因子,B 片段能够介导 A 片段进入细胞内。

白喉毒素可作用于 eEF-2,通过抑制转位反应,使蛋白质延长受阻,抑制真核生物蛋白质生物合成。白喉毒素具有强烈的细胞毒作用,能抑制敏感细胞合成蛋白质,从而破坏细胞的正常生理功能,引起组织细胞变性坏死。目前,白喉毒素的翻译抑制作用已应用于肿瘤靶向药物的研究。

三、干扰素

干扰素(interferon,IF)是真核细胞被病毒感染后产生的一类具有抗病毒作用的小分子蛋白质。可抑制病毒繁殖保护宿主细胞,其原理包括:一是通过活化蛋白激酶使起始因子 eIF-2 发生磷酸化失活,抑制病毒蛋白质的生物合成;二是间接活化特殊的核酸内切酶(2′-5′ 寡聚腺苷酸合成酶,2′-5′A),2′-5′A 再活化核酸酶 RNaseL,使病毒 mRNA 降解,从而阻断病毒蛋白质的合成。

知识链接

滥用抗生素

人类最早发现的抗生素是青霉素。1928 年,英国伦敦大学的生物化学家、微生物学家 Alexander Fleming 在实验室中发现青霉素,后来英国生物化学家 Ernst Boris Chain 和药理及病理学家 Howard Walter Florey 进一步研究并将其应用于临床,三人于 1945 年共同获得了诺贝尔生理学或医学奖。青霉素的发现,在第二次世界大战中拯救了无数受伤感染的士兵。至今已知抗生素的种类多达数千种,应用于临床的有几百种,使全球感染性疾病的死亡率显著下降。然而,随着抗菌药物的广泛使用,滥用抗生素问题也日益严重。

滥用抗生素指社会人群对抗生素及合成抗菌药物的非理性使用。凡是不对症、不按标准、超时、超量使用抗生素都属于滥用抗生素,比如无指征的预防和治疗用药,品种、剂量的错误选择,给药途径、次数及疗程的不合理施用等。

滥用抗生素会产生严重危害。最严重的危害是细菌耐药性广泛而迅速的产生,由单类耐药发展为多重耐药。在应用抗生素过程中,病原微生物不断发生变异,至今几乎没有不耐药的抗菌药物。抗菌药物尤其是广谱抗生素在抑制病原微生物的同时,也影响了体内正常菌群,破坏了体内微生态环境,并可导致二重感染。在正常情况下,人体的口腔、呼吸道、肠道都有正常细菌寄生,并维持着平衡生长状态。如果长期滥用抗生素,敏感菌会被杀灭而致菌群失调,不敏感的细菌、真菌及外来菌乘虚而入,从而诱发新的感染。滥用抗生素对人体肝、肾、胃肠道等脏器也会造成损害。

　　我国是世界上滥用抗生素问题最严重的国家之一。尽管我国在 2012 年 8 月正式实施了《抗菌药物临床应用管理办法》,对抗菌药物的临床应用采取了分级管理,如根据其安全性、疗效、细菌耐药性、价格等因素,将抗生素分为非限制使用级、限制使用级与特殊使用级,但滥用抗生素而导致细菌耐药性问题仍然面临严峻挑战。必须借鉴国际经验和方法,科学合理使用抗生素,同时加大监管力度和加强宣传教育,使公众改变错误的用药观念、用药行为,共同应对抗生素滥用的严峻挑战。

笔记栏

重难点解析

扫一扫,
测一测

（陈晓玲）

复习思考题

1. 遗传密码如何编码？有哪些基本特性？
2. tRNA 在蛋白质的生物合成中是如何起作用的？
3. 简述蛋白质生物合成体系的主要组分及其作用特点。
4. 简述原核生物蛋白质生物合成的基本过程。
5. 蛋白质翻译后加工修饰有哪些方式？

❖❖❖ **第十六章** ❖❖❖

血 液 生 化

> **学习目标**
>
> 1. 掌握血液的组成成分、血浆蛋白质的功能、血细胞代谢特点等相关知识。
> 2. 理解血液组成及其功能的正常发挥对维持机体健康的重要性,进而促进临床对血液病的预防和对患者的护理工作。

血液(blood)是在心脏和血管腔内循环流动的不透明红色液体组织。它与淋巴液、组织间液一起组成细胞外液,是体液的重要组成部分。血液循环于全身组织,在沟通内外环境及机体各部分之间、维持机体内环境的稳定及多种物质的运输、免疫、凝血和抗凝血等方面都具有重要作用。同时由于血液取材方便,通过血中某些代谢物浓度的变化,可反映体内的代谢或功能状况,因此与临床医学有着密切的关系。成年人血液总量约占体重的 8%,婴幼儿比成人血容量大。若一次失血少于总量的 10%,对身体影响不大,若大于总量的 20% 以上,则可严重影响身体健康,当失血超过总量的 30% 时将危及生命。

第一节 血液的组成及功能

一、血液的成分

血液是由**血浆**(plasma)和悬浮于其中的血细胞组成。血细胞可分红细胞、白细胞和血小板三类,其中红细胞含量最多,占血细胞总数的 99%。血浆为浅黄色半透明液体,是离体血液加了抗凝剂离心使有形成分沉降后,所得的浅黄色上清液,其颜色与胆红素有关。占全血体积的 55%~60%。血液自然凝固后所析出的淡黄色透明的液体即为**血清**(serum)。血浆与血清的主要区别是血清中没有纤维蛋白原,但含有一些在凝血过程中生成的代谢产物。在临床工作中由于检测指标的不同,经常要采全血、血浆和血清三种血液标本,在制备时应注意区别。

正常人血液的比重为 1.050~1.060,比重的大小取决于所含血细胞和血浆蛋白的量,血液的 pH 为 7.35~7.45,血液的黏度为水的 4~5 倍,血浆渗透压在 37℃时约为 $7.7×10^2$ kPa。

正常人血液的化学成分包括以下三类:

1. 水 正常人全血含水 81%~86%,血浆中含水达 93%~95%。水是血浆和血细胞中各种物质的溶剂,参与血液和其他体液之间的物质交换。

2. 气体 氧、二氧化碳、氮等,它们通过血液运输,是血液中的气体成分。

3. 可溶性固体 可溶性固体分有机物与无机物两类。有机物有蛋白质(血红蛋白、血浆蛋白质、酶及蛋白类激素等)、非蛋白含氮化合物(尿素、尿酸、肌酸、肌酐、氨基酸、氨、肽、胆红素等)、糖及其他有机物(葡萄糖、甘油三酯、磷脂、胆固醇、游离脂肪酸、维生素、类固醇激素、酮体等);无机物主要是无机盐,重要的阳离子有 Na^+、K^+、Ca^{2+}、Mg^{2+},阴离子有 Cl^-、HCO_3^-、HPO_4^{2-}、$H_2PO_4^-$ 等,同时还包括一些微量元素,如铜、锌、铁、碘、锰、钴等。它们在维持血浆晶体渗透压、酸碱平衡、酶的活性及神经肌肉的正常兴奋性等方面起重要作用。

血液的组成成分及含量相对固定,生理情况下仅在有限范围变动,机体发生病理变化时易引起血液成分的改变,所以血液成分的检测可协助疾病的诊断,具有重要的临床意义。

二、非蛋白含氮化合物

非蛋白含氮化合物是指血液中除蛋白质以外的含氮物质,主要有尿素、尿酸、肌酸、肌酐、氨基酸、氨、肽、胆红素等,非蛋白含氮物所含氮的总量称为**非蛋白质氮**(non-protein nitrogen,NPN),正常成人血液中 NPN 含量为 14.28～24.99mmol/L。非蛋白含氮物是人体内蛋白质和核酸分解代谢的产物,并主要经肾脏随尿液排泄出体外。若肾功能障碍可使其排出减少,致其血中浓度升高,因此可通过测定血中的 NPN 含量评判肾脏功能。血液中 NPN 增高临床上称之为氮质血症。尿素是蛋白质分解代谢的产物,是血液中含量最多的非氮白含氮化合物,血尿素氮(blood urea nitrogen,BUN)占 NPN 总量的 1/3～1/2,故对 BUN 的检测同样可以评价肾脏功能,但 BUN 受蛋白质的摄入、体内蛋白质分解代谢水平、肾血流量、消化道出血等多种因素的影响;尿酸是体内嘌呤分解代谢的产物,肾功能障碍、某些疾病引起的嘌呤化合物分解代谢过多可使血中尿酸升高;肌酸是肝细胞利用精氨酸、甘氨酸和 S-腺苷甲硫氨酸为原料而合成的,主要存在于肌肉和脑组织中,肌酸在肌酸激酶的作用下和 ATP 反应生成磷酸肌酸是体内 ATP 的储存形式。肌酐是肌酸代谢的终产物,正常人血中肌酐的含量为 88.4～176.8μmol/L,肌酐全部由肾排泄,且食物蛋白质的摄入量不影响血中肌酐的含量,因此临床通过检测血肌酐含量判断肾功能状况更具特异性;正常血氨浓度 5.9～35.2μmol/L,氨在肝中合成尿素,肝功能障碍时血氨升高,血中尿素含量则下降。

三、血液的生理功能

1. 运输功能 运输是血液的基本功能。血液的成分具有多种运输功能,如通过红细胞运送 O_2 和 CO_2;通过血浆运输各种营养物质、代谢终产物、包括激素在内的各种生物活性物质及药物等。

2. 维持内环境稳态 血液通过与排泄器官紧密联系,通过调节内环境中各种营养物质的含量、离子浓度、渗透压、温度和 pH 等以维持内环境的相对稳定。比如血浆与红细胞中均存在着缓冲对,维持体液的酸碱平衡。内脏组织代谢产生的热量通过血液带到皮肤表面,增加散热,从而维持体温相对恒定。

3. 免疫和防御功能 血浆中含有免疫球蛋白等多种免疫物质,能抵御病原微生物的侵袭。各类白细胞具有防御功能,特别是中性粒细胞、巨噬细胞对侵入机体的病原微生物有吞噬作用。淋巴细胞具有特异性免疫功能。血小板和血浆中凝血因子具有凝血和止血作用,可以防止机体出血,对机体也具有防御和保护功能。

第二节 血浆蛋白质

一、血浆蛋白质的分类

血浆蛋白质是血浆中多种蛋白质的总称,是血浆中的主要固体成分。正常人血浆蛋白

质含量为 $60\sim80g/L$，含量仅次于水。血浆蛋白质的种类很多，目前已被分离的有 200 多种，其中既有单纯蛋白又有结合蛋白，还有多种功能各异的抗体。因尚有多种血浆蛋白的结构和功能还不明确，很难采用确切的方法将全部血浆蛋白质做出恰当的分类。通常按其分离方法、来源和生理功能的不同将血浆蛋白质进行分类。

（一）按分离方法分类

1. 电泳是最常用的分离蛋白质方法　醋酸纤维薄膜电泳法可将血浆蛋白质分离为白蛋白、α_1-球蛋白、α_2-球蛋白、β-球蛋白、γ-球蛋白 5 条区带，电泳图谱见图 16-1；用等电聚焦电泳与聚丙烯酰胺电泳组合的双向电泳，分辨力更高，可将血浆蛋白分成一百余种。

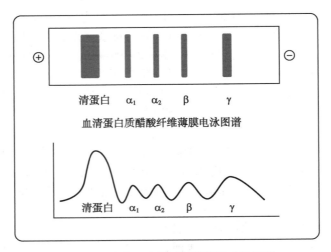

图 16-1　血浆蛋白醋酸纤维薄膜电泳图谱

2. 盐析法可将血浆蛋白分为白蛋白和球蛋白　用分段盐析法可细分为白蛋白、拟球蛋白、优球蛋白和纤维蛋白等组分。正常人白蛋白含量为 $35\sim55g/L$，球蛋白含量为 $10\sim30g/L$，白蛋白与球蛋白的比值为 $1.5\sim2.5$。

3. 超速离心法可据蛋白质的密度将其分类，例如血浆脂蛋白的分离。

（二）按来源分类

1. 血浆功能性蛋白质　是由各种组织细胞合成后分泌入血浆，并在血浆中发挥其生理功能，如肽类激素、抗体、补体、凝血酶原、生长调节因子、转运蛋白等。这类蛋白质的量和质的变化反映了机体代谢方面的变化。

2. 在细胞更新或遭到破坏时溢入血浆的蛋白质　如血红蛋白、淀粉酶、转氨酶等。这些蛋白质在血浆中的出现或含量的升高往往反映了有关组织的更新、破坏或细胞膜通透性改变。

（三）按功能分类

血浆蛋白质按功能分类分为以下几种：

1. 凝血和纤溶系统蛋白质　包括各种凝血因子、纤维蛋白原、纤溶酶原等。

2. 结合或转运蛋白质　包括白蛋白、血红蛋白、载脂蛋白、运铁蛋白和铜蓝蛋白等。

3. 酶类　包括血液中的功能酶（如胆碱酯酶）、组织细胞漏出的酶（如转氨酶）。

4. 激素　包括促红细胞生成素、胰岛素等。

5. 参与免疫功能的蛋白质　包括各种免疫球蛋白、补体等。

6. 参与炎症反应的蛋白质　包括 C 反应蛋白、α-酸性糖蛋白等。

7. 蛋白酶抑制剂　包括抗凝乳酶蛋白酶、α_1-抗胰蛋白酶、α_2-巨球蛋白等。

8. 未知功能的血浆蛋白质。

二、血浆功能性蛋白质的特点

血浆蛋白质的种类繁多,但由于其较易获得,故许多血浆蛋白的基因序列、结构、功能、合成及代谢等已有较为深入的认识,现将其特点归纳如下。

1. **绝大多数血浆蛋白质由肝脏合成**　如白蛋白、凝血酶原等血浆蛋白质仅能由肝脏合成。少数蛋白质是由其他组织细胞合成的,如 γ-球蛋白由浆细胞合成。

2. **血浆蛋白质为分泌型蛋白质**　在与内质网结合的多核糖体上合成,分泌入血浆前在经历了剪切信号肽、糖基化、磷酸化等翻译后修饰加工过程后,才成为成熟蛋白质。

3. **血浆蛋白质几乎都是糖蛋白**　含有 N- 或 O-连接的寡糖链。仅白蛋白、视黄醇结合蛋白和 C 反应蛋白等少数不含糖。糖链可参与血浆蛋白分子的三级结构的形成。这些寡糖链包含许多生物信息,具有多种生物学功能。血浆蛋白质合成后的靶向输送有赖于寡糖链参与。

4. **各种血浆蛋白质均有自己的半衰期**　如正常成人的白蛋白和结合珠蛋白的半衰期分别为 20 天和 5 天左右。研究发现剪切寡糖链可使一些血浆蛋白的半衰期缩短。

5. **许多血浆蛋白质呈现多态性**　多态性指在同种属人群中,有两种以上,发生频率不低于 1% 的表现型。最典型的是 ABO 血型物质。此外,α_1 抗胰蛋白酶、结合珠蛋白、铁转运蛋白、血浆铜蓝蛋白等都显示多态性。研究血浆蛋白多态性对遗传学和临床医学均有重要意义。

6. **血浆蛋白的水平改变与疾病的发生紧密相关**　当急性炎症或组织损伤时,某些血浆蛋白水平会增高,这些血浆蛋白被称为急性期蛋白质,包括 C 反应蛋白、α_1 抗胰蛋白酶、α_2 酸性糖蛋白及纤维蛋白原等。急性期蛋白在人体炎症反应中发挥一定作用。如 α_1 抗胰蛋白酶能使急性炎症期释放的某些蛋白酶失活。此外,也有一些血浆蛋白质如清蛋白和运铁蛋白水平在急性炎症反应时会降低。

三、血浆蛋白质的功能

血浆蛋白质种类繁多,虽然其中不少蛋白质的功能尚未完全阐明,但对血浆蛋白质的一些重要功能已有较深入的了解。

(一)维持血浆胶体渗透压

血浆胶体渗透压的大小,主要取决于血浆蛋白质的浓度。血浆白蛋白分子量小,含量高,加之在生理 pH 条件下,其电负性高,能使水分子聚集其分子表面,故白蛋白能最有效地维持血浆胶体渗透压。白蛋白所产生的胶体渗透压占血浆总胶体渗透压的 75%~80%,对水在血管内外的分布起重要作用。当血浆蛋白浓度,尤其是白蛋白浓度过低时,血浆胶体渗透压下降,导致水分在组织间隙过多潴留,出现水肿。

(二)维持血浆正常的 pH

正常人血浆 pH 为 7.40±0.05。蛋白质是两性电解质,血浆蛋白质的等电点大部分在 pH 4.0~7.3 之间,解离的蛋白盐与相应未解离的蛋白质形成缓冲对,参与维持血浆 pH 的相对恒定。

(三)运输作用

血浆蛋白质分子表面分布有众多的亲脂性结合位点,脂溶性物质可与其结合而被运输,防止它们进入非靶细胞,导致细胞中毒。血浆蛋白还能与易被细胞摄取和易随尿液排出的一些小分子物质结合,防止它们经肾随尿丢失。血浆白蛋白可以结合并运输胆红素(详见第十七章)、脂肪酸、类固醇激素、钙离子、镁离子和某些药物。非酯化型的维生素 A 可与视黄醇结合蛋白结合,再与已结合甲状腺的前清蛋白结合,形成维生素 A-视黄醇结合蛋白-前清蛋白复合物而运输。铜蓝蛋白可运输铜离子、运铁蛋白可运输铁离子等。

（四）免疫作用

血浆中的免疫球蛋白 IgG、IgA、IgM、IgD 和 IgE,又称为抗体,在体液免疫中起至关重要的作用。此外,血浆中还有一组协助抗体完成免疫功能的蛋白酶称为补体,参与体液免疫和细胞免疫。免疫球蛋白能直接攻击入侵者,产生凝集反应、沉淀抗原、中和抗原毒素、溶解细胞;也能识别特异性抗原并与之结合,形成抗原-抗体复合物,通过激活补体系统,导致溶菌和溶解细胞。

（五）催化作用

血浆中有许多酶,根据其来源和功能,可分为以下三类:

1. 血浆功能酶　这类酶通常以酶原的形式存在于血浆内,在一定条件下被激活后才发挥作用。如凝血及纤溶系统的多种蛋白水解酶。此外,血浆中还有生理性抗凝物质、卵磷脂胆固醇脂酰转移酶、脂蛋白脂肪酶、肾素和血管紧张素转换酶等。血浆功能酶绝大多数由肝脏合成后分泌入血,然后在血浆中发挥催化作用。

2. 外分泌酶　外分泌腺分泌的酶类包括胃蛋白酶、胰蛋白酶、胰淀粉酶、胰脂肪酶和唾液淀粉酶等。在生理条件下这些酶少量逸入血浆,它们的催化活性与血浆的正常生理功能无直接的关系。但当这些脏器受损时,逸入血浆的酶量大大增加,血浆内相关酶的活性增高,在临床上具有诊断价值。

3. 细胞酶　这类酶主要存在于组织细胞内,参与物质代谢,在血浆中含量甚微。随着细胞的不断更新,这些酶可释放入血。这类酶大部分无器官特异性,小部分来源于特定的组织,表现为器官特异性。当特定的器官有病变时,细胞膜的通透性增加,原来位于组织细胞内的酶透出细胞进入血液引起血浆内相应的酶活性增高。临床对血浆这些酶活性的检测有利于某些疾病的诊断。

（六）凝血、抗凝血和纤溶作用

血浆中存在多种凝血因子、抗凝血及纤溶物质,大多以酶原形式存在,以确保在正常情况下血液循环的通畅。但当血管损伤、血液流出血管时,即在一定条件下被激活后,它们相互配合、相互作用、相互制约,在机体生理性止血、抗凝和溶栓等生理过程中起重要作用。

（七）营养作用

正常成人 3 升左右的血浆中约有 200g 蛋白质。体内的某些细胞,如单核吞噬细胞系统,吞饮血浆蛋白质,然后由细胞内的酶类将吞入细胞的蛋白质分解为氨基酸进入氨基酸代谢库,用于组织蛋白质的合成或转变成其他含氮化合物,或异生为糖,或氧化供能。

第三节　红细胞代谢

血液中含量最多的细胞是红细胞,循环血液中的红细胞主要是成熟的红细胞。红细胞在发育成熟过程中要经历一系列的形态和代谢方式的改变。其发育过程:红系定向干细胞→原红细胞→早幼红细胞→中幼红细胞→晚幼红细胞→网织红细胞→成熟红细胞。原红细胞和早幼、中幼红细胞具有分裂繁殖的能力,细胞中含有细胞核、内质网、线粒体等细胞器,与一般体细胞一样,具有合成核酸和蛋白质的能力,可进行有氧氧化并获得能量;到网质红细胞已无细胞核,不能进行核酸的生物合成,但尚含少量的线粒体与 RNA,仍可合成蛋白质;成熟红细胞除细胞膜外,无其他细胞器结构,因此不能进行核酸和蛋白质的生物合成,以糖酵解为主要供能途径,所产生的能量维持红细胞膜和血红蛋白的完整性及正常功能。

红细胞中最主要成分是血红蛋白,约占其湿重的 32%、干重的 97%,使血液呈红色。它是血液运输氧气和二氧化碳的物质基础。

一、血红蛋白的生成

(一)血红蛋白的组成

血红蛋白(hemoglobin,Hb)是含铁的复合变构蛋白,由**珠蛋白**(globin)和**血红素**(heme)缔合而成。珠蛋白由 4 个亚基组成,每个亚基与 1 个血红素相连,故 1 分子血红蛋白含有 4 个血红素。珠蛋白有 α、β、γ、δ 4 种亚基。正常成人血中的血红蛋白主要是血红蛋白 A(HbA),由 α2β2 组成,占血红蛋白总量的 95%~98%。血红蛋白 A2 由 α2δ2 组成,占血红蛋白总量的 2%~3%。血红蛋白 F 由 α2γ2 组成,是胎儿和新生儿主要的血红蛋白,出生后逐渐减少,2 岁后达成人水平,占血红白总量的 1% 以下。珠蛋白的血红素中的 Fe^{2+} 是血红蛋白活性中心,能可逆地结合氧分子,还可以与二氧化碳、一氧化碳、氰离子结合,结合的方式也完全一样,所不同的只是结合的牢固程度。珠蛋白的合成过程与一般蛋白质相同,下面着重介绍血红素的合成。

(二)血红素的生物合成

血红素不但是血红蛋白的辅基,也是肌红蛋白、细胞色素、过氧化物酶、过氧化氢酶等的辅基。血红素是含铁的铁卟啉化合物。卟啉由 4 个吡咯环通过 4 个—C═相连,铁原子位于卟啉环的中心(结构见图 16-2)。血红素中的铁以二价状态存在,与氧呈可逆性结合(氧合血红蛋白);如果铁氧化为三价状态,血红蛋白则转变为高铁血红蛋白,失去载氧能力。

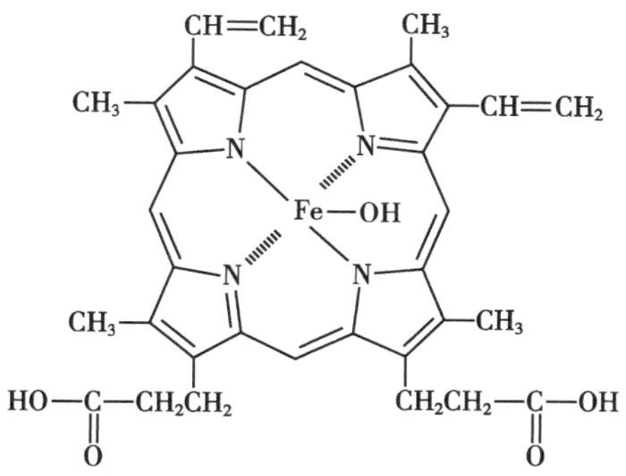

1. 血红素合成的过程　核素示踪实验表明。血红素合成的原料是琥珀酰辅酶 A、甘氨酸和 Fe^{2+}。参与血红蛋白组成的血红素主要在骨髓的幼红细胞和网织红细胞中合成。其合成的起始和终末阶段在线粒体中进行,中间过程则在胞质中进行。血红素合成的过程见图 16-3。

（1）δ-氨基-γ-酮戊酸（δ-aminolevulinic acid,ALA）的生成:在线粒体内,由甘氨酸和琥珀酰辅酶 A 在 ALA 合酶(ALA synthetase)的催化下缩合生成 ALA。ALA 合酶的辅酶为磷酸吡哆醛,此酶为血红素合成的限速酶,受血红素的反馈抑制。

（2）胆色素原的生成:ALA 合成后从线粒体进入胞质,2 分子 ALA 在 ALA 脱水酶催化下,脱水缩合成 1 分子胆色素原(又称卟胆原)。ALA 脱水酶含巯基,对铅等重金属敏感。

（3）尿卟啉原Ⅲ及粪卟啉原Ⅲ的生成:在胞质中,4 分子胆色素原在胆色素原脱氨酶(又称为尿卟啉原同合酶)催化下脱氨缩合成 1 分子线状四吡咯,再在尿卟嘛原Ⅲ同合酶作用下生成尿卟啉原Ⅲ,尿卟啉原Ⅲ再经尿卟啉原Ⅲ脱羧酶催化,生成粪卟啉原Ⅲ。

（4）血红素的生成:胞质中生成的粪卟啉原Ⅲ再进入线粒体,经粪卟啉原Ⅲ氧化脱羧酶催化,使其 2,4 位两个丙酸基(P)氧化脱羧变成乙烯基(V),从而生成原卟啉原Ⅸ。再由原卟啉原Ⅸ氧化酶催化,使其 4 个连接吡咯环的甲烯基氧化为甲炔基,则变为原卟啉Ⅸ。通过

图 16-2　血红素的结构

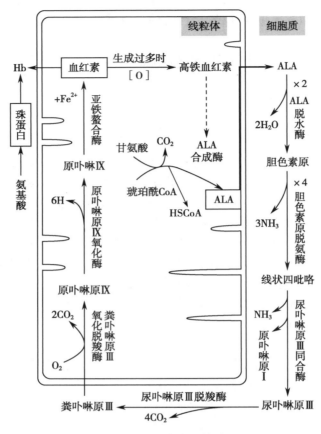

图 16-3 血红素合成的过程

亚铁螯合酶（ferrochelatase，又称血红素合成酶）的催化，原卟啉IX和Fe^{2+}结合，生成血红素。铅等重金属对亚铁螯合酶有抑制作用。

血红素生成后从线粒体转入胞质与珠蛋白结合成血红蛋白。正常人每天约合成6g血红蛋白，相当于合成了210mg血红素。

2. 血红素合成的调节　血红素的合成受多种因素的调节，其中主要是调节ALA的合成来实现的。

（1）ALA合酶：ALA合酶是血红素合成的限速酶，受血红素反馈抑制调节。血红素在体内可与阻遏蛋白结合，形成有活性的阻遏蛋白，从而抑制ALA合成酶的合成。此外，血红素还可别构抑制ALA合成酶的活性。实验表明，血红素浓度为5×10^{-6}mol时便可抑制ALA合成酶的合成，浓度为$10^{-5} \sim 10^{-4}$mol时则可抑制酶的活性。磷酸吡哆醛是该酶的辅基，维生素B_6缺乏将影响血红素的合成。正常情况下血红素生成后很快与珠蛋白结合，但当血红素合成过多时，则过多的血红素被氧化为高铁血红素，后者是ALA合酶的强烈抑制剂，而且还能阻遏ALA合成酶的合成。雄性激素睾酮在肝脏5β-还原酶作用下可生成5β-氢睾酮，后者可诱导ALA合酶的产生，从而促进血红素的生成。许多在肝脏中进行生物转化的物质，如致癌物、药物、杀虫剂等均可也可诱导ALA合酶显著增加，因为这些物质的生物转化需要细胞色素P_{450}，后者以血红素为辅基。因此，诱导肝ALA合酶的增加，以适应生物转化的需要。

（2）ALA脱水酶与亚铁螯合酶：ALA脱水酶和亚铁螯合酶对重金属敏感，如铅中毒可抑制这些酶而使血红素合成减少。亚铁螯合酶还需谷胱甘肽等还原剂协同作用，任何还原条件的中断都会抑制血红素的合成。

（3）**促红细胞生成素**（erythrogenin，EPO）：EPO是一种糖蛋白,由多肽和糖基两部分组成,总分子量为30~39kD。成人血清EPO主要由肾脏合成,胎儿和新生儿主要由肝脏合成。EPO是红细胞生成的主要调节剂。当循环血液中红细胞容积减低或机体缺氧时,肾分泌EPO增加。EPO是细胞生长因子,可与原始红细胞的膜受体结合,促进原始红细胞的增殖和分化、加速有核红细胞的成熟,并促进ALA合酶生成,从而促进血红素和血红蛋白的生成。

血红蛋白合成过程中由于酶的缺陷引起卟啉或其前体物质在体内积聚而导致的疾病,称为**卟啉病**（porphyria）。先天性卟啉病是血红蛋白合成途径中的某种酶遗传性缺陷所致;后天性卟啉病则由铅中毒或某些药物中毒引起。无论先天性还是后天性,共同的特点都是铁卟啉合成障碍。

（三）血红蛋白的合成和调节

珠蛋白的合成过程与一般蛋白质相同,血红蛋白由一分子珠蛋白与四分子血红素结合而成。珠蛋白的合成受血红素的调节。

高铁血红素促进血红蛋白的生物合成 高铁血红素可以抑制蛋白激酶A（PKA）的激活,进而抑制真核生物蛋白质合成的起始因子2的磷酸化,从而保持eIF-2的活性状态,有利于珠蛋白的合成（图16-4）。

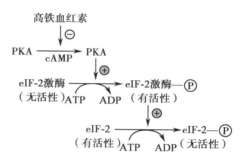

图16-4 高铁血红素对起始因子2的调节

二、成熟红细胞的代谢特点

（一）糖代谢

成熟红细胞不仅无细胞核,而且也无线粒体、核蛋白体等细胞器,不能进行核酸和蛋白质的生物合成,也不能进行有氧氧化,不能利用脂肪酸。葡萄糖是唯一的供能物质。红细胞摄取葡萄糖属于易化扩散,不依赖胰岛素。血循环中的红细胞每天大约从血浆摄取30g葡萄糖,其中90%~95%经糖酵解途径和甘油酸-2,3-二磷酸旁路进行代谢,5%~10%通过磷酸戊糖途径进行代谢。

1. **糖酵解和2,3-二磷酸甘油酸旁路** 糖酵解是红细胞获得能量、维持ATP的浓度的唯一途径。红细胞内存在糖酵解所需要的酶类,其基本反应和其他组织相同。1分子葡萄糖经酵解可产生2分子ATP,通过糖酵解使红细胞内ATP的浓度维持在$1.85×10^3$mmol/L水平。红细胞内生成的ATP主要用于维持红细胞的形态、结构和功能。

红细胞内的糖酵解还存在2,3-二磷酸甘油酸旁路（图16-5）。该旁路的分支点是1,3-二磷酸甘油酸。1,3-二磷酸甘油酸在二磷酸甘油酸变位酶催化下生成2,3-二磷酸甘油酸,再经2,3-二磷酸甘油酸磷酸酶水解生成3-磷酸甘油酸。正常情况下,2,3-二磷酸甘油酸对二磷酸甘油酸变位酶的负反馈作用大于对3-磷酸甘油酸激酶的抑制作用,葡萄糖经2,3-二磷酸甘油酸旁路仅占糖酵解总量的15%~50%。但由于2,3-二磷酸甘油酸磷酸酶催化能力低,2,3-二磷酸甘油酸生成大于分解,使红细胞内2,3-二磷酸甘油酸保持较高浓度。虽然甘油酸-2,3-二磷酸也能氧化供能,但其主要功能是调节血红蛋白的携氧能力。

2. **磷酸戊糖途径** 红细胞内磷酸戊糖途径的代谢过程与其他细胞相同,主要功能是产生$NADPH+H^+$。NADPH在红细胞氧化还原系统中发挥重要作用,它们能使谷胱甘肽维持在还原状态,对抗氧化剂,保护细胞膜蛋白质、血红蛋白和酶蛋白的巯基等不被氧化,从而维

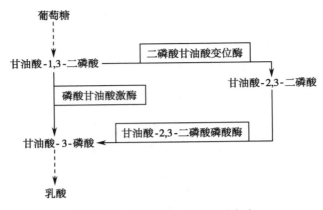

图 16-5　甘油酸-2，3-二磷酸支路

持红细胞的正常功能。磷酸戊糖途径是红细胞产生 NADPH 的唯一途径。

3. 红细胞内糖代谢的生理意义

（1）生成 ATP：糖酵解是红细胞获得 ATP 的唯一途径。ATP 的主要功能如下：

1）维持红细胞膜上钠泵（Na^+/K^+-ATP 酶）的正常功能：Na^+ 和 K^+ 不能自由透过细胞膜，钠泵通过消耗 ATP 维持红细胞内高 K^+ 和低 Na^+ 状态，从而维持红细胞内外离子平衡、红细胞容积和保持红细胞特定的双凹圆盘状形态。当 ATP 缺乏时，钠泵功能受阻，Na^+ 进入细红胞增多，可使细胞膨胀而易于溶血。

2）维持红细胞膜上钙泵（Ca^{2+}-ATP 酶）的正常功能：钙泵将红细胞内钙泵入血浆，使红细胞内保持低钙状态。缺乏 ATP 时，钙泵不能正常运行，血浆中的 Ca^{2+} 通过被动扩散进入细胞内，过多的 Ca^{2+} 沉积在红细胞膜上，使膜丧失其柔韧性而变得僵硬，当红细胞流经直径比它更小的毛细血管腔（如脾窦）时，容易被破坏。

3）维持红细胞膜脂质的不断更新：由 ATP 供能使红细胞膜的脂质与血浆脂蛋白中的脂质不断交换而更新。当缺乏 ATP 时，膜脂质更新受阻，红细胞膜变形能力降低，易被破坏。

4）为成熟红细胞中谷胱甘肽和 NAD^+/$NADP^+$ 等的生物合成提供所需能量。

5）活化葡萄糖启动糖酵解：糖酵解的起始阶段是在消耗 ATP 的情况下使葡萄糖磷酸化。

（2）生成 2,3-二磷酸甘油酸：红细胞经 2,3-二磷酸甘油酸旁路获得 2,3-二磷酸甘油酸调节血红蛋白的携氧能力。

2,3-二磷酸甘油酸因羧基和磷酸根解离带有 5 个负电荷，使其能紧密结合至血红蛋白分子的 4 个亚基的对称中心孔穴内，使血红蛋白分子的 T 构象更趋稳定，从而减低血红蛋白对氧的亲和力，促进血红蛋白释放氧，以利于组织细胞需要。当血液流经过 PaO_2 较高的肺部时，2,3-二磷酸甘油酸的影响不大，而当血流流过 PaO_2 较低的组织时，红细胞中 2,3-二磷酸甘油酸的存在则使 O_2 释放显著增加，以供组织需要。在 PaO_2 相同条件下，随着 2,3-二磷酸甘油酸浓度增多，O_2 释放增多。人体能通过改变红细胞内 2,3-二磷酸甘油酸的浓度来调节对组织的供氧。

（3）生成 NADPH：磷酸戊糖途径是红细胞内产生 NADPH 的唯一途径。NADPH 在红细胞氧化还原系统中发挥重要作用，它能对抗氧化剂，保护细胞膜蛋白质、血红蛋白和酶蛋白的巯基等不被氧化，从而维持红细胞的正常功能。红细胞中的 NADPH 能维持细胞内还原型谷胱甘肽（GSH）的含量，使红细胞免受外源性和内源性氧化剂的损害。**谷胱甘肽（ gluta-**

thione,GSH)的主要生理功能是对抗氧化剂对巯基的氧化。谷胱甘肽过氧化酶作用下将 H_2O_2 还原为 H_2O,GSH 自身被氧化为氧化型谷胱甘肽(GSSG)。后者在谷胱甘肽还原酶催化下,由 NADPH 供氢还原为 GSH(图 16-6)。某些疾病状态如葡糖-6-磷酸脱氢酶缺乏症(俗称蚕豆病)患者因红细胞中磷酸戊糖途径关键酶缺乏导致代谢受阻,NADPH 生成不足,无法维持谷胱甘肽在还原状态,因此在接触氧化性强的物质时,红细胞膜破裂而导致溶血。

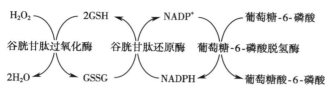

图 16-6　NADPH 产生与谷胱甘肽的氧化还原

(二)脂代谢

　　成熟红细胞的脂类几乎都存在于细胞膜。成熟红细胞缺乏合成脂类的酶系,不能以乙酰辅酶 A 为原料从头合成脂肪酸,也不能合成磷脂、胆固醇等。但红细胞膜脂质能不断地与血浆脂蛋白的脂质进行交换,以更新膜上的脂质,维持其正常的组成、结构和功能。若膜脂质更新受阻,红细胞可塑性降低,则易被破坏。

第四节　白细胞的物质代谢

　　白细胞可分为粒细胞、淋巴细胞和单核吞噬细胞三大类,是体内重要的防御系统。正常人外周血白细胞总数一般为 $(5.0\sim10.0)\times10^9/L$,若持续低于 $4.0\times10^9/L$ 则称为**白细胞减少症**(leucopenia)。白细胞的代谢与其功能密切相关。白细胞及其功能将在免疫学详细介绍,这里扼要介绍粒细胞和单核吞噬细胞的代谢特点。

一、糖代谢

　　粒细胞中的线粒体很少,故糖酵解是主要的糖代谢途径,中性粒细胞能利用外源性的糖和内源性的糖原进行糖酵解,为细胞的吞噬作用提供能量。单核吞噬细胞虽能进行有氧氧化和糖酵解,但糖酵解仍占很大比重,在中性粒细胞中,约有 10% 的葡萄糖通过磷酸戊糖途径进行代谢。中性粒细胞和单核吞噬细胞被趋化因子激活后,可启动细胞内磷酸戊糖途径,产生大量的还原型 NADPH。经 NADPH 氧化酶递电子体系可使氧接受单电子还原,产生大量的超氧阴离子。超氧阴离子再进一步转变成 H_2O_2、·OH 等,发挥杀菌作用。

二、脂代谢

　　中性粒细胞不能从头合成脂肪酸。单核吞噬细胞受多种刺激因子激活后,可将花生四烯酸转变成血栓素和前列腺素,在脂氧化酶的作用下,粒细胞和单核吞噬细胞可将花生四烯酸转变为白三烯,它也是速发性过敏反应的慢反应物质。

三、蛋白质和氨基酸代谢

　　氨基酸在粒细胞中的浓度较高,特别是组氨酸脱羧后的代谢产物组胺的含量尤其多。这是由于组胺参与白细胞激活后的变态反应。成熟粒细胞缺乏内质网,因此蛋白质的合成量极少,而单核吞噬细胞具有活跃的蛋白质代谢,能合成各种细胞因子、多种酶和补体。**白细胞介素**(interleukin,IL)最初指由白细胞产生又在白细胞间起调节作用的细胞因子,现指一类分子结构和生物学功能已基本明确、具有重要调节作用而统一命名的细胞因子。在免疫细胞的成熟、活化、增殖和免疫调节等一系列过程中均发挥重要作用,此外它们还参与机体的多种生理及病理反应。

📖 知识链接

叶酸、维生素 B$_{12}$ 营养与巨幼细胞贫血

巨幼细胞贫血(megaloblastic anemia)主要表现为贫血及消化道功能紊乱,因缺乏叶酸、维生素 B$_{12}$ 所致。这种贫血的特点是骨髓里的幼稚红细胞量多,红细胞核发育不良,成为特殊的巨幼红细胞。叶酸、维生素 B$_{12}$ 都是在红细胞的合成阶段发挥重要作用的物质。叶酸在体内转变为四氢叶酸后作为一碳单位的载体,参与嘌呤核苷酸和胸腺嘧啶核苷酸的合成;一碳单位的种类很多,一碳单位之间可以相互转变,但各种一碳单位都可以转变为 N^5—CH$_3$—FH$_4$,N^5—CH$_3$—FH$_4$ 却不能转变为其他的一碳单位,而其他的一碳单位才是核苷酸合成的原料。维生素 B$_{12}$ 作为甲基转移酶的辅因子,将 N^5—CH$_3$—FH$_4$ 的甲基转移给同型半胱氨酸形成甲硫氨酸,经甲硫氨酸循环将 CH$_3$ 活化参与体内的甲基化反应形成甲基化化合物,随着甲基的转出,四氢叶酸游离出来去转运其他的一碳单位,参与核苷酸的合成。维生素 B$_{12}$ 缺乏,N^5—CH$_3$—FH$_4$ 的甲基不能顺利转出四氢叶酸,不能游离出来去转运其他的一碳单位,影响核苷酸的合成进而影响核酸生成。

当叶酸、维生素 B$_{12}$ 缺乏时,核苷酸合成受阻,进而核苷三磷酸生成受阻,致幼红细胞中 DNA 合成受阻,细胞分裂增殖速度下降,细胞体积增大,核内染色质疏松,形成巨幼红细胞,这种红细胞不能发育成成熟的红细胞引起贫血,称为巨幼细胞贫血。

成人每天对叶酸的需要量为 200~400μg,体内叶酸的储存量够 4 个月之需。天然叶酸广泛存在于动植物类食品中,尤以酵母、肝及绿叶蔬菜中含量比较多。食物中缺少新鲜蔬菜、过度烹煮或腌制均可使叶酸丢失;乙醇可干扰叶酸的代谢,酗酒者常会有叶酸缺乏。成人每天对维生素 B$_{12}$ 的需要量仅为 2~3μg。正常时,每天有 5~10μg 的维生素 B$_{12}$ 随胆汁进入肠腔,胃壁分泌的内因子可足够地帮助重吸收胆汁中的维生素 B$_{12}$。自然界中的维生素 B$_{12}$ 主要通过草食动物的胃和结肠中的细菌合成,因此,其膳食来源主要为动物性食品,其中动物内脏、肉类、蛋类是维生素 B$_{12}$ 的丰富来源。

（杨金蓉）

复习思考题

1. 试述血液的组成及其基本成分。
2. 简述血红素合成的过程。
3. 简述血浆蛋白质按功能分类。

第十七章

肝 胆 生 化

学习目标

1. 掌握肝脏在物质代谢中的作用及生物转化的概念和特点。
2. 熟悉胆汁酸代谢、胆色素的正常代谢及血清胆红素与黄疸。
3. 了解肝功能试验及其意义、生物转化的反应类型和影响因素。

　　肝脏被称为物质代谢的"中枢器官",不仅参与糖、脂类、蛋白质、维生素和激素等物质代谢,而且还具有分泌胆汁和生物转化等特殊功能。肝脏复杂多样的生理功能,与其独特的形态结构及化学组成密不可分。

　　肝脏特殊的形态结构主要体现在:它具有肝动脉和门静脉的双重血液供应,使之既可从肝动脉得到充足的氧气和其他代谢物,又可从门静脉获取消化道吸收来的各种营养物质;同时肝脏又有肝静脉和胆道两条输出通道分别连接体循环和肠道,从而把肝脏的部分代谢中间物通过肝静脉输入体循环,再运送到其他组织被利用,或将代谢废物经体循环输送到肾随尿排出体外;而一些脂溶性的代谢废物或毒物则随胆汁分泌经胆道排入肠道,然后进一步随粪便排出体外。肝脏还具有丰富的肝血窦,肝血窦内血流速度较慢,有利于肝细胞和血液间进行物质交换。肝细胞内含有丰富的亚微结构,如线粒体、粗面及滑面内质网、溶酶体等。肝脏在化学组成上具有蛋白质含量高的特点,含有丰富的或特有的酶系,如尿素合成酶类、酮体合成酶类、血浆蛋白合成酶类及糖异生酶类等。肝脏在形态结构和化学组成上的特点,为其进行各种代谢创造了良好的条件。

第一节　肝脏在物质代谢中的特殊作用

一、在糖代谢中的作用

　　肝脏可进行各条糖代谢,最突出的作用是参与维持血糖浓度的相对恒定,这主要是通过肝糖原的合成与分解、糖异生作用来实现。这对于保证全身各组织的能量供应,尤其脑和红细胞的能量供应非常重要。

　　进食后,大量糖类物质在肠道消化吸收后经门静脉入肝,除了部分糖被直接利用外,大部分糖在肝脏合成糖原而储存起来,其储存量可达肝重的 5%~6%(75~100g),过多的糖还可以转变为脂肪运出肝外,使血糖不致因进食而升高。在空腹或不进食情况下,肝糖原分解作用增强,在肝脏特有的葡糖-6-磷酸酶等催化下,糖原分解为葡萄糖以提供血糖。当饥饿使血糖供应不足时,肝脏通过糖异生作用把乳酸、甘油及生糖氨基酸等非糖物质转变为葡萄糖,持续不断地向血液补充葡萄糖,维持血糖浓度相对恒定。

当肝细胞受损严重时,肝糖原合成、分解及糖异生作用减弱,影响血糖浓度的恒定。这类患者进食后容易出现一过性高血糖,空腹时又容易出现低血糖,甚至发生低血糖休克。

二、在脂类代谢中的作用

肝脏在脂类的消化、吸收、分解、合成、运输及转化的代谢过程中发挥着重要的作用。

肝脏胆固醇代谢非常活跃,肝脏合成胆固醇能力很强,合成量约占全身胆固醇总量的 3/4 以上,是血浆胆固醇的主要来源。肝脏合成与分泌卵磷脂胆固醇脂酰转移酶(lecithin cholesterol acyltransferase,LCAT),该酶在血浆中催化胆固醇酯化利于运输。肝脏又可将大量胆固醇代谢转化成胆汁酸,以钠盐或钾盐的形式随胆汁分泌排入肠道,促进脂类物质的消化和吸收。

肝脏也是脂肪酸代谢非常活跃的场所,脂肪酸在肝内经 β 氧化生成乙酰辅酶 A,在特有的生酮酶系作用下将乙酰辅酶 A 合成为酮体输出供肝外组织氧化利用。由糖、脂和蛋白质分解产生的乙酰辅酶 A 在肝内脂肪酸合成酶系的作用下合成软脂酸。

肝脏还是合成磷脂和脂蛋白的重要场所,能够利用甘油、脂肪酸和胆碱等原料合成磷脂,磷脂是细胞膜的组成成分,还可参与极低密度脂蛋白(very low-density lipoprotein,VLDL)和高密度脂蛋白(high density lipoprotein,HDL)的合成。VLDL 的主要作用是将肝内合成的甘油三酯转运出肝细胞。当肝功能受损时,磷脂合成减少,VLDL 合成障碍,导致肝内脂肪不能及时运出而过度堆积,引起脂肪肝。HDL 的作用是将血浆胆固醇逆向转运至肝内代谢,当肝功能障碍时,HDL 合成障碍,血浆胆固醇不能有效转运入肝内代谢转化,使胆固醇在血中过度积聚,沉积在动脉管壁而导致动脉粥样硬化。

三、在蛋白质代谢中的作用

肝脏蛋白质的代谢极为活跃,在蛋白质的合成、分解和氨基酸的代谢中均发挥非常重要的作用。

(一)肝脏是蛋白质合成的重要器官

肝脏蛋白质合成能力强,除了合成自身所需蛋白质以外,90%以上的血浆蛋白质也由肝脏合成,如清蛋白、凝血酶原、纤维蛋白原、部分球蛋白及多种载脂蛋白等,血浆蛋白质具有非常重要的功能(表 17-1)。

表 17-1 部分血浆蛋白的合成部位及主要生理功能

类别	合成部位	主要生理功能
清蛋白	只在肝内	维持血浆胶体渗透压,载体作用,如参与运输脂肪酸、胆红素等物质
纤维蛋白原	只在肝内	与凝血有关
凝血酶原	只在肝内	与凝血有关
α_1 球蛋白	主要在肝内	形成 α-脂蛋白,运输脂类等
α_2 球蛋白	主要在肝内	形成 α-脂蛋白,运输脂类等
β 球蛋白	大部分在肝内	形成 β-脂蛋白,运输脂类等
γ 球蛋白	只在肝外(浆细胞)	形成各种免疫球蛋白,具有抗体作用

正常人清蛋白(albumin,A)含量为 35~55g/L,是血浆中含量最多的蛋白质,由于分子量最小,是维持血浆胶体渗透压的主要因素,大约每克清蛋白可保持血液循环中 18ml 的水。

当肝脏疾病时,肝脏清蛋白合成减少,可出现水肿和腹水的症状。正常人血浆清蛋白和球蛋白(globulin,G)的比值为 1.5~2.5,当患有慢性肝炎或肝硬化时,肝细胞内清蛋白合成量减少,同时由于炎症刺激使肝外(浆细胞)γ 球蛋白的合成大大增加,A/G 比值下降甚至倒置。因此 A/G 比值的变化常作为严重慢性肝病的辅助诊断指标。

当肝功能受损严重时,凝血因子 Ⅱ、Ⅷ、Ⅸ 和 Ⅹ 等合成障碍,导致凝血功能异常,患者会出现凝血时间延长、出血等现象。胚胎肝细胞可以合成一种与血浆清蛋白分子质量相似的**甲胎蛋白**(α-fetoprotein,AFP),是人胚胎发育早期的一种胚胎型清蛋白。胎儿出生后甲胎蛋白合成受到阻遏,因而正常成人很难检测到。大多数原发性肝癌患者,癌细胞内 AFP 基因表达去阻遏,血浆中 AFP 可显著增高。故 AFP 的检测可辅助肝癌的早期诊断。

（二）肝脏是氨基酸分解的重要场所

肝脏是除了支链氨基酸以外的所有氨基酸分解和代谢的场所,氨基酸在肝内发生转氨基、脱氨基、脱羧基等作用。当肝细胞受损时,细胞膜通透性增加,肝内活性很高的丙氨酸转氨酶(alanine transaminase,ALT)大量释放入血,使血清中 ALT 活性增高。血清 ALT 活性常作为临床急性肝炎的辅助诊断指标。

肝脏也是胺类物质生物转化的器官。正常情况下,芳香族氨基酸在肠菌作用下腐败生成苯乙胺、酪胺等胺类物质,经肝脏代谢转化排出体外。当肝功能不全时,这些胺类物质不能被肝细胞及时清除而进入脑组织,经羟化转变为苯乙醇胺和羟酪胺,结构类似于儿茶酚胺,作为假神经递质干扰正常神经递质的功能,是引起肝性脑病的原因之一。

氨基酸经脱氨基作用产生的 NH_3,绝大部分进入肝脏合成尿素以解氨毒。当肝脏严重病变时,尿素合成障碍,引起血氨增高。大量氨进入脑组织,干扰脑的能量代谢引起功能紊乱,是肝性脑病的另一重要原因。

四、在维生素代谢中的作用

肝脏在维生素的吸收、储存及转化方面均起重要作用。

肝脏合成与分泌的胆汁酸可促进脂溶性维生素的吸收,肝胆疾病常伴有脂溶性维生素的吸收障碍。如肝胆管阻塞时,因胆汁酸盐分泌受阻,容易引起维生素 K 吸收障碍,进而引起凝血时间延长、出血等。维生素 A、维生素 E、维生素 K 及维生素 B_{12} 主要储存在肝脏,其中维生素 A 的储存量约占体内总量的 95%。肝脏参与多种维生素的转化,如维生素 PP 转变为 NAD^+ 和 $NADP^+$,维生素 B_1 转化成 TPP,泛酸转变为 HSCoA;还将 β-胡萝卜素转化成维生素 A,维生素 D_3 羟化为 25-(OH)-VitD$_3$。

严重肝病时,可出现夜盲症和凝血功能障碍。维生素转化生成的辅酶或辅基,在物质代谢中起着非常重要的调节作用。

五、在激素代谢中的作用

激素在体内发挥调节作用后,大多在肝脏分解转化,使其活性减弱或丧失,称为**激素的灭活**。如雌激素、醛固酮及抗利尿激素均在肝脏灭活,其中雌激素和醛固酮在肝脏与葡糖醛酸或硫酸结合灭活,而抗利尿激素则在肝脏水解灭活,灭活后的产物大部分随尿排出体外。

严重肝病时,可引起多种激素的灭活作用减弱而积聚在血中,如血中抗利尿激素和醛固酮过多积聚时,可使肾小管对水和盐的重吸收异常增高,以致水盐过多滞留于体内,导致水肿或腹水;当血中雌激素水平异常增高时,可使局部小动脉扩张,出现"肝掌""蜘蛛痣"及男性乳房发育等。

第二节 胆汁酸代谢

一、胆汁

胆汁（bile）由肝细胞分泌,经胆道系统排入十二指肠。肝细胞刚分泌的胆汁称为**肝胆汁**（hepatic bile）,呈金黄色,清澈透明,每天分泌 300~700ml。肝胆汁进入胆囊后,其中的部分水分和其他成分被胆囊壁的上皮细胞吸收,并渗入黏液浓缩形成**胆囊胆汁**（gallbladder bile）,呈暗褐色。

胆汁中除了水分外,还有溶于其中的固体成分,主要是胆汁酸盐,此外还有胆固醇、胆色素、无机盐及一些排泄物。胆汁具有双重功效,既能作为乳化剂促进脂类物质的消化吸收,又能作为排泄液将非营养性物质排出体外。

二、胆汁酸的种类

胆汁中胆汁酸（bile acid）种类很多,按结构可分为游离胆汁酸和结合胆汁酸。**游离胆汁酸**（free bile acid）主要有胆酸、鹅脱氧胆酸、脱氧胆酸和石胆酸,当游离胆汁酸分别与甘氨酸或牛磺酸结合则生成相应的**结合胆汁酸**（conjugated bile acid）。按其来源可分为**初级胆汁酸**（primary bile acid）和**次级胆汁酸**（secondary bile acid）,初级胆汁酸是指肝细胞以胆固醇为原料直接合成的胆汁酸,包括胆酸、鹅脱氧胆酸及其与甘氨酸或牛磺酸结合的产物;次级胆汁酸是指初级胆汁酸在肠道细菌的作用下转变生成的胆汁酸,包括脱氧胆酸、石胆酸及其与甘氨酸或牛磺酸结合的产物（表 17-2）。

表 17-2 胆汁酸主要种类

	初级胆汁酸	次级胆汁酸
游离胆汁酸	胆酸、鹅脱氧胆酸	脱氧胆酸、石胆酸
结合胆汁酸	甘氨胆酸、甘氨鹅脱氧胆酸 牛磺胆酸、牛磺鹅脱氧胆酸	甘氨脱氧胆酸、甘氨石胆酸 牛磺脱氧胆酸、牛磺石胆酸

三、胆汁酸的代谢与功能

（一）胆汁酸的代谢

1. 初级胆汁酸的生成　在肝细胞的微粒体和胞质中,胆固醇首先在 7α-羟化酶催化下生成 7α-羟胆固醇;再经过侧链断裂氧化等多步酶促反应,生成初级游离胆汁酸——胆酸和鹅脱氧胆酸;再与甘氨酸和牛磺酸结合生成相应的初级结合胆汁酸,统称为**初级胆汁酸**（图17-1）。

7α-羟化酶是胆汁酸合成过程中的限速酶,属微粒体单加氧酶系,受产物胆汁酸的负反

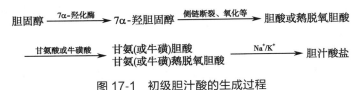

图 17-1　初级胆汁酸的生成过程

馈调节。口服考来烯胺可促进胆汁酸的排泄,减少胆汁酸的重吸收,降低或解除胆汁酸的负反馈作用,促进肝内胆固醇转化为胆汁酸,从而降低血清胆固醇水平。甲状腺激素能促进7α-羟化酶活性,加速胆固醇转化为胆汁酸,因此甲状腺功能亢进患者血清胆固醇浓度会相应降低。

2. 次级胆汁酸的生成 随胆汁进入肠道的初级胆汁酸在协助脂类物质消化吸收的同时,在肠菌的作用下,初级结合胆汁酸被水解脱去甘氨酸或牛磺酸后,再脱去 7α-羟基转变为次级游离胆汁酸,包括脱氧胆酸、石胆酸等;次级游离胆汁酸经肠黏膜细胞重吸收,经门静脉入肝,在肝内再与甘氨酸或牛磺酸结合生成次级结合胆汁酸,统称为**次级胆汁酸**。胆汁中的胆汁酸常与 Na^+/K^+ 结合的形式存在,统称为**胆汁酸盐**。

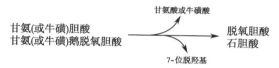

3. 胆汁酸的肠肝循环 进入肠道的各种胆汁酸,只有极小部分受肠菌作用排出体外,95%以上的胆汁酸又重吸收经门静脉回到肝脏。在肝内胆汁酸与甘氨酸和牛磺酸结合转变为结合胆汁酸,然后与重吸收及新合成的胆汁酸一起再随胆汁分泌排入肠道,从而构成**胆汁酸的肠肝循环**(enterohepatic circulation of bile acid)(图 17-2)。

胆汁酸肠
肝循环

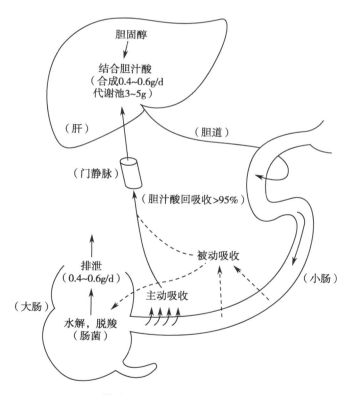

图 17-2 胆汁酸的肠肝循环

正常人体胆汁酸总量为 3~5g,而人体每天需要 16~32g 的胆汁酸,因此每天要进行 6~12 次胆汁酸的肠肝循环来弥补胆汁酸量的不足,使有限的胆汁酸被反复利用,最大限度地发挥其乳化作用。故胆汁酸肠肝循环的生理意义是使有限的胆汁酸反复循环使用,以满足对脂类物质消化吸收的需要。

（二）胆汁酸的功能

1. 促进脂类的消化吸收 胆汁酸具有亲水和疏水两个侧面，一侧是亲水的羟基、羧基或磺酸基，另一侧是疏水的甲基和烃核，是较强的表面活性剂，能使脂类物质在水溶液中乳化成细小的微团，既扩大了脂肪酶的接触面，又容易通过肠黏膜的表面水层，有利于脂类的消化和吸收。

2. 维持胆汁中胆固醇的溶解状态 胆汁中的胆汁酸盐和卵磷脂可使胆固醇处于溶解状态，抑制胆固醇沉淀形成结石，因此胆汁酸盐具有防止胆结石形成的功能。但如果胆汁中的胆固醇浓度过高，肝脏合成胆汁酸的能力下降或胆汁酸在消化道中丢失过多，会使胆固醇从胆汁中析出而形成胆结石（gallstone）。临床运用胆汁酸具有抑制胆固醇沉淀析出的原理，常用鹅脱氧胆酸及熊脱氧胆酸治疗胆固醇结石。

第三节 胆色素代谢

一、胆色素的正常代谢

胆色素（bile pigment）是体内铁卟啉化合物分解代谢的产物，包括胆红素（bilirubin）、胆绿素（biliverdin）、胆素原（bilinogen）和胆素（bilin）。其中除胆素原无颜色外，其他均有颜色，故被统称为胆色素。胆红素呈橙黄色或金黄色，是胆汁中的主要色素，胆色素代谢以胆红素代谢为重点。

胆红素代谢

（一）胆红素的生成

体内含铁卟啉的化合物有血红蛋白、肌红蛋白、细胞色素、过氧化物酶及过氧化氢酶等，在单核吞噬细胞系统的作用下分解释放出胆红素，成人每天产生 250～350mg。其中 80% 以上来自衰老红细胞释放出的血红蛋白，其余部分来自其他色素蛋白。

正常人红细胞的平均寿命约 120 天，衰老红细胞由于细胞膜脆性增加被单核吞噬细胞系统识别并吞噬破坏，释放出血红蛋白，血红蛋白再被分解为珠蛋白和血红素。珠蛋白分解为氨基酸被机体重新利用。血红素则在微粒体血红素加氧酶（heme oxygenase，HO）的催化下生成胆绿素，胆绿素进一步在胞质中胆绿素还原酶的催化下，由 NADPH 提供氢原子，迅速还原为胆红素（图 17-3）。

胆红素的 4 个吡咯环之间由次甲基桥相连，环上的丙酸基、酮基和亚氨基等亲水基团易形成分子内氢键，以致胆红素整个分子形成卷曲的稳定构象，使极性基团封闭在分子内部而疏水基团暴露在分子表面。因此，胆红素具有亲脂、疏水的特性。脂溶性的胆红素容易透过生物膜，对细胞产生毒性作用。

（二）胆红素在血液中的运输

在生理 pH 条件下，胆红素是难溶于水的脂溶性物质，胆红素进入血液后，主要与血浆清蛋白结合，以胆红素-清蛋白的形式运输。这种结合既增加了胆红素在血浆中的溶解度，有利于运输，同时又限制了胆红素透过各种生物膜，避免对组织细胞产生毒性作用。胆红素-清蛋白复合物分子质量较大，不能透过肾小球滤过膜，故尿中不会出现这种胆红素，只能存在于血液中，因此称为**血胆红素**（hemobilirubin）；由于这些胆红素尚未通过肝细胞的结合转化，故被统称为**未结合胆红素**（unconjugated bilirubin）或**游离胆红素**。

正常人血清中胆红素的总量为 3.4～17.1μmol/L（0.2～1mg/dl），而每 100ml 血浆清蛋白能结合 20～25mg 胆红素，所以在正常情况下，血浆中的清蛋白足以结合全部血胆红素。

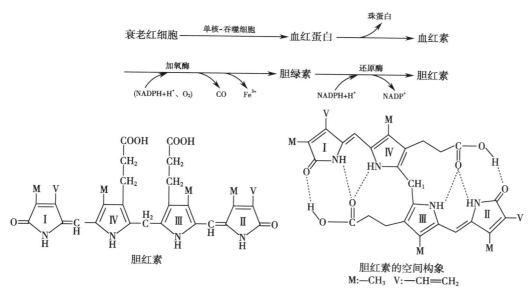

图 17-3　胆红素的生成及其空间结构

但某些有机阴离子如磺胺类、胆汁酸、脂肪酸及水杨酸等可与胆红素竞争结合清蛋白,从而使胆红素游离出来。过多的游离胆红素可与脑部基底核的脂质结合,从而干扰脑的正常功能,称为**胆红素脑病**或**核黄疸**。所以,对黄疸患者或新生儿应尽可能避免使用有机阴离子药物。

（三）胆红素在肝细胞内的代谢

肝脏对胆红素的代谢包括摄取、转化和排泄三方面的作用。

1. 肝细胞对胆红素的摄取　血中胆红素以胆红素-清蛋白形式输送到肝脏,在肝血窦中胆红素与清蛋白分离,并很快被肝细胞摄取。胆红素进入肝细胞后,立即被胞质内的配体蛋白(ligandin)(又称为载体蛋白,包括 Y 蛋白和 Z 蛋白)结合固定,主要与 Y 蛋白结合,并进一步将胆红素携带至肝内质网。一些脂溶性强的物质如溴磺酚酞(bromosulfophthalein,BSP)、甲状腺激素等,可与胆红素竞争结合 Y-蛋白,影响肝细胞对胆红素的摄取。新生儿出生 7 周后 Y 蛋白才接近正常成人水平,故易产生新生儿生理性黄疸,由于 Y 蛋白是一种诱导蛋白,一些药物如苯巴比妥可以诱导 Y 蛋白的合成,加强肝细胞对胆红素的摄取,故临床上可用苯巴比妥缓解新生儿生理性黄疸。

2. 胆红素在肝内的转化　肝细胞滑面内质网内富含尿苷二磷酸葡糖醛酸转移酶(UDP glucuronosyltransferase,UGT),可催化胆红素分子的两个丙酸基与葡糖醛酸 C-1 上的羟基以酯键结合,生成双葡糖醛酸胆红素(占 70%~80%)或单葡糖醛酸胆红素(占 20%~30%)(图 17-4),统称为**结合胆红素**(conjugated bilirubin)或**肝胆红素**(hepatic bilirubin)。也有少量胆红素与硫酸根、甲基或乙酰基等结合。

结合胆红素较未结合胆红素水溶性增强,阻止了胆红素透过细胞膜产生毒性作用。因此,结合胆红素对细胞无毒性作用。

3. 肝细胞对胆红素的排泄作用　在肝细胞滑面内质网生成的结合胆红素,经高尔基体转运,几乎全部排入毛细胆管,再随胆汁分泌经胆管系统排入肠道。正常人有极少量的结合胆红素(<0.2mg/dl)反流入血循环,但由于尿中极微量,一般检测不出。当肝胆管阻塞时,可因结合胆红素排泄发生障碍而大量反流入血,使血中结合胆红素含量增高,结合胆红素水溶性强,易随尿排出体外,此时尿胆红素定性试验呈阳性反应。

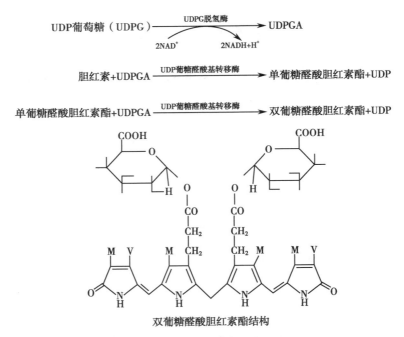

图 17-4 双葡糖醛酸胆红素的生成及其空间结构

糖皮质激素既能诱导葡糖醛酸转移酶的合成,利于胆红素与萄糖醛酸结合,又能促进结合胆红素的排泄。因此,临床常用糖皮质激素治疗高胆红素血症。

（四）胆红素在肝外（肠道中）的代谢

结合胆红素随胆汁分泌排入肠道后,在回肠下段至结肠的肠菌作用下,水解脱去葡糖醛酸生成游离胆红素,后者再加氢还原生成无色的胆素原。其中绝大部分胆素原(80%~90%)随粪便排出体外,接触空气后被氧化成黄褐色的胆素,成为粪便的主要色素。这些随粪便排出的胆素原与胆素被称为**粪胆素原**(stercobilinogen)与**粪胆素**,正常成人每日从粪便排出的胆素原为 40~280mg。当胆道完全梗阻时,因结合胆红素不能排入肠道,不能形成胆素原及胆素,粪便呈灰白色,临床上称为白陶土样粪便。新生儿因肠道细菌少,未被细菌作用的胆红素可随粪便直接排出,粪便呈橙黄色。

正常情况下,肠菌作用后生成的胆素原,10%~20%可被重吸收,经门静脉入肝。被重吸收入肝的胆素原,大部分(约90%)再随胆汁分泌以原型排入肠道,形成**胆素原的肠肝循环**。其中小部分胆素原(约10%)经肝静脉至体循环,被运输到肾随尿排出体外。正常成人每天随尿排出的胆素原有 0.5~4.0mg,在空气被氧化为黄褐色的胆素,成为尿液色素之一。这些随尿排出的胆素原与胆素,被称为**尿胆素原**(urobilinogen)和**尿胆素**。临床上将尿胆素原、尿胆素及尿胆红素合称为**尿三胆**,是鉴别黄疸类型的常用指标。正常人体内胆色素代谢概况与胆素原的肠肝循环见图 17-5。

二、血清胆红素与黄疸

（一）血清胆红素的种类与性质

正常人血清中的胆红素按其组成、结构和性质的不同可分为两大类型,一类是在肝细胞滑面内质网上与葡糖醛酸等物质结合而形成的胆红素,称为**结合胆红素**;另一类是来自单核吞噬细胞系统破坏衰老红细胞释放出的胆红素,还未经肝细胞结合转化,称为**未结合胆红素**。

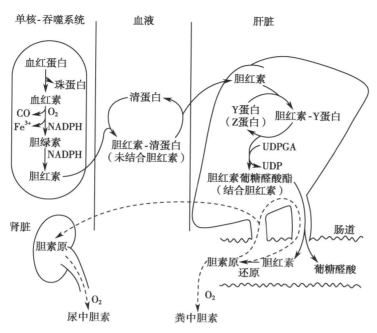

图 17-5　胆色素的正常代谢与胆素原的肠肝循环

　　未结合胆红素由于 2 个丙酸基上的羧基与其他极性基团形成分子内氢键,不能与重氮试剂直接反应,必须先加入酒精或尿素破坏分子内氢键后,才能与重氮试剂反应呈现紫红色,故称为**间接反应胆红素**或**间接胆红素**。而结合胆红素由于不存在分子内氢键,能直接与重氮试剂反应呈现紫红色,称为**直接反应胆红素**或**直接胆红素**。两类胆红素的比较见表17-3。

表 17-3　两类胆红素的比较

	未结合胆红素	结合胆红素
其他名称	游离胆红素 血胆红素 间接胆红素 间接反应胆红素	肝胆红素 直接胆红素 直接反应胆红素
与葡糖醛酸结合	未结合	结合
溶解度	脂溶性	水溶性
对细胞的毒性	大	小
经肾随尿排出	不能	能
与重氮试剂反应	慢、间接	快、直接

（二）黄疸类型与胆色素变化特征

　　正常人血清中胆红素的总量为 $3.4 \sim 17.1\mu mol/L$（$0.2 \sim 1mg/dl$）,其中未结合型约占4/5,其余为结合型胆红素。如果某些原因引起红细胞大量破坏,释放胆红素过多,或肝细胞对胆红素的处理能力下降,都可引起血清中胆红素浓度增高,称为**高胆红素血症**（hyperbilirubinemia）。胆红素是金黄色的物质,血中浓度过高时,则可扩散进入组织,使皮肤、黏膜和巩膜等组织黄染,被称为**黄疸**（jaundice）。黄疸程度与血清胆红素的浓度密切相关,若血清胆红素浓度超过正常,但不超过 $34.2\mu mol/L$ 范围,肉眼观察不到皮肤、黏膜和巩膜明显黄染,称为**隐性黄疸**(occult jaundice)。

临床上根据黄疸成因不同分为以下三类:

1. **溶血性黄疸**(hemolytic jaundice)　或称**肝前性黄疸**(prehepatic jaundice),由于恶性疟疾、输血不当及使用某些药物等多种原因致红细胞大量破坏,产生过多胆红素,超过肝细胞的处理能力,引起血中未结合胆红素浓度显著增高所致。此类黄疸的特点是:血中未结合胆红素增多,结合胆红素改变不大,与重氮试剂反应呈间接反应阳性;由于肝细胞对胆红素的处理增多,使排入肠道的结合胆红素增加,在肠菌作用下生成的胆素原也增多,导致随粪便排出的粪胆素原及粪胆素增多,粪便颜色加深;肠道中生成的胆素原增多,经肠肝循环重吸收入肝的胆素原也增多,进入体循环经肾随尿排出的尿胆素原和尿胆素也增加;血中增加的未结合胆红素不能经肾随尿排出,故尿胆红素试验呈阴性反应。

2. **肝细胞性黄疸**(hepatocellular jaundice)　或称**肝源性黄疸**(hepatic jaundice),由于肝炎、肝硬化及肝肿瘤等多种原因致肝细胞受损或坏死,造成肝对胆红素的摄取、转化及排泄能力均下降。这类黄疸,一方面肝细胞对血胆红素的摄取和转化能力减弱,不能将血胆红素全部转化为肝胆红素,导致血中未结合胆红素浓度增加;另一方面由于肝细胞肿胀,压迫毛细胆管,造成毛细胆管阻塞或破裂,使肝内已经生成的部分结合胆红素反流入血,使血中结合胆红素的含量也增加。此类黄疸的特点是:血中未结合与结合胆红素都升高,与重氮试剂反应呈直接和间接反应双向阳性;由于肝内已经生成的部分结合胆红素经坏死细胞区返溢入血,使排入肠道生成的胆素原逐渐减少,随粪便排出的粪胆素原与粪胆素也减少,粪便颜色变浅。

3. **阻塞性黄疸**(obstructive jaundice)　或称**肝后性黄疸**(posthepatic jaundice),由于胆汁排泄通道受阻,如胆结石、肿瘤压迫胆管及胆道蛔虫等原因,使胆小管及毛细胆管内压不断增高而破裂,使肝内已经生成的结合胆红素反流入血,引起血中结合胆红素显著增高。此类黄疸的特点是:血中结合胆红素升高,未结合胆红素无明显变化,与重氮试剂反应呈直接反应强阳性。由于胆道梗阻,结合胆红素不能排入肠道,使肠道生成的胆素原减少,随粪便排出的粪胆素原与粪胆素也减少,粪便颜色变浅,若完全阻塞时患者的粪便颜色呈陶土色;肠道生成的胆素原减少,使经肠肝循环重吸收入肝的胆素原也减少,以致进入体循环经肾随尿排出的胆素原及胆素减少。血中结合胆红素升高,水溶性大,易经肾随尿排出,故尿胆红素定性试验呈阳性反应。

三类黄疸患者的血、粪和尿中胆色素变化见表 17-4。

表 17-4　三类黄疸时血、粪和尿中胆色素变化

指标	正常	溶血性黄疸	肝细胞性黄疸	阻塞性黄疸
血未结合胆红素	约占 4/5	显著增高	增高	无明显改变
血结合胆红素	少量	无明显改变	增高	显著增高
粪胆素(原)	40～280mg/24h	增多	减少	大大减少
粪便颜色	正常	加深	变浅	陶土色
尿胆素(原)	少量	增多	不定	减少
尿胆红素	少量	阴性	阳性	阳性

第四节 生物转化作用

一、生物转化概述

机体对一些非营养性物质进行化学转变,使其极性增大或水溶性增强,易于随胆汁或尿液排出体外,此过程称为**生物转化**(biotransformation)。肝脏是进行生物转化的主要器官,这是由于肝细胞富含生物转化的各种酶类,如肝细胞微粒体的单加氧酶系、葡糖醛酸转移酶、还原酶和水解酶,线粒体内的单胺氧化酶,胞质内的醇脱氢酶等,因此肝脏具有很强的生物转化功能。其他如肾、胃肠道及肺等亦有一定的生物转化功能。

非营养性物质分为内源性和外源性两大类。内源性非营养物质是在物质代谢过程中产生的代谢中间产物或终产物以及发挥调节作用后需要灭活的一些活性物质如激素、神经递质等。外源性非营养物质主要是指药、毒物、食品添加剂或肠道产生的腐败产物等。这些非营养物质既不能参与构成组织细胞,也不能氧化产能,相反在体内积聚过多时易产生毒性。因此,机体必须将这些非营养物进行生物转化,使之易于排出体外。只有极少数的药物进入体内,可以不经代谢转化直接排出体外。

二、主要反应类型

非营养性物质种类繁多,在体内经生物转化的方式亦各异。体内生物转化涉及的化学反应主要有氧化(oxidation)、还原(reduction)、水解(hydrolysis)和结合(conjugation)四大类。其中氧化、还原和水解反应,只是在非营养性物质分子结构中引入极性基团,不需要与特殊的化合物结合,称为**第一相反应**。许多物质经过第一相反应其极性增大或水溶性增强,即可排出体外。但有些物质经过第一相反应后,其极性或水溶性改变不大,必须进一步与葡糖醛酸、硫酸等极性更强的物质结合,增加其溶解度以便排出体外,这些结合反应称为**第二相反应**。

(一)第一相反应

1. 氧化反应(oxidation reaction) 氧化反应是生物转化中最常见的类型。主要有三类酶催化此类反应:单加氧酶系、单胺氧化酶系和醇脱氢酶系,其中最重要的是单加氧酶系。

(1)单加氧酶系:位于肝细胞微粒体,是肝脏对药物或毒物代谢最重要的一类氧化酶。单加氧酶系是一个需要细胞色素 P_{450}、b_5 和 $NADPH+H^+$ 等多种成分参与的复合酶系,能直接激活氧分子(O_2),使一个氧原子加到底物分子上使其羟化,另一个氧原子被 $NADPH+H^+$ 还原成水分子,故又称为**羟化酶**或**混合功能氧化酶**(mixed function oxidase)。催化的总反应式如下:

$$RH+O_2+NADPH+H^+ \xrightarrow{\text{单加氧酶系}} ROH+NADP^++H_2O$$

单加氧酶系催化作用特异性低,可使大多数药物或毒物发生羟化反应而改变药效或极性,促使其排出体外,解除毒性,因此单加氧酶系又被称为药物代谢酶。然而有些物质经单加氧酶系作用后还是不易排出体外,相反其毒性反而增强,如黄曲霉素 B_1 经氧化后生成的黄曲霉素 2,3-环氧化物具有强烈致癌性。由此看出,生物转化作用不能简单等同于解毒作用。单加氧酶系也属于诱导酶,可受药物(如苯巴比妥)的诱导合成。因此,经常吃药的个体会导致该酶系活性增强,对药物代谢速度快,从而降低药效,导致用药剂量增大,但药效反而降低,即产生"耐药性"。

（2）单胺氧化酶:存在于肝细胞线粒体,可催化胺类物质的氧化生成相应的醛类,醛可进一步氧化分解。

$$RCH_2NH_2 + H_2O + O_2 \xrightarrow{\text{单胺氧化酶}} RCHO + NH_3 + H_2O_2$$

（3）醇、醛脱氢酶:主要存在于肝细胞的胞质及线粒体内,慢性酒精中毒时肝细胞微粒体内依赖细胞色素 P_{450} 的醇脱氢酶系活性增加。催化反应如下式:

$$RCH_2OH \xrightarrow{\text{醇脱氢酶}} RCHO \xrightarrow{\text{醛脱氢酶}} RCOOH$$

乙醇摄入体内后,主要在肝脏醇脱氢酶与醛脱氢酶的作用下转变为乙酸,进一步分解为 CO_2 和 H_2O。大量饮酒后,乙醇在肝内氧化分解增加可减少肝内其他物质的氧化,包括脂肪酸的氧化分解,后者参与甘油三酯的合成,容易导致脂肪肝。此外,大量乙醇的氧化使肝细胞中 $NADH/NAD^+$ 的比值升高,过多的 $NADH$ 可以将丙酮酸还原成乳酸,因此严重的酒精中毒可造成乳酸堆积,易引起乳酸酸中毒。高乳酸血症可降低肾脏排泄尿酸的能力,这可能是饮酒加重痛风的原因。慢性酒精中毒时,乙醇通过依赖微粒体内细胞色素 P_{450} 的醇脱氢酶系氧化作用增加,竞争抑制药物代谢酶,抑制肝对药物代谢转化的能力,使一些药物在体内的半衰期延长而毒性增强。

2. 还原反应（reduction reaction） 催化还原反应的酶存在于肝细胞微粒体中,主要有硝基还原酶类和偶氮还原酶类,可将硝基苯或偶氮苯物质还原生成胺类。如百浪多息是无活性的药物前体,在体内经还原后产生有活性的对氨基苯磺酰胺。

百浪多息　　　　　　　　　　　　　　　　对氨基苯磺酰胺

3. 水解反应（hydrolysis reaction） 催化此类反应的酶存在于肝细胞的胞质和微粒体中,主要有酯酶、酰胺酶及糖苷酶类,可分别水解含酯键、酰胺键及糖苷键的药物,快速改变药物的生物活性。这些水解产物通常尚需其他代谢转化反应才能排出体外。

乙酰水杨酸　　　　　　　　　　　水杨酸

水杨酸　　　　　　　　　　羟基水杨酸

（二）第二相反应

有些非营养性物质经过第一相反应后即可排出体外,但有些物质经第一相反应后,必须进入第二相反应,生成极性更强的化合物才能排出体外。凡是经第一相反应极性或水溶性改变不大的非营养物质,可进一步与葡糖醛酸、硫酸基、乙酰基等结合剂发生结合反应（conjugation reaction）,参与结合反应的化合物,大多必须以某种活性供体形式存在才能提供结合剂（表 17-5）。

表 17-5　主要结合剂及其活性供体形式

结合剂	活性供体形式
葡糖醛酸	尿苷二磷酸葡糖醛酸（UDPGA）
硫酸基团	3'-磷酸腺苷-5'-磷酸硫酸（PAPS）
乙酰基	乙酰辅酶 A

1. 葡糖醛酸结合反应　凡是含有醇或酚羟基、羧基、氨基、巯基等基团的化合物都可在肝细胞微粒体 UDP-葡糖醛酸转移酶(UGT)催化下与 UDPGA 反应,生成相应的葡糖醛酸苷结合物。

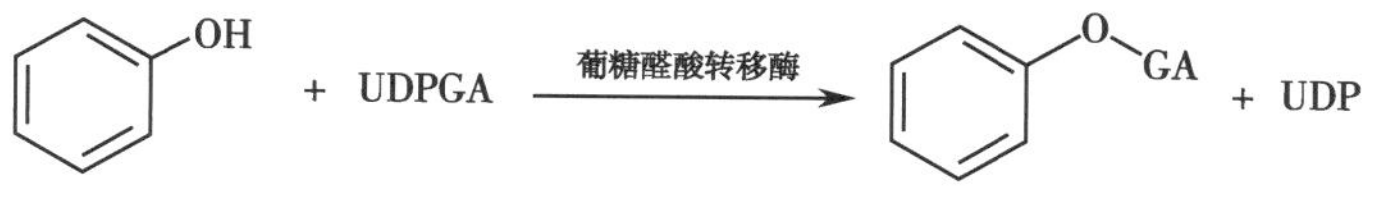

苯酚　+ UDPGA　—葡糖醛酸转移酶→　苯-β-葡糖醛酸苷　+ UDP

体内葡糖醛酸来源丰富,可由葡萄糖代谢转变而来,肝细胞含有丰富的 UDP-葡糖醛酸转移酶,因此与葡糖醛酸结合是生物转化最重要、最普遍的结合反应。绝大多数药物、毒物与葡糖醛酸结合后,水溶性大大增强,易随尿排出体外,从而解除其毒性。

2. 硫酸基团结合反应　这也是常见的结合反应,一些含醇或酚羟基的物质,可在肝细胞胞质中的硫酸基转移酶作用下,与 PAPS 进行结合反应,生成水溶性强的硫酸酯,使之易排出体外。如雌酮在肝内与硫酸基结合而灭活。

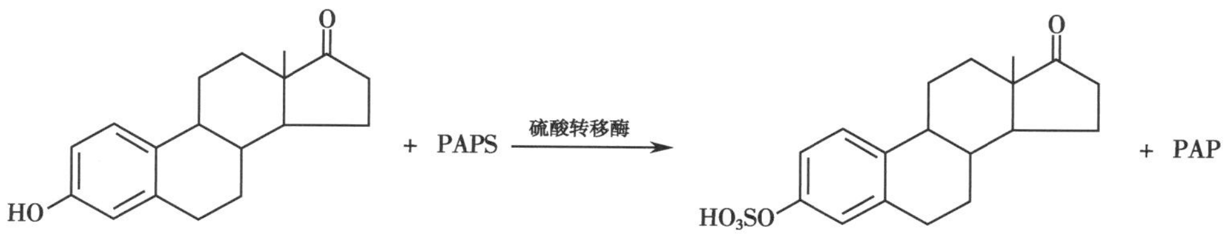

雌酮　+ PAPS　—硫酸转移酶→　雌酮硫酸酯　+ PAP

3. 乙酰基结合反应　此结合反应在肝细胞胞质中的乙酰基转移酶催化下,使乙酰辅酶 A 与芳香族胺类物质发生结合反应。如抗结核药异烟肼经乙酰化失去活性。

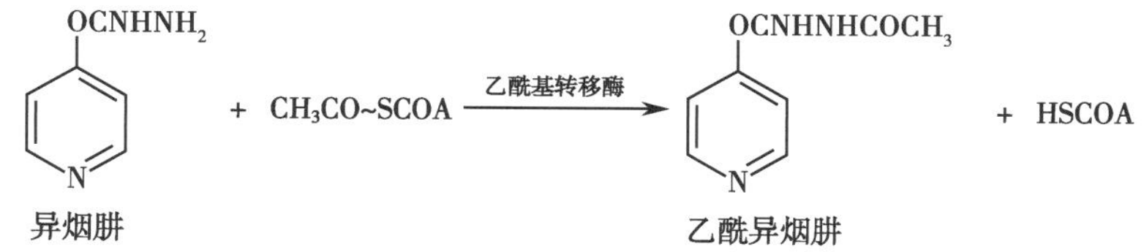

异烟肼　+ CH₃CO~SCOA　—乙酰基转移酶→　乙酰异烟肼　+ HSCOA

三、生物转化的特点

非营养性物质在体内的代谢转化可经过一类反应,也可经过氧化、还原、水解和结合等多种类型的反应,生成多种转化产物,有些物质的毒性减弱或消失,有些物质毒性反而增强。因此,生物转化反应复杂多样,常有下列特点:

（一）连续性

非营养性物质在体内的生物转化过程是复杂的,一种物质通常要经过几种连续的反应才能达到生物转化的目的,一般先经过第一相反应,再进行第二相反应。如阿司匹林(乙酰水杨酸),先经过水解反应生成水杨酸,然后再与 UDPGA 等发生结合反应而排出体外。

（二）多样性

同一种或同一类非营养型物质在体内可进行多种生物转化反应,产生多种产物。例如阿司匹林(乙酰水杨酸)经水解反应生成水杨酸后,可以直接与 UDPGA 或甘氨酸发生结合反应而排出体外;也可以继续氧化生成羟基水杨酸,再与 UDPGA 或甘氨酸结合,形成多种产物排出体外。

（三）解毒与致毒的双重性

生物转化的主要意义在于能使体内大多数非营养物质经过化学转变,使其活性减弱或丧失,有毒物质毒性降低或消失,即进行"解毒"并促使其排出体外。但有些药物、毒物经生物转化后其毒性反而增强。例如烟草、汽车排放的尾气中所含的 3,4-苯并芘,进入体内可以与 UDPGA 等发生结合反应而排出体外;也可发生氧化反应生成 7,8-二氢二醇-9,10-环氧化物,具有强烈致癌作用。因此,生物转化作用具有解毒与致毒的双重特性。

四、影响生物转化的因素

生物转化作用受性别、年龄、营养、药物及肝脏疾病等多种因素的影响,使不同个体或同一个体在不同生理、病理条件下具有不同的生物转化能力。

（一）年龄与性别的影响

年龄对生物转化的能力影响很明显。新生儿由于肝脏功能尚未发育完全,对药物的转化能力相对比较弱;老年人各器官功能处于逐步退化状态,对药物和毒物的清除率也在下降。因此,新生儿、老年人对药物都较敏感,易发生不良反应,应注意用药剂量。

性别不同,对某些药物的生物转化能力也存在着明显的差异,具有不同的耐受性。如解热镇痛药氨基比林,女性转化能力强于男性。环己巴比妥类麻醉药,雄鼠转化能力强于雌鼠,实验发现同样剂量下,雌鼠睡眠时间是雄鼠的 4 倍。

（二）药物的影响

有些药物可诱导生物转化酶的合成,如苯巴比妥类药物可诱导肝细胞微粒体单加氧酶、葡糖醛酸转移酶和 Y-蛋白的合成,使机体对药物的代谢加快,导致安眠药等多种药物用药剂量越来越大,而药效越来越低,产生耐药性。另有一些药物可对生物转化酶起抑制作用,β-二乙氨乙基二苯丙乙酸酯(商品名:SKF-525A)可抑制肝细胞多种药物代谢酶的活性,从而延长多种药物的半衰期,增强药效。

（三）营养状态与遗传因素

长期饥饿和低蛋白饮食均可导致肝微粒体生物转化酶的活性降低,蛋白质摄入充足可以增强肝微粒体生物转化酶的活性,从而提高生物转化的效率。生物转化酶在个体之间存在着遗传的多态性,研究发现 *CYP1A1*、*CYP2B6*、*CYP2E1* 基因多态性与药物引起的肝损伤具有一定的相关性。

（四）肝脏疾病

肝脏是生物转化的主要器官,当肝脏受损时,会影响生物转化酶的合成,使肝脏对药物及毒物等各种非营养性物质的代谢转化能力减弱,容易造成蓄积中毒,所以肝功能障碍患者应该谨慎用药。

第五节　肝功能试验及其意义

肝脏是物质代谢的"中枢器官",当肝脏病变时,血液中某些酶活性或某些物质的含量会发生改变。因此,临床往往通过测定血液等体液中某些酶活性或某些物质含量的变化,来推测肝功能是否正常,为肝胆疾病的诊断提供依据。

迄今,已建立了数百种肝功能检查指标,常用的有数十种。以下简述临床上常用的肝功能试验。

一、蛋白质代谢功能试验

肝脏能合成多种血浆蛋白质,当肝脏病变严重时,血浆蛋白质的质和量均会发生相应的改变。临床上用于判断肝脏蛋白质代谢功能的试验主要有总蛋白、清蛋白(A)、球蛋白(G)检测及 A/G 比值、血清蛋白电泳等。当检测到清蛋白含量下降,球蛋白含量升高,A/G 比值下降甚至倒置时,可以帮助诊断慢性肝炎和肝硬化。

二、血清(浆)酶活性的检测

肝细胞内含有丰富的酶类,当肝细胞损伤时,肝细胞内的多种酶可溢入血液,使血中多种酶活性增高(表 17-6)。

表 17-6　血清酶活性检测及临床意义

检测指标	缩写	临床意义
丙氨酸转氨酶	ALT	急性肝炎时升高
单胺氧化酶	MAO	肝脏疾病时升高
碱性磷酸酶	ALP	骨及肝脏疾病时升高
卵磷脂胆固醇脂酰转移酶	LCAT	肝胆疾病时下降
γ-谷氨酰转肽酶	γ-GT	肝硬化、肝癌时升高
凝血酶原时间	PT	慢性肝炎、肝硬化时延长

三、胆色素代谢功能

血清胆红素定量或定性试验、尿三胆试验等,可用于各类黄疸的鉴别诊断。

四、肝脏的免疫学试验

成人原发性肝癌患者血清 AFP 明显升高,因此,血清 AFP 的含量检测主要用于原发性肝癌的诊断。另肝硬化、胰腺癌及生殖细胞肿瘤亦可出现 AFP 不同程度的升高。

乙型肝炎是一种由乙型肝炎病毒(hepatitis B virus,HBV)感染引起的疾病,呈全球性分布,据报道全球约有二十多亿人群感染过 HBV,其中有 3.5 亿为慢性 HBV 感染者,持续的 HBV 感染与肝硬化、原发性肝癌的发生密切相关,每年发生与乙肝相关的肝硬化和肝癌而死亡的人数超过 100 万。我国普通人群中 HBV 感染率也比较高,但绝大多数属于感染后不发病的无症状乙肝病毒携带者。这部分人群仅有乙肝表面抗原阳性、肝功能正常,无需治疗,但需要定期检查"两对半"和肝功能,目的是尽早发现可能出现的变化。

所谓"两对半"检查主要包括 5 个血清学指标:乙肝表面抗原(hepatitis B virus surface antigen,HBsAg)、表面抗体(HBsAb)、e 抗原(HBeAg)、e 抗体(HBeAb)及核心抗体(HB-cAb)。当 HBsAg、HBeAb、HBcAb 呈阳性(+)时称为"小三阳";而把 HBsAg、HBeAg、HBcAb 呈阳性(+)时称为"大三阳"。小三阳见于急性期、无症状的慢性携带者,传染性低;而大三阳则见于急性或慢性乙肝,此时病毒处于复制阶段,传染性强。近年来已经发展了标准化的定量乙型肝炎病毒 DNA 分析,正在逐步取代两对半的检测。

> ## 🔍 知识链接
>
> ### 酒精性肝病
>
> 随着经济的发展,我国的酒精生产量和消费量均跃居世界首位。酒精性肝病的发生率有增加的趋势,成为仅次于病毒性肝炎的第二大肝脏疾病,其危害性已引起人们极大的关注。
>
> 长期大量饮酒可导致酒精性肝病的发生,包括轻度酒精性肝病、酒精性脂肪肝、酒精性肝炎、酒精性肝纤维化及酒精性肝硬化。轻度酒精性肝病是饮酒损伤肝细胞的初级阶段,酒精性脂肪肝通常是一种可逆性的病变,而酒精性肝硬化则是酒精性肝病的最后阶段。引起酒精性肝病的主要原因是乙醇对肝细胞的损伤,而机体的免疫反应、自由基的产生、肝细胞的代谢紊乱及营养不良等则是次要因素。酒精性肝病的主要原因是饮酒,但并非所有饮酒者最终都会成为酒精性肝病患者,这与个体的遗传因素有关。
>
> 不同类型的酒精性肝病患者血液 ALT、AST 及 γ-GT 等酶学指标会呈现不同程度的升高,但轻度酒精性肝病患者酶学指标变化轻微,有时甚至各项检查均正常。根据酒精性肝病不同的病理类型,采用不同的治疗方案,但总的治疗原则大致相似。具体治疗方法是:戒酒、支持治疗、并发症的治疗及戒酒综合征的治疗等。过量饮酒不仅影响肝脏功能,还会损伤心脏、胰腺,甚至引起精神障碍,因此为了个体的身心健康,应提倡少饮酒或不饮酒。

（赵筱萍）

重难点解析

扫一扫，测一测

复习思考题

1. 为什么肝硬化患者易引起腹水?
2. 简述肝脏在胆红素代谢中的作用。
3. 举例说明生物转化的特点及其意义。

PPT 课件

第十八章

水 盐 代 谢

> 📘 **学习目标**
>
> 1. 通过学习水和盐的生理功能、在体内的分布、代谢及调节等相关知识,理解脱水、钾代谢紊乱的主要原因及其变化特征。
> 2. 理解 Na^+、K^+、Ca^{2+} 代谢紊乱与相关疾病(高血压、脱水、高血钾、佝偻病、骨质疏松等)发生的关系,以指导临床采取针对性的护理措施,预防或纠正患者的水盐代谢紊乱,维护机体健康、促进康复。

水和电解质是构成体液的重要成分。**体液**(body fluid)是人体内以水为溶剂,以一定的电解质和非电解质(如蛋白质、糖等)成分为溶质所组成的溶液。人体的水盐代谢主要有水代谢、无机盐代谢。保持体液容量、分布和组成,尤其是 pH 值和渗透压的动态平衡,是维持人体正常生命活动的必要条件,这种动态平衡被破坏并超过人体调节控制的范围时,便可引起多种疾病,严重时甚至危及生命。因此,掌握水和无机盐代谢的基本理论,对于防病治病有重要的意义。

第一节　水和无机盐的生理功能

体液以细胞膜为界,分为**细胞内液**(intracellular fluid)与**细胞外液**(extracellular fluid)。细胞内液的容量、化学组成和理化性质直接影响着细胞代谢和生理功能;细胞外液是细胞直接接触的外部环境,包括血浆及介于血管和组织细胞之间的组织间液两部分。淋巴液、消化液、脑脊液、胸腔液和腹腔液等均为细胞外液。细胞外液是组织细胞之间进行物质交换的媒介,是细胞生存的内环境,细胞外液构成了机体封闭的水溶液内环境系统。细胞内液通过细胞膜与细胞外液相互交流。

一、水的生理功能

ER-18-1

水的作用

水在人体中含量最多,人体内的水以自由水和结合水两种形式存在。自由水以游离形式存在,溶解各种无机物和有机物;结合水吸附在其他分子上,或与人体中高分子有机物结合形成胶体,或与人体中盐类形成水合物,结合水是非游离的。

(一)构成组织的重要成分

人体各组织由细胞构成,细胞的主要成分是高分子有机物,水与细胞中的蛋白质、多糖等高分子有机物结合形成胶体,水是胶体中的重要成分,也是细胞结构直至组织结构的重要成分,如心肌组织中含水约 79%,主要是结合水,这有利于维持心脏的形状和弹性;而血液含水量约为83%,主要是自由水,故能循环流动。

（二）调节和维持体温的恒定

水的蒸发热大,1g水在37℃时完全蒸发大约需要吸热2.4kJ,所以蒸发少量的汗就能散发大量的热量,因此,高热者,多喝水,促使排汗可散发大量的热使体温下降。水的比热大,1g水从15℃升至16℃大约需要4.2J热量,比同量固体或其他液体所需的热量要多,因而水能吸收较多的热而体温升高不多。水的流动性大,循环血液能使物质代谢过程中产生的热在体内迅速均匀分布,并通过体表散发到环境中。这些特性均有利于体温调节。

（三）参与物质代谢和运输养料

水是良好的溶剂,能使物质溶解,促使化学反应的进行。水还能直接参与物质的水解和水合等反应。水的黏度小,流动性大,有利于营养物质的消化、吸收、运输及代谢废物的排泄等过程。

（四）润滑作用

水是良好的润滑剂,对生物机体器官有十分重要的润滑、保护作用。泪液有利于眼球转动,同时防止眼角膜干燥的刺激;唾液有利于吞咽,同时防止食物对消化道黏膜的破坏;胸腔液、腹腔液和心包液有缓冲作用,同时防止这些内脏器官活动时的损伤;关节腔滑液有利于关节运动,同时减少关节活动时的磨损。

二、无机盐的生理功能

体内的电解质主要为各种无机盐,其中阳离子主要有K^+、Na^+和Ca^{2+}等,阴离子主要有Cl^-、HPO_4^{2-}、HCO_3^-等。无机盐在人体的化学组成中含量虽不多,占体重的3%~4%,但种类很多,功能各异。有些含量甚微,却具有很重要的生理功能。

（一）构成组织与体液的成分

所有组织细胞中都有无机盐成分。如体液中重要的无机盐是Na^+、K^+、Cl^-、HPO_4^{2-}、HCO_3^-等;钙和磷是骨与牙组织中的主要成分。其他组织或器官中因功能与作用不同而含有不同量的各种无机盐。

（二）维持体液酸碱平衡与渗透压平衡

人体各组织细胞只有在适宜pH条件下才能维持各种酶促反应的正常进行。正常人的组织间液及血浆的pH值为7.35~7.45,在血液缓冲系统、肺和肾调节下维持相对稳定。体液中Na^+、K^+、HCO_3^-、HPO_4^{2-}及蛋白质离子参与体液缓冲体系构成,可以缓冲酸性物质和碱性物质对体液pH值的影响,从而维持体液酸碱平衡。

（三）维持神经、肌肉的应激性

神经、肌肉应激性的维持,与多种无机离子的相对含量和比例有关。

$$神经肌肉应激性 \propto \frac{[Na^+]+[K^+]+[OH^-]}{[Ca^{2+}]+[Mg^{2+}]+[H^+]}$$

由上式可见,当K^+浓度增高、Ca^{2+}浓度下降或碱中毒时,神经肌肉的应激性增高,可出现手足搐搦。反之,K^+浓度下降、Ca^{2+}浓度增高,神经肌肉的应激性下降,可出现四肢肌肉软弱无力,腱反射减弱或消失,严重者可导致肌肉麻痹,胃肠蠕动减弱、腹胀,甚至肠麻痹等症状。

无机离子对心肌细胞的应激性影响也非常大,其关系如下:

$$心肌细胞应激性 \propto \frac{[Na^+]+[Ca^+]+[OH^-]}{[K^+]+[Mg^{2+}]+[H^+]}$$

由上式可见,血钾过高时,心肌应激性降低,心动过缓,传导阻滞和收缩力减弱,严重时心跳可停止在舒张状态。血钾过低时，心脏的自动节律性增高，易产生期前收缩。而 Na^+、Ca^{2+} 使心肌应激性增高，利于心肌收缩。由于此作用，临床往往可用葡糖酸钙或乳酸钠以去除钾离子对心肌的抑制作用。

（四）维持酶的活性

体内有些无机离子是酶的激活剂或抑制剂，或是酶的辅助因子，从而影响物质代谢。例如糖原合酶需要 K^+，磷酸化酶和磷酸激酶需要 Mg^{2+}，细胞色素氧化酶需要 Fe^{2+} 和 Cu^{2+}，精氨酸酶需要 Mn^{2+}，唾液淀粉酶需要 Cl^- 激活等。而 Na^+、Ca^{2+} 和 Mg^{2+} 则分别是丙酮酸激酶和醛缩酶的抑制剂。

（五）参与组成有特殊功能的化合物

如铁参与血红蛋白和细胞色素的组成，碘是合成甲状腺激素的原料，锌和钴分别是合成胰岛素和维生素 B_{12} 的成分等。

第二节 体液的含量和分布

人体内存在的液体称为体液（body fluid），其中水是体液的主要成分，此外还含有无机盐和有机物。无机盐和部分以离子形式存在的有机物（如蛋白质、氨基酸等）统称为电解质，葡萄糖、尿素等不能解离的有机物称为非电解质。人体正常生命活动的顺利进行依赖于体液的分布、容量和浓度保持动态平衡。疾病和内外环境的剧烈变化都可能破坏这种动态平衡，使体液的分布、电解质的含量等发生变化，易引起平衡失调，这种失调如果得不到及时纠正，将导致严重后果，甚至危及生命。

一、水的含量和分布

水是体液的主要成分。正常成人体液总量约占体重的 60%（女性 50%~55%）。以细胞膜为界，体液可分为细胞内液与细胞外液。分布在细胞内的体液称为细胞内液（约占体重的40%）；分布在细胞外的体液称为细胞外液（约占体重20%），细胞外液又分两部分，流动于血管与淋巴管的血浆和淋巴液（占体重 4.5%~5%）及细胞间液（又称组织间液，约占体重的15%）。细胞外液还包含一部分通透细胞的液体，包括胃肠道分泌液、脑脊液、胸腔液、腹腔液和滑囊液等（占体重的 1%~3%），可视为细胞外液的特殊部分。

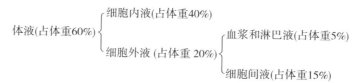

体液的含量随年龄、性别和胖瘦的不同有较大差异。由于脂肪具有疏水性，肥胖者的体液量比体重相同的瘦者少；女性由于脂肪较多，体液量比男性少。体液总量随年龄的增长而减少，如新生儿含水最多，体液量可达体重的 80%，婴幼儿期约为 70%，学龄儿童约为 65%，成人体液量占体重的 60%，而老年人体液量只占体重的 55%。儿童由于含水量多，体表面积大，新陈代谢旺盛，耗水量也较成人多，而调节水与电解质平衡的功能不完善，更易发生水和电解质平衡失调，这也是儿童比成年人更容易脱水的原因之一。

二、体液电解质的含量和分布特点

电解质具有维持体液渗透压、保持体内液体正常分布的作用。其中主要阳离子有 Na^+、

K^+、Ca^{2+}、Mg^{2+}，主要阴离子包括 Cl^-、HCO_3^-、HPO_4^{2-}、$H_2PO_4^-$、SO_4^{2-} 和蛋白质等，其分布与浓度见表 18-1。为直观反映阳离子与阴离子的平衡关系，表中数据采用毫克当量浓度（用 mEq/L 表示；mEq/L=mmol/L×原子价=mg/L×原子价÷分子量）。

表 18-1 体液电解质浓度（mEq/L）

电解质	细胞内液	细胞间液	血浆	电解质	细胞内液	细胞间液	血浆
Na^+	15	145	141	HCO_3^-	10	27	24
K^+	150	4.5	4.5	Cl^-	18	114	103
游离 Ca^{2+}	0.000 1	2.4	2.4	游离 $H_2PO_4^-$、HPO_4^{2-}	100	2	2
总 Ca^{2+}	2		4.8	SO_4^{2-}	2	1	1
游离 Mg^{2+}	2	1.1	1.2	有机酸		7	6
总 Mg^{2+}	26		1.8	蛋白质	63	2	16
总浓度	193	153	152	总浓度	193	153	152

从表 18-1 中可以看出，各部分体液中电解质的含量与分布有以下特点：

1. **体液呈电中性** 体液中的电解质毫克当量浓度，无论是细胞内液的阳离子与阴离子或细胞外液的阳离子与阴离子，总量相等，呈电中性。

2. **细胞内液和外液的电解质分布差异大** 细胞内液阳离子以 K^+ 为主，阴离子以 HPO_4^{2-} 和蛋白质为主；而细胞外液阳离子以 Na^+ 为主，阴离子以 Cl^- 和 HCO_3^- 为主。

3. **细胞内、外液的渗透压相等** 半透膜允许小分子溶剂通过而大分子溶质不能通过。当水和溶液被半透膜隔开时，由于溶液中含有一定数目的溶质分子，对水产生一定的吸引力，使水渗过半透膜进入溶液，这种对水的吸引力称为渗透压。渗透压的大小取决于溶质颗粒的数值，毫渗量浓度（单位：毫渗量/升，mOsm/L）为溶液中能对水产生吸引力的各种溶质颗粒（离子或分子）的总浓度。电解质的毫渗量浓度=mmol/L×离子数；非电解质的毫渗量浓度=mmol/L 数。健康人细胞内、外液电解质的组成尽管不同，但总的电解质浓度大致相等，为 290~310mmol/L，因此细胞内外液的总渗透压相等。

临床上，5% 葡萄糖和 0.9% NaCl 溶液因与血浆的毫渗量浓度相近，称为等渗溶液，用这类溶液输液时不会影响红细胞的形态或造成溶血。

4. **血浆蛋白质含量远高于细胞间液** 由于蛋白质不能自由通过毛细管壁，使血浆与细胞间液中蛋白质含量明显不同。血浆蛋白质含量为 16mEq/L（60~80g/L），细胞间液蛋白质含量仅为 2mEq/L（0.5~10g/L），这种不同使血浆形成较高的胶体渗透压，对血浆与细胞间液之间水的交换及血容量的维持起着重要作用。

第三节 体液平衡及其调节

一、水代谢

（一）体内水的来源与去路

1. 水的来源 正常成人在一般情况下，每天需摄入水总量约 2 500ml。其来源有 3 个。

（1）饮水：成人每天饮水量约 1 200ml。

（2）食物水：成人每天从食物摄取的水约 1 000ml。

（3）代谢水：为糖、脂肪和蛋白质等营养物质在体内氧化时所产生，成人每天约为 300ml。

2. 水的去路　正常成人每天排出水总量约 2 500ml。体内水去路有 4 个。

（1）肺的呼出：成人每天通过呼吸排出水量约 350ml。

（2）皮肤蒸发：皮肤通过蒸发水分调节体温，在此过程中要失水，成人每日由皮肤蒸发的水分约 500ml。皮肤排汗有两种方式：一种是非显性出汗，即体表水分蒸发。另一种为显性出汗，它通过皮肤汗腺排出水分，并伴有 Na^+、Cl^- 等电解质排出。出汗过多时，应补充水分，同时还要注意补充 NaCl。

（3）粪便排出：每天由粪便排出水量约 150ml。消化道每天分泌消化液约有 8L，这些消化液约 98% 在肠道被重吸收，只有少量随粪便排出体外。在病理情况下（如呕吐、腹泻等）都能引起消化液大量丢失，可导致脱水和电解质紊乱，因此，对这些患者应补充水分和相应的电解质。

（4）肾排出：肾脏不仅是重要的排泄器官，而且对体液平衡具有重要的调节作用，这主要是通过控制尿量和尿液的浓度来实现的。正常成人每日尿量为 1 500~2 000ml。尿液除了排水外，还需要排出一些代谢废物。每天随尿排出的代谢废物约 35g，其中尿素占一半以上。要将这些代谢废物排出体外，每天最低尿量应为 500ml，否则难以将代谢废物全部排出体外。因此 500ml 称为**最低尿量**（minimal urine），每天尿量少于 500ml 称为**少尿**，少于 100ml 称为无尿。如果每天尿量低于 500ml，易导致代谢产物在体内过多潴留，出现严重中毒症状，造成尿毒症。

健康人每天摄入的水量和排出的水量基本相等，约为 2 500ml，维持水的动态平衡，称为水平衡（图 18-1）。

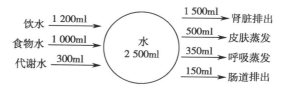

图 18-1　体内水的来源和去路（ml/d）

为满足机体生理需要，成人每天应供给 2 500ml 水以维持水的动态平衡，故 2 500ml 称为正常需水量。在缺水情况下，人体每天仍经肺、皮肤、消化道和肾（按每天最低尿量 500ml 计）排出水约 1 500ml，因此成人每天至少应补充 1 500ml 水，才能维持最低限度的水平衡，称为**最低需水量**（minimal requirement for water）。

（二）体液的交换

人体除每天与外界环境交换水分外，体内各部分体液之间也在不断地相互交换，同时伴有营养物质的吸收、代谢物的交换及代谢终产物的排出。通过体液交换，使体液各部分中水的容量和各种电解质含量保持相对恒定。

1. 血浆与细胞间液之间的交换　血浆与细胞间液的交换主要是在毛细血管部位进行。毛细血管壁是半透膜，血浆和组织间液中的水和小分子物质，如葡萄糖、氨基酸、尿素及无机盐等可以自由通过、互相交换，而大分子蛋白质则不易透出毛细血管壁，所以血浆蛋白质浓度高于细胞间液。故血浆胶体渗透压高于组织间液胶体渗透压，两者相差约 2.93kPa，称为血浆有效胶体渗透压，其作用是使水分由细胞间液进入血管内。而毛细血管内血压可将水分由血管驱向细胞间液。水分在血浆与细胞间液之间的交换是由毛细血管内血压和血浆有效胶体渗透压决定的。毛细血管动脉端的血压约为 4.53kPa，静脉端约为 1.60kPa。血浆有效胶体渗透压 2.93kPa 基本恒定。因此，在动脉端，血压比血浆有效胶体渗透压高（4.53kPa－2.93kPa＝1.60kPa），水分从血浆流向细胞间液。在静脉端，血浆有效胶体渗透压比血压高（2.93kPa－1.60kPa＝1.33kPa），水分从细胞间液流回血浆。此外还有少量水分随淋巴循环进入血液。在正常情况下，水分从毛细血管流出量和流回量基本相等。血浆与细胞间液的交换很迅速,每分钟可达2L多,并保持动态平衡(图18-2)。这样,以确保体内营养物质与代谢产物顺利地交换,维持血浆与细胞间液容量和渗透压的平衡。当毛细血管静脉端内压增高时,可使细胞间液回流障碍而发生水肿。如心力衰竭患者,毛细血管静脉压增高,组织间液回流减少而引起水肿,临床称此为"心性水肿"。慢性肾炎患者从尿中丢失大量清蛋白,或严重肝病患者血浆清蛋白合

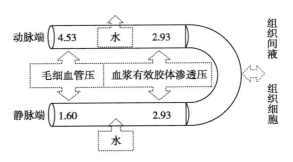

图 18-2　毛细血管内外液体交换示意图

成减少,均可使血浆胶体渗透压降低,细胞间液回流减少而引起水肿,分别称此为"肾性水肿"或"肝性水肿"。

2. 细胞内、外液之间的交换　细胞内、外液之间以细胞膜相隔。细胞膜是一种功能极为复杂的半透膜,除大分子蛋白质不易透过外,小分子物质如尿酸、水、CO_2、O_2、Cl^-、HCO_3^-均可透过,但 Na^+、K^+、Ca^{2+}、Mg^{2+} 等无机离子则难以透过,这些无机离子大多需要载体蛋白帮助转运。如细胞膜上的钠泵(Na^+/K^+-ATP 酶)可在 ATP 供能条件下,主动把细胞内的 Na^+泵出细胞外,同时将细胞外的 K^+泵入细胞内,以维持细胞内高钾、细胞外高钠状态,使钾、钠分别成为维持细胞内外晶体渗透压的重要因素。细胞内外液晶体渗透压决定着水的流动方向,水总是由渗透压低的一侧流向渗透压高的一侧。当细胞外液渗透压升高时,水由细胞内移至细胞外;当细胞外液渗透压降低时,水由细胞外移入细胞内,以维持细胞内外体液的平衡。利用这一性质,临床上常用高渗药物(如 50%葡萄糖或 20%甘露醇注射液)快速静脉输入以造成细胞外液高渗,从而将细胞内的水分吸入细胞外液而排出,这对解除细胞水肿特别是脑细胞水肿具有重要意义。

二、无机盐代谢

(一)钾代谢

1. 钾含量与分布　正常成人体内钾含量为 30~50mmol/kg 体重(约 2g/kg 体重),体重60kg 的人,体内钾总量约为 120g。其中 98%存在于细胞内液,2%存在于细胞外液,细胞内液 K^+浓度为 158mmol/L,血浆钾浓度为 3.5~5.4mmol/L。

钾在细胞内外分布不均匀,细胞外液 K^+需 15 小时左右才能与细胞内 K^+达到平衡。因此,临床上在给缺钾患者补钾治疗过程中,很难在短时间内恢复其体内钾平衡,如果短时间内静脉补钾过多过快,则有发生高血钾的危险。故一次性补钾不宜过多过快,并应注意观察血钾的情况。

物质代谢对钾在细胞内外分布有较大影响,当糖原或蛋白质合成时,钾从细胞外进入细胞内,反之,当糖原或蛋白质分解时,钾由细胞内释放到细胞外。实验结果表明,每合成 1g糖原时有 0.15mmol 钾进入细胞,每分解 1g 糖原时有同量钾释放出细胞。静脉输注胰岛素和葡萄糖液时,由于糖原或蛋白质合成加强,钾由细胞外进入细胞内,可造成血钾降低,故应注意补充钾。

2. 钾吸收与排泄　正常成人每日钾需要量为 2~4g,主要来自食物,普通膳食含钾丰富,可以满足人体对钾的需要。食物中钾约 90%经消化道吸收,其余部分则从粪便排出。严重腹泻时,从粪便中丢失钾量可达正常时的 10~20 倍,此时易导致体内缺钾,应注意补充。

（二）钠与氯代谢

1. 钠与氯的含量与分布

（1）钠的含量与分布：正常成人体内钠含量为 45~50mmol/kg，（约 1g/kg），体重 60kg 人体内钠总量约 60g，其中约 45% 分布于细胞外液，10% 分布于细胞内液，45% 存在于骨骼中。血浆钠含量为 135~145mmol/L。

（2）氯的含量与分布：正常成人体内氯含量约为 33mmol/kg 体重，婴儿含量多至 52mmol/kg 体重。其中 70% 氯存在于血浆与组织间液中，只有少量分布在细胞内液并主要存在于分泌 Cl^- 细胞内。血清氯含量为 98~106mmol/L。

2. 氯化钠的吸收与排泄

（1）钠的吸收与排泄：人体每日摄入钠主要来自饮食中的氯化钠，正常成人每日 NaCl 需要量为 4.5~9g。摄入的钠在胃肠道几乎全部被吸收，一般很少因膳食而缺钠，仅在严重腹泻、呕吐或长期大量出汗时才导致钠丢失。钠主要由肾排出，少量由粪便及汗排出。正常情况下，每天钠排出量与摄入量相等。肾脏对钠排出有很强的调节能力，正常人每天由肾小球滤过钠达 20~40mol，而每日尿钠排出量仅为 0.01~0.2mol，重吸收率达 99.4%。当血 Na^+ 浓度高时，肾小管对 Na^+ 重吸收降低，过量钠可以很快通过肾脏排出体外。当血 Na^+ 浓度低时，肾小管对钠重吸收作用增强，在机体完全停止钠摄取时，肾脏排钠量可以降至极低，甚至趋近于零。所以肾脏排钠特点是"多吃多排，少吃少排，不吃不排"。

（2）氯的吸收与排泄：食物中的 Cl^- 大都与 Na^+ 一起被小肠吸收。氯主要经肾随尿排泄，小部分由汗排出。肾小管上皮细胞可将肾小球滤出的 Cl^- 随 Na^+ 一起重吸收，过量 Cl^- 可随 Na^+ 通过肾小管排出体外。

（三）钙与磷的代谢

1. 钙与磷的含量与分布　人体内钙、磷含量相当丰富，正常成人体内钙总量约为 700~1 400g，磷总量约为 400~800g。其中 99% 以上钙和 86% 左右磷以羟基磷灰石形式构成骨盐，存在于骨骼及牙齿中，其余部分存在于体液及软组织中。虽然体液及软组织中的钙、磷所占的比重很少，但它们在调节生理功能方面发挥重要作用。

2. 钙与磷的生理功能

（1）钙、磷是骨、牙齿的重要组成成分：骨中的无机盐称为骨盐，主要是磷酸钙盐，占骨盐成分的 84%，其中约有 60% 以结晶的羟磷灰石形式存在，40% 为无定型的 $CaHPO_4$。因此，钙、磷代谢与骨骼健康密切相关。

（2）钙的作用：钙参与肌肉的收缩，钙可降低神经、骨骼肌的兴奋性，当血浆 Ca^{2+} 浓度低于 1.75mmol/L 时，神经、肌肉应激性升高，引起肌肉自发性收缩；Ca^{2+} 可降低毛细血管壁和细胞膜的通透性，故临床上可用钙制剂治疗荨麻疹等过敏性疾病；Ca^{2+} 是血液凝固过程所必需的第 Ⅳ 凝血因子，参与血液凝固；Ca^{2+} 可增强心肌的收缩力，并与促进心肌舒张的 K^+ 相拮抗；Ca^{2+} 参与腺体分泌，调节多种激素和神经递质的释放，如儿茶酚胺的释放；Ca^{2+} 还是许多酶的激活剂或抑制剂；Ca^{2+} 的另一重要作用是作为激素的第二信使，当激素与细胞膜受体结合后，导致细胞内 Ca^{2+} 浓度增高，与钙调蛋白结合成活性复合物，以进一步将信号下传，参与多种细胞行为的调节作用，如骨骼肌与心肌收缩、神经兴奋性的维持、神经递质的分泌及其他作用等。

（3）磷的作用：磷是体内许多重要物质的组成成分，如核苷酸、核酸、磷蛋白、磷脂等。在糖、脂类、蛋白质的代谢中，磷酸化反应起着十分重要的作用。体内能量的生成、贮存及利用，如 ATP、ADP、磷酸肌酸等，都是含有高能磷酸键的化合物。通过对酶蛋白磷酸化和脱磷酸化参与酶共价修饰调节。磷酸盐还构成血浆缓冲对，调节体液酸碱平衡。

3. 钙与磷吸收与排泄

（1）钙的吸收：健康成人每天钙的需要量约为 800mg，处于生长发育期的儿童需钙量增多，孕妇及哺乳期妇女需钙量也相应增加。钙吸收的主要部位在小肠，以十二指肠上部吸收能力最强，其次是空肠、回肠。钙的吸收方式除少量经扩散作用而吸收外，主要是通过肠黏膜细胞的主动转运来完成的。钙吸收受下列因素影响：①维生素 D：是影响钙吸收主要因素，它能促进肠黏膜细胞中钙结合蛋白合成，从而促进小肠对钙的吸收。当维生素 D 缺乏或任何原因影响活性维生素 D 形成时，都可导致小肠对钙吸收降低，造成缺钙。因此，临床上对缺钙患者补充钙剂的同时，补给一定量的维生素 D，能收到更好的治疗效果。②血中钙磷浓度　血中钙、磷浓度升高时，小肠对钙、磷吸收减少。反之，血钙或血磷浓度下降时，则小肠对钙、磷吸收加强。③食物成分及肠道 pH 值：钙盐在酸性环境中容易溶解，在碱性环境中易于沉淀。因此，凡能使肠道 pH 值降低的因素如胃酸、乳酸、乳糖、柠檬酸、酸性氨基酸等均能促进钙的吸收。而食物中过多的碱性磷酸盐、草酸盐、鞣酸和植酸等，均可与钙结合形成难溶性钙盐，从而妨碍钙吸收。此外，食物中钙磷比例对钙吸收也有一定影响，一般钙磷比例为 1:1 至 1:2 时，有利于钙吸收。食物中钙主要含于牛奶、乳制品、蔬菜、水果中。④年龄：钙的吸收率与年龄成反比。婴儿可吸收食物钙 50% 以上，儿童为 40%，成人为 20% 左右，40 岁以后，钙的吸收率直线下降，平均每 10 年减少 5%~10%，这是导致老年人发生骨质疏松的主要原因之一。

（2）钙的排泄：人体内的钙，约 80% 经肠道排出，20% 经肾脏排出。肠道排出的钙包括未吸收的食物钙和未重吸收的消化液钙，其排出量随食物钙含量和钙吸收状况而波动。血浆钙每天约有 10g 经肾小球滤过，其中 95% 以上被重吸收，随尿排出的钙约有 150mg。尿钙的排出受甲状旁腺激素和维生素 D 调节，且与血钙水平密切相关。血钙高则尿钙排出增多，反之，血钙下降则尿钙排出减少。当血钙浓度低于 1.87mmol/L 时，尿钙可减少到零。

（3）磷的吸收：健康成人每天磷的需要量约为 800mg，处于生长发育期的儿童及孕妇、乳母需要量相应增加。食物中的磷大部分以磷酸盐、磷蛋白或磷脂的形式存在，有机磷酸酯需在消化液中磷脂酶作用下，水解为无机磷酸盐后才能被吸收。磷吸收率可达 70%~90%。因此，临床上缺磷极为罕见。磷可在整个小肠被吸收，但主要吸收部位为空肠。影响磷吸收因素大致与钙相似。

（4）磷的排泄：磷排泄与钙相反，主要由肾排出，尿磷排出量占总排出量的 60%~80%。由粪排出只占总排出量的 20%~40%。当血磷浓度降低时，肾小管对磷重吸收增强。由于磷主要由肾排出，故当肾功能不全时，可引起高血磷。

4. 血钙与血磷

（1）血钙：血液中的钙几乎全部存在于血浆中，故血钙通常指血浆钙。健康人血钙浓度为 2.25~2.75mmol/L，无年龄差异。血钙以离子钙和结合钙两种形式存在，各占 50%，其中结合钙大部分是与血浆清蛋白结合为蛋白质结合钙，小部分与柠檬酸结合为柠檬酸钙。因为血浆蛋白质结合钙不能透过毛细血管壁，故称为非扩散钙。柠檬酸钙和离子钙可透过毛细血管壁，则称为可扩散钙。

$$
血钙(2.5mmol/L)
\begin{cases}
离子钙 \\
结合钙
\begin{cases}
柠檬酸钙等 \\
蛋白质结合钙
\end{cases}
\end{cases}
$$

离子钙、柠檬酸钙等——可扩散钙；蛋白质结合钙——非扩散钙

体内发挥生理功能的是离子钙，结合钙不能直接发挥生理功能，但可与离子钙相互转变，维持动态平衡，并受血液 pH 影响。当血液 pH 降低时，促进结合钙解离，Ca^{2+} 增加；而 pH 增高时，结合钙增多，Ca^{2+} 减少。临床上碱中毒患者常伴有抽搐就是因为离子钙减少，神经

肌肉应激性升高所致。

$$血浆蛋白质结合钙 \underset{pH\uparrow}{\overset{pH\downarrow}{\rightleftharpoons}} 血浆蛋白质阴离子 + Ca^{2+}$$

（2）血磷：血液中的磷通常指血浆无机磷酸盐中所含的磷，其中 80%～85% 以 HPO_4^{2-} 形式存在，15%～20% 以 $H_2PO_4^-$ 存在。健康成年人血磷浓度为 0.97～1.61mmol/L，儿童稍高，为 1.29～1.94mmol/L。

血浆中钙与磷的浓度保持着一定的数量关系，健康成人血浆中钙磷浓度以 mmol/L 来表示，它们的乘积为一个常数，称为钙磷溶度积（Ksp）。

$$Ksp = [Ca] \times [P] = 2.5～3.5$$

当 Ksp>3.5 时，钙、磷将以骨盐的形式沉积于骨组织中；Ksp<2.5 时，则会影响骨组织的钙化及成骨作用，甚至促使骨盐溶解而引起佝偻病。

5. 钙、磷代谢的调节　体内钙磷代谢调节的主要因素是维生素 D、甲状旁腺激素和降钙素，它们通过影响肠内钙磷的吸收、钙磷在骨组织和体液间的平衡以及肾脏对钙磷的排泄，进而维持钙磷代谢的动态平衡。

（1）维生素 D 的调节作用：**维生素 D**（vitamine D）的活性形式是 1,25-(OH)$_2$-VitD$_3$，其主要调节作用是：①对小肠的作用，通过耗能的主动转运过程，促进小肠黏膜细胞对钙的吸收，并伴随着磷的吸收，从而提高血钙血磷浓度；②对骨的作用，1,25-(OH)$_2$-VitD$_3$ 既可增强破骨细胞活性，动员骨质中钙和磷释放入血。又促进新骨的钙化。总的结果是促进骨的新陈代谢，有利于成骨作用，同时也维持了血中钙磷浓度的稳定；③对肾的作用，1,25-(OH)$_2$-VitD$_3$ 可直接促进肾近曲小管对钙、磷的重吸收，提高血钙血磷浓度。总之，活性维生素 D 可以通过促进小肠对钙磷的吸收，提高血钙血磷，促进成骨作用。**佝偻病**（rickets），是由于维生素 D 缺乏而引起钙磷代谢紊乱，使骨骼钙化不良的一种疾病。佝偻病使小孩抵抗力下降，容易合并肺炎、腹泻等疾病，影响小孩生长、发育。

（2）甲状旁腺激素的调节作用：**甲状旁腺激素**（parathyroid hormone，PTH）是由甲状旁腺主细胞合成和分泌的，由 84 个氨基酸组成的单链多肽。PTH 的分泌与血钙浓度呈负相关。PTH 的主要调节作用是：①增加破骨细胞活性。促进骨盐溶解，提高血 Ca^{2+} 含量；②促进肾小管对钙的重吸收，同时抑制对磷的重吸收，使排钙量减少、排磷量增多；③PTH 可增强小肠对钙、磷的吸收，这是通过 PTH 促进肾 1α-羟化酶活性，使维生素 D 活化，进而促进小肠对钙磷的吸收。总之，PTH 具有升高血钙、降低血磷的作用。老年人存在肾功能生理性减退，表现为 1,25-(OH)$_2$-VitD$_3$ 生成减少，血钙降低，进而刺激甲状旁腺激素分泌，因此老年人**骨质疏松**（osteoporosis）可能伴随 PTH 分泌增多。

（3）降钙素的调节作用：**降钙素**（calcitonin，CT）是甲状腺滤泡旁细胞分泌的单链 32 肽激素，CT 的分泌随血钙浓度升高而增加，两者呈正相关。CT 的主要作用是：①CT 抑制破骨细胞的生成，阻止骨盐溶解及骨基质的分解，同时促进破骨细胞转化为成骨细胞，并增强其活性，使钙和磷沉积于骨中，导致血钙、血磷降低；②抑制肾近曲小管对钙磷的重吸收，使尿钙、尿磷排出增加。

综上可知，健康人体内，1,25-(OH)$_2$-VitD$_3$、PTH 和 CT 三者相互影响，相互协调，共同维持血钙、血磷浓度的动态平衡，促进骨的代谢。

三、体液平衡的调节

体内水与无机盐代谢调节是在神经和激素的调节下，主要由肾来实现。参与调节的激素主要有抗利尿激素和醛固酮。

（一）神经系统调节

中枢神经系统通过对体液渗透压变化的感受，直接影响水摄入，以调节体液容量和渗透压。当机体失水在 1%~2% 以上或进食高盐饮食时，可致体液渗透压升高，此时即可刺激丘脑下部渴觉中枢，进而引起大脑皮质兴奋，产生口渴思饮生理反应，饮水后，渗透压恢复而解渴。反之，如果体内水增多，体液呈低渗状态，则渴觉被抑制。

（二）抗利尿激素调节作用

抗利尿激素（antidiuretic hormone，ADH）又称**加压素**（vasopressin），是丘脑下部视上核神经细胞分泌的一种九肽激素，贮存于神经垂体，当需要时，再由神经垂体释放入血，随血液循环至肾起调节作用。抗利尿激素主要作用是促进肾远曲小管和集合管对水的重吸收，降低排尿量。

（三）醛固酮调节

醛固酮（aldosterone）是肾上腺皮质球状带分泌的一种类固醇激素，又称盐皮质激素。其主要作用为促进肾小管 H^+-Na^+ 交换、K^+-Na^+ 交换，同时也伴随水和 Cl^- 的重吸收，即排钾泌氢，保钠保水的作用。醛固酮作用机制可能是通过促进 Na^+/K^+-ATP 酶的合成而加强肾小管上皮细胞膜面的钠泵活性，以利于排 H^+、排 K^+ 和保 Na^+；也可能是由于增强肾小管上皮细胞膜对离子的通透性所致。影响醛固酮分泌的主要因素有肾素-血管紧张素系统和血钾、血钠的相对浓度比。

（四）心房钠尿肽的调节

心房钠尿肽（atrial natriuretic factor，ANF）是心房细胞合成和分泌的肽类激素，对水、钠代谢具有重要的调节作用。现发现机体内有 α、β、γ 共 3 种心房钠尿肽，它们的主要作用是抑制肾小管髓袢上升段对水、钠重吸收，增加肾小球滤过率，抑制肾素、醛固酮和抗利尿激素的分泌，因而具有强大的利尿、利钠效应。此外，ANF 还具有强而持久的扩张血管和降低血压的作用。

第四节　水盐代谢紊乱

一、水和钠代谢紊乱

水钠代谢紊乱有水肿和脱水两大类，水肿已在水交换中述及。**脱水**是指机体内水和钠的缺失，引起细胞外液容量减少。根据水和钠缺失的比例不同，可将脱水分为高渗性脱水、低渗性脱水和等渗性脱水三种类型。

（一）高渗性脱水

高渗性脱水又称缺水性脱水，失水高于失钠，引起细胞外液呈高渗状态，血浆 Na^+ 浓度高于 150mmol/L。

1. 主要原因　进水不足或失水过多。进水不足可因不能饮水、给水不足或某些情况下的水源断绝，如昏迷、食管梗阻、极度虚弱等；失水过多可见于高热大汗和使用大量利尿剂，以及垂体性或肾性尿崩症等。如果完全断水 7~10 天，失水量达到体重的 15%，可导致死亡。

2. 功能变化及症状

（1）失水后细胞外液呈高渗状态，水自细胞内向细胞外转移，使细胞外液得到一定程度的恢复。在脱水初期，血容量减少不明显，血压一般也不降低，但细胞内液减少（图 18-3）。

（2）由于细胞外液高渗，刺激丘脑下部渗透压感受器，反射性引起 ADH 分泌，增加肾小管对水的重吸收，导致尿少和尿比重增高；由于失水高于失钠，血钠相对增

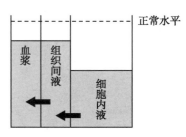

图 18-3　高渗性脱水体液变化特征

高,醛固酮分泌减少,使肾小管重吸收钠减少,使尿液比重进一步增加;细胞外高渗还可刺激丘脑下部口渴中枢,出现口渴感。

（3）细胞内脱水可导致代谢障碍,使分解代谢增强但不完全,加上尿少,血中的非蛋白质氮不能有效排出,可出现氮质血症。

（4）严重脱水时,皮肤蒸发也水分减少,体温调节受到影响,因而体温升高,出现脱水热,多见于小儿。

（5）细胞内液减少如果累及脑细胞内脱水,使脑细胞代谢障碍,可引起昏睡、意识模糊、狂躁、惊厥,甚至昏迷等症状。

3. 治疗原则 补给水或低渗溶液,待缺水基本纠正后再适当补充含钠液,以防细胞外液转为低渗状态。

（二）低渗性脱水

低渗性脱水又称失盐性脱水,失钠高于失水,引起细胞外液呈低渗状态,血 Na^+ 浓度低于 130mmol/L。

1. 主要原因 腹泻、呕吐、胃肠引流、大量出汗、肾功能不良、大面积烧伤、出血、糖尿病酸中毒、反复或大量排放胸水或腹水等丧失大量等渗液时,若只补充水,忽视钠的补充,则血浆渗透压降低,引起低渗性脱水。

2. 功能变化及症状

（1）失 Na^+ 后细胞外液的渗透压下降,虽然体内失水,但并无口渴感,早期反而排出大量低渗尿,尿液比重下降;由于失钠高于失水,血钠下降,醛固酮分泌增加,促进肾小管重吸收钠,使尿液比重进一步下降。

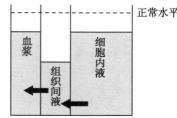

图 18-4　低渗性脱水体液变化特征

（2）由于细胞外液呈低渗状态,水向细胞内转移,一方面引起细胞外液及血容量减少,另一方面引起细胞水肿（图 18-4）。当累及脑细胞水肿及血压降低时引起头痛、头晕、嗜睡、昏迷等症状。

（3）由于血容量降低,心输出量减少,导致循环衰竭,血压下降,出现心率快、四肢厥冷等症状。

（4）随着血压和血容量明显降低,肾血流量减少,使肾小球滤过率降低,反射性刺激 ADH 分泌增加,出现少尿、无尿、尿中氯化物减少,以及氮质血症。

（5）由于血容量降低,血浆蛋白质浓度增高,导致血浆胶体渗透压明显升高,细胞间液水分进入血浆,使细胞间液明显减少,出现皮肤松弛,眼窝下陷的症状。

3. 治疗原则 及时给予生理盐水以补充血容量,并注意纠正低钠和低氯的低渗状态。

（三）等渗性脱水

等渗性脱水又称混合性脱水,水和盐成比例丢失,体液容量减少,但渗透压变化不大,血 Na^+ 浓度仍在 130~150mmol/L 正常范围内。

1. 原因 常见于轻度腹泻、呕吐、出血或胃肠引流时,丧失大量等渗液未及时补充相应液体。此外,对低渗或高渗性脱水患者在补液治疗过程中也可能转变为等渗性脱水。

2. 功能变化及症状

（1）虽然丢失的是接近等渗的体液,但肺的呼吸和皮肤的蒸发还在不断丢失低渗液,故水的丢失往往多于盐,出现口渴、尿少等高渗性脱水的症状（图 18-5）。

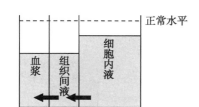

图 18-5　等渗性脱水体液变化特征

（2）由于细胞内、外液渗透压差异不大,由细胞内液进入细胞外液的水分可能不足以补充细胞外液的丢失,导致血容量减少,严重时可能出现与低渗性脱水相似的周围循环衰竭的症状。

由于等渗性脱水既有高渗性脱水的症状,也可能有低渗性脱水的症状,故称混合性脱水。

3. 治疗原则　既要补水,又要考虑补盐,还应纠正血容量的不足,改善外周循环。如果酸碱平衡失调,需同时加以纠正。

案例分析

案例:患者,男,43 岁,以"呕吐、腹泻,伴发热、口渴、尿少 4 天"入院。

查体:体温 38.2℃,血压 110/80mmHg,汗少,皮肤黏膜干燥。

实验室检查:血 Na^+ 155mmol/L,血浆渗透压 320mmol/L,尿比重>1.020。其余实验室检查正常。

立即给予静脉推注 5% 葡萄糖溶液 2 500ml/d 和抗生素等治疗。2 天后,除体温、尿量恢复正常和口不渴外,反而出现眼窝凹陷,皮肤弹性明显降低,头晕,厌食,肌肉软弱无力,肠鸣音减弱,腹壁反射消失,浅表静脉萎陷,脉搏 110 次/min,血压 72/50mmHg,血 Na^+ 120mmol/L,血浆渗透压 255mmol/L,血 K^+ 3.0mmol/L,尿比重<1.01,尿钠 8mmol/L。

问题:

1. 该患者临床诊断是什么?

2. 诊断依据是什么?

3. 治疗前后水和电解质代谢紊乱的生化机制是什么?

分析:

1. 根据患者治疗前的病因和血钠浓度及血浆渗透压水平初步诊断是高渗性脱水。诊断依据:患者呕吐、腹泻 4 天可导致大量消化液丢失,消化液为等渗液体,因伴有发热,患者经皮肤、呼吸道丢失水分增多,最终导致失水多于失钠;实验室检查血 Na^+ 155mmol/L,血浆渗透压 320mmol/L,都高于正常水平;尿少,尿比重增高。

(1) 口渴:①细胞外液高渗→渗透压感受器(+)→下丘脑口渴中枢(+)→渴感;②口渴中枢细胞脱水→口渴中枢(+)→渴感;③唾液腺细胞脱水→分泌↓→口腔、咽部黏膜干燥→渴感。

(2) 尿少,尿比重>1.020:细胞外液高渗→渗透压感受器(+)→下丘脑垂体后叶分泌 ADH↑→肾重吸收水↑→尿量↓→比重↑。

(3) 发热,体温 38.2℃:①汗腺细胞脱水→皮肤蒸发水分↓→散热↓→产热>散热→体温↑;②体温调节中枢神经细胞脱水→功能障碍→体温调定点上移→体温↑。

(4) 汗少、皮肤黏膜干燥:细胞内液向细胞外转移→汗腺细胞脱水→汗腺分泌↓。

(5) 血压 110/80mmHg:细胞外液渗透压>细胞内液渗透压→水从细胞内向细胞外转移→细胞外液减少不显著→血浆量减少轻微→血压正常。

血 Na^+ 155mmol/L,血浆渗透压 320mmol/L:失水>失钠→血液浓缩→血[Na^+]↑→血浆渗透压↑。

2. 在治疗过程中,2 天内静脉滴注 5% 葡萄糖溶液 2 500ml/d,即只补充水分而未补充钠盐,使病情发生改变,血 Na^+ 为 120mmol/L,血浆渗透压为 255mmol/L,都低于正常水平。因此,根据该患者治疗后的病因和血钠浓度及血浆渗透压水平判定患者由高渗性脱水转为低渗性脱水。

（1）眼窝凹陷、皮肤弹性差：失钠>失水→细胞外液低渗→细胞外液向细胞内转移→细胞外液↓↓→血容量↓↓→血液浓缩→血浆胶体渗透压↑→细胞间液入血↑→细胞间液↓↓↓。

（2）浅表静脉萎陷，脉搏 110 次/min，血压 72/50mmHg：失钠>失水→细胞外液低渗→细胞外液向细胞内转移→细胞外液↓↓→血容量↓↓（浅静脉萎陷）→血压↓↓。

（3）尿比重<1.010（正常 1.015~1.025），尿钠 8mmol/L：细胞外液↓→血容量↓→肾血流↓→刺激肾素-血管紧张素-醛固酮系统→醛固酮↑→尿钠↓→尿比重↓。

3. 患者呕吐、腹泻 4 天，导致含钾丰富的消化液丢失，钾吸收减少，治疗中补充了大量的葡萄糖液，使细胞外钾转移进细胞内，致使细胞外液钾浓度降低；检查血 K^+ 3.0mmol/L，即患者还发生了低钾血症。

厌食、肌肉软弱无力，肠鸣音减弱，腹壁反射消失机制为：血[K^+]↓→肌细胞的兴奋性↓→①骨骼肌细胞兴奋性↓→肌肉软弱无力，腹壁反射消失；②胃肠道平滑肌细胞兴奋性↓→胃肠道运动功能↓→厌食，肠鸣音减弱。

二、钾代谢紊乱

血浆钾的正常浓度为 3.5~5.5mmol/L，钾代谢紊乱可表现为低血钾或高血钾。

（一）低血钾

血 K^+ 浓度低于 3.5mmol/L，称为低血钾。

1. 原因　造成低血钾的原因较多，归纳起来主要有下列四种。

（1）摄入不足：见于摄食障碍，禁食而有尿者，由于 K^+ 的摄入量不足，而肾脏仍然不断排钾，导致体内缺钾。临床上凡禁食超过 3 天者，应考虑补钾。

（2）丢失过多：常见于严重的呕吐、腹泻、胃肠引流等患者，可随消化液的流失而丢失大量的钾。

（3）分布异常：虽然体内未丢失钾，但钾由细胞外液移向细胞内，导致血钾降低。例如合成糖原时，K^+ 随葡萄糖和磷酸盐进入细胞内，尤其应用胰岛素时，易发生低血钾。

（4）代谢性碱中毒：当细胞外液 pH 升高时，钾移入细胞内。另外，肾小管 K^+-Na^+ 交换增强，肾排钾增多，也可引起低血钾。

2. 主要症状

（1）神经肌肉应激性降低：表现为全身软弱无力，尤以四肢肌肉最明显，表现出肌腱反射减弱或消失，甚至出现呼吸肌麻痹而使呼吸困难。

（2）心肌应激性和自律性增加：常出现以异位搏动为主的心律失常，如期前收缩等。

3. 治疗原则　在治疗原发性疾病的基础上给予补钾。症状较轻时，可多吃蔬菜、水果等植物性食物，或口服氯化钾。如比较严重则静脉滴注。临床静脉补钾时一定要掌握"四不宜"原则：即不宜过早，见尿补钾；不宜过量，每日不超过 4g；不宜过浓，一般浓度为 0.3%；不宜过快，一天补钾量需在 6~8 小时以上滴完。因为钾主要分布在细胞内，需 15 小时以上才能达到生理平衡。为了避免在治疗低血钾时造成高血钾，禁止静脉推注。

（二）高血钾

血 K^+ 浓度高于 5.5mmol/L 称为高血钾。

1. 原因

（1）摄入过多：临床静脉输钾过多、过快，或输入大量陈旧血液，导致血钾升高。

（2）排泄障碍：肾脏排钾能力降低，如肾功能不全、肾上腺皮质功能减退等。

（3）分布异常：如大面积烧伤或肌肉组织损伤使组织蛋白大量分解，使细胞内的钾移向细胞外，血钾升高，或者溶血使红细胞内钾释放出来。

（4）酸中毒：一方面 H^+ 进入细胞内，使钾移出细胞；另一方面肾小管 H^+-Na^+ 交换加强、K^+-Na^+ 交换减弱，排钾减少，造成血钾升高。

2. 主要症状

（1）神经肌肉应激性增高：表现为手足感觉异常、肢体湿冷、极度疲乏、肌肉酸痛、面色苍白、嗜睡、神志模糊及骨骼肌麻痹等症状。

（2）心肌的应激性和自律性降低：可出现心率变慢，心音减弱。严重时心脏停搏于舒张状态。由于 Na^+、Ca^{2+} 与 K^+ 对心肌有拮抗作用，故低 Na^+、低 Ca^{2+} 可加剧高血钾对心肌的危害。

3. 治疗原则　积极治疗原发性疾病，严格限制钾的摄入。临床可注射胰岛素和葡萄糖促进糖原合成，使钾移入细胞内。或注射乳酸钠、葡萄糖酸钙，提高血 Na^+、血 Ca^{2+} 含量，以拮抗 K^+ 对心肌的抑制作用，促使心脏功能的恢复。

三、钙磷代谢紊乱

（一）低钙血症

血浆钙浓度低于 2.25mmol/L 称为低钙血症。可因清蛋白结合钙或离子钙的减少而导致降低，通常由于维持血浆钙各种存在形式之间分配的生理机制被破坏而引起。导致低钙血症的常见原因有：

1. 低清蛋白血症　慢性肝病、肾病综合征、营养不良及充血性心衰均可引起低清蛋白血症，使蛋白质结合钙减少，血浆总钙量降低，但直接检测离子钙多正常。

2. 维生素 D 代谢障碍　主要见于因吸收不良或不适当饮食、阳光照射不足等造成维生素 D 缺乏，或肾损害所致的慢性肾衰竭使 1,25-$(OH)_2$-$VitD_3$ 生成不足，以致血钙和血磷降低。血钙降低可引起甲状旁腺功能继发性亢进，持续增加 PTH 的分泌，影响骨代谢而发生骨病。如成人可发生骨质软化、骨质疏松症、儿童可患佝偻病。

3. 甲状旁腺功能减退　甲状旁腺激素分泌减少，引起的钙、磷代谢异常疾病。患者血钙降低，可出现皮肤角化、粗糙脱屑，牙齿发育不全，毛发脱落，指甲及趾甲变脆，手足搐搦等症状。

4. 电解质代谢紊乱　与高磷血症并发，升高的血磷破坏了钙、磷间的正常比例，使血钙降低。与低镁血症并发，低镁可干扰甲状旁腺激素的分泌，并影响其在骨和肾的活性，导致低钙血症。

（二）高钙血症

血浆钙浓度高于 2.75mmol/L 称为高钙血症。高钙血症常见病因有：

1. 甲状旁腺功能亢进　原发性甲状旁腺功能亢进常见于甲状旁腺增生或甲状旁腺肿瘤，由于 PTH 分泌过多，促进溶骨，骨钙释放增多，引起血钙升高。

2. 恶性肿瘤　如乳腺癌、卵巢癌、脾肿瘤、多发性骨髓瘤、急性淋巴细胞白血病等，溶骨作用增强，钙溢出进入细胞外液。

3. 肠吸收钙增加　见于维生素 D 中毒。过量维生素 D 一方面使肠道对钙吸收增加，另一方面刺激破骨细胞活性，促进溶骨作用，骨钙外流，导致血钙升高。

（三）低磷血症

血浆无机磷浓度低于 0.81mmol/L 称为低磷血症。低磷血症一般见于：

1. 摄入减少　呕吐、腹泻及吸收障碍综合征，可引起低磷血症。服用能与磷结合的抗酸药或维生素 D 缺乏时，因肠道内磷的吸收减少导致磷缺乏症。

2. 磷向细胞内转移　是低磷血症最常见原因，与葡萄糖-6-磷酸、甘油酸-1,3-二磷酸以及 ATP 等磷酸化合物的生成有关。

3. 甲状旁腺激素过多　抑制肾小管对磷的重吸收,引起低磷血症。

（四）高磷血症

血浆无机磷浓度高于 1.45mmol/L 被称为高磷血症。常见引起高磷血症的原因有:

1. 肾衰竭　急慢性肾衰竭是高磷血症最常见的原因,由于肾小球滤过率降低,肠道吸收的磷超过肾排出磷的能力,导致血磷升高。

2. 骨磷释放增加　某些继发性甲状旁腺功能亢进患者,由于 PTH 促进溶骨,骨磷释放增多,引起一过性血磷升高。

3. 磷进入细胞外液增多　常见于呼吸性酸中毒、乳酸酸中毒、糖尿病酸中毒、骨骼肌破坏、肿瘤的细胞毒性、化疗药物致细胞损伤、淋巴性白血病、血管内溶血等。

4. 磷酸盐摄入过多　见于口服含磷化合物或使用含磷酸盐的缓泻剂和灌肠液。

知识链接

骨质疏松症

骨质疏松症(osteoporosis)是以骨量减少,骨质量受损及骨强度降低,导致骨脆性增加、易发生骨折为特征的全身性骨病。骨质疏松症的临床表现主要有周身疼痛、身高降低、驼背、脆性骨折及呼吸系统受影响等。患者骨组织有正常的钙化、钙盐与基质呈正常比例,以单位体积内骨组织量减少为特点的代谢性骨病。在多数骨质疏松中,骨组织的减少主要由于骨质吸收增多所致。双能 X 线骨密度测量(dual energy X-ray absorptiometry scanner,DXA)检查采用 T 值进行诊断,其测量的 T 值是将受试者的骨密度值与一个正常参考人群的平均峰值骨密度和标准差比较。世界卫生组织(WHO)2004 年发布了骨质疏松症的诊断标准。明确表述为:绝经后女性和 50 岁以上男性使用 DXA 测得的股骨颈骨密度,参照白种人年轻女性峰值骨量减少 2.5 标准差及以上,作为骨质疏松症的诊断标准。由于黄种人峰值骨量低于白种人等原因,中国老年学学会骨质疏松委员会骨质疏松症诊断标准学科组达成中国人骨质疏松症诊断标准专家共识(2014 版),推荐使用低于峰值骨量 2 标准差,或者骨量下降 25% 作为诊断标准。全球约有 2 亿骨质疏松患者,女性多于男性。

在骨质疏松患者体内,破骨细胞的功能发生了失调,以致过多的骨质不断被破坏,发生流失,这就是许多老年人补钙仍然骨质疏松的原因。甲状旁腺激素、降钙素和维生素 D 共同参与骨代谢过程的调节。骨质疏松症没有特异的治疗方法,以预防为主。从儿童、青少年做起,养成合理膳食的习惯;坚持科学的生活方式,坚持体育锻炼,多接受日光浴。对退行性骨质疏松症患者应积极进行抑制骨吸收、促进骨形成的药物治疗。

（赵京山）

重难点解析

扫一扫,
测一测

复习思考题

1. 简述体液的分布及所占体重的百分比。
2. 试述钙的生理功能。

笔记栏

19章PPT

PPT 课件

第十九章 酸碱平衡

学习目标

1. 掌握体内酸性或碱性物质的来源，血液缓冲作用、肺和肾对酸碱平衡的调节作用。

2. 理解引起酸碱平衡紊乱的原因、代偿机制、主要特征及其相关指标变化，在临床实践中针对患者的不同病因采取针对性的诊疗和护理措施，有效防治酸碱平衡紊乱。

人体正常的功能需在适宜酸碱度的体液内环境中进行，体液酸碱度的相对恒定是维持内环境稳态的重要因素之一。正常情况下，机体经常摄入酸性和碱性物质，而且在物质代谢过程中也不断地产生酸性和碱性物质，这些物质都可能影响体液的酸碱度，但血液 pH 总是维持在 7.35~7.45 很窄的范围，表明机体具有很强的处理酸碱的能力。机体通过缓冲作用和调节功能来维持体液的酸碱度稳定在正常范围内，此过程被称为**酸碱平衡**（acid-base balance）。病理情况下可引起酸碱超负荷、严重不足或机体调节机制障碍，破坏体液内环境的酸碱平衡，导致酸碱平衡紊乱。及时发现和正确处理常常是治疗某些疾病的关键，临床上采用血气分析来判定体液酸碱平衡状况，是重要的辅助诊疗手段。

ER-19-1

体内酸性、碱性物质的来源

第一节 体内酸性、碱性物质的来源

体液中的酸性或碱性物质可以来自体内物质代谢，也可来自食物。酸性物质主要来自代谢，碱性物质主要来自食物。

思政元素

人类对酸碱性的认识过程

人类追求真理的过程不是一帆风顺的，认识受到主客观条件的限制，决定了人们对一个事物的正确认识往往要经过从实践到认识，再从认识到实践的多次反复才能完成。早期，人类是通过口尝手摸，根据酸涩味道与滑腻感来区分酸碱性。这种认识方法持续到 17 世纪波义耳发现酸碱指示剂之前。17 世纪波义耳最早通过有目的的科学实验，以试剂试纸变色区分酸碱，很实用，辅以后来的 pH 值，应该是至今最明确区分物质酸碱性的标准，至今仍基本通用。18 世纪拉瓦锡最早尝试理论解读酸，认为氧是酸素。1815 年，戴维宣布引发酸性的元素应该是氢。

一、酸性物质的来源

体内的酸性物质可分为两类:挥发性酸和非挥发性酸。

（一）挥发性酸

挥发性酸(volatile acid)指碳酸,是体内物质代谢过程中产生的最多的一类酸性物质。糖、脂肪和蛋白质在体内被彻底氧化可产生 CO_2 和 H_2O,它们可在碳酸酐酶(carbonic anhydrase,CA)的催化下生成碳酸(H_2CO_3)。碳酸酐酶主要存在于红细胞、肾小管上皮细胞、肺泡上皮细胞及胃黏膜细胞。碳酸随血液循环运输到肺部又分解为 CO_2 而呼出体外,所以称为挥发性酸。

$$CO_2 + H_2O \underset{\text{碳酸酐酶}}{\longleftrightarrow} H_2CO_3 \xrightarrow{H_2O} CO_2$$

成人在安静状态下,每天产生 300~400L 的 CO_2,如全部与 H_2O 结合生成碳酸,为 15~20mol 碳酸。各种引起分解代谢增强的生理或病理因素,如饥饿、运动、发热、甲状腺功能亢进等,都能增加碳酸的生成。

（二）非挥发性酸

非挥发性酸(involatile acid)指不能变成气体由肺呼出,只能经肾随尿排出的酸性物质,故又称为**固定酸**(fixed acid),如体内葡萄糖分解代谢产生的丙酮酸、乳酸和柠檬酸等,脂肪分解代谢产生的乙酰乙酸和 β-羟丁酸,磷脂和核酸分解代谢产生的磷酸,含硫氨基酸代谢产生的硫酸,嘌呤碱分解产生的尿酸等。正常成人每天平均产生 50~100mmol 固定酸。

体内的非挥发性酸绝大部分由代谢产生,小部分来自消化道吸收的酸性物质,如调味用的醋酸,饮料中的柠檬酸、酒石酸等。某些药物,如阿司匹林、止咳糖浆中的 NH_4Cl 等,也是酸性物质。由于食物中的糖、脂肪、蛋白质在体内经分解代谢可产生大量的挥发性酸和固定酸,因此常被称为**成酸性食物**。

二、碱性物质的来源

体内的碱性物质主要来自食物。蔬菜和瓜果含有较多有机酸盐,如柠檬酸、苹果酸及乳酸等的钾盐或钠盐。其中 Na^+ 或 K^+ 与体液中 HCO_3^- 结合,成为碱性碳酸氢盐的主要来源,其酸根则与 H^+ 结合,分别转化为柠檬酸、苹果酸、乳酸等进一步被代谢利用。因此蔬菜和瓜果是**成碱性食物**。某些药物、饮食中的 $NaHCO_3$ 是摄入碱的另一个来源。

$$柠檬酸盐(K^+或Na^+) \xrightarrow{H^+} 柠檬酸 \longrightarrow 进一步代谢$$
$$K^+或Na^+$$
$$HCO_3^- \longrightarrow 碳酸氢盐(K^+或Na^+)$$

物质代谢过程中也可产生少量的碱,如氨基酸分解代谢产生的 NH_3,肠道蛋白质腐败作用产生的胺类等。体内碱的生成量比酸少得多。

第二节　酸碱平衡的调节

体内不断地产生大量的酸性物质和少量碱性物质,欲维持酸碱的稳态,机体需要通过体液的缓冲作用、肺的呼吸作用及肾的排泄与重吸收等机制对酸碱平衡进行调节,使体液 pH 不会发生显著的变化。

一、血液缓冲系统的调节

能对抗外来少量的酸性或碱性物质的影响,保持溶液 pH 几乎不变的作用称为**缓冲作用**。具有缓冲作用的溶液称为**缓冲溶液**。例如血液、细胞内液等都是缓冲溶液。缓冲溶液中含有一种或多种缓冲系统。每种缓冲系统都由一种弱酸和它们相对应的盐(或多元弱酸的酸式盐及对应的次级盐)组成,所以又称**缓冲对**。

（一）血液缓冲系统

无论是体内产生的,还是摄入的酸性或碱性物质,都经血液稀释,并被血液中缓冲系统所缓冲,转变成较弱的酸或碱,维持血液的 pH 不发生显著变化。血液的缓冲系统主要有碳酸氢盐缓冲系统、磷酸氢盐缓冲系统、血浆蛋白缓冲系统、血红蛋白缓冲系统和氧合血红蛋白缓冲系统(表 19-1)

表 19-1　血液缓冲系统的类型

血浆缓冲系统	红细胞缓冲系统
$NaHCO_3/H_2CO_3$	$KHCO_3/H_2CO_3$
Na_2HPO_4/NaH_2PO_4	K_2HPO_4/KH_2PO_4
$NaPr^-/HPr$	KHb/HHb
	$KHbO_2/HHbO_2$

血浆中以碳酸氢盐缓冲对最为重要,主要缓冲固定酸和碱,红细胞以血红蛋白及氧合血红蛋白缓冲对最为重要,主要缓冲挥发性酸。

血液中各缓冲对的缓冲能力若以每升血浆的 pH 从 7.4 降至 7.0 时能够中和 0.1mol/L HCl 的毫升数表示,分别为:碳酸氢盐缓冲系统 18.0ml,血红蛋白缓冲系统 8.0ml,血浆蛋白缓冲系统 1.7ml,血浆磷酸氢盐缓冲系统 0.3ml。可见碳酸氢盐缓冲系统的缓冲能力最强。

由于血浆中以碳酸氢盐缓冲系统为主,血浆的 pH 主要决定于血浆中的 $NaHCO_3$ 和 H_2CO_3 的浓度。在正常情况下,血浆中 $NaHCO_3$ 的浓度为 24mmol/L, H_2CO_3 的浓度为 1.2mmol/L,两者的比值为 24/1.2 = 20/1,这与人体代谢产酸远多于碱的生理情况相适应。已知 H_2CO_3 的 pKa = 6.1,血浆 pH 按 Henderson-Hasselbalch 方程式计算:

$$pH = pKa + lg \frac{[NaHCO_3]}{[H_2CO_3]} = 6.1 + lg \frac{20}{1} = 6.1 + 1.3 = 7.4$$

由上式可以看出,只要 $NaHCO_3$ 与 H_2CO_3 的浓度之比为 20:1,血浆的 pH 就可以维持在 7.4。如果 $NaHCO_3$ 或 H_2CO_3 一方的浓度发生变化,而另一方的浓度也做相应的变化,使比值维持在 20:1,则血浆的 pH 保持不变。因此,人体调节酸碱平衡的实质就在于调整血浆中 $NaHCO_3$ 和 H_2CO_3 的含量,使两者的比值维持在 20:1。

（二）血液缓冲系统对酸碱的缓冲作用

1. 对固定酸的缓冲作用　人体内的固定酸主要来自物质代谢,如糖酵解产生乳酸;又如乙酰乙酸和 β-羟丁酸是肝脏合成酮体的主要成分。这些固定酸进入血液后,主要由碳酸氢盐缓冲系统的抗酸成分 $NaHCO_3$ 进行缓冲。

$$CH_3COCH_2COOH+NaHCO_3 \longrightarrow CH_3COCH_2COONa+H_2CO_3$$
$$CH_3CHOHCOOH+NaHCO_3 \longrightarrow CH_3CHOHCOONa+H_2CO_3$$

　　通过碳酸氢盐缓冲系统的作用,将酸性较强的固定酸(乙酰乙酸、乳酸等)转变成酸性较弱的 H_2CO_3,从而缓冲了固定酸对血液 pH 的影响,而且生成的 H_2CO_3 还可进一步分解成 CO_2 和 H_2O,通过肺呼吸排出体外。血浆其他缓冲系统对固定酸虽也有缓冲作用,但含量低,作用较小。$NaHCO_3$ 是缓冲固定酸的主要成分,它在一定程度上代表血浆对固定酸的缓冲能力。习惯上把血浆中的 $NaHCO_3$ 称**碱储备**(alkaline reserve)。碱储备的多少可用血浆二氧化碳结合力(carbon dioxide combining power,CO_2CP)来表示。

　　2. 对挥发性酸的缓冲作用　血红蛋白和氧合血红蛋白缓冲系统对挥发性酸起主要的缓冲作用。组织中二氧化碳分压(partial pressure of carbon dioxide,$PaCO_2$)为 6.67kPa,静脉血 $PaCO_2$ 为 6.13kPa。当血液流经组织时,CO_2 从组织弥散到红细胞中,经碳酸酐酶催化与 H_2O 结合生成 H_2CO_3,使血液 pH 有降低趋势。但由于组织中氧分压较低(4.0kPa),$KHbO_2$ 易释放 O_2 转变为 KHb,失氧后的血红蛋白分子由于构象变化而碱性增加,摄取 H^+ 的能力增强。故 KHb 与 H_2CO_3 作用生成酸性比 H_2CO_3 弱的 HHb,从而缓冲了 H_2CO_3 的酸性,而生成的 HCO_3^- 扩散到血浆中。与此同时等量的 Cl^- 从血浆转移到红细胞内,以维持膜内外电中性。这里将 Cl^- 在红细胞与血浆之间的转移称为**氯转移**。通过氯转移,也增加了静脉血浆 HCO_3^- 的含量,提高血浆缓冲固定酸的能力(图 19-1A)。当血液流经肺部时,肺泡中 PO_2(13.6kPa)高,$PaCO_2$(5.32kPa)较低,利于 H_2CO_3 在碳酸酐酶作用下分解成 CO_2 呼出体外,使血浆 H_2CO_3 有下降的趋势。同时,肺泡中的 O_2 弥漫入血,进入红细胞与 HHb 氧合成酸性较强的 $HHbO_2$。$HHbO_2$ 与 $KHCO_3$ 作用生成 H_2CO_3,代偿了因呼出 CO_2 所下降的 H_2CO_3(图 19-1B)。由此随着血红蛋白在肺和组织之间运输 O_2 和 CO_2 的过程,通过氧合与释放氧对碳酸进行缓冲。

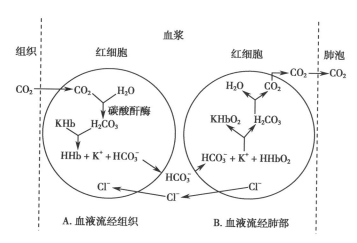

图 19-1　血红蛋白的缓冲作用

　　3. 对碱的缓冲作用　碱性物质进入血液时,缓冲系统的弱酸部分发挥作用,其中 H_2CO_3 是缓冲碱的主要成分。H_2CO_3 的消耗,可由机体不断产生的 CO_2 来补充。

$$Na_2CO_3+H_2CO_3 \longrightarrow 2NaHCO_3$$
$$Na_2CO_3+NaH_2PO_4 \longrightarrow NaHCO_3+Na_2HPO_4$$

虽然碳酸氢盐缓冲系统在缓冲酸和碱中均起重要作用,但其作用仅限于把较强的酸或碱转变成较弱的酸或碱,而不能彻底排出酸碱物质。而且在缓冲过程中仍然会引起血浆中 $[NaHCO_3]/[H_2CO_3]$ 的比值有所改变。针对缓冲系统调节的局限性和不足,机体还需依赖肺和肾的进一步调节,来维持 $[NaHCO_3]/[H_2CO_3]$ 的正常浓度比,以确保血液 pH 在恒定范围。

二、肺对酸碱平衡的调节

肺对酸碱平衡的调节是通过改变肺泡通气量来控制 CO_2 的排出量,从而影响血浆中 H_2CO_3 的浓度,使 $[NaHCO_3]/[H_2CO_3]$ 的比值接近正常,以保持 pH 的相对恒定。

肺泡通气量受位于延髓的呼吸中枢控制,呼吸中枢接受来自中枢和外周化学感受器的刺激。与外周化学感受器相比,中枢化学感受器对 $PaCO_2$ 的变化非常敏感。当体内产生的 H_2CO_3 较多,使 $PaCO_2$ 升高,pH 下降,从而增高脑脊液的 H^+ 浓度,刺激位于延髓腹外侧面的对 H^+ 具有极高反应的中枢化学感受器,引起呼吸中枢兴奋,使得呼吸加深加快,CO_2 呼出增加,使血中 H_2CO_3 浓度恢复正常。如 $PaCO_2$ 从正常的 5.32kPa(40mmHg)增加到 8kPa(60mmHg)时,肺通气量可增加 10 倍。但若 $PaCO_2$ 增加到 10.7kPa(80mmHg)以上时,呼吸中枢反而受到抑制,此称为 CO_2 麻醉。当体内碱性物质过多时,H_2CO_3 与之中和,使血浆 $PaCO_2$ 降低,pH 升高,呼吸中枢兴奋性因之减弱,肺呼出 CO_2 减少,使血浆中 H_2CO_3 得以保留。所以,在临床上观察患者是否出现酸碱平衡紊乱时,要注意呼吸频率和深浅的改变。

三、肾对酸碱平衡的调节

肾对酸碱平衡的调节

肾的主要作用是调节固定酸的量,通过排酸或保碱来维持血中碱储备($NaHCO_3$)量,从而调节 pH 使之相对恒定。肾调节酸碱平衡是通过 H^+-Na^+ 交换、NH_4^+-Na^+ 交换、K^+-Na^+ 交换等机制,参与维持血浆中 $[NaHCO_3]$ 与 $[H_2CO_3]$ 的正常比值。

(一)H^+-Na^+ 交换

近端肾小管细胞分泌 H^+ 的同时,从管腔回收 Na^+,两者转运方向相反,称 **H^+-Na^+ 交换**。这种 H^+-Na^+ 交换常伴有 $NaHCO_3$ 的重吸收。实验证明,近端肾小管细胞内 2/3 的 H^+ 经 H^+-Na^+ 交换分泌,约 1/3 的 H^+ 通过管腔膜 H^+-ATP 酶主动耗能分泌。人体每天从肾小球滤入管腔液的 $NaHCO_3$ 约 300g,但排出量通常仅为 0.3g,占滤过量的 0.1%。$NaHCO_3$ 重吸收主要发生在肾近曲小管部位,约占重吸收总量的 90%,其余部分在髓袢和远曲小管重吸收。

肾小管细胞中含有碳酸酐酶,它催化 CO_2 和 H_2O 结合成 H_2CO_3,H_2CO_3 再解离成 HCO_3^- 与 H^+,H^+ 被分泌到管腔内,同时将管腔液中的 Na^+ 交换回肾小管细胞内。肾小管细胞产生的大部分 HCO_3^- 与 Na^+ 由基侧膜的 Na^+-HCO_3^- 转运体同向转运入血,小部分 HCO_3^- 经 Cl^--HCO_3^- 载体对向交换到细胞间隙。肾小管细胞内的 Na^+ 也可由基侧膜的 Na^+/K^+-ATP 酶(钠泵)主动转运入血。近端肾小管刷状缘上的碳酸酐酶催化 H_2CO_3 分解成 CO_2 与 H_2O,CO_2 可扩散进入肾小管细胞内重新参与 H_2CO_3 的生成(图 19-2)。通过此 H^+-Na^+ 交换机制可将滤入管腔液的 HCO_3^- 和 Na^+ 几乎全部重吸收入血。

远端肾小管和集合管泌 H^+ 是由闰细胞来承担,这种泌 H^+ 方式借助于管腔膜的 H^+-ATP 酶进行,也可经 Na^+/K^+-ATP 酶主动泌 H^+,此为尿液的远端酸化作用。与此同时,在基侧膜以 Cl^--HCO_3^- 交换的方式重吸收 HCO_3^-。远端肾小管泌 H^+ 至集合管管腔后,H^+ 与 Na_2HPO_4 分子中的 HPO_4^{2-} 结合成酸性的 $H_2PO_4^-$,可使尿液的 pH 下降至 4.8 左右,终尿 $[HPO_4^{2-}]/[H_2PO_4^-]$ 或 $[Na_2HPO_4]/[NaH_2PO_4]$ 的比值由原来的 4:1 变为 1:99,此时 HPO_4^{2-} 几乎全部

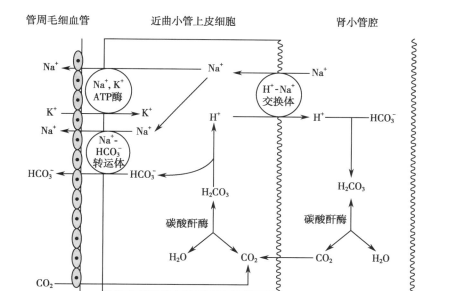

图 19-2　碳酸氢盐的重吸收

转变成 $H_2PO_4^-$,使磷酸盐被酸化(图 19-3)。管腔液中磷酸氢盐的酸化是细胞外液 HCO_3^- 重新生成的途径之一,也是尿液酸化的重要途径。

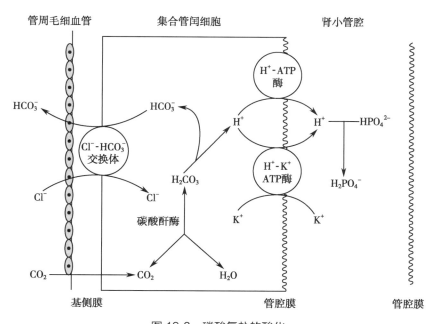

图 19-3　磷酸氢盐的酸化

　　除磷酸盐外,经缓冲作用产生的固定酸盐如乙酰乙酸钠盐、β-羟丁酸钠盐及乳酸钠盐等也可以 H^+-Na^+ 交换方式将 Na^+ 换回管壁细胞内,重新生成 $NaHCO_3$ 并重吸收入血,而乙酰乙酸、β-羟丁酸及乳酸等则以固定酸形式随尿排出体外,使尿液得到酸化。

　　(二) NH_4^+-Na^+ 交换

　　通常肾小管的 H^+-Na^+ 交换机制只能换回管腔液弱酸盐中的 Na^+,而对强酸盐(NaCl、

Na_2SO_4 等)中的 Na^+ 需经过 NH_4^+-Na^+ 交换机制回收。

近端肾小管上皮细胞是产 NH_3 的主要场所。肾小管上皮细胞内有活性很高的谷氨酰胺酶,催化谷氨酰胺分解生成 NH_3 和谷氨酸,后者经 L-谷氨酸脱氢酶催化产生 NH_3 和 α-酮戊二酸。NH_3 与细胞内碳酸解离出的 H^+ 结合成 NH_4^+,经 NH_4^+-Na^+ 交换机制进入管腔,而 Na^+ 进入细胞,并与 HCO_3^- 一同重吸收进入血液循环,补充血中碱储量。NH_3 是脂溶性分子,也可自由扩散进入管腔,并与原尿中的 H^+ 结合成 NH_4^+。管腔中的 NH_4^+ 则与强酸根生成铵盐随尿排出体外(图 19-4)。

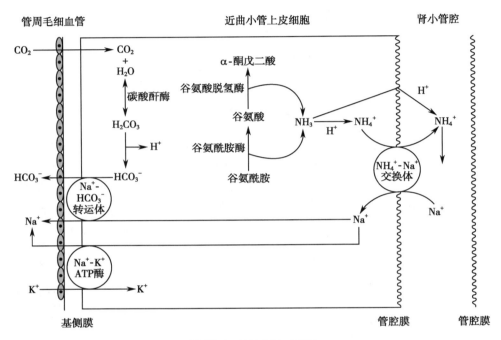

图 19-4 NH_4^+-Na^+ 交换

氨的分泌随原尿的 pH 变化,原尿的酸性越强,泌氨作用越强。因此酸中毒时,尿中铵盐增多,如尿呈碱性则泌氨作用停止。所以肝性脑病患者禁用碱性利尿药,以避免血氨进一步升高。

(三) K^+-Na^+ 交换

肾远曲小管细胞除分泌 H^+ 外,还可分泌 K^+,而 H^+ 和 K^+ 的分泌都伴有 Na^+ 进入肾小管细胞。故 H^+-Na^+ 交换和 K^+-Na^+ 交换两者有相互竞争作用。在高血钾时,K^+ 分泌增加,K^+-Na^+ 交换占优势,则抑制 H^+-Na^+ 交换,结果尿中排 K^+ 增多,H^+ 排出减少,这是高血钾易引起酸中毒的原因之一。相反,低血钾时,K^+ 分泌减少,H^+-Na^+ 交换占优势,K^+-Na^+ 交换减弱,结果尿中排 K^+ 减少,排 H^+ 增加,这是低血钾易引起碱中毒的原因之一。

四、组织细胞对酸碱平衡的调节

生物体组织细胞内液也是酸碱平衡的缓冲池,细胞的缓冲作用主要是通过离子交换进行的,如 H^+-K^+、H^+-Na^+、Na^+-K^+ 交换以维持电中性。如细胞外液 H^+ 增加时,H^+ 弥散入细胞内,而细胞内 K^+ 则移出细胞外,所以酸中毒时,往往引起高血钾。反之,细胞外液 H^+ 浓度下降时,H^+ 移向细胞外,K^+ 被取代进入细胞内,故碱中毒时,往往易引起低血钾。

综上所述,机体通过血液缓冲系统、肺、肾及组织细胞的调节机制相互配合来实现酸碱平衡的调节过程,但在作用时间和强度上有差别。血液缓冲系统的作用最快,但缓冲能力有限;肺虽调节作用效能高,也很迅速,通常在几分钟内开始,30分钟时缓冲作用达到高峰,但只能调节 H_2CO_3 的浓度,而且影响呼吸中枢的因素较多,调节效能也受到一定限制;细胞内液的缓冲作用强于细胞外液,大约在 pH 变化 3~4 小时才发挥作用;肾脏的调节作用发挥得更迟,常在数小时之后才起作用,3~5 天达高峰,但效率高、持续时间长,是最强的调节系统,对排除固定酸和保留 $NaHCO_3$ 有重要作用。因此,良好的肾功能,是纠正酸碱平衡紊乱的重要条件。

第三节　酸碱平衡紊乱及常用检测指标

尽管机体对酸碱负荷有很大的缓冲作用和有效的调节能力,但多种因素可引起过度的酸碱负荷或调节机制障碍,导致体液酸碱平衡遭到破坏,这种状况被称为**酸碱平衡紊乱**(acid-base disturbance)。

酸碱平衡
紊乱

一、酸碱平衡紊乱

机体通过以上所述的各种调节机制的协调配合,维持血液$[NaHCO_3]/[H_2CO_3]$的比值稳定在 20:1,保持血液 pH 处于正常范围。若酸性或碱性物质的来源过多或过少,或由于某些病理因素引起肺或肾的调节功能出现障碍时,就会发生酸碱平衡紊乱。

(一)酸碱平衡紊乱的类型

根据血液 $NaHCO_3$ 和 H_2CO_3 含量的变化情况,可将酸碱平衡紊乱分类。$NaHCO_3$ 浓度主要受代谢性因素的影响,由于血液 $NaHCO_3$ 含量首先减少或增加,引起$[NaHCO_3]/[H_2CO_3]$比值下降或增高,所致的酸碱平衡紊乱,称为**代谢性酸中毒**(metabolic acidosis)或**代谢性碱中毒**(metabolic alkalosis);H_2CO_3 含量主要受呼吸性因素的影响,如果由于肺的呼吸功能异常导致血液中 H_2CO_3 含量首先增加或减少,引起$[NaHCO_3]/[H_2CO_3]$的比值下降或增加,所致的酸碱平衡紊乱,称为**呼吸性酸中毒**(respiratory acidosis)或**呼吸性碱中毒**(respiratory alkalosis)。

在酸碱平衡紊乱的初期,由于各种代偿机制,尽管 $NaHCO_3$ 与 H_2CO_3 的绝对浓度已有变化,但若两者的浓度比值仍能维持在 20:1,血浆的 pH 尚在正常范围,称为**代偿性酸中毒**(compensated acidosis)或**代偿性碱中毒**(compensated alkalosis)。若肺、肾的代偿能力不能维持血液的正常 pH,使得血液 pH 低于或高于正常范围,则称为**失代偿性酸中毒**(uncompensated acidosis)或**失代偿性碱中毒**(uncompensated alkalosis)。

在临床实践中,由于患者状况的复杂性,同一患者可能发生一种类型的酸碱平衡紊乱,也可能同时发生两种以上类型的酸碱平衡紊乱。前者称为单纯性酸碱平衡紊乱(simple acid-base disturbance),后者称为混合性酸碱平衡紊乱(mixed acid-base disturbance)。在此仅阐述单纯性酸碱平衡紊乱。

(二)单纯性酸碱平衡紊乱

单纯性酸碱平衡紊乱可分为四种类型:代谢性酸中毒、代谢性碱中毒、呼吸性酸中毒、呼吸性碱中毒。

1. 代谢性酸中毒　血浆中 $NaHCO_3$ 含量原发性减少是代谢性酸中毒的基本特征。

(1)基本原因:①体内代谢产生过多的固定酸,如严重糖尿病或长时间饥饿时,脂肪动员增强引起的酮症酸中毒;任何原因引起的缺氧,使体内糖酵解增强产生过多的乳酸;②摄入过多的固定酸,如服用过多的酸性药物(阿司匹林、氯化铵等);③体内碳酸氢盐丢失过多,如严重腹泻、肠瘘、肠引流等丢失大量碱性肠液;④固定酸排出障碍:如肾衰竭时,由于肾小管泌 H^+ 和泌 NH_3 的能力下降,$NaHCO_3$ 重吸收减少,固定酸排出减少,引起酸性代谢产物在体内过多积聚;⑤高钾血症,如各种原因引起细胞外液 K^+ 增多时,K^+ 与细胞内 H^+ 交换,引起细胞外液 H^+ 增加,使 $NaHCO_3$ 减少,导致代谢性酸中毒。

(2)代偿机制:代谢性酸中毒时,机体的各种缓冲调节功能都参与代偿,并且必须依赖肺和肾的调节,尤其肺的调节十分迅速和强大。例如,严重糖尿病引起酮症酸中毒,血中酮体异常增高,乙酰乙酸经 $NaHCO_3$ 缓冲生成乙酰乙酸钠盐和 H_2CO_3,引起血浆 $NaHCO_3$ 浓度减少,而 H_2CO_3 浓度升高,血浆 pH 降低。血液中 H^+ 浓度增加可刺激呼吸中枢,引起呼吸加深加快,使 CO_2 排出增多,血浆 H_2CO_3 浓度呈代偿性减少。同时肾小管细胞泌 H^+ 和泌 NH_3 增加,排出固定酸,重吸收较多的 $NaHCO_3$,补充碱储量。通过上述代偿过程,虽然血浆中 $NaHCO_3$ 和 H_2CO_3 的实际浓度有所减少,但两者的比值仍接近于 20∶1,血液 pH 尚能维持在正常范围之内(7.35~7.45),此时即为代偿性代谢性酸中毒。如果 $[NaHCO_3]/[H_2CO_3]$ 的比值变小,而使血液 pH 下降至 7.35 以下,则称为失代偿性代谢性酸中毒。

代谢性酸中毒主要引起心血管系统和中枢神经系统的功能障碍。严重的代谢性酸中毒产生致死性室性节律失常、心肌收缩力下降,以及血管对儿茶酚胺的反应性降低。

(3)治疗原则:首先治疗原发病(如腹泻、糖尿病等)以消除引起代谢性酸中毒的病因,是治疗代谢性酸中毒的基本原则和主要措施。如恢复循环血容量,增加组织灌流量,以解除体内缺氧状态,减少乳酸的生成;改善肾功能,利于固定酸的排泄和 $NaHCO_3$ 的重吸收;给予碱性药物以补充体内碱储备不足,首选的碱性药物是碳酸氢钠,因其可直接补充血浆缓冲碱,作用迅速。其他碱性药物如乳酸钠等也常用来治疗代谢性酸中毒。纠正酸中毒的同时,还应注意纠正水、电解质紊乱。

2. 代谢性碱中毒　血浆中 $NaHCO_3$ 含量原发性增加是代谢性碱中毒的基本特征。

(1)基本原因:①H^+ 丢失过多,常见于剧烈呕吐或胃液引流引起富含 HCl 的胃液大量丢失。胃壁细胞富含碳酸酐酶,胃酸的大量丢失,使血浆中增高的 $NaHCO_3$ 得不到中和;长期使用髓袢利尿剂[如呋塞米(速尿)或依他尼酸利尿时,H^+ 经肾大量流失,使得 $NaHCO_3$ 大量被重吸收,以及丢失大量含 Cl^- 的细胞外液,引起低氯性碱中毒;②$NaHCO_3$ 过量负荷,常见于消化道溃疡病患者服用过多的碳酸氢钠;或矫正代谢性酸中毒时滴注过多的碳酸氢钠;或大量输入枸橼酸盐抗凝的库存血;③低钾血症,此时因细胞外液 K^+ 浓度降低,引起细胞内 K^+ 外移,同时细胞外的 H^+ 向细胞内移动,可发生代谢性碱中毒。此时由于肾小管上皮细胞内缺钾,使 K^+-Na^+ 交换减少,代之以 H^+-Na^+ 交换增多,泌 H^+ 增多,$NaHCO_3$ 重吸收随之增加,造成低钾性碱中毒。

(2)代偿机制:代谢性碱中毒时,除细胞内外离子的交换和体液的缓冲外,主要靠肺和肾的代偿,特别是肺。呼吸的代偿反应较快,往往数分钟即可出现,12~24 小时达最大效应。这是由于血浆 $NaHCO_3$ 浓度的增加,H^+ 浓度下降,抑制呼吸中枢,使呼吸变浅变慢,肺泡通气量减少,保留较多的 CO_2,血浆 H_2CO_3 含量呈代偿性增多,以维持 $[HCO_3^-]/[H_2CO_3]$ 的比值接近正常。血浆 H^+ 减少抑制肾小管上皮细胞碳酸酐酶和谷氨酰胺酶的活性,使肾小管泌 H^+ 和泌 NH_4^+ 减少,$NaHCO_3$ 的排出增多。肾对代谢性碱中毒的代偿作用出现较晚,最大代偿时限往往需 3~5 天。经过代偿,如果 $[NaHCO_3]/[H_2CO_3]$ 的比值仍能接近 20∶1,血液 pH 保持在正常范围内,此时称为代偿性代谢性碱中毒。如果 $[NaHCO_3]/[H_2CO_3]$ 的比值不能维持在正常范围之内,pH 升高到 7.45 以上,则称为失代偿性代谢性碱中毒。

轻度代谢性碱中毒的患者通常无症状,或出现与碱中毒无关的表现,如因细胞外液量减少引起的无力、肌痉挛、直立性眩晕。因低钾引起的多尿、口渴等。严重的代谢性碱中毒的患者常出现烦躁不安、精神错乱、谵妄、呼吸中枢抑制、意识障碍等中枢神经系统症状。严重的急性碱中毒时，神经肌肉的应激性增高。代谢性碱中毒时常伴有低钾血症。

（3）治疗原则：促使血浆中过多的 $NaHCO_3$ 由尿排出是纠正代谢性碱中毒的根本途径。在针对原发病进行治疗的同时，去除代谢性碱中毒的维持因素。对盐水反应性患者只要口服或滴注等渗或半等渗盐水即可恢复 $NaHCO_3$ 浓度；伴有高度缺钾患者应补充 K^+，常选用 KCl。对重症患者可给予酸性药物，常用 0.9% 的氯化铵溶液静脉滴注。也可直接用 0.1mol/L HCl 静脉缓慢滴注。

3. 呼吸性酸中毒 原发性血浆 H_2CO_3 升高是呼吸性酸中毒的基本特征。

（1）基本原因：外环境 CO_2 浓度过高而吸入过多（通风不良），或各种原因引起外呼吸通气障碍使 CO_2 在体内潴留，临床上以后者多见，如颅脑损伤、脑炎、喉头痉挛和水肿、溺水、异物堵塞气管、支气管哮喘、急性肺水肿、胸部创伤及有机磷中毒等。

（2）代偿机制：呼吸性酸中毒时，由于肺通气功能障碍，所以呼吸系统往往不能发挥代偿作用，大量产生的 H_2CO_3 也不能靠碳酸氢盐缓冲系统来缓冲，主要依靠非碳酸氢盐缓冲系统和肾代偿。

急性呼吸性酸中毒时，由于 CO_2 在体内的潴留，使血浆 H_2CO_3 浓度不断升高，H_2CO_3 解离为 H^+ 和 HCO_3^-，H^+ 与细胞内 K^+ 交换而进入细胞内，可被蛋白质缓冲体系所缓冲；血浆中 CO_2 弥散进入红细胞，经碳酸酐酶催化生成 H_2CO_3，进一步解离成 H^+ 和 HCO_3^-，H^+ 被血红蛋白及氧合血红蛋白缓冲体系所缓冲。经过血液非碳酸氢盐缓冲系统的缓冲，血浆 HCO_3^- 浓度有所增加。

慢性呼吸性酸中毒时，$PaCO_2$ 和 H^+ 的升高可增强肾小管细胞内碳酸酐酶和谷氨酰胺酶的活性，加速肾小管泌 H^+ 和泌 NH_3/NH_4^+，同时 $NaHCO_3$ 重吸收增加。经过上述的代偿作用，使血浆 $NaHCO_3$ 含量呈代偿性升高，如果 $[NaHCO_3]/[H_2CO_3]$ 的比值能恢复接近于 20:1，血液 pH 可仍维持在正常范围之内，称此为代偿性呼吸性酸中毒；如果 H_2CO_3 浓度的增加超过了代偿能力，导致 $[NaHCO_3]/[H_2CO_3]$ 的比值变小，血液 pH 下降到 7.35 以下，称为失代偿性呼吸性酸中毒。

呼吸性酸中毒对机体的影响基本上与代谢性酸中毒相似，此外可引起一系列血管运动和神经精神方面的障碍，如脑血管扩张、脑血流增加、颅内压增高。

（3）治疗原则：主要针对病因改善通气和换气功能，促使体内潴留的 CO_2 及时排出，根据情况可行气管切开，人工呼吸，解除支气管痉挛，祛痰，给氧等措施。由于肾保碱的代偿作用，呼吸性酸中毒时应慎用碱性药物，特别是通气尚未改善前。

4. 呼吸性碱中毒 原发性血浆 H_2CO_3 降低是呼吸性碱中毒的基本特征。

（1）基本原因：各种原因引起肺通气过度，导致 CO_2 排出过多。如低氧血症、肺疾病、脑外伤、脑肿瘤、癔症性换气过度、高热、甲状腺功能亢进，以及某些药物如水杨酸、铵盐类药物。

（2）代偿机制：当有效肺泡通气量超过每日产生的 CO_2 排出的需要时，可使血浆 H_2CO_3 浓度下降，故血浆 $NaHCO_3$ 相对增高。由低碳酸血症所致的 H^+ 减少，可由血浆 $NaHCO_3$ 的减少来代偿。这种代偿包括快速发生的细胞内缓冲和缓慢的肾排酸减少。急性呼吸性碱中毒时，由于 CO_2 排出过多，血液 $PaCO_2$ 降低，血浆 H_2CO_3 迅速降低，pH 升高。此时，H^+ 从细胞内移出细胞外，并与 HCO_3^- 结合形成 H_2CO_3 使血浆 $NaHCO_3$ 量减少，H_2CO_3 量有所增加。进入血浆的 H^+ 来自细胞内缓冲物，也可来自细胞代谢产生的乳酸（碱中毒能促进糖酵解）。在慢性呼吸性碱中毒时，低碳酸血症的持续存在，使肾小管上皮细胞泌 H^+ 和泌 NH_3 量下降，HCO_3^- 重吸收减少，使血浆中 $NaHCO_3^-$ 含量呈代偿性降低。经过代偿，如果 $[NaHCO_3]/[H_2CO_3]$ 的比值仍能恢复接近 20∶1，pH 仍维持在正常范围之内，称此为代偿性呼吸性碱中毒。如果通气严重过度，使血浆 H_2CO_3 浓度的降低超过了代偿能力，则 $[NaHCO_3]/[H_2CO_3]$ 的比值变大，血液 pH 升高到 7.45 以上，则称为失代偿性呼吸性碱中毒。

与代谢性碱中毒相比，呼吸性碱中毒患者更易出现眩晕、四肢及口周感觉异常、意识障碍、抽搐等。

（3）治疗原则：首先要防治原发病，及时消除引起呼吸过度的原因。急性呼吸性碱中毒患者可吸入含 5%CO_2 的混合气体，或用纸袋盖住患者口鼻，使之重新吸入呼出的气体，以提高血液 $PaCO_2$。癔症患者应给予耐心细致的思想疏导，并嘱其屏气，必要时可给予镇静剂和钙剂。

二、常用酸碱平衡检测指标及其临床意义

在临床上，全面和正确地了解体内酸碱平衡状况，对病情分析、诊断和治疗有重要的帮助。反映酸碱平衡紊乱的常用指标如下：

（一）血液 pH

pH 是表示溶液酸碱度的简明指标。正常人动脉血的 pH 为 7.40±0.05。凡血液 pH<7.35 为失代偿性酸中毒，凡 pH>7.45 为失代偿性碱中毒。血液 pH 在正常范围内，不一定就表示酸碱平衡，也可能表示处于酸碱平衡紊乱的代偿期。血液 pH 只能表示有无失代偿性酸中毒或碱中毒，不能判定是代谢性还是呼吸性酸或碱中毒，所以进一步测定 $PaCO_2$ 和 HCO_3^- 是非常重要的。

（二）动脉血二氧化碳分压

动脉血**二氧化碳分压**（$PaCO_2$）是指血浆中呈物理溶解状态的 CO_2 所产生的张力。由于 CO_2 经呼吸膜快速弥散，动脉血 $PaCO_2$ 就相当于肺泡气 $PaCO_2$，因此测定 $PaCO_2$ 是反映呼吸性酸或碱中毒的重要指标。正常值为 4.39 ~ 6.25kPa（33 ~ 46mmHg）。如果 $PaCO_2$>6.25kPa，提示肺功能不良，通气不足，有 CO_2 潴留，见于呼吸性酸中毒或代偿后的代谢性碱中毒；如果 $PaCO_2$<4.39kPa，提示肺通气过度，CO_2 排出过多，见于呼吸性碱中毒或代偿后的代谢性酸中毒。

（三）二氧化碳结合力

二氧化碳结合力（CO_2CP）是指 25℃、$PaCO_2$ 约为 5.32kPa 时，每升静脉血浆中以 HCO_3^- 形式所存在的 CO_2 的量。CO_2CP 在一定程度上可反映血浆中 $NaHCO_3$ 的含量，正常值为 22~31mmol/L。CO_2CP 增高可能是代谢性碱中毒，也可能是有代偿反应的呼吸性酸中毒；CO_2CP 降低时可能是代谢性酸中毒，也可能是有代偿反应的呼吸性碱中毒。因此，不能仅依赖碱贮量的高低变化简单判断酸或碱中毒，还需根据临床症状综合分析患者属于何种类型的酸碱平衡失调。现因测定 pH、$PaCO_2$ 等方法方便可靠，故 CO_2CP 的测定已日渐少用。

（四）标准碳酸氢盐和实际碳酸氢盐

标准碳酸氢盐（standard bicarbonate, SB）是指全血在标准状况下（温度 37℃、$PaCO_2$ 为 5.32kPa、血红蛋白氧饱和度为 100%）测得的血浆 $NaHCO_3$ 的含量，其意义与 CO_2CP 基本相同。由于标准化后，$NaHCO_3$ 不受呼吸因素的影响，所以是判断代谢性酸或碱紊乱的指标，正常值为 22~27mmol/L。SB 在代谢性酸中毒时降低，在代谢性碱中毒时增高。

实际碳酸氢盐（actual bicarbonate, AB）是指在隔绝空气和在实际 $PaCO_2$、体温和血红蛋白氧饱和度的条件下，测得的血浆 $NaHCO_3$ 的含量。由于 AB 的测定是在非标准状况下，所

以受呼吸和代谢两方面因素影响,正常人 SB 与 AB 相等。如果 AB>SB,表示有 CO_2 积蓄,可见于呼吸性酸中毒及代偿后的代谢性碱中毒;如果 AB<SB,表示 CO_2 呼出过多,见于呼吸性碱中毒或代偿后的代谢性酸中毒。

（五）缓冲碱

缓冲碱（buffer base,BB）是指血液中具有缓冲作用的碱性物质的总和,包括血浆和红细胞中的 HCO_3^-、Hb^-、HbO_2^-、Pr^-、HPO_4^{2-} 等。BB 比 HCO_3^- 更能全面地反映机体中和酸的能力,是反映代谢因素的指标。通常以氧饱和的全血在标准状态下测定,正常值为 45～52mmol/L。代谢性酸中毒时,BB 下降;代谢性碱中毒时 BB 值升高。

（六）碱剩余

碱剩余（base excess,BE）是指全血在标准状况下,用酸或碱滴定至 pH 为 7.40 时所消耗的酸或碱的量。若用酸滴定使血液 pH 达到 7.40,则表示被测血液的 BB 含量增高,即有碱剩余,BE 用正值表示;如需用碱滴定,则说明被测血液的 BB 含量降低,即**碱不足**（base deficient,BD）,BE 用负值表示。全血 BE 的正常值范围为 -3.0～+3.0mmol/L。代谢性酸中毒时,BE 负值增加;代谢性碱中毒时,BE 正值增加。BE 不受呼吸因素的影响,并能较真实地反映缓冲碱的增加或减少,故是代谢性酸碱平衡失调的指标。

（七）阴离子间隙

阴离子间隙（anion gap,AG）是近年广泛受重视的酸碱指标。AG 指血浆中未测定阴离子（undetermined anion,UA）与未测定阳离子（undetermined cation,UC）的差值,即 AG=UA-UC。正常血浆中阴阳离子的总量相等,均为 151mmol/L。血浆中 HCO_3^- 和 Cl^- 称为可测定阴离子,它们占血浆阴离子总量的 85%。血浆中的 UA 包括 Pr^-、HPO_4^{2-}、SO_4^{2-} 及有机酸阴离子。Na^+ 称为可测定阳离子,占血浆阳离子总量的 90%。血浆中未测定阳离子包括 K^+、Ca^{2+} 和 Mg^{2+}。常规测定血浆中可测定阴离子和可测定阳离子的量,即可按下述计算 AG:

$$Na^+ + UC = (HCO_3^- + Cl^-) + UA,$$

则 AG=UA-UC=Na^+-(HCO_3^-+Cl^-)=140-(24+104)=12mmol/L,正常波动范围是（12±2）mmol/L。

AG 可增高也可降低,但增高的意义较大,可有助于区分代谢性酸中毒的类型和诊断混合型酸碱平衡紊乱。目前多以 AG>16mmol/L 作为判断是否有 AG 增高代谢性酸中毒的界限。

血液酸碱平衡指标对诊断酸碱平衡紊乱特别是复合型酸、碱中毒具有重要意义,但临床上仍要根据病史、症状、体检及测定多项酸碱平衡指标结果进行综合分析,才能对酸碱平衡紊乱做出正确判断。表 19-2 列出了单纯性酸碱平衡紊乱时各种血气分析参数的变化情况。

表 19-2 单纯性失代偿性酸碱平衡紊乱时血气分析参数的变化

酸碱平衡紊乱类型	血液					
	pH	CO_2CP	$PaCO_2$	BE	BB	AB 与 SB
代谢性酸中毒	下降	下降	代偿性降低	负值加大	降低	均降低,AB<SB
代谢性碱中毒	升高	增高	代偿性增高	正值加大	升高	均增高,AB>SB
呼吸性酸中毒	下降	增高	增高	正值加大	升高	均增高,AB>SB
呼吸性碱中毒	升高	下降	降低	负值加大	降低	均降低,AB<SB

案例分析

案例:韩某,男,66岁,因尿检异常1年余,加重伴血肌酐升高10个月余入住某省中医院肾病科。

病史:患者1年前无明显诱因出现双下肢凹陷性水肿,于某省立医院就诊。入院后完善相关检查,尿蛋白+++,24h 尿蛋白定量 6.12g/24h,抗磷脂酶 A2 受体抗体24.98RU/ml,诊断为肾病综合征,后于肾病科住院治疗。入院给予环孢素 100mg bid 抗免疫联合中药治疗,住院期间查血肌酐 155μmol/L,诊断为慢性肾衰竭,给予降尿蛋白、降血压、保肾等治疗,并定期复查血肌酐调整药量。现症见:乏力,活动后易疲劳,鼻塞,咽痒,偶咳嗽,伴有白色黏痰,口苦,齿龈红肿增生,右侧智齿痛,畏寒,偶头晕耳鸣,腰背酸痛,胃脘部不适,双侧膝关节疼痛,无双下肢浮肿,无心慌胸闷,纳可眠安,大便1次/日,质干,夜间尿频,单次尿量可。住院期间,患者无明显诱因出现恶心,干呕欲吐,呼吸深大,意识欠清,遂急查动脉血气分析,示:pH = 7.24,PaCO$_2$ = 44.1mmol/L,HCO$_3^-$ = 18.1mmol/L,并请肺病科急会诊。

问题:

1. 试判断该患者出现的酸碱平衡紊乱情况。
2. 试分析该酸碱平衡紊乱的原因。

分析:该患者属于肾衰竭引起的代谢性酸中毒合并呼吸性酸中毒,由于肾脏的原发疾病引起机体排酸保碱功能障碍,临床以出现 Kussmaul 呼吸为特征,且患者住院期间处于长期卧床状态,导致院内获得性肺炎的发生,故血气分析 pH 值明显降低。

知识链接

酮症酸中毒

酮体包括乙酰乙酸、β-羟丁酸和丙酮三种物质,主要以脂肪酸 β 氧化产生的乙酰辅酶 A 为原料在肝细胞合成。丙酮仅占酮体总量的2%以下,易挥发,可经呼吸排出。因此,乙酰乙酸和 β-羟丁酸是酮体的主要成分,并且均是酸性化合物。当某些原因使肝脏酮体合成增多,超过肝外组织对酮体的利用能力时,导致酮体潴留于血液,则出现酮血症及酮尿症。乙酰乙酸和 β-羟丁酸均为固定酸,对两者的缓冲需消耗 NaHCO$_3$,导致血浆 NaHCO$_3$ 含量原发性减少,即出现代谢性酸中毒,由于该代谢性酸中毒是因血液酮体含量过高所致,故称为酮症酸中毒。临床上酮症酸中毒的常见原因有糖尿病、饥饿等。糖尿病和饥饿均可导致脂肪动员增强,使脂肪酸 β 氧化增强,产生大量乙酰辅酶 A,进而使酮体合成增多,出现酮症酸中毒。酮症酸中毒患者除了具有代谢性酸中毒的临床特征和相关指标变化外,血酮体含量升高,尿酮体阳性,还可呼出具有"烂苹果"气味的气体,这是因其呼出气体含有较多丙酮的缘故。

重难点解析

扫一扫,
测一测

(田　原)

复习思考题

1. 血液缓冲系统的类别有哪些？
2. 简述 pH 值的概念、正常范围及临床意义。
3. 简述 $PaCO_2$ 的概念、正常值及临床意义。

◇◇◇ 实 验 教 学 ◇◇◇

学习目标

1. 通过实验操作,掌握相关的化学与生物化学基本实验操作技能。
2. 培养观察、记录和处理实验结果的能力。
3. 树立严谨认真、实事求是的科学态度。

医用化学与生物化学是实验性学科,实验在医用化学与生物化学的学科发展中有着十分重要的地位。除加强理论学习外,还应该注重实验技能培养,以增强感性认识,巩固理论知识。通过实验,不仅可以帮助理解和掌握理论知识及正确掌握实验的基本方法和基本技能,还能够培养观察、分析能力,做到理论联系实际,并树立严谨认真、实事求是的科学态度。

实验室是进行科学实验的场所,不可避免地存放着一定数量的危险化学品及贵重精密仪器。进入实验室进行实验操作时,应始终贯彻"安全第一"的思想,确保人员和设备的安全。进入实验室必须遵守实验室规章制度,并具备实验室安全知识。

一、学生实验室规章

1. 实验前做好预习(了解实验目的、内容、操作步骤及实验意义),进入实验室需要穿好工作服。

2. 按时进入实验室,禁止将食品、饮料带入实验室,遵守课堂纪律,不得喧哗、哄闹,中途有事经老师同意后方可离去。

3. 实验时注意安全,按实验要求认真操作,不得随便改动。仔细观察实验现象,如实记录实验结果并进行科学分析。

4. 实验使用药品、试剂等,用后及时盖好瓶塞(以免试剂污染,影响结果),归还原处。

5. 爱护器材,节约试剂,凡属精密仪器不得任意搬弄,如有损坏或污染,应立即向老师报告。

6. 尊重和善待实验动物,维护实验动物的福利和伦理。

7. 实验完毕,洗涤仪器,整理桌面,打扫清洁,实验后污物、渣屑、动物尸体等须倒入或置放指定地点,不得乱扔。确定关闭水电后方可离开。

8. 诚信科研,客观分析实验结果并认真书写实验报告。

"世界实验动物日"的由来

生命科学领域离不开实验动物,特别是在医学领域,实验动物作为"人类的替身"有着不可替代的作用,没有实验动物,就没有当今生物医学的发展和进步。实验动物为人类发展做出了巨大牺牲,为了呼吁人类减少和停止不必要的动物实验,英国反活体解剖协会(National Anti-Vivisection Society,NAVS)在 1979 年 4 月 24 日发起了实验动物保护活动,此后每年的 4 月 24 日成为"世界实验动物日"。

动物作为与人类共存的生命体,理应受到尊重和善待。本着关爱生命的原则,我们提倡科学、人道地开展动物实验。近年来,国内许多实验动物使用单位陆续设立了实验动物纪念碑并举行纪念活动,也成立了实验动物伦理委员会。开展实验动物纪念活动的目的在于提醒大家时刻铭记实验动物为人类健康事业所做出的巨大贡献和牺牲,在工作中怀感恩之心,尊重和善待实验动物,维护实验动物的福利和伦理,遵循 3R(替代、减少和优化)原则,规范和合理地使用实验动物。

二、实验室安全知识

1. 低沸点有机溶剂(如酒精、乙醚、石油醚等)为易燃物品,使用时应远离火源、禁明火,若需加热要用水浴加热。

2. 凡属发烟或产生有毒气体的化学实验,均应在通风柜内进行,以免对人体造成危害。

3. 若发生酸碱灼伤事故,先用大量自来水清洗,酸灼伤者用饱和碳酸氢钠溶液中和,碱灼伤者用饱和硼酸溶液中和,氧化剂伤害者用硫代硫酸钠处理。

4. 若发生起火事件,根据起火性质分别采用砂、水、二氧化碳或四氯化碳灭火器扑灭。

5. 离开实验室必须关好窗户,切断电源、水源,以确保安全。

实验一　实验基本技术操作

一、玻璃仪器的洗涤

玻璃仪器清洁与否是获得准确结果的重要一环。清洁的玻璃仪器内壁应明亮光洁,无水珠附着在玻璃仪器内壁上。常用的洗涤方法如下:

1. 一般仪器　如烧杯、试管等,可用肥皂、合成洗涤剂、去污粉等以毛刷仔细刷洗后,再用自来水冲干净,最后用少量蒸馏水冲洗 2~3 次,倒置晾干或置于烤箱烤干后备用。

2. 容量分析仪器　如吸量管、容量瓶、滴定管等,不能用毛刷刷洗,可在用毕后即用自来水冲洗,直至不挂水珠,再用少量蒸馏水冲洗 2~3 次备用。若冲洗后的仪器仍挂水珠,则应将其沥干后,再用重铬酸钾洗液浸泡 4~6 小时,然后用自来水冲洗干净,再用少量蒸馏水冲洗 2~3 次。

3. 黏附有血浆的刻度吸量管　可先用 45% 尿素溶液浸泡,使血浆蛋白溶解,然后用自来水冲洗干净。如还不能达到清洁要求,则可浸泡于重铬酸钾洗液中 4~6 小时,再用大量自来水冲洗,最后用少量蒸馏水冲洗 2~3 次。也可用 1% 氨水浸泡,使血浆膜溶解,然后再依次用 1% 稀盐酸溶液、水、蒸馏水冲洗。

4. 新购置的玻璃仪器　有游离碱存在,需置于 1%~2% 稀盐酸中浸泡 2~6 小时,除去游离碱后,再用自来水冲洗干净,最后用蒸馏水冲洗 2~3 次。

5. 使用重铬酸钾洗液时应注意以下几点:

(1) 需用重铬酸钾洗液(以下简称洗液)浸泡的容器,在浸泡前应尽量沥干,再用洗液浸泡。否则洗液因被稀释而氧化能力降低,甚至失效。

(2) Hg^{2+}、Ba^{2+}、Pb^{2+} 等离子能与重铬酸钾洗液作用,生成不溶性的化合物而沉积在容器上,因此凡接触过含有上述离子的容器,应先除去这些离子(可用稀盐酸或 5%~10% 乙二胺四乙酸二钠等先行消除),用水冲洗后沥干,再用洗液浸泡。

(3) 油类、有机溶剂等均可使洗液还原而失效,因此容器壁上如附有大量油类、有机物等,应先除去,然后再用洗液浸泡。

(4) 洗液有很强的酸性和氧化性,使用时应注意不要滴落在皮肤或衣物上,以免被烧伤或烧坏。

(5) 重铬酸钾洗液还原出硫酸铬时,洗液由原来的深棕色变为绿色,此时洗液就不具有氧化性了,不能继续使用。

二、吸量管和移液器的使用

吸量管和移液器都是用来转移一定体积液体的量器,实验过程中,需根据移取液体的性质、体积等选取合适的量器。

(一) 吸量管的使用

常用的吸量管有以下三种:

1. 刻度吸量管　刻度吸量管有刻度从上部刻到尖端的及从尖端向上刻的两种,使用前要仔细辨认。如使用刻度到尖端者,将液体放出后,应吹出最后留在管内的少量液体。

2. 移液吸量管　一般只在上端有一个刻度,将所量的流体放出后,只需将吸量管的尖端触及受器壁约半分钟即可,不得吹出尖端的液体。有的移液管在下端狭窄处也有一刻度线,则两刻度线间的体积才代表移液管上所注明的体积。

3. 奥氏吸量管　准确度极高,使用时必须吹出留在尖端的液体。

吸量管的正确使用方法:使用吸量管时先要看清楚刻度情况,选择适当容量的吸量管(吸量管容积等于或大于需要的液体体积数)。拿吸量管时,标有刻度的一面面向自己,以便于读取刻度。右手中指和拇指拿住吸量管上部,把管的尖端插入待量取的液体深处。左手持洗耳球把容器内液体吸至刻度上方时,立即用右手示指按住吸量管口,以稳住吸量管内的液面。提起吸量管离开容器,用滤纸片擦干吸量管外壁所沾液体,再以吸量管尖端接触容器内壁,慢慢放松示指,使吸量管内凹液面最低点下降至所需的刻度处(眼睛与刻度线要处于同一水平面上),立即用示指堵紧。然后将吸量管插到需加液体的容器中,让其尖端与容器内壁靠紧,松开示指让液体流出。液体流完后再等 15 秒,捻动一下吸量管后移去(如需吹的吸量管,则吹出留在尖端的液体后再捻转一下吸量管后移去)。

吸取某些黏滞性大的液体(如血液)时,用普通吸量管会有些误差,宜用奥氏吸量管,这种吸量管每单位容量占管壁面积比普通吸量管小,故溶液黏附于管壁的容量也较少,且膨大部呈卵形便于血液流出。吸量血液时与一般吸量管操作相似,把血液放入接收仪器以前,应拭尽管尖附着的血液,然后注意运用手指压力控制流出速度,使血液慢慢流出,管壁应清晰地看不到血液薄膜附着,当血液流尽后,把管尖最后一滴血轻轻吹入容器内。

吸量管使用时应干净无水,如急用而又有水时,可用少量待量取的溶液先润洗 3 次,然后再吸取待量取的溶液,否则留在管内的水会把溶液稀释。

（二）移液器的使用

移液器分为单道移液器和多道移液器,使用方法如下:

1. 根据实验目的和移取液体的体积选取合适的移液器。

2. 设定移液体积　旋转体积调节按钮到设定体积,从大体积调节到小体积时,为正常调节方法,逆时针旋转刻度即可。从小体积调节至大体积时,可先顺时针调至超过设定体积的刻度,再回调至设定体积,这样可以保证最佳的精确度。

3. 装配移液器吸头　使用单道移液器时,将移液端垂直插入相匹配的吸头,左右微微转动,拧紧即可(应避免反复撞击吸头拧紧的操作,这样操作会导致移液器部件因强烈撞击而松散,严重的情况会导致调节刻度的旋钮卡住)。使用多道移液器时,将移液器的第一道对准第一个吸头,倾斜插入,前后稍许摇动上紧,吸头插入后略超过 O 形环即可。

4. 移取液体　按下控制按钮到第一档,垂直进入液面 3~5mm。缓慢松开控制按钮,否则液体进入吸头过快会导致液体倒吸入移液器内部并导致吸入体积减少。打出液体时贴壁并有一定角度,先按到第一档,稍微停顿,待剩余液体聚集后,再按到第二档将剩余液体全部压出。

三、溶液的混匀

欲使某一反应充分进行,必须使反应体系内各种物质迅速互相接触。因此,每加一次试剂后,都必须充分混匀。当溶液稀释时,亦需充分混匀,才能获得浓度均一的溶液。

常用于溶液混匀的方法有以下几种:

1. 振摇混匀法　少量液体的混匀可简单地将试管轻轻振摇或甩动即可。

2. 指弹混匀法　较多的液体用振摇或甩动不易混匀时,可左手持试管,右手轻轻叩击或拨动试管底,使管内液体搅动发生漩涡而达到混合的目的。

3. 转动混匀法　在试管盛有较多液体时,可手持试管做圆周转动,使管内液体漩涡运动而混合之。

4. 搅拌混匀法　如液体的黏稠度较大时可考虑用玻璃棒搅拌混匀。

5. 倒转混匀法　管口衬一清洁塑料薄膜,以手掌按住管口,反复颠倒混匀。

6. 利用漩涡混合器混匀。

四、离心机的使用

离心法是分离沉淀物的一种方法。它是利用离心机转动的离心力,使比重较大的沉淀物沉积在管底部,以达到分离的目的。其上层的液体称为上清液。

普通离心机的使用方法:

1. 将待离心的液体置于离心管或小试管中,并检查离心管(或小试管)的大小与离心机的套管是否匹配。

2. 取出离心机中的全部套管,并检查底部有无碎玻片或漏孔(有碎玻片必须取出,漏孔应用蜡封住)。检查合格后,将盛有离心液的两离心管分别放入套管中,然后连套管一起分置于天平两侧,通过往离心管与套管之间滴加水来调节两边重量使之达到平衡。

3. 将已平衡的两只装有离心管的套管分别放入离心机相互对应的两个插孔内,盖上离心机盖,打开电源开关,逐步扭动转速旋钮,缓慢增加离心机转速,直至所需的转速。达到离心所需的时间后,将转速旋钮调回零,关闭电源,让离心机自然停止转动后(注意不可强迫停转),取出离心管。

4. 发现不正常情况,要停机检修,排除故障方可再用。

五、比色分析原理及 722 型光栅分光光度计的使用

（一）原理

有色溶液对光线有选择性的吸收作用,由于不同物质分子结构不同,对不同波长光线的吸收能力也不相同,测定溶液中存在的具有光吸收能力的物质的浓度,其理论依据就是 Lambert-Beer 定律:当一束单色光透过有色溶液后,由于溶液吸收了一部分光,光线的强度要减弱,溶液的浓度越大,透过的液层越厚,光线强度的减弱越显著,如图实验教学-1:光线通过溶液前的强度为 I_0(入射光强度),通过液层的厚度为 L,透过光的强度为 I,则 I/I_0 表示光线透过溶液的程度,称为透光度(T),$T=I/I_0$。A 为 T 的负对数,称为吸光度,$A=-\lg T=\lg I_0/I$。

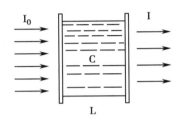

图实验教学-1　光线通过溶液介质示意图

Lambert-Beer 定律可以表示为 $A=\lg I_0/I=KCL$,K 为摩尔吸光系数,与溶质、溶剂、比色皿等的性质有关,假设在比色分析中,相同条件下测定未知液浓度(C_1)的吸光度(A_1),同时又测定已知浓度标准液(C_2)的吸光度(A_2),根据上述 Lambert-Beer 定律可得:$A_1=K_1C_1L_1$,$A_2=K_2C_2L_2$,因为测定相同成分,故 $K_1=K_2$;用同一比色皿,则 $L_1=L_2$,因而 $A_1/A_2=C_1/C_2$。

$$\therefore \quad 未知液浓度(C_1)=\frac{测定管吸光度(A_1)}{标准管吸光度(A_2)}\times 标准液浓度(C_2)$$

此未知液的浓度再乘以稀释倍数,就可求得该物质的量。

（二）722 型光栅分光光度计的使用与操作练习

722 型分光光度计为实验室常用仪器,其外形如图实验教学-2,波长范围为 $360\sim800\text{nm}$,在 $410\sim710\text{nm}$ 之间灵敏度较好。

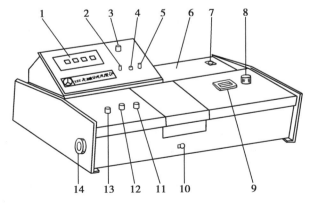

1.数字显示器　　　2.吸光度调零旋钮　　　3.选择开关　　　4.吸光度调斜率电位器
5.浓度旋钮　　　　6.光源室　　　　　　　7.电源开关　　　　8.波长手轮
9.波长刻度窗　　　10.试样架拉手　　　　11.100% T旋钮　　12.0% T旋钮
13.灵敏度调节旋钮　14.干燥器

图实验教学-2　722 型光栅分光光度计的外部构造

1. 使用方法

（1）使用前应该检查仪器各部位是否正常，了解各操作旋钮的功能。

（2）检查电源电压是否与仪器要求相符。

（3）开启电源，指示灯亮，选择开关置于"T"，波长调至测试用波长，仪器预热 20 分钟。

（4）打开试样室箱盖，调节"0"旋钮使数字显示为"000.0"，盖上箱盖，将比色皿架拉到蒸馏水校正位置，使光电管受光，调节透光度"100%"旋钮使数字显示为"100.0"。

（5）预热后，取四只比色杯：一只放入作为测定空白管的溶剂（一般都用蒸馏水作测定空白）；一只放入标准溶液；另两只放入待测液，插在比色皿架上。

（6）盖上试样室盖，将测定空白杯置于光路上，按（4）连续几次调整"0"和"100%"，稳定后即可进行测试。

（7）吸光度 A 的测量：将选择开关置于"A"，调节吸光度调零旋钮，使数字显示为"0.000"，然后将被测样品杯移入光路，数字显示值即为被测样品的吸光度 A 值。

（8）浓度 C 的测量：选择开关由"A"旋置"C"，将已标定浓度的样品放入光路，调节浓度旋钮，使得数字显示为标定值，将被测样品放入光路，即可读出被测样品的浓度值。

（9）如果大幅度改变测试波长时，需重新调整"0"和"100%"，待稳定后再测试。

（10）使用完毕后将各旋钮复原。切断电源。清洗比色杯，用细软而吸水的布或擦镜纸擦干。

2. 操作练习

（1）将波长旋钮置于 690nm 处。

（2）用 722 分光光度计测定 0.2%、0.4%、0.6%、0.8%（g/ml）不同浓度的硫酸铜溶液，记下它们的吸光度 A 值。每一浓度的溶液必须重复测 2 次，取其平均值。

（3）以浓度为横坐标，吸光度为纵坐标，绘制标准曲线。

（4）重复上述操作，测定未知浓度的硫酸铜溶液的吸光度，在上述标准曲线中求出未知液浓度。

附：试剂

1. 0.2%、0.4%、0.6%、0.8%硫酸铜溶液。

2. 未知硫酸铜溶液。

实验二　功能基反应

（一）原理

功能基是决定一类化合物一般性质的主要原子或基团，它是分子中比较活泼的部分。各种功能基有不同的化学性质，例如，烯基与卤素能发生加成反应，酚性羟基与三氯化铁发生颜色反应，羰基能发生亲核加成反应，醛基与弱氧化剂能发生还原反应等。利用这种性质常可以初步判断化合物中某些功能基的存在，如果某化合物能进行卤素加成反应，则可以推断该化合物中有不饱和烃基存在，如果能与三氯化铁产生颜色反应，则很可能有酚羟基存在。

复合功能基化合物的性质一般决定于各个单功能基的性质。例如，油酸含有羧基，能与醇进行酯化反应，同时也含有烯基，所以能与卤素发生加成反应；葡萄糖含有醛基，能与班氏试剂起反应，同时含有羟基，所以又能进行酯化反应。但是由于分子中的原子或原子团的相互影响，复合功能基化合物也或多或少会出现一些特殊的反应。例如，果糖是酮糖，但分子中的羰基由于受到羟基影响,通过酮-烯醇互变异构可转变成醛基,也能与班氏试剂反应。

利用功能基反应可以看到乙酰乙酸乙酯存在着酮-烯醇互变异构。

(二)操作

1. 烯基的反应　取 3 支小试管,分别编号,于第 1 支试管中加入硬脂酸 10 滴,第 2 支试管中加入油酸 10 滴,第 3 支试管中加入植物油 10 滴,然后分别在试管中逐滴加入 5% Br_2 的 CCl_4 溶液,立即振荡试管,如果溶液不断褪色,表示分子中可能有双键存在。说明实验结果,写出油酸与溴反应的化学方程式。

2. 酚羟基的反应

(1)在一小试管中加入 2 滴液体苯酚,加水 5 滴,摇匀后成白色乳状液。在此乳状液中,滴入 10% 氢氧化钠溶液 2 滴,摇匀,观察溶液是否变成澄清? 为什么?

(2)取 3 支小试管,分别编号,在第 1 支试管中加入 0.5% 苯酚溶液 10 滴,第 2 支试管中加入 0.5% 水杨酸溶液 10 滴,第 3 支试管中加入苯甲醇 10 滴,然后各加入 1% $FeCl_3$ 溶液 1 滴,观察结果。

3. 醛基反应　取大试管 6 支,编号,按下表操作。

试剂（滴） \ 试管号	1	2	3	4	5	6
40%乙醛溶液	5	—	—	—	—	—
10% NaOH 溶液	5	—	—	—	—	—
丙酮	—	4	—	—	—	—
1%葡萄糖溶液	—	—	4	—	—	—
1%果糖溶液	—	—	—	4	—	—
1%蔗糖溶液	—	—	—	—	4	4
2mol/L 盐酸	—	—	—	—	—	10
班氏试剂	10	10	10	10	10	—

取上述 1~5 五个试管于沸水中加热 2~3 分钟,可观察到什么现象。取第 6 号管加蒸馏水 10 滴,于沸水中加热 10 分钟,不时振荡,再加 10% NaOH 溶液 5 滴,加班氏试剂 10 滴,混匀,于沸水浴中再加热 2~3 分钟,观察结果,并与第 5 管比较。

4. 乙酰乙酸乙酯的酮-烯醇互变异构现象

(1)取 10% 乙酰乙酸乙酯 2 滴于一试管中,加入 2,4-二硝基苯肼试剂 10 滴,振荡,观察结果,写出反应的化学方程式。

(2)另取一试管,加入乙酰乙酸乙酯 10 滴,再加 1% $FeCl_3$ 溶液 1 滴,观察结果。如有紫红色出现,表示在连接双键的碳原子上有羟基(有烯醇式结构)。

在上述溶液中再加溴水 1 滴,则见紫红色消失,这是因为溴在双键处发生加成作用,使烯醇结构消失,但稍待一些时间,紫红色重复出现,何故?

5. 尿素的化学性质　取 1 支干燥小试管,加入 1 匙尿素,将试管用小火加热,首先观察到尿素熔化,随即有氨气放出(可闻到氨气的气味)。此时可用润湿的红色的石蕊试纸检验。继续加热,试管内的物质就逐渐凝固成固体(缩二脲)。待试管冷却后,加水 2ml,并用玻璃棒轻轻搅动,使固体溶解,然后用毛细滴管吸去上层溶液放于另一试管中。在此缩二脲溶液中加入 10% 氢氧化钠溶液 1 滴和 1% 硫酸铜溶液 1 滴,观察颜色变化。

附：试剂

1. 班氏试剂　取硫酸铜晶体（$CuSO_4 \cdot 5H_2O$）17.3g 溶于水中,另以柠檬酸钠 173g,无水碳酸钠 100g 溶于 700ml 水中,将上述两溶液合并,用水稀释至 1 000ml。

2. 2,4-二硝基苯肼试剂　取 100mg 2,4-二硝基苯肼,置研钵中,加 2mol/L HCl 溶液少许,研磨加速其溶解,再加 2mol/L HCl 溶液,继续研磨,最后加 2mol/L HCl 溶液至 100ml。此时如有沉淀,可过滤。

3. 溴水　取 15g 溴化钾,溶于 100ml 水中,加 10g 溴,振荡混合。

4. 硬脂酸、油酸、植物油　均为 CCl_4 溶液。

5. 5% Br_2（CCl_4 溶液）。

6. 液体苯酚及 0.5%苯酚溶液。

7. 10% NaOH 溶液及 1% $FeCl_3$ 溶液。

8. 0.5%水杨酸溶液、2mol/L HCl 溶液。

9. 苯甲醇、丙酮、乙醛溶液。

10. 1%葡萄糖溶液、1%果糖溶液及 1%蔗糖溶液。

11. 10%乙酰乙酸乙酯溶液。

12. 尿素。

13. 1% $CuSO_4$ 溶液。

14. 红色石蕊试纸。

实验三　蛋白质呈色反应、沉淀反应及等电点的测定

一、蛋白质的呈色反应

（一）原理

蛋白质的呈色反应是由于蛋白质中某些氨基酸特殊基团与一定的化学试剂作用而呈现的各种颜色反应。蛋白质的呈色反应可作为检查蛋白质是否存在的参考。另外,不同的蛋白质中,氨基酸的种类及含量各不相同,而在某些蛋白质内还可能缺乏呈某种颜色反应的氨基酸。因此,不但不同蛋白质呈色反应的强弱各不相同,而且某些蛋白质可能不存在呈色反应。

将尿素加热到约 180℃,则两分子尿素脱去一分子氨而缩合成缩二脲。

$$
\begin{array}{c}
NH_2-CO-NH_2 \\
+ \\
NH_2-CO-NH_2 \\
\text{（尿素）}
\end{array}
\xrightarrow{180℃}
NH_3\uparrow + NH_2-CO-NH-CO-NH_2 \xrightarrow[OH^-]{CuSO_4} \text{紫红色化合物}
$$

$$\text{（缩二脲）}$$

在浓碱液中,缩二脲能与硫酸铜结合生成紫色或紫红色复合物,这一呈色反应为双缩脲反应。凡含有两个肽键（—CO—NH—）以上的化合物都有双缩脲反应,故一切蛋白质及二肽以上的物质都有此反应。但除肽键外,有些基团如—CS—NH—、$=C(NH_2)$—NH—和—CH_2—NH—等亦有双缩脲反应。因此可以说,一切蛋白质或多肽都有双缩脲反应,但有双缩脲反应的不一定都是蛋白质或多肽。

凡有自由氨基的化合物例如蛋白质、多肽、各种氨基酸（脯氨酸和羟脯氨酸例外）和其他

伯胺化合物(包括氨),与茚三酮共热时,能生成紫色化合物。这一呈色反应称为茚三酮反应。

酚类化合物能在碱性溶液中还原酚试剂(又名磷钼钨酸试剂)中的 Mo^{6+},生成蓝色的钼蓝,这一呈色反应称为 Folin-Denis 反应。蛋白质分子中的酪氨酸与色氨酸残基也能发生该反应,所以本反应可作为蛋白质定性检测或定量检测的依据。但各种蛋白质所含酪氨酸及色氨酸的量不尽相同,呈色的深度有差别。白明胶几乎不含芳香族氨基酸,因此对此反应生色很浅。利用 Folin-Denis 反应做蛋白质含量的比色测定应选用同来源的蛋白质作标准,否则可产生较大误差。

(二) 操作

1. 双缩脲反应 取小试管 1 支,加 1∶10 鸡蛋白溶液 2 滴和 10% NaOH 溶液 5 滴及 1% $CuSO_4$ 溶液 1 滴,混匀后,则呈紫红色的双缩脲反应。

2. 茚三酮反应 取小试管 1 支,加 1∶10 鸡蛋白溶液 4 滴,蒸馏水 10 滴和 0.1%茚三酮乙醇溶液 8 滴,混匀,于沸水浴中加热约 1 分钟,待冷却后溶液即呈粉红色,以后慢慢变成紫色或蓝色。

3. Folin-Denis 反应

(1) 取 1∶10 鸡蛋白溶液 2 滴置试管中,加 10% NaOH 溶液 3 滴,蒸馏水 6 滴,酚试剂 1 滴,混匀,观察颜色的变化。

(2) 分别取 0.25%白明胶溶液 0.25%酚溶液和 0.25%酪氨酸溶液替代鸡蛋白溶液重复上述操作。

附:试剂

1. 1∶10 鸡蛋白溶液

2. 10% NaOH 溶液

3. 1% $CuSO_4$ 溶液

4. 0.1%茚三酮乙醇溶液

5. 0.25%白明胶溶液

6. 0.25%酚溶液

7. 0.25%酪氨酸溶液:称取酪氨酸 0.25g 然后加水至 100ml。

8. 酚试剂:称取 100g 钨酸钠($Na_2WO_4 \cdot 2H_2O$),25g 钼酸钠($Na_2MoO_4 \cdot 2H_2O$)与 700ml 水、50ml 85%磷酸,100ml 浓盐酸,在 1 500ml 圆底烧瓶中混合,缓缓地加热回流 10 小时,再加 150g 硫酸锂,50ml 水及 3 滴溴水。取下冷凝管,煮沸 15 分钟以除去过多的溴。冷却后稀释至 1L,过滤。此试剂不应呈绿色,保存在棕色瓶内。使用时用标准 NaOH 滴定,以酚酞为指示剂,而后稀释约 1 倍,使最后酸度为 1mol/L。

二、蛋白质的沉淀反应

(一) 原理

当维持蛋白质溶液的稳定因素(水化膜和电荷)遭受破坏时,蛋白质即沉淀析出。若系非变性沉淀,则除去沉淀剂后,蛋白质仍可溶解,此即可逆的沉淀反应,例如中性盐或在低温下加入有机溶剂脱水。若系变性沉淀,则沉淀剂不易除去,沉淀常不能再溶解,即不可逆的沉淀反应,例如加重金属盐类,沉淀生物碱的试剂或加热等。

当蛋白质溶液中加入中性盐[($NH_4)_2SO_4$、$MgSO_4$、NaCl 等]时,则蛋白质沉淀析出,称盐析作用。盐析作用包括两种过程:①大量电解质破坏了蛋白质的水化膜从而出现沉淀;②电解质中和了蛋白质分子所带的电荷而沉淀。

中性盐能否沉淀各种蛋白质常决定于中性盐的浓度、蛋白质的种类、颗粒大小及溶液的pH。颗粒大者比颗粒小者容易沉淀析出,如球蛋白多在半饱和$(NH_4)_2SO_4$溶液中析出,而清蛋白则常在饱和$(NH_4)_2SO_4$溶液中析出。这种利用不同浓度的中性盐使蛋白质分级沉淀的方法称为分段盐析。

蛋白质在碱性溶液中,带有较多的负电荷,当它与带正电荷的重金属离子结合时即生成不溶于水的沉淀。

$$^+H_3N\text{—}Pr\text{—}COO^- \xrightarrow{OH^-} H_2N\text{—}Pr\text{—}COO^- \xrightarrow{M^+} H_2N\text{—}Pr\text{—}COOM\downarrow$$

$$\underset{\substack{蛋白质\\pH=pI}}{} \quad \underset{\substack{蛋白质负离子\\pH>pI}}{} \quad \underset{(重金属离子)}{} \quad \underset{沉淀}{}$$

重金属盐类沉淀蛋白质,能引起蛋白质变性。而中性盐类即使加入量很多也不致改变蛋白质原来的性质。

蛋白质溶液的 pH 小于等电点时,蛋白质分子带较多的正电荷,它能与沉淀生物碱的试剂的负离子结合生成沉淀。

$$^+H_3N\text{—}Pr\text{—}COO^- \xrightarrow{H^+} {}^+H_3N\text{—}Pr\text{—}COOH \xrightarrow{X^-} XH_3N\text{—}Pr\text{—}COOH\downarrow$$

$$\underset{\substack{蛋白质\\pH=pI}}{} \quad \underset{\substack{蛋白质正离子\\pH<pI}}{} \quad \underset{(试剂的负离子)}{} \quad \underset{沉淀}{}$$

此沉淀常可在碱性溶液中再溶解。属于沉淀生物碱的试剂有钨酸、苦味酸、鞣酸等。

（二）操作

1. 蛋白质的盐析

（1）取 1ml 正常人混合血清于小试管中,加入等体积饱和$(NH_4)_2SO_4$溶液,混匀静置20 分钟后,则球蛋白全部沉淀析出。

（2）离心:3 000r/min(rpm)、5 分钟,收集上清液,上清液中含有清蛋白。

（3）取上清液加固体$(NH_4)_2SO_4$达到过饱和状态,边加边振摇至溶液出现混浊。

（4）再向混浊液加 1.5~2.0ml 水,观察现象。

2. 重金属盐类沉淀蛋白质　取 1 支试管,加入 1ml(1∶10)鸡蛋白溶液及 1 滴 0.5%NaOH 溶液混匀,再加入 6 滴 1% $ZnSO_4$溶液,观察结果。

3. 沉淀生物碱的试剂沉淀蛋白质

（1）取 1 支试管,加入 1ml(1∶10)鸡蛋白溶液及 1 滴 10% HCl,混匀,再加入 2 滴 10%磺基水杨酸溶液。

（2）另取 1 支试管,加入 1ml(1∶10)鸡蛋白溶液及数滴 10% NaOH 溶液,再加入 2 滴10%磺基水杨酸溶液。

比较两个试管中溶液的变化。

附:试剂

1. 正常人混合血清。

2. 饱和$(NH_4)_2SO_4$溶液　称取 377g$(NH_4)_2SO_4$溶于 500ml 水中(20℃)。$(NH_4)_2SO_4$在水中的溶解度为 75.4g(20℃),配制时需称取稍过量的$(NH_4)_2SO_4$以使溶液中有若干固体存在,配制时加热助溶。

3. 固体$(NH_4)_2SO_4$。

4. 1∶10 鸡蛋白溶液。

5. 0.5% NaOH 溶液。

6. 1% $ZnSO_4$溶液。

7. 10% NaOH 溶液。

8. 10% HCl 溶液。

9. 10%磺基水杨酸溶液。

三、蛋白质等电点的测定

（一）原理

蛋白质分子在酸性或碱性溶液中,都分别带有正、负电荷,它们互相排斥,不容易生成沉淀,当溶液的 pH 改变使蛋白质分子所带的正、负电荷数接近相等时,即失去同电相斥的作用,因此,蛋白质分子很容易彼此结合从而形成沉淀,此时溶液的 pH 称为该蛋白质的等电点。

在本实验中用酪蛋白的醋酸钠溶液与不同的醋酸组成 5 种不同 pH 缓冲溶液,观察并比较各试管中酪蛋白的溶解度,其中沉淀最多的试管中的 pH 即为酪蛋白的等电点。

（二）操作

准备直径相同的大试管 5 支,编号,按下表顺序加入试剂,混匀（取量必须准确）。

试管号 试剂（ml）	1	2	3	4	5
蒸馏水（ml）	8.4	8.7	8.0	8.2	7.4
0.01mol/L 醋酸（ml）	0.6	—	—	—	—
0.1mol/L 醋酸（ml）	—	0.3	1.0	—	—
1.0mol/L 醋酸（ml）	—	—	—	0.8	1.6
酪蛋白的醋酸钠（ml）	1	1	1	1	1
				（随加随摇,切勿在各管加完后再摇）	
溶液相当的 pH	5.9	5.3	4.7	4.0	3.5

观察各试管中溶液的混浊度。静置 10~30 分钟后,分别比较各试管溶液混浊度,并用（+）表示混浊的程度。沉淀最多而上清液较透明的试管的 pH 即为酪蛋白的等电点。填写实验报告。

附:试剂

1. 0.01mol/L 醋酸。

2. 0.1mol/L 醋酸。

3. 1.0mol/L 醋酸。

4. 0.5%酪蛋白的醋酸钠溶液　称纯酪蛋白 0.25g,置于 50ml 容量瓶内,加蒸馏水 20ml 及 1mol/L NaOH 溶液 5ml（必须准确）,摇匀,使酪蛋白溶解,然后加 1mol/L 醋酸溶液 5ml（必须准确）,最后用蒸馏水稀释至刻度。

实验四　动物组织中核酸的提取与鉴定

（一）原理

组织细胞中的核糖核酸（RNA）与脱氧核糖核酸（DNA）大部分与蛋白质结合而形成核蛋白。核蛋白可被三氯醋酸沉淀,然后用 10% NaCl 溶液从沉淀中提取核酸的钠盐,加入乙醇可使核酸钠沉淀析出。

RNA 与 DNA 均可在硫酸催化下水解产生磷酸、有机碱(嘌呤与嘧啶)和戊糖(RNA 含核糖,DNA 含脱氧核糖),此三类化合物均可用下述方法鉴定。

1. 磷酸能与钼酸铵作用产生磷钼酸,后者在还原剂氨基萘酚磺酸作用下形成蓝色的钼蓝。

2. 嘌呤碱能与硝酸银产生灰褐色的絮状嘌呤银化合物。

3. 核酸与浓盐酸或浓硫酸作用生成糠醛,后者能和 3,5-二羟基甲苯缩合而成绿色化合物。

4. 脱氧核糖在浓酸作用中生成 ω-羟基-γ-酮基戊醛,它和二苯胺作用生成蓝色化合物。

(二)操作

1. 制备匀浆　将小白鼠断离脊髓处死,剖腹取全部肝组织,生理盐水冲洗血污,滤纸吸干,用剪刀剪碎后,加三氯醋酸 2ml 研磨 4 分钟,制成匀浆。

2. 分离提取　取全部匀浆于短试管内加入生理盐水 2ml,用玻璃棒搅匀。静置 3 分钟后,3 000r/min 离心 3 分钟,弃上层清液。沉淀加入 10% NaCl 溶液 2ml,100℃水浴加热 3 分钟,用玻棒不断搅拌(防止试管底部破裂)。取出冷却后,3 000r/min 离心 3 分钟。将上清液倒入小试管内,逐滴加入冰冷的 95% 酒精溶液 2ml 充分摇匀,待析出白色沉淀。静置 5 分钟,3 000r/min 离心 5 分钟。弃上清液,得到白色核酸钠沉淀。

3. 核酸的水解　在含有核酸钠的短试管内加入 5% H_2SO_4 溶液 3.5ml,用玻棒搅匀,在沸水浴中加热 10 分钟即可。

4. RNA 与 DNA 成分的鉴定

(1) 嘌呤碱的鉴定:取小试管两支,分别表明测定管与对照管,依次加入下列试剂后,放入沸水浴 3~5 分钟,观察有何变化,静置 15 分钟后,再比较两试管中的沉淀。

管号	水解液	5% H_2SO_4	浓氨水	5% $AgNO_3$
测定管	20 滴	—	数滴使呈碱性	10 滴
对照管	—	20 滴	数滴使呈碱性	10 滴

(2) 磷酸的鉴定:取试管两支,分别标明测定管与对照管,然后依次加入下列试剂:

管号	水解液	5% H_2SO_4 溶液	钼酸铵试剂	氨基萘酚磺酸
测定管	10 滴	—	5 滴	20 滴
对照管	—	10 滴	5 滴	20 滴

放置 3 分钟,沸水浴 3~5 分钟,观察两管内颜色有何不同。

(3) 核酸的鉴定:取试管两支,分别标明测定管与对照管,然后依次加入下列试剂:

管号	水解液	5% H_2SO_4 溶液	3,5-二羟甲苯试剂
测定管	4 滴	—	6 滴
对照管	—	4 滴	6 滴

将两支试管放入沸水浴内加热 5~10 分钟,比较两管颜色差别。

(4) 脱氧核糖的鉴定:取两支试管分别标明测定管和对照管,然后依次加入下列试剂:

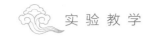

管号	水解液	5% H$_2$SO$_4$ 溶液	二苯胺试剂
测定管	20 滴	—	30 滴
对照管	—	20 滴	30 滴

将两支试管同时放入沸水浴中,5～10 分钟后,观察两管颜色的差别。

附:试剂

1. 2%三氯醋酸溶液。

2. 95%乙醇溶液。

3. 10% NaCl 溶液。

4. 5% H$_2$SO$_4$ 溶液。

5. 5% AgNO$_3$ 溶液。

6. 钼酸铵试剂　在 20ml 水中溶解 2.5g 钼酸铵加 5mol/L H$_2$SO$_4$ 30ml,用水稀释至 100ml,此试剂可在冰箱中保存 30 天。

7. 氨基萘酚磺酸　市售氨基萘酚磺酸(1,2,4-Aminonaphthal-Salfonicacid)为暗红色,可提纯如下:在 100ml 热水(90℃)中溶解 15g NaHSO$_4$ 及 1g Na$_2$SO$_4$,加入 1.5g 商品氨基萘酚磺酸,搅拌使其大部分溶解(仅少量杂质不溶解),趁热过滤,再迅速使滤液冷却。加 1ml 浓盐酸(12mol/L)有白色氨基萘酚磺酸沉淀析出,过滤并用水洗涤固体数次,再用乙醇洗涤,直至纯白色为止,最后用乙醚洗涤,并将固体放置暗处,使乙醚挥发。将提纯后的氨基萘酚磺酸保存于棕色瓶中。

取 15% NaHSO$_3$ 溶液 195ml(必须透明),加入 0.5g 纯化的氨基萘酚磺酸及 20% Na$_2$SO$_3$ 溶液 5ml,并在热水浴中搅拌使固体溶解(如不能全部溶解,可再加 20% Na$_2$SO$_3$ 溶液,每次数滴,但加入量以 1ml 为限度),置冷处可保存 2～3 周,若颜色变黄,则需要重新配制。

8. 二苯胺试剂　取 1g 纯的二苯胺溶于 100ml 冰醋酸(AR)中,加入 2.75ml 浓硫酸,放在棕色瓶中,此试剂须临时配制。

9. 3,5-二羟甲苯试剂　取比重 1.19 HCl 100ml 加入 FeCl$_3$ · 6H$_2$O 100mg 及二羟甲苯 100mg,混匀溶解后,置于棕色瓶中,此试剂必须在临用前新鲜配制。市售 3,5-二羟甲苯必须用苯重新结晶 1～2 次,并用活性炭脱色后方可使用。

实验五　酶的性质（酶的动力学实验）

一、酶的专一性

（一）原理

酶具有高度专一性,即对底物有严格的选择性。如唾液淀粉酶能水解淀粉,生成具有还原性的麦芽糖,但不能水解蔗糖。利用水解产物的还原性可使 Cu^{2+} 还原成 Cu$^+$,生成 Cu$_2$O 砖红色沉淀,证明淀粉或蔗糖是否被水解,从而说明酶的专一性。

（二）操作

1. 制备稀唾液　用清水漱口,含蒸馏水少许行咀嚼动作以刺激唾液分泌。取小漏斗 1 个,垫小块薄层脱脂棉,直接将唾液吐入漏斗过滤,取滤过的唾液约 1ml,加蒸馏水 9ml,混匀备用。

2. 取小试管 3 支,分别按下表编号加入试剂:

试管号 试剂（滴）	1	2	3
0.5%淀粉	16	16	—
0.5%蔗糖液	—	—	16
稀唾液	8	—	8
已煮沸的稀唾液	—	8	—

混匀，置于约 37℃ 水浴中保温 10 分钟。

3. 另取试管 3 支，各加班氏试剂 15~20 滴，分别从上表各试管中取出溶液 2 滴，依次加入各试管中（滴管每用一次后须洗净再用），在沸水浴上加热 3 分钟，冷却后比较各试管结果。

注意： 一般做酶的实验都应以煮沸的酶溶液作对照实验。因为：①除酶以外，操作过程本身可能引起底物的转化；②酶溶液中也可能存在着非蛋白性质的小分子催化物或其他还原性物质，它们在加热时不被破坏，也可能引起底物转化；③试剂本身可能被外来物所污染。通过对照实验能判断出在实验中有多少变化是由酶催化的。在定量实验中，可定量地求出上述非酶性的转化，然后从待测管总转化值中去除这一部分，就是由酶催化的部分。

附：试剂

1. 0.5% 蔗糖液。

2. 0.5% 淀粉液（内含 0.3% NaCl 溶液）。

3. 班氏（Benedict）定性试剂（详见实验二）。

二、温度对酶活性的影响

（一）原理

酶促反应在低温时，反应速度较慢甚至停止。随着温度升高，反应速率逐渐加快。当达到最适温度时，酶促反应速率达最大值。人体内大多数酶的最适温度为 37~40℃。温度如继续升高，反应速率反而下降。这主要由于酶蛋白因温度升高引起变性而失去活性。

本实验利用碘与淀粉及其水解的颜色反应，来比较唾液淀粉酶在不同温度下催化淀粉水解的速度。

$$淀粉\longrightarrow 糊精\longrightarrow 麦芽糖$$
（与碘呈蓝色）　　（与碘呈紫色至红色）　　（与碘不呈色）

（二）操作

1. 制备稀唾液　同上述实验（酶的专一性）。

2. 取小试管 3 支，编号，按下表中滴数依次加入各种试剂。

试管号 试剂（滴）	1	2	3
0.5%淀粉液	10	10	10
pH 6.8 缓冲溶液	3	3	3
0.85% NaCl	3	3	3

3. 混匀后，分别将 1 号、2 号、3 号试管置于沸水浴、温水浴（37~40℃）和冰水浴中 5 分钟，向各试管加入稀唾液 3 滴，继续在原来水浴中放置 5 分钟。

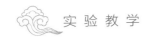
笔记栏

4. 每个试管中取出 2 滴试液在白瓷板上,加碘液 1 滴,观察颜色并记录。

5. 然后再将 1、3 两管置 37℃ 水浴中 5 分钟,加碘液 1 滴,观察颜色变化并分析。

附:试剂

1. 0.5% 淀粉液。

2. 0.85% NaCl 溶液。

3. pH 6.8 缓冲溶液。

三、pH、激动剂、抑制剂对酶活性的影响

（一）原理

酶活性与其作用环境的 pH 密切相关。pH 既影响酶蛋白本身,也影响底物的解离程度,从而改变酶与底物结合和催化作用。故每种酶都有其自身最适 pH 的作用环境。过酸或过碱均可引起酶蛋白变性而降低活性。人体内多数酶的最适 pH 在 7.0 左右,例如唾液淀粉酶的最适 pH 为 6.8。氯离子对该酶活性有激动作用,铜离子则有抑制作用。

本实验借助淀粉与碘的呈色反应来观察唾液淀粉酶的水解作用,从而判断 pH、激动剂和抑制剂对酶活性的影响。

（二）操作

1. 稀唾液制备 同上述实验(酶的专一性)。

2. 取试管 6 支,编号,按下表加入试剂。

试剂（滴） \ 试管号	1	2	3	4	5	6
0.5% 淀粉液	15	15	15	15	15	15
pH 4.92 缓冲溶液	—	15	—	—	—	—
pH 6.81 缓冲溶液	15	—	15	—	—	—
pH 8.67 缓冲溶液	—	—	—	15	—	—
1% $CuSO_4$ 溶液	—	—	—	—	15	—
0.85% NaCl 溶液	—	—	—	—	—	15
稀唾液	—	5	5	5	5	5
H_2O	5	—	—	—	—	—

3. 将各管混匀后,同时置于 37~40℃ 水浴中保温。约 3 分钟后,各管分别加入 0.05% 碘液一滴,摇匀,观察并解释其结果。

附:试剂

1. 0.5% 淀粉液。

2. 1% $CuSO_4$ 溶液。

3. 0.85% NaCl 溶液。

4. 不同 pH 缓冲溶液的配制

（1）1/15mol/L KH_2PO_4 液:称取纯 KH_2PO_4 9.078g 加蒸馏水溶解并稀释成 1 000ml。

（2）1/15mol/L Na_2HPO_4 液:称取纯 $Na_2HPO_4 \cdot 12H_2O$ 23.24g 加蒸馏水溶解并稀释成 1 000ml。

两种溶液按下列比例混合均匀,即可得各 pH 的缓冲溶液。

试管号	1	2	3
1/15mol/L KH_2PO_4	9.90	5.0	0.10
1/15mol/L Na_2HPO_4	0.10	5.0	9.90
各管缓冲溶液的 pH	4.92	6.81	8.67

实验六　丙二酸对琥珀酸脱氢酶的竞争性抑制作用

（一）原理

抑制剂与底物竞争酶的活性中心,而使酶活性受到抑制。这种竞争性抑制作用的强弱受抑制剂与底物相对浓度的影响,即底物浓度低,抑制剂浓度高,则抑制作用强;底物浓度高,抑制剂浓度低,则抑制作用弱。

丙二酸是琥珀酸脱氢酶的竞争性抑制剂。

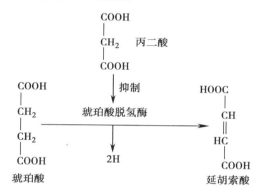

在体内,琥珀酸经琥珀酸脱氢酶作用,脱下的氢经生物氧化体系传递给氧结合成水。本实验用甲烯蓝作受氢体。甲烯蓝接受琥珀酸脱下的氢后转变为甲烯白,观察颜色的变化来证明丙二酸对琥珀酸脱氢酶有抑制作用。

$$MB + 2H \longrightarrow MB:2H$$
甲烯蓝（蓝色）　　　甲烯白（白色）

由于甲烯白易被空气氧化,所以反应需在隔绝空气条件下进行。

（二）操作

1. 肌肉提取液的制备　取兔子 1 只击杀,分离出肌肉。称取肌肉 3~5g 剪成小块,放入烧杯内用冷蒸馏水洗 3 次,再用冷的 M/15 pH 7.4 磷酸盐缓冲溶液洗涤 1 次,倾去所洗的液体,将肌肉碎块置于研钵加细砂研碎。然后按 1g 肌肉加入两倍冷的 M/15 pH 7.4 磷酸盐缓冲溶液混匀,用双层纱布过滤,取滤液备用。

2. 取试管 4 支编号,按下表操作:

试剂（滴） ＼ 试管号	1	2	3	4
肌肉提取液	30	30	30	—
1.5%琥珀酸溶液	10	10	1	10
1%丙二酸溶液	—	1	10	—
蒸馏水	10	9	9	40
甲烯蓝	4	4	4	4

将上述各管摇匀,于溶液上滴加液体石蜡至 0.5cm 厚,置 37℃ 水浴中保温,第 5 分钟开始,观察甲烯蓝褪色情况,到出现颜色梯度为止,并用"+""++""+++""++++"或"－"来记录结果。

附:试剂

1. 1.5% 琥珀酸溶液。

2. 1% 丙二酸溶液。

3. M/15 pH 7.4 磷酸盐缓冲溶液:量取 M/15 Na_2HPO_4 溶液 30.8ml 与 M/15 KH_2PO_4 溶液 19.2ml 混合即成。

（1） M/15 Na_2HPO_4 溶液:称取 $Na_2HPO_4 \cdot 12H_2O$ 23.24g 用蒸馏水溶解至 1 000ml。

（2） M/15 KH_2PO_4 溶液:称取 KH_2PO_4 9.078g 用蒸馏水溶成 1 000ml。

4. 0.1% 甲烯蓝溶液。

5. 液体石蜡。

实验七　激素（胰岛素或肾上腺素）对血糖浓度的调节

（一）原理

人和动物体内,血糖浓度受各种激素的调节而维持恒定,胰岛素能降低血糖,肾上腺素能升高血糖。胰岛素促进肝脏和肌肉的葡萄糖合成糖原,又加强糖的氧化作用,故可以降低血糖;肾上腺素促进肝糖原分解而增高血糖。

本实验观察小白鼠注射胰岛素和肾上腺素前后的血糖浓度的变化。

（二）操作

1. 动物准备　取正常小白鼠 3 只,体重 25g 左右。雌雄均可,饥饿 4 小时后,分别标明"正常""胰岛素"及"肾上腺素",后两只分别腹腔注射胰岛素 0.1ml（40U/ml）、肾上腺素 0.03ml（1mg/ml）。

2. 取血　半小时后,迅速将小白鼠头剪下取血,将血液直接收入抗凝管中,边收集边摇匀,以防凝固,待测血糖。

经以上处理取得的血液,用邻甲苯胺硼酸法（简称 O-TB 法）测定血糖浓度,观察不同动物血糖浓度的差别。

3. 糖的邻甲苯胺硼酸测定法（O-TB 法）

（1） O-TB 法原理:己醛糖（aldohexose）溶液在酸性与加热情况下脱水反应成 5-羟甲基-2-甲醛呋喃（5-hydroxy-methyl-2-furfural）再与邻甲苯胺（O-toluidine）缩合成芳香族第一级胺,青色的席弗氏（Schiff）碱,其反应如下:

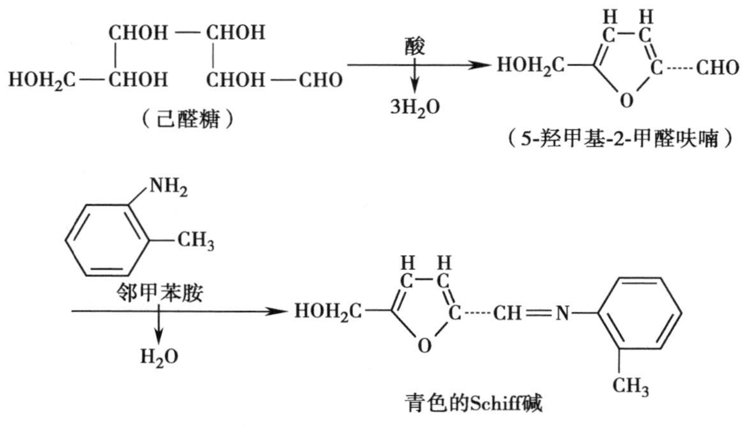

（2）操作步骤:取小试管一支,加入 0.15%氟化钠溶液 1.5ml,精确加入血液(上述收集的抗凝血液)0.1ml,充分混合,再加入 15%三氯醋酸溶液 0.4ml 混合,放置 5 分钟后,3 000rpm 离心 5 分钟。将上清液倒入另一个小试管,吸取上清液 1ml,按下表测定血糖浓度:

试剂（ml）	试管　测定管	标准管
上清液	1.0	—
葡萄糖（0.05mg/ml）	—	1.0
O-TB 试剂	3.0	3.0

置于 100℃ 水浴加温 5~8 分钟,冷水冷却,在 30 分钟内用 600nm 波长比色测定,以蒸馏水作空白调仪器零点。

注:如葡萄糖含量过高,可在显色后用 O-TB 试剂稀释后比色。

（3）计算公式:

$$\frac{Au}{As} \times 0.05 \times \frac{100}{0.05} = \frac{Au}{As} \times 100 = 全血中葡萄糖含量(mg/dl)$$

附:试剂

1. O-TB 试剂

冰醋酸:883.2ml

硫脲:1.5g

邻甲苯胺:76.8ml

硫脲在冰醋酸中溶解后加邻甲苯胺,混合后再加饱和硼酸溶液 40ml,充分混合后放入褐色瓶内贮存备用,一般可贮存几个月。

饱和硼酸溶液:称取硼酸 6g 溶于 100ml 蒸馏水中,放置一夜,过滤即可使用。

2. 葡萄糖标准贮存液　每毫升含 10.0mg。用 0.25%安息香酸溶液配制。

3. 葡萄糖标准应用液　每毫升含 0.05mg。用 0.25%安息香酸溶液将贮存液 1 毫升稀释至 200ml。8%三氯醋酸可代替安息香酸溶液。

实验八　血清高密度脂蛋白胆固醇（HDL-Ch）的测定

（一）原理

血清中 HDL 为一种抗动脉粥样硬化的保护因子,它的浓度与冠心病的发病率呈负相关。临床上通常测定其中的胆固醇量来反映 HDL 水平。其测定原理是在二价镁离子存在下,LDL 及 VLDL 中的载脂蛋白 B 能与磷钨酸结合成不溶性复合物而被除去,测定上清液中胆固醇含量,即为 HDL-Ch 的量。

（二）操作

1. HDL 分离　吸取 0.2ml 血清于 10ml 离心管中,加沉淀剂 0.2ml,用力振摇均匀,以 3 000~4 000r/min,离心 5~10 分钟。

2. 抽提胆固醇　吸取上清液 0.2ml 于 10ml 离心管中,加抽提剂 1ml,用力振摇均匀,以

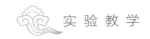

3 000~4 000r/min，离心 3~5 分钟。

3. 显色测定　取干燥试管 3 支编号，按下表准确加入试剂。充分混匀，静置 15 分钟后以 550nm 波长比色，以蒸馏水校正零点，分别记录各管吸光度。按下式计算结果。

$$HDL\text{-}Ch(mg/dL)=\frac{测定管吸光度-空白管吸光度}{标准管吸光度-空白管吸光度}\times0.05\times\frac{100}{0.05}$$

正常值：男（51.7±10.3）mg/dl；女（54.5±12.5）mg/dl。

管号 试剂（ml）	空白管	标准管	测定管
抽提上清液	—	—	0.6
标准液（1ml=0.1mg）	—	0.5	—
抽提剂	0.6	0.1	—
显色剂	2.0	2.0	2.0
浓硫酸	2.0	2.0	2.0

附：试剂

1. 沉淀剂　溶解 0.4g 磷钨酸钠和 1g 氯化镁于 100ml 蒸馏水中，冰箱贮存，一个月内稳定（4g 磷钨酸，1mol/L NaOH 溶液 16ml，2mol/L $MgCl_2$ 溶液 2.5ml 于 100ml 容量瓶加水稀释至刻度）。

2. 抽提剂　乙酸乙酯与无水乙醇（1∶1）混合（或单用无水乙醇）。

3. 显色剂　0.7g 三氯化铁（$FeCl_3 \cdot H_2O$）溶于 100ml 冰醋酸中。

4. 标准液　1ml＝0.1g 胆固醇（用抽提剂配制）。

5. 浓硫酸（AR 或 GR）。

6. 胆固醇纯化法　1g 胆固醇加 30ml 无水乙醇于电炉上加温（垫上石棉板）至全部溶解。冷却后放冰箱隔夜（使结晶充分析出）。滤纸过滤 3 次。将滤纸上的胆固醇自然晾干，置于平皿中，在 317℃烤箱中 3 天，用纸包裹，放干燥器中 1 周。

（三）尿醋酮试验

1. 原理　醋酮（丙酮）是酮体的一种，根据丙酮在碱性溶液中与亚硝酰铁氰化钠作用形成紫红色化合物，可以判断测试尿样中有无丙酮存在。

2. 操作　称取亚硝酰铁氰化钠（内含硫酸铵）粉末 1g，倒入试管中，加入 5ml 尿液，充分混匀至粉末溶解。将试管倾斜，沿管壁缓慢加入 28%的氨水 1~2ml，静置片刻。在两液面交界处呈现紫红色环者为醋酮（丙酮）试验阳性反应。

实验九　血清丙氨酸转氨酶（ALT）活性的测定

（一）原理

血清丙氨酸转氨酶（ALT/GPT）作用于丙氨酸及 α-酮戊二酸，生成谷氨酸与丙酮酸。丙酮酸与 2,4-二硝基苯肼作用，生成二硝基苯腙，后者在碱性溶液中呈红棕色，与同样处理的标准丙酮酸比色，求得丙酮酸的生成量以表示酶的活性。

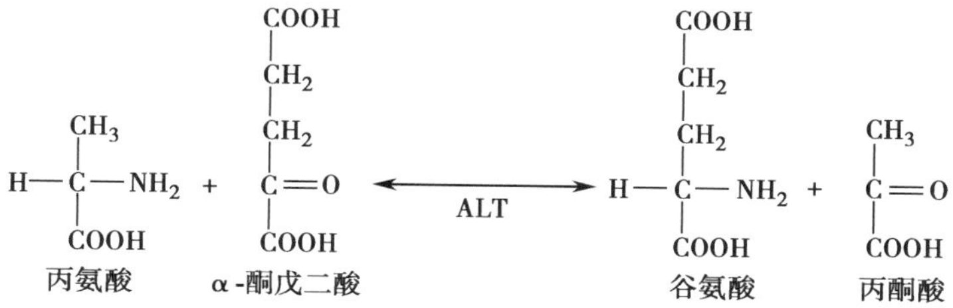

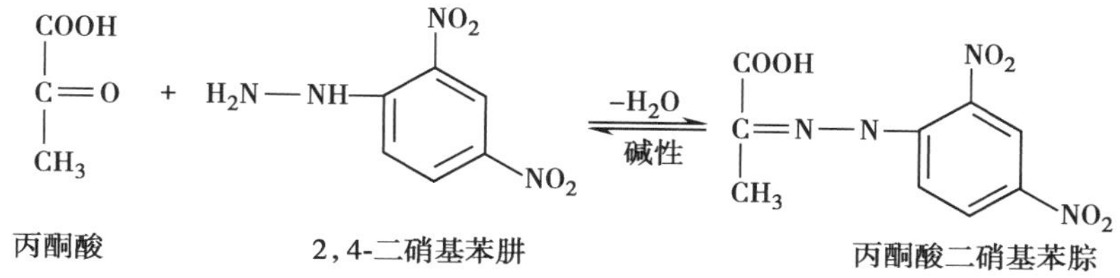

（二）操作

取大试管 2 支，标号，按下表操作：

试剂（ml）＼试管号	测定管	测定空白管
新鲜血清	0.1	0.1
底物液（已在 37℃ 保温过）	0.5	—
测定管置于 37℃ 保温 30 分钟		
2，4-二硝基苯肼	0.5	0.5
底物液	—	0.5
充分混合，置于 37℃ 保温 20 分钟		
0.4mol/L NaOH	5	5

静置 10 分钟后，520nm 比色，以蒸馏水校正零点，测定各管吸光度。

（三）计算

本方法所规定的丙氨酸转氨酶活性单位的定义是：1ml 血清于 37℃ 与底物作用 30 分钟，产生 2.5μg 丙酮酸为 1 个丙氨酸转氨酶单位。

计算时先读取测定管与测定空白管的吸光度差值，再以此差值查标准曲线，正常值为 2~40U/ml 血清。

（四）标准曲线制作（参考）

1. 血清不能溶血，取血后尽可能迅速测定。

2. 测定结果与作用时间、温度、试剂的 pH 有密切关系，应准确操作。

3. 若 ALT 超过 300U 时，应稀释血清后再测定。

4. 标准曲线制备（按下表操作）：

试剂（ml）＼试管号	1	2	3	4	5	6	7	8	9	10	11	12
丙酮酸标准液	0.005	0.01	0.02	0.03	0.04	0.05	0.06	0.07	0.08	0.09	0.10	0
磷酸盐缓冲溶液	0.095	0.09	0.08	0.07	0.06	0.05	0.04	0.03	0.02	0.01	0	0.10
基质液	0.5	0.5	0.5	0.5	0.5	0.5	0.5	0.5	0.5	0.5	0.5	0.5
丙酮酸含量（μg）	5	10	20	30	40	50	60	70	80	90	100	0

将上述各管置于37℃水浴中30分钟取出,加2,4-二硝基苯肼溶液0.5ml,再置于37℃水浴中20分钟,取出后加入0.4mol/L NaOH溶液5ml,静置10分钟,520nm波长比色测定,蒸馏水校正零点。

附:试剂

1. 0.1mol/L磷酸盐缓冲溶液(pH 7.4) 磷酸氢二钾13.97g,磷酸二氢钾2.69g加水溶解后移至1 000ml容量瓶中,加蒸馏水至刻度,贮存于冰箱中备用。

2. 底物液 DL-丙氨酸1.79g,α-酮戊二酸29.2mg,先溶于约50ml磷酸盐缓冲溶液中,然后以1mol/L NaOH溶液校正pH至7.4,再以磷酸盐缓冲溶液稀释到100ml。加氯仿数滴防腐,贮存于冰箱中,一般可用1个月(不生混浊,不生霉即可)。

3. 丙酮酸标准液 准确称取已干燥至恒重的丙酮酸钠12.64mg,置于100ml容量瓶中,以pH 7.4磷酸盐缓冲溶液稀释到刻度。此溶液必须用前配置,不能存放。

4. 2,4-二硝基苯肼液(0.02%) 称取2,4-二硝基苯肼20mg,溶于10mol/L HCl溶液10ml(或4mol/L HCl 25ml中),溶解后再加蒸馏水至100ml。

5. 0.4mol/L NaOH溶液。

实验十 血清蛋白醋酸纤维薄膜电泳

(一)原理

带电颗粒在电场作用下,向着与其电性相反的电极移动,称为电泳。在生物化学中,许多生物分子如蛋白质、核酸、氨基酸、核苷酸等在溶液中均带有一定的电荷,因此,电泳技术广泛应用于这些物质的分离与鉴定。

在电泳过程中,带电颗粒的移动速度,既与颗粒所带电荷量、颗粒的大小与形状、介质的黏度有关,又受电场强度、溶液的pH和离子强度、电渗等的影响。

血清蛋白质的等电点均低于pH 7.0,电泳时常采用pH 8.6的缓冲溶液。此时,各蛋白质解离成负离子,在电场中向正极移动。因各种血清蛋白的等电点不同,在同一pH下带电数量不同,各蛋白质的分子大小也有差别,故在电场中的移动速度不同。分子小且带电荷多的蛋白质泳动较快,分子大且带电荷少的泳动较慢,从而可将血清蛋白分离成数条区带。

醋酸纤维(二乙酸纤维素)薄膜具有均一的泡沫状结构,渗透性强,对分子移动无阻力,用它作为区带电泳的支持物,具有用样量少,分离清晰,无吸附作用,应用范围广和快速简便等优点。目前已广泛用于血清蛋白、脂蛋白、血红蛋白、糖蛋白、酶的分离和免疫电泳等方面。

醋酸纤维薄膜电泳可把血清蛋白分离为白蛋白及α_1、α_2、β、γ-球蛋白等5条区带。将薄膜置于染色液中使蛋白质固定并染色后,不仅可看到清晰的色带,并可将色带染料分别溶于碱液中进行定量测定,从而计算出血清中各种蛋白质的百分含量。

(二)操作

1. 点样 取醋酸纤维薄膜一条(2.5cm×5cm),在薄膜距一端1.5cm处,预先用铅笔划一直线作为点样线。然后将点样面向下放入缓冲溶液中浸泡10分钟,待薄膜完全浸透后,取出,轻轻夹于滤纸中,吸去多余的溶液,用点样器沾上血清后,在点样线上迅速地压一下,使血清通过点样印,吸在薄膜上。点样力求均匀。待血清渗入薄膜后,将点样面向下,两端紧贴在四层的滤纸桥上(加血清的一端贴在电泳槽负极端),加盖,平衡2~3分钟,然后通电(连续电泳时,每次注意极相的转换)。

2. 电泳　电压:110~140V;电流:0.4~0.6mA/cm 宽;时间:45~60 分钟。

3. 染色　电泳完毕后,关闭电源将薄膜取出,直接浸于氨基黑染色液中 3~5 分钟,然后取出用漂洗液浸洗 3~4 次,至背景完全无色为止。

4. 定量　取试管 6 支,编号,将漂洗后的薄膜夹于滤纸中吸干,剪下各蛋白区带及一小段未着色的空白区(作为空白管),分别置于各试管中。向各管中加 0.4mol/L NaOH 4.0ml,37℃水浴,反复振摇使之充分洗脱、比色。用 600nm 波长,以空白管调整吸光度到 0 点,读取各蛋白质的吸光度值。

（三）计算

$$吸光度总和\ T = A + \alpha_1 + \alpha_2 + \beta + \gamma \qquad 白蛋白（A）\% = \frac{A}{T} \times 100$$

$$\alpha_1\ 球蛋白\% = \frac{\alpha_1}{T} \times 100 \qquad \alpha2\ 球蛋白\% = \frac{\alpha_2}{T} \times 100$$

$$\beta\ 球蛋白\% = \frac{\beta}{T} \times 100 \qquad \gamma\ 球蛋白\% = \frac{\gamma}{T} \times 100$$

（四）各种血清蛋白相对百分含量（参考）

1. 血清蛋白正常值

白蛋白 57%~72%　　　　α_1 球蛋白 2%~5%　　　　α_2 球蛋白 4%~9%

β 球蛋白 6.5%~12%　　　γ 球蛋白 12%~20%

2. 如需保存电泳结果,可将染色后的干燥薄膜浸于透明液中 20 分钟,取出平贴于干净玻璃片上,待干燥后即得背景透明的电泳图谱。此透明薄膜可经扫描光密度计绘出电泳曲线,并可根据曲线的面积得出各组分的百分比。

3. 标本不能溶血,溶血标本 β 球蛋白偏高。

附:试剂

1. 巴比妥缓冲溶液(pH 8.6,离子强度 0.075)　取巴比妥酸钠 15.458g,巴比妥 2.768g置于烧杯中,加蒸馏水 400~500ml,加热溶解,冷却后用蒸馏水稀释至 1 000ml。

2. 染色液(氨基黑 10B 0.5g,甲醇 50ml,冰醋酸 10ml,蒸馏水 40ml)。

3. 漂洗液(甲醇或乙醇 45ml,冰醋酸 5ml,蒸馏水 50ml)。

4. 洗脱液(0.4mol/L NaOH)。

5. 透明液(冰醋酸 25ml,95%乙醇 75ml)。

（张学礼）

主要参考书目

[1] 柯尊记. 医用化学与生物化学[M]. 2 版. 北京：人民卫生出版社,2016.

[2] 张学礼. 医用化学与生物化学学习指导与习题集[M]. 北京：人民卫生出版社,2012.

[3] 周春燕,药立波. 生物化学与分子生物学[M]. 9 版. 北京：人民卫生出版社,2018.

[4] 陆阳. 有机化学[M]. 9 版. 北京：人民卫生出版社,2018.

[5] 王建枝,钱睿哲. 病理生理学[M]. 9 版. 北京：人民卫生出版社,2018.

[6] 陈孝平,汪建平,赵继宗. 外科学[M]. 9 版. 北京：人民卫生出版社,2018.

[7] 王庭槐. 生理学[M]. 9 版. 北京：人民卫生出版社,2018.

[8] Catharine Rose,Benjamin Caballero,Robert J. Cousins,et al. Modern Nutrition in Health and Disease(Shils)[M]. 11th edition. Lippincott Williams Wilkins,2012.

中英文名词对照索引

H

模拟试卷

复习思考题
答案要点

元素周期表

图例说明：
- 电负性
- 原子序数
- 元素符号（红色为放射性元素）
- 元素名称（注★的为人造元素）
- 价层电子构型
- 以 $^{12}C=12$ 为基准的相对原子质量（注◆的是半衰期最长同位素相对原子质量）

示例：
2.20	85
At 砹	$6s^26p^5$
209.99	

- s区元素 | p区元素
- d区元素 | ds区元素
- f区元素 | 稀有气体

- 🌊 必需常量元素
- ❧ 必需微量元素
- ☣ 有害元素

根据 IUPAC 1995 年提供的五位有效数字相对原子质量数据以及 1997 年通过的新元素名称
制图 南京医科大学 祁嘉义 许贯虹

主表

周期	ⅠA	ⅡA	ⅢB	ⅣB	ⅤB	ⅥB	ⅦB	Ⅷ	Ⅷ	Ⅷ	ⅠB	ⅡB	ⅢA	ⅣA	ⅤA	ⅥA	ⅦA	0
1	1 **H** 氢 $1s^1$ 1.0079 (2.18)																	2 **He** 氦 $1s^2$ 4.0026
2	3 **Li** 锂 $2s^1$ 6.941 (0.98)	4 **Be** 铍 $2s^2$ 9.0122 (1.57)											5 **B** 硼 $2s^22p^1$ 10.811 (2.04)	6 **C** 碳 $2s^22p^2$ 12.011 (2.55)	7 **N** 氮 $2s^22p^3$ 14.007 (3.04)	8 **O** 氧 $2s^22p^4$ 15.999 (3.44)	9 **F** 氟 $2s^22p^5$ 18.998 (3.98)	10 **Ne** 氖 $2s^22p^6$ 20.180
3	11 **Na** 钠 $3s^1$ 22.990 (0.93)	12 **Mg** 镁 $3s^2$ 24.305 (1.31)											13 **Al** 铝 $3s^23p^1$ 26.982 (1.61)	14 **Si** 硅 $3s^23p^2$ 28.086 (1.90)	15 **P** 磷 $3s^23p^3$ 30.974 (2.19)	16 **S** 硫 $3s^23p^4$ 32.066 (2.58)	17 **Cl** 氯 $3s^23p^5$ 35.453 (3.16)	18 **Ar** 氩 $3s^23p^6$ 39.948
4	19 **K** 钾 $4s^1$ 39.098 (0.82)	20 **Ca** 钙 $4s^2$ 40.078 (1.00)	21 **Sc** 钪 $3d^14s^2$ 44.956 (1.36)	22 **Ti** 钛 $3d^24s^2$ 47.867 (1.54)	23 **V** 钒 $3d^34s^2$ 50.942 (1.63)	24 **Cr** 铬 $3d^54s^1$ 51.996 (1.66)	25 **Mn** 锰 $3d^54s^2$ 54.938 (1.55)	26 **Fe** 铁 $3d^64s^2$ 55.845 (1.80)	27 **Co** 钴 $3d^74s^2$ 58.933 (1.88)	28 **Ni** 镍 $3d^84s^2$ 58.693 (1.91)	29 **Cu** 铜 $3d^{10}4s^1$ 63.546 (1.90)	30 **Zn** 锌 $3d^{10}4s^2$ 65.39 (1.65)	31 **Ga** 镓 $4s^24p^1$ 69.723 (1.81)	32 **Ge** 锗 $4s^24p^2$ 72.61 (2.01)	33 **As** 砷 $4s^24p^3$ 74.922 (2.18)	34 **Se** 硒 $4s^24p^4$ 78.96 (2.55)	35 **Br** 溴 $4s^24p^5$ 79.904 (2.96)	36 **Kr** 氪 $4s^24p^6$ 83.80
5	37 **Rb** 铷 $5s^1$ 85.468 (0.82)	38 **Sr** 锶 $5s^2$ 87.62 (0.95)	39 **Y** 钇 $4d^15s^2$ 88.906 (1.22)	40 **Zr** 锆 $4d^25s^2$ 91.224 (1.33)	41 **Nb** 铌 $4d^45s^1$ 92.906 (1.60)	42 **Mo** 钼 $4d^55s^1$ 95.94 (2.16)	43 **Tc** 锝★ $4d^55s^2$ 97.907◆ (1.90)	44 **Ru** 钌 $4d^75s^1$ 101.07 (2.20)	45 **Rh** 铑 $4d^85s^1$ 102.91 (2.28)	46 **Pd** 钯 $4d^{10}$ 106.42 (2.20)	47 **Ag** 银 $4d^{10}5s^1$ 107.87 (1.93)	48 **Cd** 镉 $4d^{10}5s^2$ 112.41 (1.69)	49 **In** 铟 $5s^25p^1$ 114.82 (1.73)	50 **Sn** 锡 $5s^25p^2$ 118.71 (1.96)	51 **Sb** 锑 $5s^25p^3$ 121.76 (2.05)	52 **Te** 碲 $5s^25p^4$ 127.60 (2.10)	53 **I** 碘 $5s^25p^5$ 126.90 (2.66)	54 **Xe** 氙 $5s^25p^6$ 131.29
6	55 **Cs** 铯 $6s^1$ 132.91 (0.79)	56 **Ba** 钡 $6s^2$ 137.33 (0.89)	57—71 **La-Lu** 镧系	72 **Hf** 铪 $5d^26s^2$ 178.49 (1.30)	73 **Ta** 钽 $5d^36s^2$ 180.95 (1.50)	74 **W** 钨 $5d^46s^2$ 183.84 (2.36)	75 **Re** 铼 $5d^56s^2$ 186.21 (1.90)	76 **Os** 锇 $5d^66s^2$ 190.23 (2.20)	77 **Ir** 铱 $5d^76s^2$ 192.22 (2.20)	78 **Pt** 铂 $5d^96s^1$ 195.08 (2.28)	79 **Au** 金 $5d^{10}6s^1$ 196.97 (2.54)	80 **Hg** 汞 $5d^{10}6s^2$ 200.59 (2.00)	81 **Tl** 铊 $6s^26p^1$ 204.38 (2.04)	82 **Pb** 铅 $6s^26p^2$ 207.2 (2.33)	83 **Bi** 铋 $6s^26p^3$ 208.98 (2.02)	84 **Po** 钋 $6s^26p^4$ (210) (2.00)	85 **At** 砹 $6s^26p^5$ (210) (2.20)	86 **Rn** 氡 $6s^26p^6$ (222)
7	87 **Fr** 钫 $7s^1$ 223.02◆ (0.79)	88 **Ra** 镭 $7s^2$ 226.03◆ (0.89)	89—103 **Ac-Lr** 锕系	104 **Rf** 𬬻★ $6d^27s^2$ 261.11◆	105 **Db** 𬭊★ $6d^37s^2$ 262.11◆	106 **Sg** 𬭳★ $6d^47s^2$ 263.12◆	107 **Bh** 𬭛★ $6d^57s^2$ 264.12◆	108 **Hs** 𬭶★ $6d^67s^2$ 265.13◆	109 **Mt** 鿏★ $6d^77s^2$ (268)	110 **Ds** 𫟼★ $6d^97s^1$ (269)	111 **Rg** 𬬭★ $6d^{10}7s^1$ (272)	112 **Uub** ★ (277)						

★ 镧系

57	58	59	60	61	62	63	64	65	66	67	68	69	70	71
La 镧 $5d^16s^2$ 138.91 (1.10)	**Ce** 铈 $4f^15d^16s^2$ 140.12	**Pr** 镨 $4f^36s^2$ 140.91	**Nd** 钕 $4f^46s^2$ 144.24	**Pm** 钷★ $4f^56s^2$ 144.91◆	**Sm** 钐 $4f^66s^2$ 150.36	**Eu** 铕 $4f^76s^2$ 151.96	**Gd** 钆 $4f^75d^16s^2$ 157.25	**Tb** 铽 $4f^96s^2$ 158.93	**Dy** 镝 $4f^{10}6s^2$ 162.50	**Ho** 钬 $4f^{11}6s^2$ 164.93	**Er** 铒 $4f^{12}6s^2$ 167.26	**Tm** 铥 $4f^{13}6s^2$ 168.93	**Yb** 镱 $4f^{14}6s^2$ 173.04	**Lu** 镥 $4f^{14}5d^16s^2$ 174.97

★ 锕系

89	90	91	92	93	94	95	96	97	98	99	100	101	102	103
Ac 锕★ $6d^17s^2$ 227.03◆	**Th** 钍 $6d^27s^2$ 232.04	**Pa** 镤 $5f^26d^17s^2$ 231.04	**U** 铀 $5f^36d^17s^2$ 238.03	**Np** 镎★ $5f^46d^17s^2$ 237.05◆	**Pu** 钚★ $5f^67s^2$ 244.06◆	**Am** 镅★ $5f^77s^2$ 243.06◆	**Cm** 锔★ $5f^76d^17s^2$ 247.07◆	**Bk** 锫★ $5f^97s^2$ 247.07◆	**Cf** 锎★ $5f^{10}7s^2$ 251.08◆	**Es** 锿★ $5f^{11}7s^2$ 252.08◆	**Fm** 镄★ $5f^{12}7s^2$ 257.10◆	**Md** 钔★ $5f^{13}7s^2$ 258.10◆	**No** 锘★ $5f^{14}7s^2$ 259.10◆	**Lr** 铹★ $5f^{14}6d^17s^2$ 262.11◆

电子层：K L M N O P Q